ELETROCARDIOGRAFIA ATUAL
Curso do Serviço de
Eletrocardiografia do InCor
3ª edição revista e atualizada

Cardiologia — Outros Livros de Interesse

A Neurologia que Todo Médico Deve Saber 2ª ed. – Nitrini
A Saúde Brasileira Pode Dar Certo – Lottenberg
Acessos Vasculares para Quimioterapia e Hemodiálise – Wolosker
Atualização em Hipertensão Arterial – Clínica, Diagnóstico e Terapêutica – Beltrame Ribeiro
A Vida por um Fio e por Inteiro – Elias Knobel
Bases Moleculares das Doenças Cardiovasculares – Krieger
Cardiologia Clínica 2ª – Celso Ferreira e Rui Povoa
Cardiologia Prática – Miguel Antônio Moretti
Cardiologia Pediátrica – Carvalho
Cardiologia Preventiva - Prevenção Primária e Secundária – Giannini
Cardiopatias Congênitas no Recém-nascido 2ª ed. Revisada e Ampliada – Virgínia Santana
Chefs do Coração – Ramires
Cirurgia Cardiovascular – Oliveira
Climatério e Doenças Cardiovasculares na Mulher – Aldrighi
Clínicas Brasileiras de Cirurgia – CBC (Colégio Brasileiro de Cirurgiões) Vol. 2/5 - Cirurgia Cardiovascular – Oliveira
Como Cuidar de seu Coração – Mitsue Isosaki e Adriana Lúcia Van-Erven Ávila
Condutas em Terapia Intensiva Cardiológica – Knobel
Coração e Sepse – Constantino José Fernandes Junior, Cristiano Freitas de Souza e Antonio Carlos Carvalho
Desfibrilação Precoce - Reforçando a Corrente de Sobrevivência – Timerman
Dinâmica Cardiovascular - Do Miócito à Maratona – Gottschal
Doença Cardiovascular, Gravidez e Planejamento Familiar – Andrade e Ávila
Doença Coronária – Lopes Palandri
Eletrocardiograma – Cirenza
Eletrocardiologia Atual 2ª ed. – Pastore
Eletrofisiologia Cardíaca na Prática Clínica vol. 3 – SOBRAC
Emergências em Cardiopatia Pediátrica – Lopes e Tanaka
Endotélio e Doenças Cardiovasculares – Protásio, Chagas e Laurindo
Enfermagem em Cardiologia – Cardoso
Enfermaria Cardiológica – Ana Paula Quilici, André Moreira Bento, Fátima Gil Ferreira, Luiz Francisco Cardoso, Renato Scotti Bagnatori, Rita Simone Lopes Moreira e Sandra Cristine da Silva
Hipertensão Arterial na Prática Clínica – Póvoa
ICFEN - Insuficiência Cardíaca com Fração de Ejeção Normal – Evandro Tinoco Mesquista
Insuficiência Cardíaca – Lopes Buffolo
Intervenções Cardiovasculares – SOLACI
Lesões das Valvas Cardíacas - Diagnóstico e Tratamento – Meneghelo e Ramos
Manual de Cardiologia da SOCESP – SOCESP (Soc. Card. Est. SP)
Manual do Clínico para o Médico Residente – Atala – UNIFESP
Medicina Nuclear em Cardiologia - Da Metodologia à Clínica – Thom Smanio
Medicina: Olhando para o Futuro – Protásio Lemos da Luz
Medicina, Saúde e Sociedade – Jatene
Os Chefs do Coração – InCor
Parada Cardiorrespiratória – Lopes Guimarães
Prescrição de Medicamentos em Enfermaria – Brandão Neto
Prevenção das Doenças do Coração - Fatores de Risco – Soc. Bras. Card. (SBC) – FUNCOR
Problemas e Soluções em Ecocardiografia Abordagem Prática – José Maria Del Castillo e Nathan Herzskowicz
Psicologia e Cardiologia - Um Desafio que Deu Certo - SOCESP – Ana Lucia Alves Ribeiro
Ressuscitação Cardiopulmonar – Hélio Penna Guimarães
Riscos e Prevenção da Obesidade – De Angelis
Rotinas de Emergência – Pró-cardíaco
Rotinas Ilustradas da Unidade Clínica de Emergência do Incor – Mansur
Semiologia Cardiovascular – Tinoco
Série Clínica Médica - Dislipidemias – Lopes e Martinez
Série Clínica Médica Ciência e Arte – Soc. Bras. Clínica Médica
Doença Coronária – Lopes Palandri
Insuficiência Cardíaca – Lopes Buffolo
Série Fisiopatologia Clínica – Carvalho
    Vol. 3 - Fisiopatologia Respiratória
Série Fisiopatologia Clínica (com CD-ROM) – Rocha e Silva
    Vol. 1 - Fisiopatologia Cardiovascular – Rocha e Silva
    Vol. 2 - Fisiopatologia Renal – Zatz
    Vol. 3 - Fisiopatologia Respiratória – Carvalho
    Vol. 4 - Fisiopatologia Digestiva – Laudana
    Vol. 5 - Fisiopatologia Neurológica – Yasuda
Série Livros de Cardiologia de Bolso (Coleção Completa 6 vols.) – Tinoco
    Vol. 1 - Atividade Física em Cardiologia – Nóbrega
    Vol. 2 - Avaliação do Risco Cirúrgico e Cuidados Perioperatórios – Martins
    Vol. 3 - Cardiomiopatias: Dilatada e Hipertrófica – Mady, Arteaga e Ianni
    Vol. 4 - Medicina Nuclear Aplicada à Cardiologia – Tinoco e Fonseca
    Vol. 5 - Anticoagulação em Cardiologia – Vilanova
    Vol. 6 - Cardiogeriatria – Bruno
Série SOBRAC – vol. 2 - Papel dos Métodos não Invasivos em Arritmias Cardíacas – Martinelli e Zimerman
Série Terapia Intensiva – Knobel
    Vol. 1 - Pneumologia e Fisioterapia Respiratória 2ª ed.
    Vol. 3 - Hemodinâmica
Síndrome Metabólica - Uma Abordagem Multidisciplinar – Ferreira e Lopes
Síndromes Hipertensivas na Gravidez – Zugaib e Kahhale
Síndromes Isquêmicas Miocárdicas Instáveis – Nicolau e Marin
Sociedade de Medicina do Esporte e do Exercício - Manual de Medicina do Esporte: Do Paciente ao Diagnóstico – Antônio Claudio Lucas da Nóbrega
Stent Coronário - Aplicações Clínicas – Sousa e Sousa
Tabagismo: Do Diagnóstico à Saúde Pública – Viegas
Terapias Avançadas - Células-tronco – Morales
Transradial - Diagnóstico e Intervenção Coronária e Extracardíaca 2ª ed. – Raimundo Furtado
Tratado de Cardiologia do Exercício e do Esporte – Ghorayeb
Tratamento Cirúrgico da Insuficiência Coronária – Stolf e Jatene
Um Guia para o Leitor de Artigos Científicos na Área da Saúde – Marcopito Santos

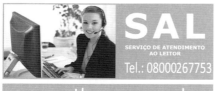

facebook.com/editoraatheneu   Twitter.com/editoraatheneu   Youtube.com/atheneueditora

ELETROCARDIOGRAFIA ATUAL
Curso do Serviço de Eletrocardiografia do InCor
3ª edição revista e atualizada

Editores

Carlos Alberto Pastore

Nelson Samesima

Nancy Maria Martins de Oliveira Tobias

Horacio Gomes Pereira Filho

*Prefácio e Capítulo Especial do
Dr. Antoni Bayés de Luna*

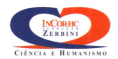 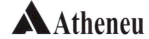

EDITORA ATHENEU

São Paulo — Rua Jesuíno Pascoal, 30
Tel.: (11) 2858-8750
Fax: (11) 2858-8766
E-mail: atheneu@atheneu.com.br

Rio de Janeiro — Rua Bambina, 74
Tel.: (21)3094-1295
Fax: (21)3094-1284
E-mail: atheneu@atheneu.com.br

Belo Horizonte — Rua Domingos Vieira, 319 — conj. 1.104

PRODUÇÃO EDITORIAL: Equipe Atheneu
PROJETO GRÁFICO/DIAGRAMAÇÃO: Triall Composição Editorial Ltda.
CAPA: Equipe Atheneu

Dados Internacionais de Catalogação na Publicação (CIP)
(Câmara Brasileira do Livro, SP, Brasil)

Eletrocardiografia atual : curso do serviço de eletrocardiografia do InCor / editores Carlos Alberto Pastore...
[et al.]. -- São Paulo : Editora Atheneu, 2016.

Outros editores: Nelson Samesima, Nancy Tobias, Horácio G. Pereira Filho.
Vários colaboradores.

Bibliografia.
ISBN 978-85-388-0700-1

1. Cardiologia 2. Coração - Doenças - Diagnóstico 3. Eletrocardiografia 4. Hospital das Clínicas da Faculdade
de Medicina da Universidade de São Paulo. Instituto do Coração I. Pastore, Carlos Alberto. II. Samesima,
Nelson. III. Tobias, Nancy. IV. Pereira Filho, Horácio G..

16-02304

CDD-616.1207547076
NLM-WG 140

Índice para catálogo sistemático:

1. Eletrocardiografia : Medicina 616.1207547076

PASTORE, C. A.; SAMESIMA, N.; TOBIAS, N. M. M. O.; PEREIRA FILHO, H. G.
Eletrocardiografia Atual – Curso do Serviço de Eletrocardiografia do InCor – 3ª edição revista e atualizada

© EDITORA ATHENEU
São Paulo, Rio de Janeiro, Belo Horizonte, 2016

Sobre os editores

CARLOS ALBERTO PASTORE

Professor Livre-docente da Faculdade de Medicina da Universidade de São Paulo (FMUSP). Diretor da Unidade Clínica de Eletrocardiografia de Repouso do Instituto do Coração (InCor) do Hospital das Clínicas da Faculdade de Medicina da Universidade de São Paulo (HC-FMUSP). Ex-Presidente da International Society of Electrocardiology (ISE).

NELSON SAMESIMA

Médico Supervisor da Unidade Clínica de Eletrocardiografia de Repouso do Instituto do Coração (InCor). Doutor em Cardiologia pela Faculdade de Medicina da Universidade de São Paulo (FMUSP). Especialista em Eletrofisiologia Invasiva pela Sociedade Brasileira de Cardiologia (SBC). Especialista em Cardiologia pela SBC.

NANCY MARIA MARTINS DE OLIVEIRA TOBIAS

Doutora em Cardiologia pela Faculdade de Medicina da Universidade de São Paulo (FMUSP). Médica Assistente da Unidade Clínica de Eletrocardiografia de Repouso do Instituto do Coração (InCor) do Hospital das Clínicas da Faculdade de Medicina da Universidade de São Paulo (HC-FMUSP).

HORACIO GOMES PEREIRA FILHO

Médico Assistente da Unidade de Eletrocardiografia de Repouso do Instituto do Coração (InCor) do Hospital das Clínicas da Faculdade de Medicina da Universidade de São Paulo (HC-FMUSP).

Sobre os colaboradores

Amanda Gonzales Rodrigues

Médica Assistente da Unidade e Reabilitação Cardiovascular e Fisiologia do Exercício do Instituto do Coração (InCor) – Hospital das Clínicas da Faculdade de Medicina da Universidade de São Paulo (HC-FMUSP).

Anisio A. A. Pedrosa

Doutor em Cardiologia pela Faculdade de Medicina da Universidade de São Paulo (FMUSP). Médico Assistente do Instituto do Coração (InCor) da Faculdade de Medicina da Universidade de São Paulo (HC-FMUSP).

Antoni Bayés de Luna

Professor Emérito de Cardiologia da Universidade de Barcelona. Investigador Sênior do Instituto Catalan de Ciências Cardiovasculares do Hospital Sant Pau, Barcelona, Espanha.

Antonio Américo Friedmann

Professor Livre-docente pela Faculdade de Medicina da Universidade de São Paulo (FMUSP).

Euler de Vilhena Garcia

Doutor em Engenharia Elétrica com Ênfase em Engenharia Biomédica pela Universidade Federal de Santa Catarina (UFSC). Professor Adjunto da Faculdade de Engenharia da Universidade de Brasília (FEB).

Julio César Oliveira

Doutor em Cardiologia pela Universidade de São Paulo (USP). Especialista em Cardiologia e em Estimulação Cardíaca Artificial. Professor Adjunto da Universidade Federal do Mato Grosso (UFMT). Chefe do Departamento de Clínica Médica e Coordenador do Serviço de Estimulação Cardíaca do Hospital Geral Universitário (UNIC) da UFMT.

Marco A. M. Rangel Junior

Título de Especialista em Cardiologia pela Sociedade Brasileira de Cardiologia (SBC). Especialização em Cardiologia pela Real e Benemérita Associação Portuguesa de Beneficência – SP. Especialização em Eletrocardiografia e Estresse pelo Instituto do Coração (InCor) da Faculdade de Medicina da Universidade de São Paulo (FMUSP).

Marcos Sleiman Molina

Especialista em Cardiologia pela Sociedade Brasileira de Cardiologia (SBC). Doutor em Cardiologia pela Faculdade de Medicina da Universidade de São Paulo (FMUSP). *Fellow* of American College of Cardiology (FACC). Professor de Cardiologia do Curso de Medicina da Universidade de Mogi das Cruzes/SP (UMC).

Maria Janieire Nunes Alves

Médica Assistente da Unidade e Reabilitação Cardiovascular e Fisiologia do Exercício do Instituto do Coração (InCor) do Hospital das Clínicas da Faculdade de Medicina da Universidade de São Paulo (HC-FMUSP).

Martino Martinelli Filho

Professor Livre-docente pela Faculdade de Medicina da Universidade de São Paulo (FMUSP). Diretor da Unidade Clínica de Estimulação Cardíaca Artificial do Instituto do Coração (InCor) do Núcleo Clínico Cirúrgico de Arritmias Cardíacas do Hospital das Clínicas da Faculdade de Medicina da Universidade de São Paulo (HC-FMUSP).

Mirella Esmanhotto Facin

Especialista em Cardiologia pela Sociedade Brasileira de Cardiologia (SBC). Especialista em Eletrofisiologia Clínica pela SBC.

Patricia Alves de Oliveira

Médica Assistente da Unidade de Reabilitação Cardiovascular e Fisiologia do Exercício do Instituto do Coração (InCor) do Hospital das Clínicas da Faculdade de Medicina da Universidade de São Paulo (HC-FMUSP).

Paulo César Ribeiro Sanches

Médico Pesquisador do Setor de Eletrocardiologia do Instituto do Coração (InCor) do Hospital das Clínicas da Faculdade de Medicina da Universidade de São Paulo (HC-FMUSP).

Paulo J. Moffa

Professor-associado em Cardiologia da Faculdade de Medicina da Universidade de São Paulo (FMUSP).

Rafael Munerato

Graduado pela Faculdade de Ciências Médicas da Santa Casa de São Paulo. Residência em Clínica Médica pela Santa Casa de São Paulo. Residência em Cardiologia pelo Instituto do Coração (InCor) da Faculdade de Medicina da Universidade de São Paulo (FMUSP). Especialização em Arritmia Clínica pelo InCor FMUSP. Pós-graduação em Gestão em Saúde pela Fundação Getulio Vargas (FGV). Ex-Diretor Médico do Hospital Santa Paula – São Paulo. Ex-Diretor Médico Regional SP – DASA. Coordenador dos Hospitais Próprios da Irmandade da Santa Casa de Misericórdia de São Paulo (ISCMSP).

Raul José Pádua Sartini

Doutor em Ciências pela Faculdade de Medicina da Universidade de São Paulo. Especialista em Eletrofisiologia e Arritmia Clínica pela Sociedade Brasileira de Arritmias Cardíacas (Sobrac). Especialista em Cardiologia pela Sociedade Brasileira de Cardiologia (SBC). Graduação Médica pela Faculdade de Ciências Médicas de Santos. Responsável pelo Serviço de Arritmologia Clínica e Eletrofisiologia da Casa de Misericórdia de Piracicaba.

Ricardo Alkmim Teixeira

Doutor em Ciências pela Faculdade de Medicina da Universidade de São Paulo (FMUSP). Médico Assistente da Unidade Clínica de Arritmias e Marcapasso do Instituto do Coração (InCor) do Hospital das Clínicas da Faculdade de Medicina da Universidade de São Paulo (HC-FMUSP). Professor da Disciplina de Cardiologia da Universidade do Vale do Sapucaí (UNIVÁS). Responsável pelo Setor de Arritmias e Marcapasso do Hospital Renascentista – Pouso Alegre (MG).

Rosângela Simões Gundim

Doutora em Ciências da Saúde pela Faculdade de Medicina da Universidade de São Paulo. Diretora de Telemedicina e Telessaúde do Instituto do Coração (InCor) do Hospital das Clínicas da Faculdade de Medicina da Universidade de São Paulo (HC-FMUSP).

Silvana Angelina D'Orio Nishioka

Médica Responsável pelo Ambulatório de Estimulação Cardíaca do Instituto do Coração (InCor) do Hospital das Clínicas da Faculdade de Medicina da Universidade de São Paulo (HC-FMUSP). Doutora em Cardiologia pela Faculdade de Medicina da Universidade de São Paulo (FMUSP).

Apresentação à Terceira Edição

A eletrocardiografia é a grande força estimuladora da Eletrocardiologia, pois, mesmo com mais de cem anos, ainda se apresenta como uma simples e ágil ferramenta capaz de auxiliar o diagnóstico de eventos cardiovasculares agudos e crônicos.

O que mais nos estimula a escrever sobre a eletrocardiografia é que: "Todos os dias vamos ter um novo eletrocardiograma para discutir", como já dizia o nosso saudoso Professor João Tranchesi. Nos nossos serviços, nos corredores dos hospitais em que trabalhamos e nas salas de aula das universidades, temos o prazer de dedicar alguns minutos para discutir um traçado de eletrocardiograma. O que mais nos chama a atenção é que no decorrer das últimas décadas a Eletrocardiografia percorreu caminhos muito interessantes. A aproximação com a Eletrofisiologia e com os mapeamentos intra e extracardíacos trouxe novas informações para a compreensão dos circuitos arrítimicos e seus tratamentos. A relação com os exames de imagem questionou padrões anatômicos clássicos e reforçou a formulação de novos algoritimos para o diagnóstico e tratamento das taquicardias. A relação da Eletrocardiografia com a genética foi muito produtiva, pois conseguiu explicar por que as modificações dos potenciais de ação e da dispersão da repolarização tinham responsabilidade nas etiologias das doenças elétricas do coração.

Tudo isso sem esquecer os padrões clássicos da Eletrocardiografia explicada vetorialmente, pelo vetorcardiograma, outro legado da escola de Tranchesi, Moffa, Pileggi e Ebaid. O aspecto didático e de fácil entendimento, explicando o porquê das ondas eletrocardiográficas, foi revisitado, para explicar aos que não tiveram a oportunidade de receber essa informação acadêmica, o quanto fica mais claro e evidente o fenômeno da ativação elétrica do coração.

A Eletrocardiografia expandiu, ficou mais sofisticada, informatizada e transmitida entre cidades, estados e países, além de adquirir padrões de apresentação cada vez mais complexos. Os equipamentos tornaram-se verdadeiros computadores, reunindo várias tecnologias num mesmo eletrocardiógrafo.

Neste livro, reunimos especialistas de várias especialidades da Cardiologia que participam conosco do Curso Anual de Eletrocardiografia do Instituto do Coração do Hospital das Clínicas da Faculdade de Medicina da Universidade de São Paulo (HC-FMUSP), que chega ao seu vigésimo ano de existência.

Os autores principais que realizaram este livro comigo são todos do serviço de Eletrocardiografia do Incor da FMUSP: Nelson Samesima, Nancy Maria Martins de Oliveira Tobias e Horacio Gomes Pereira Filho. Eles são, assim, a expressão do nosso "DNA" de ensinar, e além de experientes professores e clínicos habilitados também são responsáveis por um dos melhores serviços de Eletrocardiografia do país, capaz de realizar mais de cem mil exames por ano.

Gostaria de agradecer ao Professor Antoni Bayés de Luna que, além de redigir o prefácio do nosso livro, nos brinda com o Capítulo 29: "O ECG nas Cardiopatias Induzidas Geneticamente e Outros Padrões de ECG de Mau Prognóstico". Não poderia deixar de lembrar da colaboração da nossa secretária acadêmica, Sra. Márcia Dancini, responsável por toda revisão e formatação de vários capítulos, além da gerência da nossa atividade acadêmica, aproveitando também através dela para agradecer a todos os funcionários do nosso serviço e da Telemedicina e Eletrocardiografia. Por fim, agradecer ao Professor Dr. Roberto Kalil Filho, Diretor da Divisão Clínica e Presidente do Conselho Diretor do Incor do HC da FMUSP, pelo apoio, reconhecimento e incentivo ao nosso serviço, sem o qual nada se concretizaria.

Os editores

Prefácio

A Eletrocardiografia continua sendo a investigação mais usada não só na Cardiologia mas sim em toda a Medicina. Mais de um milhão de eletrocardiogramas são realizados por dia no mundo, confirmando essa importância. Além do mais, possivelmente, é a técnica mais econômica e de fácil realização em curto espaço de tempo. Assim, podemos através do eletrocardiograma, decidir se colocamos um ressincronizador ou cardiodesfibrilador, dependendo simplesmente de se fazer um diagnóstico correto de um traçado de eletrocardiograma realizado em segundos. O único problema que temos está na interpretação automática que não é confiável; assim, para extrairmos todo o potencial diagnóstico que a técnica apresenta, é necessário saber interpretar corretamente as ondas do Eletrocardiograma. Para isso, é necessária uma aprendizagem adequada que inclua uma sistemática revisão do eletrocardiograma, seguindo alguns passos que só um professor habilitado pode ensinar. O livro que está sendo publicado, tendo como editores o Professor Carlos Alberto Pastore, Nelson Samesima, Nancy Maria Martins de Oliveira Tobias e Horacio Gomes Pereira Filho, é um claro exemplo da utilidade de um ensinamento dedutivo para aprender a interpretar o eletrocardiograma. Nos 31 capítulos, são descritos todos os aspectos normais e patológicos do eletrocardiograma, desde a eletrofisiologia celular até a genética, o mapeamento eletrocardiográfico de superfície e a telemedicina. Todo o livro foi realizado de modo sequencial, de maneira que o estudante não especialista pode usá-lo como texto, e ao se tornar conhecedor dos segredos da referida técnica, utilizá-lo como recordatório do que foi aprendido.

Felicito efusivamente o Dr. Carlos Alberto Pastore e os demais editores e autores deste livro pelo seu excelente conteúdo e pela sistemática de apresentação. Este livro manifesta o grande amadurecimento da Eletrocardiografia brasileira e o acerto dos editores em selecionar os seus temas e os responsáveis pelos mesmos. Estou seguro que será muito útil para os iniciantes e como atualização para os que já conhecem seus segredos.

ANTONI BAYÉS DE LUNA
Catedrático Emérito de Cardiologia, Hospital de Sant Pau, Barcelona, Espanha.
Investigador Sênior, Instituto Catalan de Ciências Cardiovasculares, Barcelona, Espanha.

Sumário

Capítulo 1 Eletrocardiografia Atual: o Vetorcardiograma Normal e Sua Contribuição para a Análise do Eletrocardiograma 1
Carlos Alberto Pastore
Horacio Gomes Pereira Filho

Capítulo 2 O ECG Normal 17
Carlos Alberto Pastore
Rafael Munerato

Capítulo 3 Interpretação do Eletrocardiograma em Crianças 33
Nancy Maria Martins de Oliveira Tobias
Marcos Sleiman Molina

Capítulo 4 O ECG nas Sobrecargas Atriais e Ventriculares 45
Nancy Maria Martins de Oliveira Tobias
Carlos Alberto Pastore

Capítulo 5 O ECG nos Bloqueios Tronculares e Fasciculares 55
Paulo César Ribeiro Sanches
Paulo J. Moffa

Capítulo 6 O ECG nos Bloqueios Atrioventriculares 93
Nelson Samesima

Capítulo 7 O ECG na Doença Coronariana Aguda e Crônica 99
Paulo César Ribeiro Sanches
Paulo J. Moffa

Capítulo 8 O ECG na Eletrofisiologia Celular 133
Raul José Pádua Sartini

Capítulo 9 O ECG na Fibrilação Atrial 143
Raul José Pádua Sartini

Capítulo 10 O ECG no *Flutter* Atrial 153
Raul José Pádua Sartini

Capítulo 11 O ECG nas Arritmias Supraventriculares 163
Nelson Samesima

Capítulo 12 O ECG nas Taquicardias Ventriculares 183
Nelson Samesima

ELETROCARDIOLOGIA ATUAL

Capítulo 13 Diferenciação das Taquicardias com Complexo QRS Largo 201
Nelson Samesima

Capítulo 14 O ECG e as Extrassístoles...213
Horacio Gomes Pereira Filho

Capítulo 15 O ECG na Pré-excitação Ventricular...225
Raul José Pádua Sartini

Capítulo 16 O Eletrocardiograma nas Canalopatias 235
Mirella Esmanhotto Facin

Capítulo 17 O Eletrocardiograma nas Síndromes da Onda J...............................245
Carlos Alberto Pastore

Capítulo 18 O ECG no Intervalo QT, Dispersão do QT e Microalternância da Onda T.................249
Horacio Gomes Pereira Filho
Euler de Vilhena Garcia
Carlos Alberto Pastore

Capítulo 19 O ECG na Morte Súbita Cardíaca...265
Nelson Samesima
Marco A. M. Rangel Junior

Capítulo 20 O ECG no Atleta 279
Patricia Alves de Oliveira
Amanda Gonzales Rodrigues
Maria Janieire Nunes Alves

Capítulo 21 O ECG em Doenças Não Cardíacas...289
Antonio Américo Friedmann

Capítulo 22 O ECG nos Distúrbios Metabólicos...303
Nelson Samesima
Marco A. M. Rangel Junior

Capítulo 23 Bases para Interpretação do Eletrocardiograma de Portadores de Marca-passo 317
Silvana Angelina D'Orio Nishioka
Ricardo Alkmim Teixeira
Martino Martinelli Filho

Capítulo 24 O ECG no Marca-passo Artificial – Disfunções 331
Ricardo Alkmim Teixeira
Silvana Angelina D'Orio Nishioka
Martino Martinelli Filho

Capítulo 25 O ECG nas Arritmias Relacionadas ao Marca-passo Artificial 341
Anisio A. A. Pedrosa
Julio César Oliveira

Capítulo 26 O ECG na Informática 351
Marcos Sleiman Molina
Carlos Alberto Pastore

Capítulo 27 O ECG na Telemedicina 359
Rosângela Simões Gundim
Carlos Alberto Pastore

Capítulo 28 Mapeamento Eletrocardiográfico de Superfície – Técnica e Contribuição para
a Prática Clínica (*Body Surface Potential Mapping*) 375
Carlos Alberto Pastore

Capítulo 29 O ECG nas Cardiopatias Induzidas Geneticamente e Outros Padrões de ECG
de Mau Prognóstico 389
Antoni Bayés de Luna

Índice Remissivo 405

1

Eletrocardiografia Atual: o Vetorcardiograma Normal e Sua Contribuição para a Análise do Eletrocardiograma

Carlos Alberto Pastore
Horacio Gomes Pereira Filho

INTRODUÇÃO

As possibilidades de registro da atividade elétrica cardíaca na superfície do tórax vêm se desenvolvendo nos últimos cem anos, a partir do Eletrocardiograma (ECG) e do Vetorcardiograma (VCG). O entendimento do primeiro eletrocardiograma a partir da concepção espacial do vetorcardiograma facilitou a atividade didática, conseguindo explicar algumas limitações do método clássico.[1]

Nos últimos anos, com o desenvolvimento da informática, o mapeamento eletrocardiográfico da superfície torácica, com mais de oitenta eletrodos distribuídos, tanto na face anterior como na posterior do tórax, aprimorou ainda mais os conhecimentos da atividade elétrica do coração.[2]

Na Tabela 1.1 estamos comparando as características dos três métodos referidos, especificando suas qualidades.[3]

Desta forma, a vetorcardiografia é um método de registro das forças eletromotrizes do coração, no tempo e no espaço, de forma que a magnitude e a direção das referidas forças podem ser representadas por uma sucessão de vetores instantâneos.

A sua representação é sobretudo de ordem didática, pois, sendo as curvas vetorcardiográficas bidimensionais apresentam elementos adicionais para o entendimento e a memorização inteligente do eletrocardiograma. O seu valor intrínseco reside, principalmente, na clareza de sua expressão em planos, uma vez que o fenômeno elétrico relacionado com a atividade cardíaca desenvolve-se de modo tridimensional.

Tabela 1.1

Comparação entre as qualidades do mapeamento eletrocardiográfico de superfície (MES), do eletrocardiograma (ECG) e do vetorcardiograma (VCG).

MES	ECG	VCG
Sensível aos eventos regionais cardíacos	Limitado para os eventos regionais	Não sensível para eventos regionais
Bastante distribuído, com as amostras em todo o corpo do sistema	Amostra precordial limitada; usa derivações de campos remotos	Concentra todas as forças em um dos três vetores
Enfatiza os vários aspectos de intensidade do campo cardíaco das forças elétricas	Enfatiza intensidade das forças elétricas	Enfatiza o sentido e a direção das forças elétricas
Permite a avaliação dos equivalentes cardíacos dos modelos de gerador	Não permite a avaliação	Assume um local fixo, modelo simples de dipolo

Mirvis DM. Electrocardiography – A Physidogic Approach. St. Louis: Mosby; 1993.

Existe, ainda, grande interesse na aplicação prática da vetorcardiografia, pois ela pode explicar e facilitar o entendimento do eletrocardiograma. O vetorcardiograma pode suplementar informações não facilmente detectáveis através da análise eletrocardiográfica convencional. Tornou-se possível, portanto, através dessa técnica, a obtenção de novos meios para a realização de diagnóstico mais exato.

Admite-se o coração como um gerador elétrico representado por um dipolo único, com magnitude e direção. Ele pode ser desdobrado em tantos vetores instantâneos quantos se queira, com magnitudes e orientações específicas.

O modo pelo qual se comportam as forças eletromotrizes do coração não é encarado de forma unânime pelos eletrofisiologistas. Um dos principais aspectos da controvérsia é o da validade da chamada teoria do dipolo.[4-6]

Os postulados de Einthoven, base essencial desta teoria, apoiam-se mais ou menos empiricamente numa série de premissas bem conhecidas:

1. O coração é equivalente a um dipolo único e imóvel, gerador de correntes.
2. O volume condutor é homogêneo, portanto, com igual resistividade.
3. O dipolo está situado no centro de um extenso volume condutor, com forma aproximadamente esférica, de modo que todos os pontos da superfície estão equidistantes do centro.

Entretanto, sabemos que, a rigor, todas essas suposições ou premissas são falsas e realmente têm mais caráter de postulados do que de axiomas. Com a sistematização vetorcardiográfica tratamos somente de reduzir e controlar aquelas três margens de erro citadas.[2]

MÉTODO DE FRANK

Dos vários sistemas de derivações corrigidas, o introduzido por Frank (Figura 1.1) em 1956 tem sido o de maior aceitação na literatura. É relativamente simples, porque utiliza apenas sete eletrodos para determinar os componentes, horizontal (X), vertical (Y) e anteroposterior (Z).[7]

A Figura 1.2 demonstra as três derivações, mais apropriadamente denominadas componentes, perpendiculares entre si, com a direção da positividade de cada uma delas.

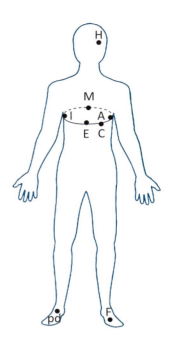

Figura 1.1 – Posição dos eletrodos no sistema de derivações ortogonais corrigidas de Ernst Frank.

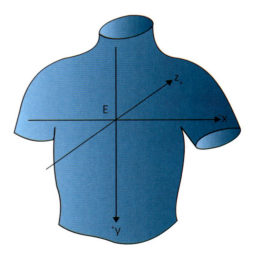

Figura 1.2 – Eixos ortogonais do corpo, cruzando-se em ângulo reto no ponto E (centro do tórax). O eixo X orienta-se da direita para a esquerda, o Y da cabeça para os pés, e o Z de frente para trás.

Os eletrodos do sistema de Frank são colocados em posições padronizadas, ao longo do quinto espaço intercostal, com o paciente em decúbito supino. Na Figura 1.2 o eletrodo A foi colocado na linha médio-axilar esquerda, o E na linha médio-esternal e o C a meia distância entre os dois primeiros. O eletrodo foi posicionado na linha médio-axilar direita e o M na linha médio-espinal. Os outros, H e F, foram colocados, respectivamente, na face posterior do pescoço, junto à linha espinal, e na perna esquerda. O eletrodo da perna direita, que é usado como terra, e todos os demais, são aplicados com pasta apropriada à pele previamente atritada com álcool.

A intercomunicação adequada dos eletrodos, através de resistências de valores bem calculados, além de uma rede de compensadores, determina os eixos dos componentes ortogonais X, Y e Z. Desta forma, esse sistema procura corrigir a posição excêntrica do gerador cardíaco, a não homogeneidade do meio condutor, e eventuais variações da superfície corpórea.

Temos, desta maneira, os seguintes eixos: eixo X, transversal ou componente esquerda-direita, derivado dos eletrodos A, C e I; eixo Y, vertical ou componente craniocaudal, derivado dos eletrodos H, M, F; e eixo Z, antero-posterior ou componente frente-trás, derivado de todos os eletrodos precordiais (A, C, E, I e M), situados no 5º espaço intercostal.

Esses componentes, combinados dois a dois, dão origem aos três planos ortogonais, onde se projetarão as curvas espaciais representativas dos fenômenos elétricos do coração. Assim, dos componentes X e Z resulta o plano horizontal; dos componentes X e Y, o plano frontal; e dos componentes Z e Y, o plano sagital (visto pela direita).

Desde que os vetores são tridimensionais e a alça formada é espacial, o vetorcardiograma é denominado espacial. Como não se tem meios de registrar a forma espacial, através de aparelhos, em formas tridimensionais, suas características podem ser entendidas analisando-se suas projeções em três planos perpendiculares entre si. Desta maneira, utilizam-se os três planos conhecidos: horizontal, vertical e sagital (direito) (Figura 1.3).

OBTENÇÃO DOS REGISTROS

O vetorcardiógrafo é composto de um oscilógrafo de raios catódicos, cujos elementos fundamentais são: um cátodo e uma fonte de elétrons, que emite um feixe de íons. Este, antes de atingir a tela fluorescente, passa através de dois pares de placas colocadas perpendicularmente entre si. Essas, por sua vez, constituem eletrodos que são ligados à superfície do corpo examinado, comportando-se como duas derivações simultâneas. Entre cada par, portanto, desenvolve-se um campo dependente dos potenciais captados, que deslocará o feixe conforme o sentido das forças em ação, sendo que a placa positiva atrairá o referido feixe e a negati-

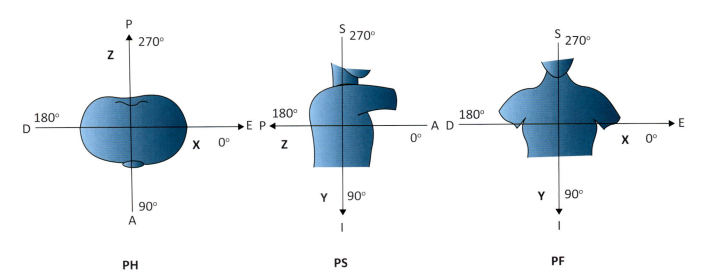

Figura 1.3 – Forma de representação dos planos horizontal, sagital e frontal, como são vistos nos traçados vetorcardiográficos. São indicadas também as notações angulares e a direção da positividade de cada componente, esta representada pelas cabeças das setas. Prefere-se o plano sagital visto pela direita, para uniformidade das medidas angulares.

va o repelirá. O deslocamento do ponto luminoso que se projeta na tela do aparelho é proporcional à diferença de potencial que se obtém na superfície corpórea do paciente.

Para o registro de cada plano usam-se sempre duas derivações perpendiculares: transversal e vertical para o Plano Frontal (PF), transversal e anteroposterior para o Plano Horizontal (PH), e vertical e anteroposterior para o Plano Sagital (PS).

Assim, a aplicação de forças simultâneas em ambos os pares de placas gera outras, que agem concomitantemente em sentido vertical e horizontal, fazendo com que o ponto luminoso se desloque sobre a tela do aparelho, descrevendo uma figura que recebe o nome de vetorcardiograma. Este é constituído por três alças fechadas, isto é, que se iniciam e terminam no mesmo ponto de origem, e que correspondem aos fenômenos de despolarização atrial e ventricular e repolarização ventricular. A alça assim formada é colocada em frente ao monitor do aparelho e a interrupção é conseguida pela aplicação de diferença de potencial alternante no cátodo do oscilógrafo. Esse artifício oferece duas vantagens:

1. Os traços que constituem a alça adquirem a forma de pequenos cometas, de tal maneira que, através de sua porção anterior (cabeça do cometa), determina-se o sentido de inscrição da alça;
2. A interrupção da alça se faz de modo constante, a cada 2,0 ms, de modo que o número de cometas e a distância entre eles fornecem, respectivamente, o tempo e a variação da velocidade de inscrição da alça.[4-6] (Figuras 1.4 e 1.5).

O comprimento em centímetros desse segmento é variável, conforme a sensibilidade escolhida para se obter uma análise detalhada da alça. Utilizando-se Sensibilidade (S) igual a 1, cada centímetro corresponde a 1mV. Com S igual a 2, cada centímetro corresponde a 0,5 mV, e para sensibilidade igual a 4, cada centímetro corresponde a 0,25 mV.[7,8]

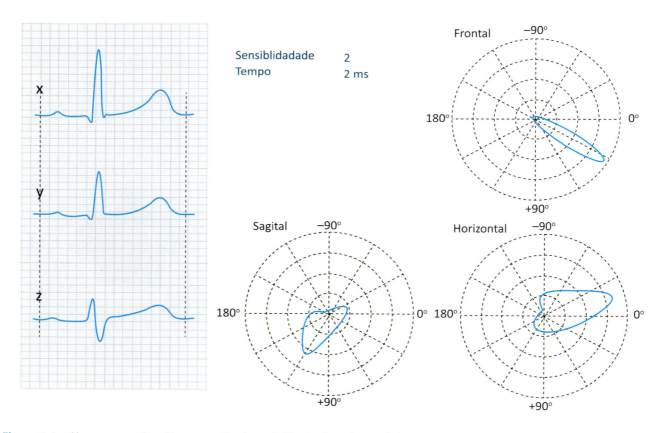

Figura 1.4 – Alças vetorcardiográficas nos três planos habituais: frontal, sagital direito e horizontal. Observar as coordenadas x, y e z, correspondentes a D_1, aVF e V_1, respectivamente.

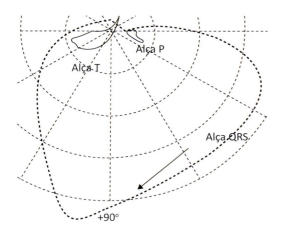

Figura 1.5 – Detalhe de uma alça vetorcardiográfica do QRS com orientação horária e aspectos dos respectivos cometas que a constituem.

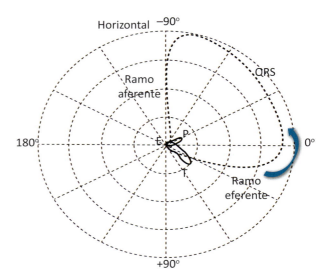

Figura 1.6 – Representação de alça vetocardiográfica no plano horizontal, sendo destacados o centro elétrico do coração (E), as alças de ativação atrial (P), ventricular (QRS) e repolarização ventricular (T). Nota-se também na alça do QRS, com orientação anti-horária (seta azul), suas porções eferentes e aferentes destacadas.

ASPECTOS DO REGISTRO

As alças do VCG representam a soma, ao longo do tempo, de todos os potenciais captados entre os eletrodos dispostos no sistema de Frank. Nos planos, observamos três curvas ou alças distintas: uma menor, correspondente à despolarização atrial (alça de P); outra de maior magnitude, relacionada à despolarização ventricular (alça de QRS); e uma de tamanho intermediário, a alça de T, correspondente à repolarização ventricular. As alças devem ser analisadas nos três planos registrados, registrando-se sua morfologia, rotação e orientação média em cada um deles. Também poderá ser obtida a magnitude do vetor máximo das alças, medida em milímetros, para depois ser avaliada em milivolts, conforme a calibração do aparelho. O vetor máximo corresponde à distância entre o ponto E (centro elétrico do coração ou ponto de origem aparente de suas forças elétricas) e a parte mais distante da curva em estudo, e corresponde à magnitude máxima da alça. Os ramos da alça vetorcardiográfica são nomeados de eferente (a que sai do ponto E, afastando-se deste) e aferente (a que se aproxima do ponto E, conforme Figura 1.6).[7]

Alguns vetorcardiógrafos apresentam recurso que permite separar, para análise detalhada e isoladamente, as alças de P, QRS ou T, bem como verificar a orientação da alça em determinado momento da ativação, como podemos observar na Figura 1.7.

A ATIVAÇÃO NORMAL DO CORAÇÃO ESTUDADA PELO VCG

Na Figura 1.8 observam-se esquematicamente as estruturas envolvidas na geração e propagação desse impulso elétrico pelo miocárdio. Em condições normais, o impulso cardíaco se origina nas células do nódulo sinusal. Após seu surgimento, esse impulso elétrico se propaga por meio dos tratos internodais (P- posterior, M-médio, A- anterior e B-Bachaman), promovendo, assim, a contração dos átrios. A despolarização atrial é vista no ECG pela onda P, sendo sua porção inicial associada ao átrio direito, e final, ao átrio esquerdo (Figura 1.9). Ao chegar ao nódulo Atrioventricular (AV), o impulso é retardado por alguns centésimos de segundo, o que é importante para permitir o enchimento dos ventrículos com o sangue bombeado pelos átrios. Esse atraso é representado no ECG pelo segmento PR.[8-10]

A alça de P é a menor alça vetorcardiográfica encontrada (Figura 1.9). As forças iniciais do átrio direito têm orientação anterior, inferior e discretamente para a esquerda. A seguir, a ativação caminha para o átrio esquerdo, situado posteriormente,

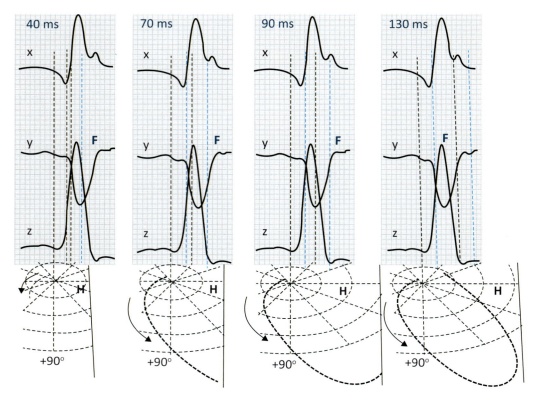

Figura 1.7 – Análise sequencial da alça de QRS no plano horizontal, com rotação anti-horária, com sua análise a cada instante, através das linhas do cursor (F).

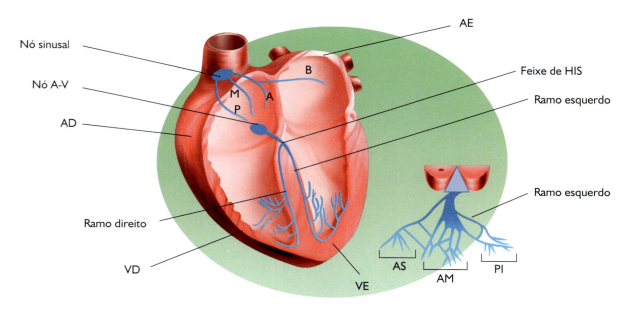

Figura 1.8 – Representação esquemática do sistema de condução elétrica do miocárdio e sua localização no músculo cardíaco. O trato internodal tem representados os seus quatro fascículos: Bachman (B) para o átrio esquerdo; Anterior (A); Medial (M); Posterior (P), assim como o ramo esquerdo do feixe de His: fascículos anterosseptal (AS); anteromedial (AM) e posteroinferior (PI). VD: ventrículo direito; VE: ventrículo esquerdo; AD: átrio direito; AE: átrio esquerdo.

gerando forças orientadas para trás, para a esquerda e discretamente para baixo. A alça de P é mais bem estudada nos planos frontal e sagital. Sua direção de inscrição é difícil de ser reconhecida, necessitando frequentemente de ampliações. Assume diferentes configurações, direções e magnitudes nas várias projeções planares. No plano horizontal comumente se inscreve em sentido anti-horário, com uma parte inicial anterior e um componente tardio posterior, com o aspecto em "8", sendo variante do normal. No plano sagital direito, inscreve-se horária, é alongada ou triangular e se orienta para baixo.

Já no plano frontal a alça de P é alongada e se orienta para baixo e para a esquerda, frequentemente em sentido anti-horário[7] (Figura 1.10).

Após a passagem pelo nódulo AV, o impulso elétrico chega aos ventrículos através do feixe de His e seus ramos direito e esquerdo, determinando a despolarização ventricular (Figura 1.8). O ventrículo esquerdo possui mais massa muscular do que o direito. Para que essa carga muscular extra se despolarize em sincronia, o ramo esquerdo possui três fascículos: Anterosseptal (AS), Anteromedial (AM) e Posteroinferior (PI).[7,8,9] A despolarização

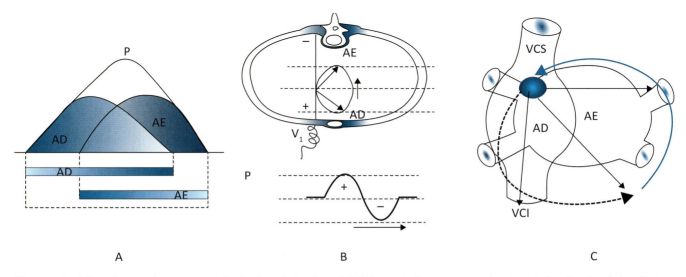

Figura 1.9 – Várias formas de representação da despolarização atrial; **(A)** a onda P como soma das despolarizações dos átrios direito e esquerdo; **(B)** esquema representativo da onda P bifásica em V$_1$, ressaltando a polaridade da derivação eletrocardiográfica e a associação de cada fase da onda P com uma câmara atrial; **(C)** a alça vetorcardiográfica da despolarização atrial como a soma dos vetores gerados pelos átrios durante a onda P.

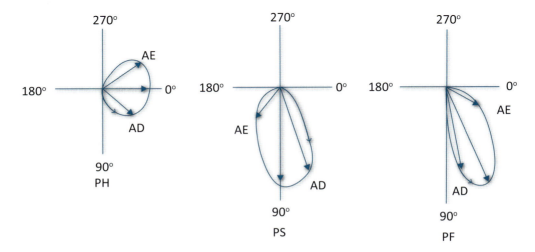

Figura 1.10 – Aspectos da alça de P nos diferentes planos do vetorcardiograma.

ventricular como um todo é representada ao ECG como o complexo QRS. Por último, o segmento ST e a onda T representam a repolarização ventricular.

Vetores são estudados por meio de informações sobre suas direções, de seus sentidos e de suas intensidades (também designados módulos ou magnitudes). Um vetor é denominado resultante quando representa a soma da contribuição de vários outros vetores simultâneos; sua direção, magnitude e sentido variam conforme a contribuição de cada vetor nessa soma. Como a despolarização ventricular é um fenômeno de duração mais longa e a massa cardíaca envolvida nesse caso é progressivamente maior à medida que o coração se despolariza, é interessante para fins didáticos o uso de três vetores resultantes associados a determinados instantes específicos: as ativações septal, das paredes livres e das porções basais dos ventrículos.[10]

A ativação septal é mostrada na Figura 1.11. Observa-se no desenho esquemático como se forma o vetor resultante da ativação septal, com preponderância dos efeitos da parede septal do ventrículo esquerdo sobre a respectiva parede do ventrículo direito. O vetor resultante da ativação septal é único nesse instante de tempo, mas é registrado por diferentes derivações precordiais. Sua direção e sentido são concordantes com a polaridade de V_1; sua magnitude é registrada como positiva nessa derivação e projetada como uma onda r no traçado de ECG. Ao contrário, sua direção e sentido são opostos às polaridades de V_5 e V_6, de modo que sua magnitude é considerada negativa e projetada como uma onda q no traçado eletrocardiográfico. Esta é uma das diferenças principais na comparação entre o ECG e o VCG: o mesmo vetor resultante da ativação septal, visto como uma única entidade, provém em ondas diferenciadas no ECG conforme sua projeção sobre o eixo de cada derivação.[10,11]

Após a ativação septal há a ativação das paredes livres (Figura 1.12). O quadro mostra um esboço do vetor resultante (vetor 2) da ativação das paredes livres dos ventrículos direito e esquerdo, também com predomínio deste último na definição da direção e do sentido. Na ativação das paredes livres dos ventrículos, o vetor resultante tem sentido e direção concordantes com as derivações V_5 e V_6, e opostos à polaridade de V_1. Então, o mesmo vetor é visto naquelas derivações como uma onda R de grande magnitude e, em V_1, como uma onda S, de magnitude semelhante.[10]

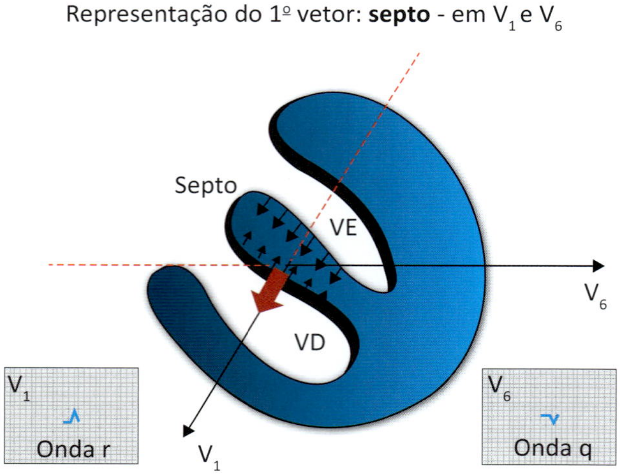

Figura 1.11 – Ativação septal vista no plano horizontal por derivações precordiais diferentes. O mesmo instante provoca ondas distintas do ECG, conforme a polaridade da derivação. Dentro do Quadro em detalhe há a representação do vetor resultante (vetor 1, em vermelho), neste instante, como sentido positivo em V_1 e, ao mesmo tempo, de sentido negativo em V_5 e V_6.

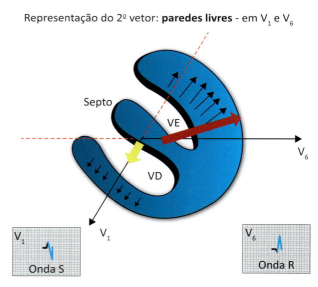

Figura 1.12 – Dois momentos da ativação ventricular vista no plano horizontal por derivações precordiais distintas: septal (vetor 1 amarelo) e das paredes livres (vetor 2 vermelho). O mesmo instante provoca ondas distintas do ECG conforme a polaridade da derivação. Dentro do Quadro em detalhe há a representação do vetor resultante da despolarização das paredes livres (vetor 2 vermelho) neste instante, como sentido negativo em V_1 e ao, mesmo tempo, de sentido positivo em V_5 e V_6.

A última etapa da ativação ventricular é a despolarização das porções basais dos ventrículos (Figura 1.13). O quadro mostra o cálculo do vetor resultante (vetor 3) da soma de todos os vetores locais de ativação elétrica. Como já foi observado, a deflexão que esse vetor resultante confere a uma determinada derivação do ECG depende de como ele é projetado sobre o eixo, e da polaridade desta. O vetor resultante da ativação das porções basais dos ventrículos se situa de forma quase totalmente perpendicular a V_1, de maneira que nenhuma deflexão relacionada a ele é gerada no complexo QRS dessa derivação, e esta se apresenta com a morfologia rS após a total despolarização dos ventrículos. Em relação a V_5 e V_6, contudo, o mesmo vetor causa uma deflexão negativa, originando o complexo qRs típico após a total ativação ventricular.[10,11]

A Figura 1.14 mostra, no mesmo plano horizontal das imagens anteriores, a alça vetorcardiográfica completa da ativação ventricular, sua correspon-

Representação do 3º vetor: **porções basais** - em V_1 e V_6

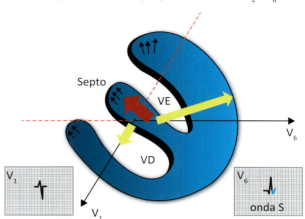

Figura 1.13 – Ativação das porções basais dos ventrículos vista no plano horizontal por derivações precordiais distintas. O mesmo instante pode ser representado ou não no ECG conforme a polaridade da derivação. Em detalhe há a representação do vetor resultante (vetor 3, em vermelho) neste instante, perpendicular a V_1 – e, portanto, de magnitude inexistente – sendo representado pela deflexão nula da linha isoelétrica; e, ao mesmo tempo, de sentido negativo em V_5 e V_6.

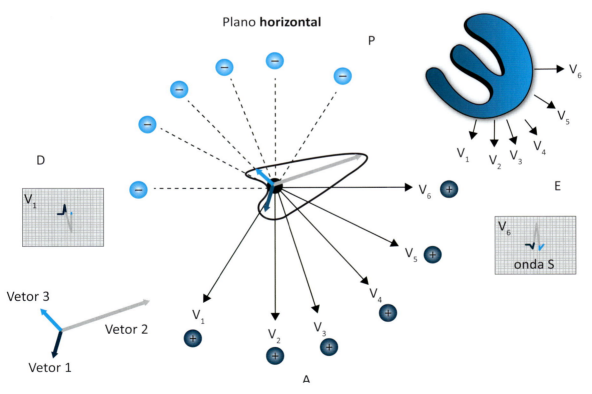

Figura 1.14 – Alça vetorcardiográfica típica da ativação ventricular no plano horizontal (A: anterior; P: posterior; D: direita; E: esquerda). Para fins de comparação e clareza didática são incluídos, com a mesma notação das imagens anteriores, os vetores da ativação septal (vetor 1), das paredes livres (vetor 2) e das porções basais dos ventrículos (vetor 3). Também são mostradas morfologias típicas de QRS nas derivações V_1, V_5-V_6, ressaltando como cada deflexão se correlaciona com trechos específicos da alça. Por último, há a localização dos eixos e polaridades das derivações precordiais V_1-V_6, tanto no corte anatômico esquemático quanto na representação da alça vetorcardiográfica

dência com diferentes morfologias de complexos QRS e os três vetores resultantes discutidos anteriormente, sendo cada vetor um instante específico de tempo. A alça vetorcardiográfica do QRS é a composição de todos os vetores instantâneos registrados durante a ativação ventricular, unidos entre si pelas setas. É a alça de maior magnitude, assumindo aspecto alongado ou arredondado. Quanto à leitura deste VCG, no plano horizontal, a ativação septal ocorre sempre na porção anterior, iniciando-se pelo seu lado direito e seguindo à esquerda.

A ativação das paredes livres se mantém à esquerda, com um claro predomínio da localização da alça na parte posterior. Isto se dá em acordo com a noção anatômica – no plano horizontal, o ventrículo esquerdo, de maior massa e, consequentemente, maior deflexão no ECG, situa-se posteriormente ao ventrículo direito.[8,10] Por conseguinte, acontece a ativação das porções basais dos ventrículos, ainda na parte posterior do plano, mas já com uma orientação à direita.

A Figura 1.15 representa, no plano frontal, a alça vetorcardiográfica completa da ativação ventricular, sua correspondência com diferentes morfologias de complexos QRS e os três vetores resultantes, sendo cada vetor um instante específico de tempo. A alça vetorcardiográfica é a composição de todos os vetores instantâneos registrados durante a ativação ventricular, unidos entre si pelas setas. A leitura desse VCG, neste caso, no plano frontal, destaca a

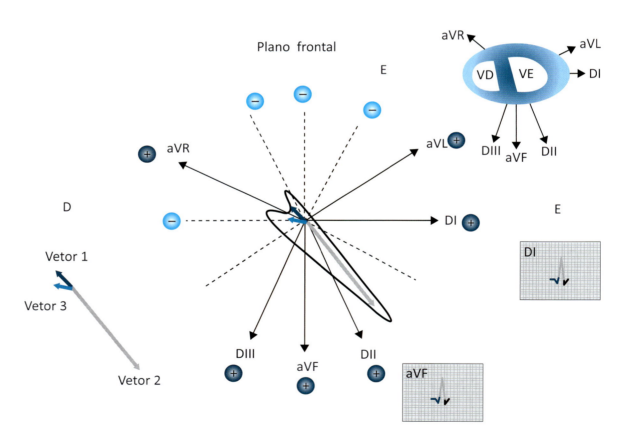

Figura 1.15 – Alça vetorcardiográfica típica da ativação ventricular no plano frontal (I: Inferior; S: Superior; D: Direita; E: Esquerda). Para fins de comparação e clareza didática são incluídos, com a mesma notação das imagens anteriores, os vetores da ativação septal (vetor 1), ativação das paredes livres (vetor 2), ativação das porções basais dos ventrículos (vetor 3). Também são mostradas morfologias típicas de QRS nas derivações V_1, V_5-V_6, ressaltando como cada deflexão se correlaciona com trechos específicos da alça. Por fim, há a localização dos eixos e polaridades das derivações precordiais V_1-V_6, tanto no corte anatômico esquemático quanto na representação da alça vetorcardiográfica

ativação septal ocorrida sempre na porção superior e à direita do plano, iniciando-se pelo seu lado direito e seguindo à esquerda e para baixo. A ativação das paredes livres se mantém na parte inferior do plano, com claro predomínio da localização da alça à esquerda, ainda que ela termine no lado inferior direito. Isto se dá de acordo com a noção anatômica; no plano frontal, os ventrículos possuem uma grande parede inferior situada acima e próxima ao diafragma.[9,10,11] Posteriormente, acontece a ativação das porções basais dos ventrículos, ainda com uma orientação à direita, na parte posterior do plano.

De maneira geral, a alça do QRS se inscreve de modo simétrico, suave, sem trocas súbitas de direção. Em todos os planos, a porção inicial e terminal da alça caracteriza-se por moderada lentificação na sua inscrição, particularmente por aproximação dos cometas, que por vezes assumem morfologia de ponto. No plano horizontal, a inscrição é anti-horária em 99% dos traçados, formando uma figura oval, elíptica ou triangular (Figura 1.16B). Como foi mencionado, as forças iniciais estão sempre com orientação anterior e voltadas para a direita. No plano sagital direito, comumente, a inscrição é horária em 95% dos casos. No plano frontal pode-se encontrar variação do formato das alças, com orientação horária em 60% das vezes e 15% anti-horária.

Podem ocorrer configurações de alça aberta e "figuras em 8" em até 25% dos casos. O vetor máximo no plano frontal varia de 0 a 90 graus[8,9] (Figura 1.16A).

A alça da onda T tem forma elíptica ou alongada, sendo seu ramo eferente bem mais lento que o ramo aferente. Em indivíduos normais, a alça de repolarização ventricular situa-se dentro da alça de QRS e tem magnitude inferior a esta e maior que a alça de P. O vetor máximo tem orientação inferior e para a esquerda, sendo a orientação para a frente comum no adulto, com rotação da alça acompanhando a do QRS, ou seja, é anti-horária no plano horizontal, horária no plano sagital, e variável no plano frontal.[7-9]

COMPARAÇÃO VCG × ECG

Conforme discutiremos a seguir, as propriedades do vetorcardiograma permitem uma avaliação da atividade elétrica cardíaca mais dinâmica, facilitando as interpretações das patologias. Esse exame é complementar ao eletrocardiograma, podendo auxiliar e facilitar a observação dos distúrbios de condução (bloqueios divisionais e completos), das áreas eletricamente inativas (AEI), das sobrecargas atriais e ventriculares, do Wolff-Parkinson-White

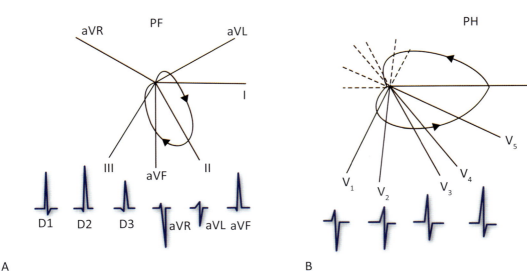

Figura 1.16 – Em A, representação da alça do plano frontal, orientada em sentido horário, de morfologia ovalada, vetor máximo em torno de 60 graus e aspectos do complexo QRS nas derivações clássicas. Em B nota-se alça de QRS no plano horizontal com rotação anti-horária e respectivos aspectos do QRS nas derivações precordiais.

(WPW), das alterações da repolarização ventricular inespecíficas, e das associações desses achados.

Os trabalhos discutidos, sobre a maior sensibilidade e especificidade do VCG que a do ECG convencional nos diagnósticos das sobrecargas atriais e ventriculares são antigos, mostrando também maior correlação com o ecocardiograma.

As dificuldades no diagnóstico das AEIs associadas aos bloqueios da condução elétrica, muito comuns nos ECGs, são na sua maior parte dirimidas com a interpretação do VCG.[12]

A presença de AEI inferior com o bloqueio divisional anterossuperior do ramo esquerdo (BDAS), cuja sequência fica muito clara no VCG (início da alça para cima entre 0-30 ms pela AEI, e posterior desvio para cima e para a esquerda entre 60-80 ms pelo bloqueio) (ver exemplo na Figura 1.17).

A caracterização das AEIs na parede anterior e septal pelo VCG, através do sentido e da rotação das alças, é muito mais esclarecedora que no ECG, o qual apresenta muitos diagnósticos falso-positivos.

O diagnóstico dos bloqueios divisionais e completos, associados ou não, é uma das grandes conquistas do VCG, capaz de mostrar o BDAS associado ao bloqueio de ramo direito, o bloqueio divisional anteromedial (BDAM) do ramo esquerdo associado ao BRD, os bloqueios de ramo esquerdo e seus desvios de eixo para a esquerda ou direita, entre outros.[13,14]

O diagnóstico diferencial dos atrasos finais de condução à direita (de baixa voltagem e pouco expressivos), com os distúrbios de condução à esquerda (de alta voltagem e bastante expressivos), é feito através do VCG com grande qualidade e trazendo subsídios para melhor interpretar esses achados no ECG clássico (ver exemplo na Figura 1.18).

A presença concomitante de vários distúrbios de condução (BRD, BDAS, BDPI, BDAM) pode ser reconhecida quando se analisa o VCG em cada plano e a cada momento da ativação elétrica (Figura 1.19).

Outro recurso vetorcardiográfico elegante é o diagnóstico das vias anômalas da pré-excitação ventricular, comum na síndrome de Wolff-Parkinson-White. A possibilidade de se observar o início da ativação ventricular através dos cometas que formam as alças do VCG pode definir o local do feixe anômalo (Figura 1.20).[15]

As interpretações do VCG trazem uma visão espacial do fenômeno da ativação ventricular, sendo uma ferramenta muito importante no entendimento dos achados eletrocardiográficos, sem a qual fica muito difícil a interpretação correta do ECG.

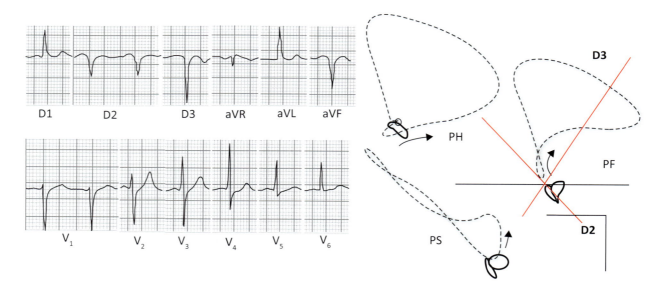

Figura 1.17 – ECG: Notar o desvio do eixo do SÂQRS para cima e esquerda, caracterizando o BDAS. A ausência da onda R em D2, D3 e aVF sugere AEI inferior, que é confirmada pelo VCG, cuja alça em PF sai para cima (30 ms) e a seguir muda de direção, da esquerda para a direita, pelo BDAS.

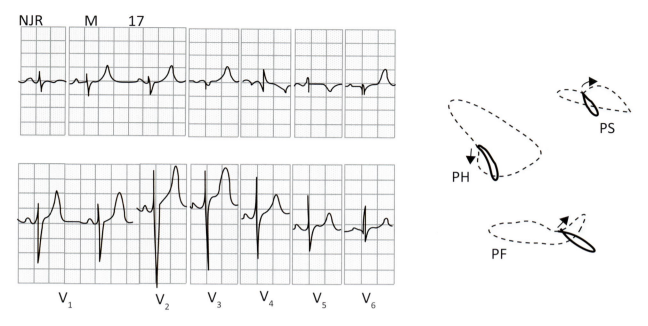

Figura 1.18 – Atraso final de condução à direita, caracterizado por complexos rS em D2, D3, aVF e qR em aVR, ondas S em Vr e V₆ (baixa voltagem dos QRS). O VCG confirma o AFC à direita e superior nos 3 planos (PF, PH e sagital).

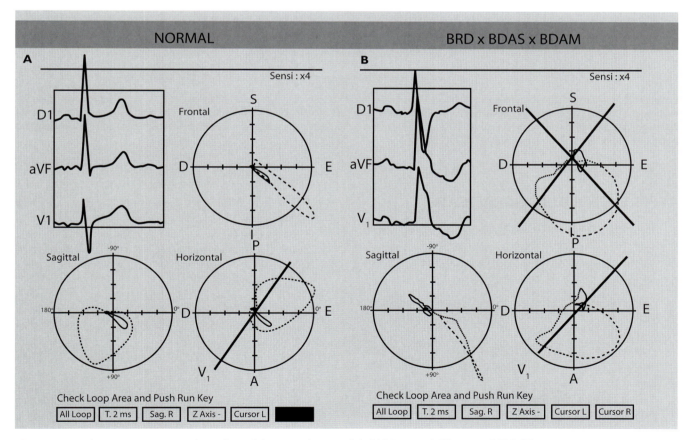

Figura 1.19 – Ao compararmos os planos frontal, horizontal e sagital do VCG normal **(A)** com o VCG **(B)** que mostra a associação dos bloqueios (BDAS, BRD e BDPI), notamos – PF – alça para baixo e para direita, com atraso final de condução à direita, caracterizando respectivamente o BDPI (alça para a direita arredondada e aberta) e o BRD (AFC). No plano horizontal, observamos alça do QRS com sua maior porção para a esquerda e para frente (BDAM) e com o atraso final de condução à direita (BRD).]

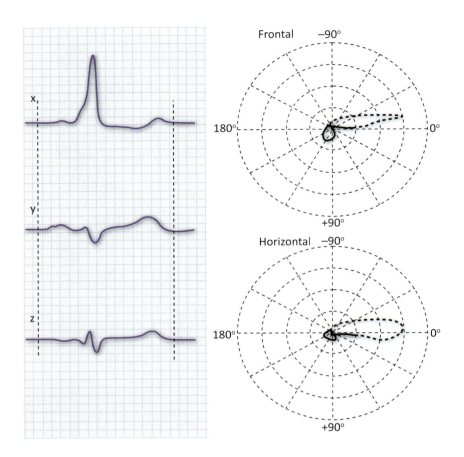

Figura 1.20 – Vetocardiograma em portador de pré-excitação ventricular. Nota-se no ínicio das alças de QRS lenta velocidade, que corresponde à passagem do estímulo pela via anômala, de tal maneira que os cometas assumem o aspecto de uma linha contínua. Segue-se após isto uma alteração na direção e retomada da velocidade normal da inscrição da alça, demonstrando o momento que o estímulo passa normalmente pelo sistema de condução.

REFERÊNCIAS BIBLIOGRÁFICAS

1. Rautaharju PM. A hundred years of progress in electrocardiography. 2: The rise and decline of vectorcardiography. Can J Cardiol 1998; 4:60-71.
2. Pastore CA, Moffa PJ. Aspectos técnicos e aplicações clínicas do mapeamento eletrocardiográfico de superfície (Body Surface Mapping). Arq Bras Cardiol 1992; 58(5):391-97.
3. Mirvis DM. Electrocardiography. A Physiologic Approach. St. Louis, Missouri, Mosby – Year Book, Inc., 1993.
4. Helm RA. Theory of vectorcardiography: a review of fundamental concepts. Am Heart J 1955; 49(1):135-59.
5. Chou TC. Value and limitations of vectorcardiography in cardiac diagnosis. Cardiovasc Clin 1975; 6:163-78.
6. Chou TC. When is the vectorcardiogram superior to the scalar electrocardiogram? J Am Coll Cardiol 1986; 8:791-99.
7. Frank E. An accurate, clinically practical system for spatial vectorcardiography. Circulation 1956 May; 13(5):737-49.
8. Moffa PJ, Sanches PCR. Eletrocardiograma normal e patológico. 7ª ed. São Paulo: Rocca, 2001.
9. Bayes de Luna A. Clinical Electrocardiography 4. ed. Wiley-Blackwell, 2012.
10. Samesima N, Pastore CA. Munerato R. ABC do ECG, CBBE, 2013.
11. Bayes de Luna. ECGS for Beginners, Wiley Blackwell, 2014.
12. Mehta J, Hoffman I, Smedresman P, Hilsenrath J, Hamby R. Vectorcardiographic, electrocardiographic, and angiographic correlations in apparently isolated inferior wall myocardial infarction. Am Heart J 1976; 91(6):699-704.

13. Pastore CA, Moffa PJ, Tobias NM, de Moraes AP, Nishioka SA, Chierighini JE, et al. Segmental blocks of the right bundle-branch and electrically inactive areas. Differential electro-vectorcardiographic diagnosis. Arq Bras Cardiol 1985; 45(5):309-317.

14. Tranchesi J, Moffa PJ, Pastore CA, de Carvalho Filho ET, Tobias NM, Scalabrini Neto A, et al. Block of the antero-medial division of the left bundle branch of His in coronary diseases. Vectorcardiographic characterization. Arq Bras Cardiol 1979; 32(6):355-60.

15. Giorgi C, Nadeau R, Primeau R, Campa MA, Cardinal R, Shenasa M, et al. Comparative accuracy of the vectorcardiogram and electrocardiogram in the localization of the accessory pathway in patients with Wolff-Parkinson-White syndrome: validation of a new vectorcardiographic algorithm by intraoperative epicardial mapping and electrophysiologic studies. Am Heart J 1990; 119(3 Pt 1):592-8.

O ECG Normal

Carlos Alberto Pastore
Rafael Munerato

INTRODUÇÃO

Depois de mais de cem anos da descrição do eletrocardiograma, os padrões definidos por Einthoven (1902) ainda são a base para o entendimento do ECG normal.

Este capítulo descreverá a formação do eletrocardiograma a partir dos conhecimentos a seguir: descrição dos vetores de despolarização e repolarização; registro eletrocardiográfico; derivações eletrocardiográficas; e padrões do eletrocardiograma normal.

VETORES DE DESPOLARIZAÇÃO E REPOLARIZAÇÃO

Dados da anatomia cardíaca

Os pontos relacionados à anatomia cardíaca que são importantes para a compreensão do ECG normal serão apresentados a seguir. O coração é um órgão muscular que se divide em quatro câmaras: átrio direito, ventrículo direito, átrio esquerdo e ventrículo esquerdo.

Na topografia anatômica real, as câmaras direitas não estão exatamente à direita, mas sim, à direita e à frente, enquanto as câmaras esquerdas não estão exatamente à esquerda, mas sim, à esquerda e atrás.

Assim, num corte transversal do tórax na altura do coração, na direção de frente para trás, a primeira estrutura vista é a parede livre do Ventrículo Direito (VD); a seguir vem o septo interventricular e, por último, a parede livre do Ventrículo Esquerdo (VE) (Figura 2.1).

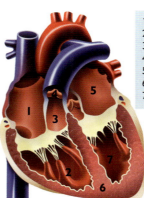

1. Átrio direito
2. Ventrículo direito (via de entrada)
3. Ventrículo direito (via de saída)
4. Valva pulmonar
5. Átrio esquerdo
6. Septo interventricular
7. Ventrículo esquerdo

Figura 2.1 – Corte transversal do tórax na altura do coração.

Devido ao fato explicado anteriormente, tem-se que o septo interventricular se encontra quase paralelo ao plano frontal e, para o estudo do ECG, o septo representa a parede anterior do coração (sendo, inclusive, a primeira porção dos ventrículos a ser ativada).

O fato de o Ventrículo Direito (VD) estar à frente e não só à direita explica o porquê, na sobrecarga do VD, o vetor resultante do QRS esteja direcionado para a frente.

Células marca-passo e sistema de condução cardíaco

No coração normal existem grupos de células que possuem a capacidade de produzir o impulso cardíaco. Essas células são chamadas de células marca-passo e esse fenômeno ocorre porque essas células possuem um potencial de ação que, espontaneamente, é deflagrado e manda uma onda de despolarização que pode ativar as demais células cardíacas. Para que essa onda de despolarização possa atingir todas as células musculares do coração é necessário o "sistema de condução", no qual o impulso caminha com grande velocidade.

No coração existem vários grupos de células marca-passo, mas o grupo capaz de mandar ondas de despolarização numa frequência maior é que comanda o ritmo cardíaco. No coração normal esse grupo está localizado no nódulo sinusal e, por esse motivo, o ritmo cardíaco normal é chamado de ritmo sinusal.

A cada batimento cardíaco as células marca-passo do nódulo sinusal mandam uma onda de despolarização. Essa onda é conduzida pelo sistema de condução a todo o coração. Quando ela alcança as células musculares cardíacas, provoca a contração muscular e quando alcança as outras células marca-passo, inibe-as. Ou seja, enquanto um foco de células marca-passo comanda o coração, as outras ficam quiescentes. A esse fenômeno dá-se o nome de *overdrive suppression* ou inibição por sobre estimulação.

> **Se as células do nodo sinusal sempre irão comandar o coração e as outras células marca-passo ficarão inibidas, por que existem outros grupos de células marca-passo?**
>
> No coração normal existem vários grupos de células marca-passo porque, caso as células do nodo sinusal falhem, outro grupo marca-passo vai assumir o ritmo. Exemplo: na doença do nódulo sinusal, a onda de despolarização vinda deste nodo pode faltar em alguns batimentos e o paciente não fica em assistolia, pois um outro grupo de células marca-passo assume o ritmo. Normalmente, o 2º grupo que assume o controle é o grupo de células marca-passo da junção AV, originando o ritmo juncional.

O sistema de condução cardíaco, representado na Figura 2.2, compreende:

- O nódulo sinusal.
- O feixe de Bachmann.

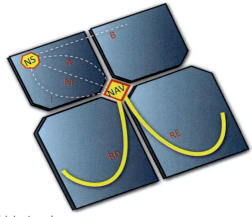

NS: nódulo sinusal
B: feixe internodal de Bachmann
A: feixe internodal anterior
M: feixe internodal médio
I: feixe internodal inferior
NAV: nódulo atrioventricular
RD: ramo direito
RE: ramo esquerdo

Figura 2.2 – Sistema elétrico de condução.

- Os feixes internodais (alguns autores discutem a existência deles).
- O nódulo atrioventricular (nódulo AV).
- Feixe de His.
- Ramos direito e esquerdo e suas subdivisões.

A onda de despolarização originada nas células marca-passo do nódulo sinusal percorre o seguinte caminho:

- A despolarização do átrio direito (AD) ocorre por contiguidade, e a onda é levada ao átrio esquerdo (AE) através do feixe de Bachmann (portanto, o AD é ativado um pouco antes do AE, e isso terá importância para estudarmos as sobrecargas atriais).
- Depois dos átrios ativados o impulso chega ao nódulo AV, onde tem sua velocidade diminuída cerca de 100 vezes (esse retardo da velocidade de condução é essencial para dar tempo de os átrios se esvaziarem e preencherem os ventrículos na última fase da diástole ventricular). Esse fenômeno é conhecido como propriedade decremental do nódulo atrioventricular.
- Após passar pelo nódulo AV, o impulso entra no feixe de His novamente, com grande velocidade, e se divide aos ramos direito e esquerdo, e destes para os fascículos e as fibras de Purkinje para chegar às células musculares.

No coração normal a única forma de um impulso originado nos átrios descer aos ventrículos é através do nódulo AV. Como exposto anteriormente, o nódulo AV provoca um grande alentecimento do impulso e isso configura proteção para que fenômenos taquicárdicos dos átrios não cheguem com frequência tão elevada aos ventrículos.

Se o sistema de condução não funcionar em algum local no coração, a onda de despolarização vai ter de passar pelas células musculares cardíacas célula a célula, fenômeno que leva muito mais tempo que o impulso, caminhando pelo sistema de condução. Essa situação ocorre nos bloqueios de ramo e explica por que o QRS é alargado nesta condição.

Célula muscular cardíaca

A onda de despolarização chega até a célula cardíaca, onde vai provocar a contração muscular. Mas como isto ocorre? Por meio da troca de polaridade da membrana celular e liberação de cálcio armazenado. Depois da contração vai ocorrer o relaxamento da fibra muscular e também a nova troca de polaridade, para que a célula, ao final, retorne às condições existentes antes da onda de despolarização. Vamos detalhar o fenômeno chamado de despolarização e repolarização.

Despolarização

As células musculares em repouso são ditas polarizadas porque possuem a somatória das cargas predominantemente negativas no meio intracelular. Consequentemente, o somatório das cargas é predominantemente positivo no meio extracelular (Figura 2.3).

Com a onda de despolarização ocorrem alterações da membrana e de sua permeabilidade a determinados íons que vão entrar na célula e inverter a polaridade, tornando-a predominantemente positiva no meio intracelular. A esta inversão dá-se o nome de despolarização (Figura 2.4). Isso é necessário para liberação de cálcio armazenado e contração muscular. Com a troca de polaridade intracelular, o meio extracelular também sofre alteração de sua polaridade, passando de positiva para negativa.

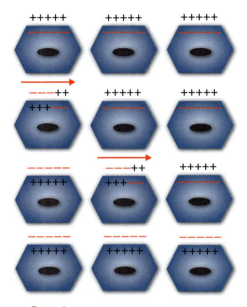

Figura 2.4 – Despolarização.

> **ATENÇÃO!**
>
> No momento em que o meio extracelular está trocando de polaridade surge o dipolo (presença de duas cargas opostas). A carga negativa está surgindo com a onda de despolarização e a carga positiva é que já estava presente no meio extracelular. No momento em que surge o dipolo aparece um vetor de uma grandeza física chamada momento elétrico. Esse vetor caminha nas células cardíacas conforme essas vão sofrendo o efeito da onda de despolarização e cria o vetor da despolarização. Isso tudo já era conhecido bem antes de ser desenvolvido o eletrocardiograma. Os médicos e cientistas da época sabiam que esse vetor surgiria, mas não sabiam como captá-lo.
>
> Dipolo e vetor da despolarização   − ⟶ +

Com todas as células musculares contraídas, o meio intracelular vai estar predominantemente positivo, e o extracelular negativo. Nesse momento não há vetor, pois o vetor só aparece na troca das cargas. Na sequência, começa a fase de relaxamento muscular, em que as bombas iônicas restabelecerão os íons e cargas presentes antes de a célula se contrair. Nesse momento ocorre a fase de repolarização,

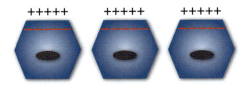

Figura 2.3 – Células musculares cardíacas polarizadas (repouso).

em que o meio intracelular volta a ficar negativo, e o extracelular, positivo. No momento das trocas de cargas no meio extracelular aparece novamente o dipolo (+ e –) e com isso surge o vetor de repolarização. Com todo o músculo repolarizado, as células musculares estão relaxadas, o meio intracelular predominantemente negativo e o extracelular positivo (Figura 2.5).

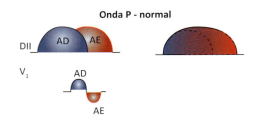

Figura 2.6 – Despolarização dos átrios e formação da onda P.

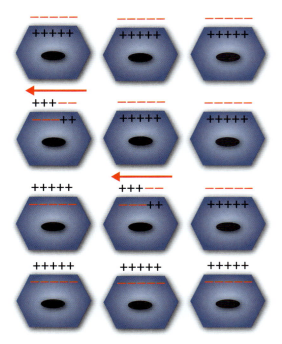

Figura 2.5 – Repolarização.

Vetor de despolarização dos átrios e ventrículos

Quando estudamos os vetores de despolarização dos átrios estudamos o vetor resultante dos átrios direito e esquerdo. Da mesma forma, quando os ventrículos são estudados, os vetores considerados são os resultantes da despolarização e repolarização do VD e VE.

Considerando a despolarização dos átrios tem-se que primeiro despolariza-se o AD e, logo depois, o AE (Figura 2.6). Esse fenômeno dá origem a um vetor orientado no plano frontal para a esquerda e para baixo (Figura 2.7). Já no plano horizontal, o vetor do AD projeta-se para a frente e para trás e, logo a seguir, o vetor do AE projeta-se para trás e para a esquerda (Figura 2.8).

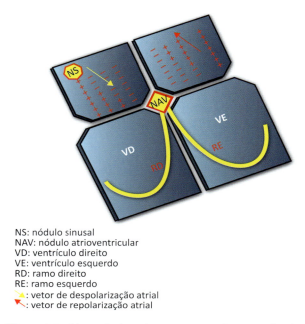

NS: nódulo sinusal
NAV: nódulo atrioventricular
VD: ventrículo direito
VE: ventrículo esquerdo
RD: ramo direito
RE: ramo esquerdo
↗: vetor de despolarização atrial
↙: vetor de repolarização atrial

Figura 2.7 – Vetor de despolarização e repolarização dos átrios.

No caso dos ventrículos, as primeiras porções a serem despolarizadas são as do septo interventricular (parede anterior do coração para o ECG). Em seguida, despolarizam-se as paredes livres do VE e VD e, por fim, as bases. O fenômeno de despolarização ventricular ocorre do endocárdio para o epicárdio e o vetor formado tem projeção, no plano frontal, para a esquerda e para baixo e, no plano horizontal, para a esquerda e para trás (devido à predominância do VE) (Figura 2.9).

Vetor de repolarização dos átrios e ventrículos

No caso dos átrios, no mesmo ponto em que teve origem a despolarização, também tem origem a repolarização e, por isso, o vetor de repolarização dos átrios tem o mesmo sentido do vetor da despolarização, mas com direção oposta (Figura 2.10).

O ECG NORMAL

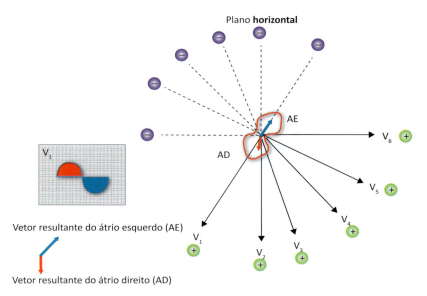

Figura 2.8 – Ativação do átrio direito e átrio esquerdo no plano horizontal.

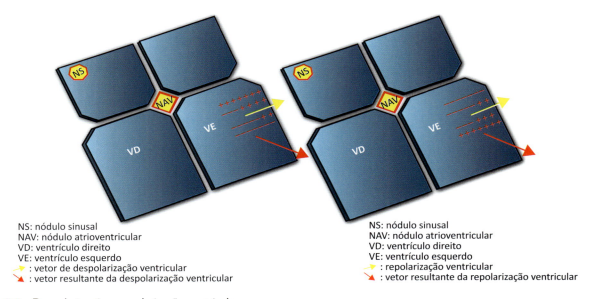

Figura 2.9 – Despolarização e repolarização ventricular.

O vetor de repolarização dos átrios pode originar uma onda negativa, mas que quase nunca é vista, pois se inscreve ao mesmo tempo da despolarização dos ventrículos e porque também tem pouca expressão eletrofisiológica.

No caso dos ventrículos, após o surgimento da despolarização, a massa ventricular se encontra contraída e ocorre uma isquemia fisiológica do endocárdio. Assim, a onda de repolarização não ocorre no mesmo ponto da onda de despolarização. A repolarização se inicia no epicárdio e se dirige para o endocárdio. Por esse motivo, o vetor da repolarização tem o mesmo sentido e direção do vetor da despolarização.

Nos casos de síndrome coronariana aguda, em que ocorre obstrução coronária e diminuição do fluxo de sangue para o epicárdio, tem-se que o epicárdio sofre maior isquemia que o endocárdio nesta

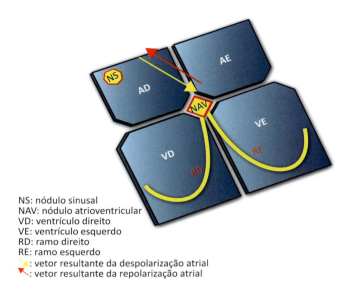

NS: nódulo sinusal
NAV: nódulo atrioventricular
VD: ventrículo direito
VE: ventrículo esquerdo
RD: ramo direito
RE: ramo esquerdo
↖: vetor resultante da despolarização atrial
↘: vetor resultante da repolarização atrial

Figura 2.10 – Vetores resultantes da despolarização e repolarização dos átrios.

condição e, por isso, a onda de repolarização tem início no endocárdio para o epicárdio. Ou seja, o vetor terá mesmo sentido, mas direção oposta da despolarização. Essa inversão da onda de repolarização provoca no ECG inversão da onda T, o que é considerado sinal precoce de isquemia.

Surgimento da onda P e do complexo QRS

Com o surgimento do eletrocardiógrafo (máquina capaz de captar e registrar os vetores de despolarização e repolarização), surge a inscrição, no papel, da onda P, do complexo QRS e da onda T (Figura 2.11).

A onda P é formada pela captação do vetor resultante de despolarização dos átrios e representa a contração muscular dos átrios.

O complexo QRS é formado pela captação do vetor resultante de despolarização dos ventrículos e representa a contração muscular dos ventrículos.

A onda T é formada pela captação do vetor resultante de repolarização dos ventrículos e representa o relaxamento muscular dos ventrículos.

> **Por que onda P e complexo QRS?**
> A denominação de onda P veio da observação das células do nódulo sinusal no microscópio, que aparecem como células pálidas, e, por isso, foram chamadas de células P. A onda da despolarização atrial foi chamada de onda P porque representava a contração atrial decorrente da onda de despolarização que partiu do nódulo sinusal. Na sequência, as ondas que compõem a despolarização ventricular foram chamadas de QRS e a repolarização de onda T, continuando a sequência das letras do alfabeto.

REGISTRO ELETROCARDIOGRÁFICO

O eletrocardiógrafo é um aparelho capaz de captar os vetores gerados pela despolarização e repolarização dos átrios e dos ventrículos. Essa captação ocorre através dos eletrodos que estarão dispostos sobre o paciente, nos membros superiores, inferiores e no tórax para formar as derivações.

A colocação dos eletrodos segue padronização internacional, sendo que entre um eletrodo negativo e um positivo surge uma derivação. Também é padronizado que, sempre que um eletrodo positivo estiver voltado para a extremidade de um vetor, a inscrição no papel será positiva. Sempre que um eletrodo positivo estiver voltado para a origem de um vetor, a inscrição no papel será negativa (Figura 2.12).

Nos aparelhos eletrocardiográficos podemos programar, entre outros, o registro, no papel, da

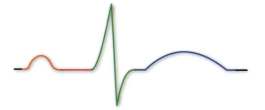

Figura 2.11 – Onda P, complexo QRS e onda T.

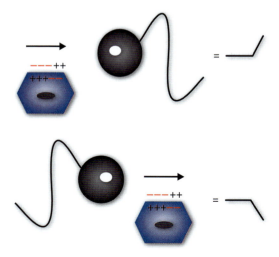

Figura 2.12 – Registro eletrocardiográfico.

velocidade com que o papel deve correr para a inscrição das ondas e a amplitude que uma onda vai ser inscrita ao corresponder a um vetor. Nos ECGs habituais a velocidade com que o papel corre é de 25 mm/s. Já a amplitude de um vetor é registrada de modo que, para cada 1mV, a altura corresponde a 10 mm (padronização chamada *n*).

Em casos de traçados com amplitude muito pequena, nos quais é difícil visualizar as ondas do ECG, pode-se mudar a padronização para 2n, ou seja, o mesmo 1 mV de cada vetor captado será inscrito em 20 mm (dobro do tamanho habitual) Figuras 2.13 A e B.

Em casos de sobrecarga ou em alguns ECG pediátricos, em que a inscrição das ondas é muito grande, atrapalhando a análise, pode-se mudar a padronização para n/2, ou seja, o mesmo 1,0 mV de cada vetor captado será inscrito em 5 mm (metade do tamanho habitual) Figuras 2.13 C e D.

O papel usado para inscrição das ondas do ECG é um milimetrado, sendo que a cada 5 mm há uma marcação com uma linha mais escura. Observando a inscrição da onda no papel milimetrado tem-se que em cada milímetro na abscissa deve ser analisada a duração da onda e, na ordenada, a amplitude da onda. Como foi exposto, o papel corre no aparelho a uma velocidade de 25 mm/s. Desse modo, cada 1 mm na abscissa corresponde à duração de 0,04 segundos ou 40 milissegundos (ms). Já na ordenada, a inscrição padrão *n* determina que cada 1,0 mV do vetor ocupe 10 mm. Com isso, cada 1 mm na ordenada corresponde à amplitude de 0,1 mV (Figura 2.14).

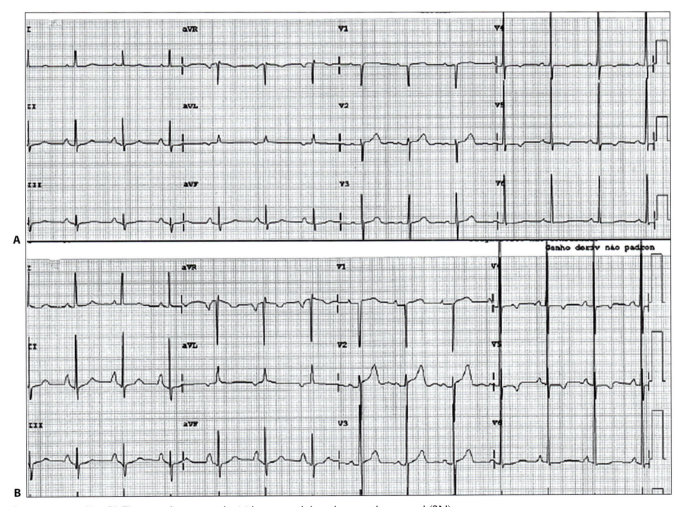

Figuras 2.13 – (A e B) Eletrocardiograma adquirido com o dobro do tamanho normal (2N).

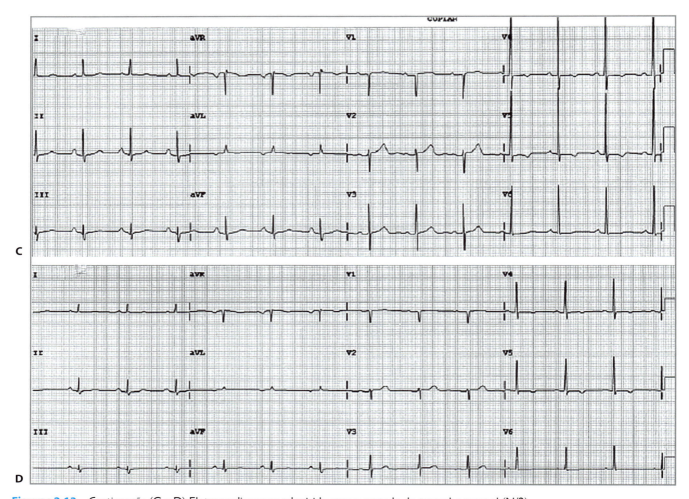

Figuras 2.13 – *Continuação* (C e D) Eletrocardiograma adquirido com a metade do tamanho normal (N/2).

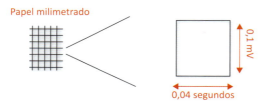

Figura 2.14 – Papel usado para inscrição das ondas do ECG.

DERIVAÇÕES ELETROCARDIOGRÁFICAS

Como já foi exposto, os vetores originados pelos fenômenos cardíacos são captados pelos eletrodos do aparelho eletrocardiográfico. Esses eletrodos formam as derivações, sendo retas que unem eletrodos negativos-positivos (no caso dos eletrodos bipolares, por exemplo, D1, D2 e D3) ou unem os eletrodos unipolares ao centro de projeção (por exemplo: aVR, aVL, aVF, V_1, V_2, V_3, V_4, V_5, V_6).

Cada uma das derivações consegue analisar um mesmo vetor de formas diversas, por exemplo, um vetor que tem inscrição espacial vai aparecer projetado nas derivações do plano frontal (D1, D2, D3, aVR, aVL e aVF) e em cada uma dessas derivações vai provocar a inscrição de uma onda no papel do ECG. O mesmo vetor no plano horizontal vai ser inscrito nas derivações V_1, V_2, V_3, V_4, V_5 e V_6, e em cada uma dessas derivações causará o desenho de uma onda no papel do ECG. Com isso, será possível examinar um vetor de projeção espacial nos planos frontal e horizontal.

Para que os traçados sejam reprodutíveis nos diferentes locais do mundo, as derivações são padronizadas, ou seja, os locais no corpo onde são colocados os eletrodos são preestabelecidos.

Plano frontal

O plano frontal é representado pelas derivações chamadas clássicas ou dos membros. Essas derivações são obtidas colocando-se quatro eletrodos:

- Um no braço direito;
- Um no braço esquerdo;
- Um na perna direita;
- Um na perna esquerda.

A máquina alterna a positividade de cada eletrodo e, desse modo, elabora as diferentes derivações.

Quadro 2.1
Derivações bipolares.

Derivações bipolares	Eletrodo positivo	Eletrodo negativo
D1	Braço esquerdo	Braço direito
D2	Perna esquerda	Braço direito
D3	Perna esquerda	Braço esquerdo

Quadro 2.2
Derivações unipolares.

Derivações unipolares	Potencial registrado em
aVR	Braço direito
aVL	Braço esquerdo
aVF	Perna esquerda

O eletrodo colocado na perna direita funciona como fio-terra.

As derivações clássicas formam um sistema de retas separadas por ângulos de 30 graus. Logo, o estudo de um vetor cardíaco nessas derivações permite a determinação do ângulo desse vetor no plano frontal. Convencionou-se que esses ângulos seriam positivos no sentido horário, partindo de D1 e parando na extremidade oposta dessa mesma derivação. No sentido anti-horário os ângulos recebem o sinal negativo (Figura 2.15).

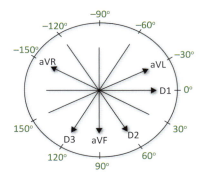

Figura 2.15 – Estudo de vetor cardíaco.

Plano horizontal

O plano horizontal é representado pelas derivações chamadas precordiais. Essas derivações são todas unipolares e sua obtenção é feita com a colocação dos eletrodos nas seguintes posições (Figura 2.16):

- V_1: eletrodo colocado no 4o espaço intercostal à borda esternal direita.
- V_2: eletrodo colocado no 4o espaço intercostal à borda esternal esquerda.
- V_3: eletrodo colocado na metade de uma linha traçada entre V_2 e V_4.
- V_4: eletrodo colocado no 5o espaço intercostal à linha hemiclavicular esquerda.
- V_5: eletrodo colocado no mesmo nível de V_4 à linha axilar anterior.
- V_6: eletrodo colocado no mesmo nível de V_4 à linha axilar média.

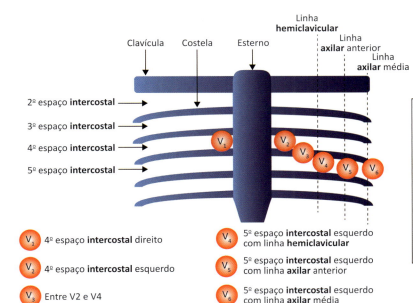

Figura 2.16 – Posicionamento dos eletrodos precordiais.

O ELETROCARDIOGRAMA NORMAL

Características da onda P

A onda P representa a despolarização dos átrios – a contração atrial. Essa onda é resultado da ativação do AD e do AE. Conforme foi descrito, a inscrição do AD é mais precoce do que a do AE, de modo que a configuração da onda P aparece como o exposto na Figura 2.17.

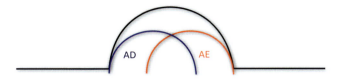

Figura 2.17 – Despolarização dos átrios.

Com relação aos parâmetros normais da onda P tem-se:

- **Duração:** 3 mm ou 120 ms.
- **Amplitude:** 2,5 mm ou 0,25 mV.
- **Eixo:** entre 0° e 90° no plano frontal e isodifásica ou pouco à frente no plano horizontal.
- **Configuração:** arredondada, podendo possuir entalhes menores que 40 ms.

Características do complexo QRS

Definiu-se que todas as ondas que compuserem a despolarização dos ventrículos receberão o nome de complexo QRS, mesmo que esteja presente somente uma onda R ou R/S. Os nomes das ondas do complexo QRS obedecem à seguinte regra:

- À 1ª deflexão negativa seguida de uma deflexão positiva dá-se o nome de onda Q.
- À 1ª deflexão positiva dá-se o nome de onda R.
- A 1ª deflexão negativa após a positiva chama-se onda S.
- A 2ª deflexão positiva tem o nome de onda R'.
- À 2ª deflexão negativa seguida da positiva dá-se o nome de onda S'.
- Se houver somente uma deflexão negativa, chama-se QS.

A seguir estão os parâmetros normais do complexo QRS:

- **Duração:** 2,5 mm ou 100 ms;

- **Amplitude:** nas derivações clássicas 5 a 20 mm; nas precordiais 8 a 25 mm.
- **Eixo:** entre –30° e 120° no plano frontal e para trás no plano horizontal.
- **Configuração:** variada conforme a derivação estudada (Figuras 2.18 a 2.24).

Exemplos de configurações

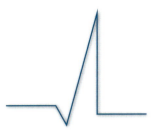

Figura 2.18 – Complexo QRS formado pelas ondas = QR.

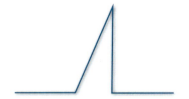

Figura 2.19 – Complexo QRS formado pelas ondas = R.

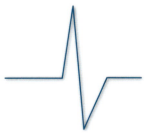

Figura 2.20 – Complexo QRS formado pelas ondas = R S.

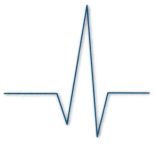

Figura 2.21 – Complexo QRS formado pelas ondas = Q R S.

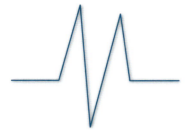

Figura 2.22 – Complexo QRS formado pelas ondas = R S R'.

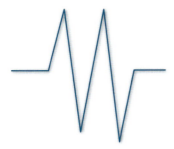

Figura 2.23 – Complexo QRS formado pelas ondas = R S R' S'.

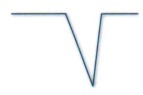

Figura 2.24 – Complexo QRS formado pelas ondas = Q S.

Características da onda T

A onda T representa a repolarização ventricular. A observação de seus parâmetros normais é feita juntamente com a observação do QRS da mesma derivação. Diferentemente da onda P e do complexo QRS, a onda T não tem referências importantes relacionadas à duração, amplitude ou eixo, sendo sua característica mais significativa a polaridade relacionada ao QRS e a configuração assimétrica (Figura 2.25).

Intervalos e segmentos

Um segmento é uma porção do eletrocardiograma que não contém uma onda, mas somente uma linha isoelétrica. Exemplo: segmento ST. Já um intervalo tem que, obrigatoriamente, conter uma onda (Figura 2.26).

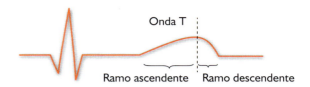

Figura 2.25 – Repolarização ventricular: onda T.

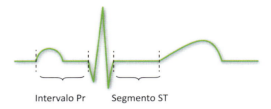

Figura 2.26 – Intervalo PR e segmento ST.

- **Intervalo PR**: é medido do início da onda P até o início do QRS. Contém a onda P e, por isso, é um intervalo. Corresponde ao tempo decorrido do início da despolarização atrial até o início da despolarização ventricular. Sua medida permite a avaliação da função do nódulo AV. O intervalo PR reflete a condução do impulso dos átrios para os ventrículos.
  Valores normais 3 a 5 mm ou 120 a 200 ms.
- **Segmento ST**: medido do final do complexo QRS ao início da onda T. Sua análise mais importante é o nivelamento com o segmento PR. Quando está desnivelado inferiormente, é dito infradesnivelamento do segmento ST (ocorre nos casos de angina instável e infarto do miocárdio). Quando está desnivelado superiormente, é dito supradesnivelamento do segmento ST (ocorre nos casos de infarto do miocárdio).
- **Intervalo QT**: medido desde o início do QRS até o final da onda T (Figura 2.27). Como o intervalo QT varia com a frequência cardíaca, sua medição mais correta é feita corrigindo-se o QT pela FC através da seguinte fórmula:

$$QTC = \frac{QT\ medido}{\sqrt{R-R}}$$

Nessa fórmula temos o chamado QTC (QT corrigido), que tem como valor normal ser <450 ms.

ELETROCARDIOLOGIA ATUAL

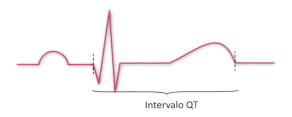

Figura 2.27 – Intervalo QT.

ANÁLISE DO ECG DE 12 DERIVAÇÕES

A seguir será demonstrada a análise de um ECG de 12 derivações incluindo uma sequência de verificação e todos os parâmetros normais.

Analisar a derivação D2 longo

A derivação D2 é bastante útil para se obter uma série de informações. Dessa maneira, a maior parte das máquinas faz automaticamente o D2 longo. Vendo essa derivação podem ser obtidas cinco informações:

- Determinação do ritmo: D2 é a derivação a 60° e, portanto, a derivação em que melhor se projetará a grande maioria dos vetores da onda P normal. O ritmo sinusal é definido pela presença de onda P positiva em D2, seguida de complexo QRS e onda T.

- Observar a regularidade ou irregularidade dos batimentos; observar a presença de batimentos extras.
- Calcular a frequência cardíaca através da regra:

> FC = 1.500/mm entre dois complexos QRS consecutivos.

> **Por que 1.500?**
> A regra da divisão de 1.500 só vale se o papel estiver correndo na velocidade-padrão de 25 mm/s, pois nessa velocidade 25 mm -- –1 segundo e X mm ---- 60 segundos.
> Então: X = 25 × 60 = 1.500

- Características da onda P.
- Características do PRi.

Derivações clássicas

Determinar o eixo da onda P e do complexo QRS. A forma mais prática para a determinação do eixo normal é definir em qual quadrante se encontram a onda P e o QRS. Para achar o quadrante é preciso observar as derivações D1 e aVF. Se a onda P e o QRS forem predominantemente positivos em D1 e aVF, é porque estão entre 0° e 90°, ou seja, dentro da normalidade (Figura 2.28).

Nas derivações clássicas, ainda analisar o complexo QRS (largura, amplitude e morfologia); o segmento ST (deve estar nivelado à linha de base do ECG) e onda T (deve ser positiva em D1, D2 e aVF e assimétrica em todas as derivações).

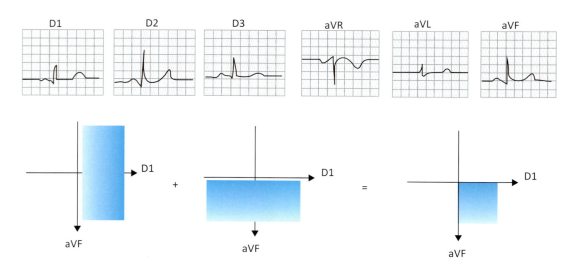

Figura 2.28 – Determinação do eixo do complexo QRS.

Derivações precordiais

Analisar a onda P em V_1 (pode ser bifásica, pouco positiva ou pouco negativa) e a progressão do QRS (onda r pequena em V_1 crescendo até V_6; onda S maior em V_1 e diminuindo até V_6).

Essa morfologia do QRS nas derivações precordiais se deve ao fato de que o septo é a 1ª porção a se despolarizar, e provoca um vetor para a frente. Esse vetor causa a inscrição do pequeno r em V_1 (derivação que está captando o que se projeta para a frente). Depois, as paredes livres do VD e VE se despolarizam e o vetor predominante é para trás e para a esquerda. Em V_1 esse vetor resultante forma a onda S. Conforme a progressão nas derivações precordiais, essa conformação se inverte, até que em V_5 e V_6 o septo forma uma pequena onda q e as paredes livres do VD e VE, com vetor resultante para trás e esquerda, formam uma onda R.

Nas derivações precordiais, analisar a largura e a amplitude do complexo QRS; segmento ST (pode conter discreto desnivelamento em V_1 e V_2, principalmente em homens jovens) e onda T (assimétrica e obrigatoriamente positiva em V_5 e V_6) (Figuras 2.29 A-F).

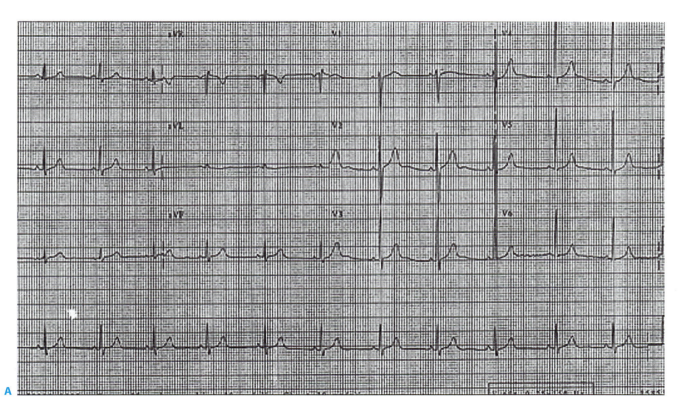

Figura 2.29 – (A) Exemplo de ECG normal.

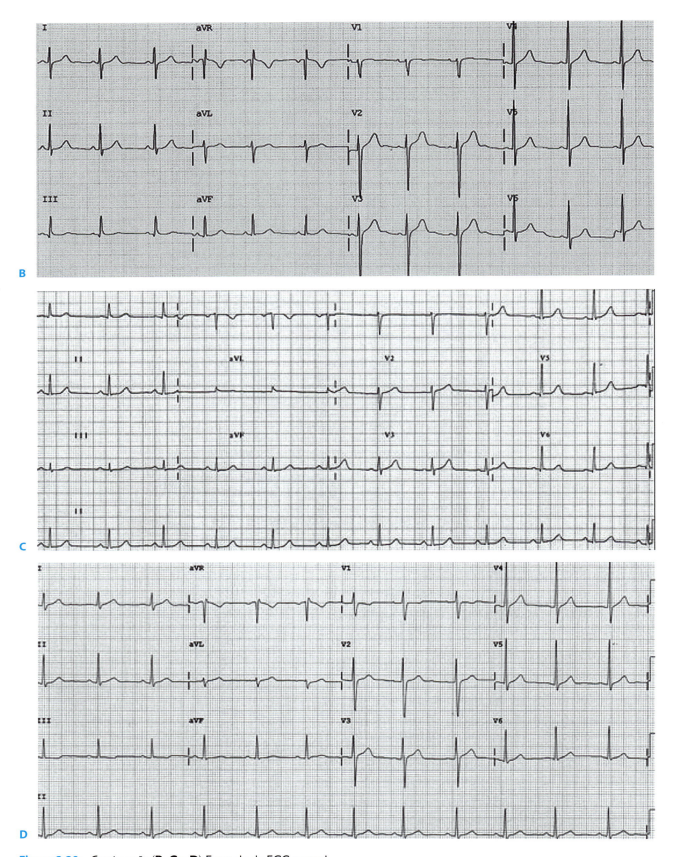

Figura 2.29 – *Continuação* (**B**, **C** e **D**) Exemplo de ECG normal.

O ECG NORMAL

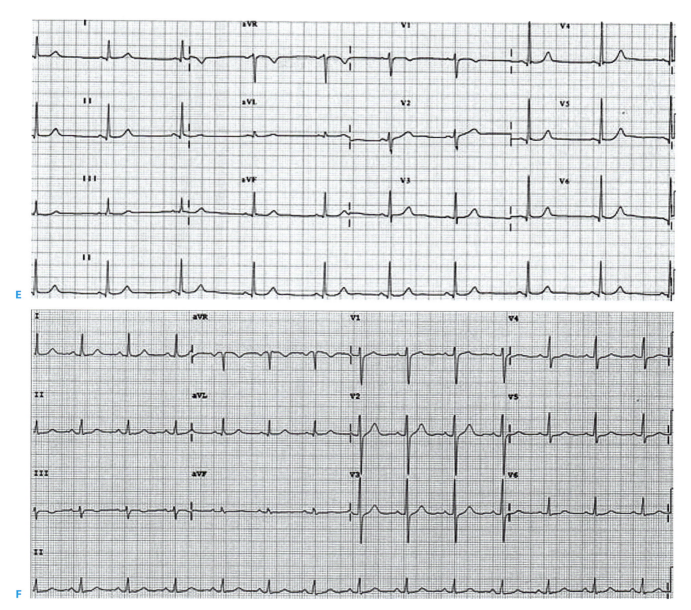

Figura 2.29 – *Continuação* (**E** e **F**) Exemplo de ECG normal.

REFERÊNCIAS BIBLIOGRÁFICAS

1. Pastore CA, Pinho JA, Pinho C, Samesima N, Pereira-Filho HG, Kruse JCL, et al. III Diretrizes da Sociedade Brasileira de Cardiologia sobre Análise e Emissão de Laudos Eletrocardiográficos. Arq Bras Cardiol 2016; 106(4Supl.1):1-23N.
2. Zipes DP, Jalife J. Cardiac Electrophysiology: From Cell to Bedside. 5ª ed., Philadelphia, Saunders Elsevier, 2009.
3. Josephson ME. Clinical Cardiac Electrophysiology: Techniques and Interpretations. 4ª ed. Wolters Kluer, Lippincott Williams & Wilkins, 2008.
4. Zimetbaum PJ, Josephson ME. Practical Clinical Electrophysiology. Wolters Kluer, Lippincott Williams & Wilkins, 2009.
5. Bennett DH. Cardiac Arrhythmias: Practical Notes on Interpretation and Treatment., London, Hodder Arnold Publishers, 7ª ed. 2006.
6. Carneiro EF. O eletrocardiograma, Rio de Janeiro, Livraria Editora Eneas Ferreira Carneiro Ltda. – 10 anos depois. 1987.
7. Pastore CA, Grupi CJ, Moffa PJ. Eletrocardiografia Atual. Curso do Serviço de Eletrocardiografia do InCor., São Paulo, Ed. Atheneu, 2ª ed. 2008.

8. Moffa PJ, Sanches PCR. Eletrocardiograma normal e patológico, São Paulo, Editora Roca Ltda.. 1ª ed. 2001.

9. Fowler NO. Clinical Electrocardiographic diagnosis, Lippincott Williams & Wilkins, Philadelphia. A problem-basae approach. 2000.

10. Ferry DR. Basic electocardiographiy in ten days., The McGraw Hill Professional. 2001.

11. Rautaharju PM. A hundred years of progress in electrocardiography: 2: The rise and decline of vectorcardiography. Can J Cardiol; 1998; 4:60-71.

12. Mirvis DM. Electrocardiography. A Physiologic Approach. St. Louis, Missouri: Mosby - Year Book, Inc., 1993.

13. Helm RA. Theory of vectorcardiography: a review of fundamental concepts. Am Heart J 1955; 49(1):135-59.

14. Chou TC. Value and limitations of vectorcardiography in cardiac diagnosis. Cardiovasc Clin 1975; 6:163-78.

15. Chou TC. When is the vectorcardiogram superior to the scalar electrocardiogram? J Am Coll Cardiol 1986; 8:791-99.

16. Pastore CA, Moffa PJ. Aspectos técnicos e aplicações clínicas do mapeamento eletrocardiográfico de superfície (Body Surface Mapping). Arq Bras Cardiol 1992; 58(5):391-7.

17. Frank E. An accurate, clinically practical system for spatial vectorcardiography. Circulation 1956 May; 13(5):737-49.

18. Antoni H. Electrocardiography. In: Greger, R, Windhorst, U (ed.) Comprehensive human physiology: from cellular mechanism to integration. v.2, Berlin: Springer, 1996. p. 1.843-55.

19. Malmivuo J, Plonsey R. Bioelectromagnetism: Principles and Applications of Bioelectric and Biomagnetic Fields. Oxford: Oxford University Press, 1995.

20. Titomir LI, Kneppo P. Bioelectric and Biomagnetic Fields – Theory and Applications in Electrocardiology. Boca Raton: CRC Press, 1994.

3

Interpretação do Eletrocardiograma em Crianças

Nancy Maria Martins de Oliveira Tobias
Marcos Sleiman Molina

INTRODUÇÃO

A transição da circulação fetal para a neonatal é responsável pelas grandes alterações hemodinâmicas, respiratórias e, consequentemente, eletrocardiográficas no Recém-nascido (RN).[1,2]

Ocorrem mudanças no Eletrocardiograma (ECG) normal, desde o nascimento até a vida adulta, decorrentes do desenvolvimento fisiológico, tamanho do corpo e suas variações, posição do coração em relação ao corpo, e nas variações de tamanho e posição das cavidades cardíacas entre si.[3]

Na qualidade de destacado objeto na rotina cardiológica, o centenário ECG, método diagnóstico simples, de baixo custo, rápido e sensível a muitas cardiopatias, constitui expressiva fonte de informações e experiência para o cardiologista,[4] que em geral atende ao público adulto, mais vitimado por doença adquirida, porém não raramente se vê solicitado a analisar um ECG de paciente com menos de 16 anos de idade.[5]

Ter em mente as doenças congênitas, suas alterações eletrocardiográficas e verificar seus sinais durante uma análise cuidadosa do ECG requer conhecimento, atenção, experiência e satisfatória acuidade visual.[6]

Em 1887 foi publicado, por Augustus Waller, o primeiro registro de um ECG em humano, no periódico *Journal of Physiology*.[7] Entretanto, foi o holandês Willem Einthoven, aclamado como o "pai da eletrocardiografia", após publicar, em 1901,

a descrição de um galvanômetro de fio, um dispositivo que registrava a rápida mudança que as fracas correntes de atividade elétrica cardíaca apresentavam na superfície do corpo humano.[8] O reconhecimento da utilidade de seu invento valeu-lhe, em 1924, o prêmio Nobel.[9]

Em um importante estudo envolvendo crianças, realizado em 1913, Hecht utilizou três derivações bipolares clássicas (DI, DII e DIII) em registros de centenas de prematuros a termo e crianças maiores com coração normal e anormal.[9]

Ziegler descreveu as mudanças eletrocardiográficas decorrentes do desenvolvimento cardíaco em crianças normais e fez registros de seguimento de crianças atendidas em ambulatórios de cardiologia, em 1930.[10]

Em 1957, Nadas[11] chama a atenção para "os graves enganos" decorrentes do desconhecimento ou da má interpretação do eletrocardiograma pediátrico.

Liebman e Plonsey,[12] em 1978, descreveram extensa e consistente revisão sobre o ECG pediátrico normal, porém, em 1979[13] André Davignon, em um estudo antológico que serve de alicerce para as principais reedições desse tema até os dias de hoje, foi quem analisou 2.141 crianças norte-americanas, brancas, desde o nascimento até os 16 anos de idade. Nesse estudo, a aquisição de uma larga base de dados foi submetida a uma análise computadorizada das medidas e distribuída em percentis para cada idade, em 37 diferentes planilhas, correspondentes aos segmentos eletrocardiográficos analisados.[14-15]

Nesses tempos, a informática colabora progressivamente para a precisão e a sofisticação diagnósticas, mas ainda sem a consistência e a amplitude da experiência de quem vive o método diariamente, comparando as informações clínicas com os achados eletrocardiográficos.[16] A aferição manual na análise segmentar do ECG é especialmente recomendável em RN[3] e crianças pequenas.

São várias as evidências das dificuldades técnicas na análise do ECG de crianças e adolescentes, até porque o modelo de normalidade utilizado nos principais textos sobre o assunto é baseado no biótipo estudado por Davignon, o que causa previsíveis idiossincrasias no julgamento de eventuais anormalidades.

Quando a análise do ECG pediátrico é realizada com disciplina (ou sistematização), conhecimento e experiência, observa-se maior consistência no laudo; esses elementos, quando possível, complementados pela informática, ganham em agilidade e segurança.[6]

PADRAO ELETROCARDIOGRÁFICO DAS CRIANÇAS

As alterações eletrocardiográficas que ocorrem no recém-nascido e na criança são consequências das grandes alterações hemodinâmicas e respiratórias devido à transição da circulação fetal para a circulação neonatal.

Na vida intrauterina, o ventrículo direito, além de mandar sangue para os pulmões, alimenta através do canal arterial grande parte da circulação sistêmica que depende da aorta descendente. Durante o desenvolvimento fetal ocorre de forma paulatina e progressiva uma hipertensão arterial pulmonar, com estreitamento da luz arterial — padrão fetal — e pelo aumento de peso e espessura do ventrículo direito.

No feto de 24 semanas, o ventrículo esquerdo é mais espesso que o ventrículo direito, porém ao redor 32ª semana de gestação o ventrículo direito é a câmara mais desenvolvida e somente a partir da 4ª semana de vida o ventrículo esquerdo volta a dominar.

Após o nascimento ocorrem adaptações pulmonares e cardiocirculatórias necessárias à vida extrauterina. Com a primeira respiração há abertura progressiva das arteríolas pulmonares e diminuição gradual da resistência vascular pulmonar. Isso condiciona diminuição gradual da hipertensão arterial pulmonar, que passa de um valor igual ao da aorta na primeira hora de vida, a 50% da pressão aórtica ao final do primeiro dia. O aumento do retorno venoso pulmonar gera aumento na pressão atrial esquerda, contribuindo para o fechamento do forame oval. O aumento da pressão aórtica promove inversão do fluxo através do canal arterial que, sob ação do oxigênio, sofre vasoconstrição. Assim, do ponto de vista funcional, já no primeiro dia de vida, se estabelece a circulação normal tipo adulto.

Do ponto de vista anatômico, só após vários meses o canal arterial estará totalmente fechado e as arteríolas pulmonares se convertem em vasos de paredes delgadas e grande luz — padrão adulto.

As alterações eletrocardiográficas que ocorrem no recém-nascido e na criança são consequências dessas modificações anatomofisiológicas. O eletrocardiograma no recém-nascido oferece dificuldades na sua interpretação devido as repercussões hemodinâmicas, sobre o ventrículo direito, na vida intrauterina e o eletrocardiograma da criança mostra a transição do predomínio do ventrículo direito para o padrão de predomínio do ventrículo esquerdo do adulto.

Assim, pode-se considerar o eletrocardiograma da criança em dois momentos distintos: o período neonatal e o da primeira infância (lactente).[17]

Valores normais

Outros autores analisaram o eletrocardiograma normal das crianças, porém a tabela de Davignon para os valores normais das variáveis eletrocardiográficas das crianças permanece como referência para os principais estudos do eletrocardiograma pediátrico normal.

O uso do 2º e 98º percentis publicados por Davignon[13] para definir a normalidade implica que 4% da população é anormal para alguns dados, em uma análise simples, portanto as variações normais devem ser interpretadas com cuidado.

INTERPRETAÇÃO DO ELETROCARDIOGRAMA EM CRIANÇAS

A Tabela 3.1 exibe os valores normais desde o nascimento até os 16 anos de idade.

Frequência cardíaca

Durante a primeira semana de vida, a frequência cardíaca oscila em média entre 120 e 130 batimentos por minuto. Em todos os casos, a frequência pode ser mais lenta ao nascer do que no final do período neonatal. O mecanismo provavelmente responsável por este fato é o amadurecimento do sistema nervoso autônomo.

Existem, porém, amplas oscilações dentro da normalidade, com alguns autores descrevendo como valores extremos para recém-nascidos normais 70 e 210 bat./min para o prematuro, 90 e 200 bat./min para o feto a termo.

A frequência cardíaca normal aumenta desde o primeiro dia de vida, alcança um pico entre o primeiro e segundo meses, e então diminui, retornando aos valores registrados no nascimento, próximo ao sexto mês.[18]

O ritmo sinusal regular é a regra nos lactentes normais. Nos prematuros ocorre incidência alta de bradicardia. A arritmia sinusal respiratória ocorre frequentemente na criança e no adolescente.

Bradicardia sinusal

A bradicardia sinusal é definida como um ritmo sinusal com uma frequência cardíaca abaixo do limite normal para a idade. No período neonatal, o limite normal inferior é de 91 bpm durante a primeira semana, e de 107 bpm no primeiro mês de

Tabela 3.1
Valores normais de dados eletrocardiográficos, do nascimento aos 16 anos de idade.

	0-1 dia		1-3 dias		3-7 dias		7-30 dias		1-3 meses		3-6 meses		6-12 meses		1-3 anos		3-5 anos		5-8 anos		8-12 anos		12-16 anos	
FC (bat/min):	94	155	91	158	90	166	106	182	120	179	105	185	108	169	89	152	73	137	65	133	62	130	60	120
AQRS	59	189	64	197	76	191	70	160	30	115	7	105	6	98	7	102	6	104	10	139	6	116	9	128
PR DII (mseg)	0,08	0,2	0,08	0,14	0,07	0,15	0,07	0,14	0,07	0,13	0,07	0,15	0,07	0,16	0,08	0,15	0,08	0,16	0,09	0,16	0,09	0,17	0,09	0,18
QRS V_5 (mseg)	0,02	0,1	0,02	0,07	0,02	0,07	0,02	0,08	0,02	0,08	0,02	0,08	0,03	0,08	0,03	0,08	0,03	0,07	0,03	0,08	0,04	0,09	0,04	0,09
P DII (mV)	0,005	0,28	0,03	0,28	0,07	0,29	0,07	0,30	0,07	0,26	0,04	0,27	0,06	0,25	0,07	0,25	0,03	0,25	0,04	0,25	0,03	0,25	0,03	0,25
Q avF (mV)	0,01	0,34	0,01	0,33	0,01	0,35	0,01	0,35	0,01	0,34	0,00	0,32	0,00	0,33	0,00	0,32	0,00	0,29	0,00	0,25	0,00	0,27	0,00	0,24
Q V_1 (mV)	0,00	0,00	0,00	0,00	0,00	0,00	0,00	0,00	0,00	0,00	0,00	0,00	0,00	0,00	0,00	0,00	0,00	0,00	0,00	0,00	0,00	0,00	0,00	0,00
Q V_6 (mV)	0,00	0,17	0,00	0,22	0,00	0,28	0,00	0,28	0,00	0,26	0,00	0,26	0,00	0,30	0,00	0,28	0,01	0,33	0,01	0,46	0,01	0,28	0,00	0,29
R V_1 (mV)	0,50	2,60	0,50	2,70	0,30	2,50	0,30	1,20	0,30	1,90	0,30	2,00	0,20	2,00	0,20	1,80	0,10	1,80	0,10	1,40	0,10	1,20	0,10	1,00
R V_6 (mV)	0,00	1,20	0,00	1,20	0,10	1,20	0,30	1,60	0,50	2,10	0,60	2,20	0,60	2,30	0,60	2,30	0,80	2,50	0,80	2,60	0,90	2,50	0,70	2,30
S V_1 (mV)	0,10	2,30	0,10	2,00	0,10	1,70	0,00	1,10	0,00	1,30	0,00	1,70	0,10	1,80	0,10	2,10	0,20	2,20	0,30	2,30	0,30	2,50	0,30	2,20
S V_6 (mV)	0,00	1,00	0,00	0,90	0,00	1,00	0,00	1,00	0,00	0,70	0,00	1,00	0,00	0,80	0,00	0,70	0,00	0,60	0,00	0,40	0,00	0,40	0,00	0,40
T V_1 (mV)	-0,30	0,40	-0,40	0,40	-0,50	0,30	-0,50	-0,10	-0,60	-0,10	-0,60	-0,10	-0,60	-0,20	-0,60	-0,10	-0,60	0,00	-0,50	0,20	-0,40	0,30	-0,40	0,30
T V_6 (mV)	-0,05	0,35	0,00	0,35	0,00	0,40	0,10	0,50	0,10	0,50	0,10	0,60	0,10	0,55	0,10	0,60	0,15	0,70	0,20	0,75	0,20	0,70	0,10	0,70
R/S V_1	0,10	9,90	0,10	6,00	0,10	9,80	1,00	7,00	0,30	7,40	0,10	6,00	0,10	4,00	0,10	4,30	0,03	2,70	0,02	2,00	0,02	1,90	0,02	1,80
R/S V_6	0,10	9,00	0,10	12,00	0,10	10,00	0,10	12,00	0,20	14,00	0,20	18,00	0,20	22,00	0,30	27,00	0,60	30,00	0,90	30,00	1,50	33,00	1,40	39,00

vida, aumentando, posteriormente, para 121 bpm e caindo para aproximadamente 100 bpm nos meses subsequentes. Com um ano, o limite normal inferior é de 89 bpm.

Anormalidades no sistema nervoso central, hipotermia, hipopituitarismo, aumento na pressão intracraniana, meningite, drogas passadas à criança pela placenta ou no aleitamento, icterícia obstrutiva e febre tifoide representam causas de bradicardia sinusal. O hipotireoidismo é outra causa de bradicardia e está associado ao tão conhecido sinal da mesquita – formato em abóbada (domo), uma onda T simétrica em forma de cúpula na ausência de um segmento ST. A bradicardia sinusal transitória foi observada em recém-nascidos de mães anti-Ro/SSA positivo, especialmente aquelas portadoras de lúpus eritematoso ou de outras doenças do tecido conectivo.

Descreveu-se uma frequência cardíaca inferior à normal em pacientes afetados pela síndrome do QT longo (SQTL), um fenômeno que é evidente no período neonatal, podendo, às vezes, representar o primeiro sinal da doença durante o período fetal.

Taquicardia sinusal

A taquicardia sinusal é um ritmo sinusal com a frequência cardíaca acima do limite normal para a idade. No RN o limite normal superior (98º percentil) é de 166 bpm na primeira semana e de 179 bpm no primeiro mês. Após o sexto mês, o limite normal superior cai para aproximadamente 160 bpm; e, por volta de um ano, 151 bpm. Esses valores foram medidos em ECGs registrados quando os lactentes estavam acordados e quietos. Deve-se observar que lactentes e RNs podem momentaneamente alcançar uma frequência cardíaca de até 230 bpm.

A taquicardia sinusal pode ser um sinal de qualquer condição associada ao aumento do trabalho cardíaco. As causas mais frequentes no período neonatal são representadas por febre, infecção, anemia, dor e desidratação (hipovolemia). Outras causas incluem hipertireoidismo neonatal e miocardite, particularmente quando a frequência cardíaca não for proporcional ao nível da febre.

Várias drogas comumente usadas durante a infância, como agonistas beta-adrenérgicos ou teofilina

podem causar taquicardia sinusal. No RN elas podem ser fornecidas pela placenta ou pelo leite materno.

Ativação atrial

Não existe relação significativa entre o vetor de ativação atrial (ÂP) e a idade. Em mais de 90%, o ÂP oscila entre $+45°$ e $+65°$. A amplitude da onda P nas crianças não ultrapassa 2,5 mm em qualquer derivação, e a sua duração varia com a idade. No recém-nascido é de 40 a 80 ms; na criança é de 50 a 90 ms. A morfologia da onda P é geralmente arredondada, mas pode apresentar-se de forma apiculada no recém-nascido, o que poderia estar relacionado à taquicardia que é observada frequentemente.

Intervalo PR

O intervalo PR, medido na derivação DII, aumenta com a idade e diminui com a frequência cardíaca. O intervalo PR, logo após o nascimento, é mais longo (100 ms), do que ao final da primeira semana (90 ms em média). No prematuro é mais curto, sendo raramente maior do que 110 ms. A partir de então, o intervalo PR aumenta paulatinamente com a idade, e aos 10-12 anos alcança um valor médio de 140 ms. Segundo diversos autores, os valores mínimos e máximos do intervalo PR são: nos lactentes, de 70 e 150 ms; nas crianças, de 100 e 170 ms; e nos adolescentes, de 110 a 190 ms.

Ativação ventricular

O desvio do eixo do QRS (ÂQRS) para a direita ao nascimento, e seu desvio progressivo para a esquerda, com a idade, constitui um dos fatos marcantes do eletrocardiograma da criança. Ao nascer o ÂQRS está orientado para a direita e para baixo, ao redor de $+135°$. Paulatinamente ocorre desvio para a esquerda e, aos seis meses está ao redor de $+65°$. No plano horizontal, o eixo do QRS orienta-se para a frente e para a direita logo após o nascimento; a seguir, desvia-se para a esquerda, determinando aumento da amplitude da onda R em V_6 já a partir da primeira semana (Figura 3.1). O desvio para trás ocorre lentamente, o que explica a diminuição lenta de onda R de V_1. De fato, em V_1 a onda R predomina sobre a onda S até os cinco anos de idade. Nas derivações V3 e V4 são frequentes os registros dos complexos QRS amplos (parede torácica delgada) e difásicos, do tipo RS (Figura 3.2).

A duração máxima normal do complexo QRS é de 80 ms em crianças menores de três anos, 90 ms entre três e 12 anos, e 100 ms acima de 12 anos de idade.

O valor máximo da deflexão intrinsicoide em V_1 é de 30 ms, a qualquer idade da criança. Em V_6, o valor máximo normal da deflexão intrinsicoide varia de acordo com a idade. Aos seis meses, o limite máximo normal é de 30 ms; de 6 meses aos 12 anos, de 40 ms; e a partir dos 12 anos, de 45 ms.

Nos recém-nascidos, a morfologia mais frequente em D1 é rS e com um mês observa-se onda q nessa derivação em 50% dos casos. A onda R de D1 e D2 aumenta com a idade, ao mesmo tempo que diminui a onda S. Em D3 a onda q pode ser relativamente profunda até cinco anos de idade como expressão da rotação horária do QRS.

Em condições normais não se observa onda Q em V_1. No entanto, em crianças hipermaduras podemos encontrar pequena onda Q precedendo a onda R durante as primeiras horas de vida. Em V_6 observa-se onda Q em 2/3 dos lactentes durante a primeira semana, e em 90% nas crianças acima de um mês de vida.

A sequência normal das precordiais ao nascer é:

- R dominante em precordiais direitas: a onda R de V_1 não pode ser superior a 18 mm. A relação R/S é igual ou maior do que 1, na maioria das crianças até cinco anos de idade.
- S dominante ou R em precordiais esquerdas: a onda S de V_6 não pode ser maior do que 11 mm. A onda R de V_6 cresce logo após o nascimento, e em certas ocasiões pode-se observar morfologia Rs logo após o nascimento.
- A onda R de V_1 cresce ligeiramente durante o primeiro mês, e a seguir diminui lentamente durante vários anos. A onda R de V_6 cresce mais rápido do que a diminuição da R de V_1.

No prematuro há predomínio do ventrículo esquerdo, assim a relação R/S menor do que 1 em V_1 ocorre em cerca de 1/3 dos casos.

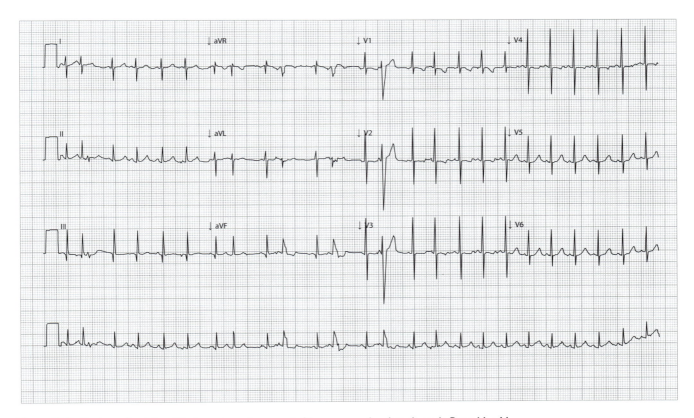

Figura 3.1 – Paciente feminino, 21 dias – traçado normal. Observar predomínio da onda R em V_1 e V_6.

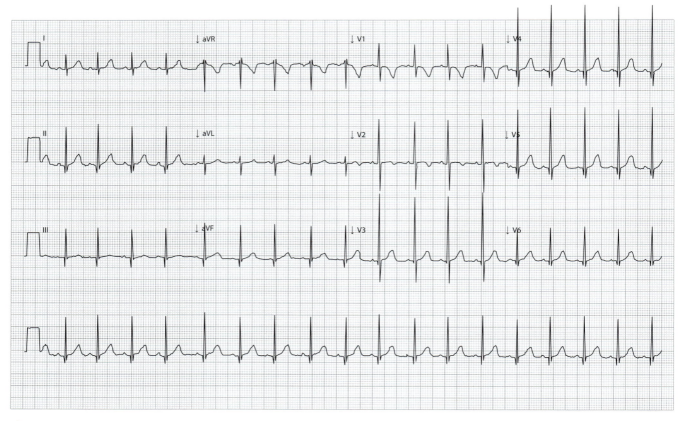

Figura 3.2 – Paciente masculino, seis meses de vida – traçado normal para criança de seis meses.

A morfologia RSR' em V_1 é encontrada em 5% das crianças normais, e é mais comum a partir dos seis meses. Antes dos seis meses é rara, e excepcional ao nascer. Nas crianças com ausência de cardiopatia a amplitude da onda R' pode variar com a respiração, o que não ocorre em casos de cardiopatia congênita.

Nas derivações V3 e V4 são comuns os registros dos complexos QRS amplos (parede torácica delgada) e difásicos, do tipo RS.

Repolarização ventricular

As ondas T são normalmente bem variáveis na primeira semana de vida, após a qual a onda T é negativa na derivação V_1 e positiva em V_5-V_6.

O ÂT está situado à esquerda no recém-nascido, com um valor médio de +75°. Em pequena proporção de crianças, o eixo de T pode situar-se à direita ao nascimento e, assim, a onda T pode ser negativa em D1, mas torna-se positiva entre o primeiro e terceiro dia de vida.

Nas primeiras 24 a 48 horas, o eixo de T orienta-se para a frente e para a esquerda, portanto a onda T costuma ser positiva em V_1 e V_2.

Este fato estaria relacionado com provável fator miocárdico ou certa sobrecarga fisiológica do VD na fase de adaptação às novas características hemodinâmicas. Já a partir do 2º ou 3º dias de vida, a onda T torna-se negativa, geralmente de baixa voltagem nas derivações precordiais direitas.

Frequentemente, observa-se logo nas primeiras horas de vida a orientação da onda T para a frente e para a direita, o que explica a onda T negativa nas precordiais esquerdas em recém-nascidos normais. Ao final da primeira semana, a onda T orienta-se para trás e à esquerda em 100% dos casos, com valor médio de −50°, e assim a onda T será sempre negativa em V_1, podendo chegar à negatividade até V_4. A presença de onda T positiva em V_1 em crianças de mais de uma semana de vida será sempre anormal, indicando sobrecarga ventricular direita.

Nas derivações de transição, entre as ondas T negativas das precordiais direitas e as positivas de precordiais esquerdas podem-se registrar, principalmente a partir dos primeiros meses, ondas T de morfologia difásica *"minus-plus"*, com a primeira fase negativa e lenta, e a segunda positiva e rápida.

A repolarização infantil caracteriza-se por ondas T negativas em V_1 ou V_1 e V_2, T transicionais em V_2, V_3 e/ou V_4, e T positiva em V_4, V_5 e V_6 (Figura 3.3). A onda T torna-se positiva gradualmente, a partir das precordiais esquerdas. Assim, no primeiro ano, apenas 45% dos casos têm onda T positiva em V3; aos 8 anos, 96% têm onda T positiva nesta derivação. É necessário, principalmente em homens, chegar aos 15-20 anos de idade para a onda T ficar positiva em V_1.

INTERVALO QT

A duração do intervalo QT muda com a frequência. Para minimizar distorções, é utilizada a fórmula de Bazett ($QT/\sqrt{R-R}$). A correção do intervalo QT (QTc) requer um ritmo sinusal estável, sem as alterações repentinas no intervalo RR. Quando a frequência cardíaca for particularmente lenta ou rápida, a fórmula de Bazett poderá não ser precisa na correção, mas permanece como padrão para o uso clínico.

O limite superior normal de QTc é de até 440 ms. Por definição, espera-se que 2,5% dos RNs sadios tenham uma QTc maior que 440 ms. Davignon constata duração do QTc menor que 480 ms até o 98º percentil, exceto no primeiro dia de vida, quando o QTc é normalmente maior. Em lactentes sadios existe um prolongamento fisiológico de QTc no segundo mês (média 440 ms), seguido por um declínio progressivo[19] que, no sexto mês, retorna aos valores registrados na primeira semana de vida.

A presença de anormalidades na repolarização ventricular pode ser o precursor de arritmias com significativo potencial para risco de vida. RNs com QTc maior que 440 ms no quarto dia de vida apresentam maior risco de morte súbita.[20] Algumas dessas mortes súbitas foram anteriormente classificadas como síndrome de morte súbita do lactente.

É importante lembrar que a duração QT pode mudar de acordo com a idade. Dessa maneira, recomenda-se repetir o ECG quando ocorre QTc longo no primeiro ECG. Embora as exceções realmente existam, quanto mais prolongado o intervalo QT, maior a probabilidade de sua importância clínica. Um QTc próximo a 500 ms implica uma anormalidade evidente, mesmo considerando-se os potenciais erros de aferição.

Os distúrbios eletrolíticos são muito comuns e podem causar QT longo. Entre eles, a hipocalcemia (menos que 7,5 mg/dL) geralmente produz um prolongamento distinto do segmento ST. A hipocalemia e a hipomagnesemia, secundárias a vômitos ou diarreias, geralmente diminuem a amplitude da onda T e aumentam a amplitude da onda U. As anormalidades do sistema nervoso central podem prolongar QT e inverter a onda T.

Várias drogas comumente utilizadas no período neonatal e durante a lactância podem induzir o prolongamento do intervalo QT: antibióticos macrolídeos tais como a espiramicina, a eritromicina, a claritomicina e também a trimetoprima. Os procinéticos, como a cisaprida, foram positivamente ligados ao prolongamento do intervalo QT. Todas essas drogas compartilham de uma ação: elas bloqueiam a I_{kr}, uma das correntes iônicas envolvidas no controle da repolarização ventricular.

Os RNs nascidos de mães com doenças autoimunes e com anticorpos anti-Ro/SSA podem apresentar intervalo QTc maior que 500 ms,[21] o que tende a ser momentâneo e desaparecer por volta do sexto mês de vida, concomitantemente ao desaparecimento dos anticorpos anti-Ro/SSA.

Finalmente, alguns dos RNs com prolongamento do intervalo QT podem ser acometidos pela SQTL congênita.

Síndrome do QT longo (SQTL)

A presença de QTc próxima de 600 ms, onda T alternante, BAV 2:1 secundário ao prolongamento QT ou perda auditiva identifica o lactente com grave risco de vida.[21]

Sobrecarga ventricular direita

Pode-se suspeitar de sobrecarga ventricular direita em RN quando ocorre um complexo QR em V_1, onda T positiva em V_1 (normal na primeira semana de vida), onda R maior que 20 mm em V_1 e amplitude da onda S maior que 11 mm em V_6.[22] O padrão QR é comumente visto em lesões congênitas com sobrecarga de pressão; e o padrão rSR' nas lesões com sobrecarga de volume.

Em crianças a partir de 2 anos de idade a relação R/S maior que 1 em V1 sugere SVD (Figura 3.3).

Sobrecarga ventricular esquerda

Em crianças os sinais mais relevantes de SVE são as anormalidades da onda T nas derivações V_5 e V_6, o aumento da amplitude da onda R em V_6, o aumento da amplitude da onda S em V_1, e uma combinação dessas duas últimas variáveis (Figura 3.4). No período neonatal, onda R em V_6 superior a 15 mm e onda S em V1 superior a 20 mm devem ser consideradas como indicativas de hipertrofia ventricular esquerda.

O desvio do ÂQRS para a esquerda e a presença de onda Q maior que 3 mm em V_6 sugerem o diagnóstico de SVE. As lesões com *shunt* da esquerda para a direita podem resultar em sobrecarga ventricular esquerda, mas isso pode estar associado à sobrecarga ventricular direita e manifestar-se como sobrecarga biventricular (sinal de Katz-Wachtel) (Figura 3.5).

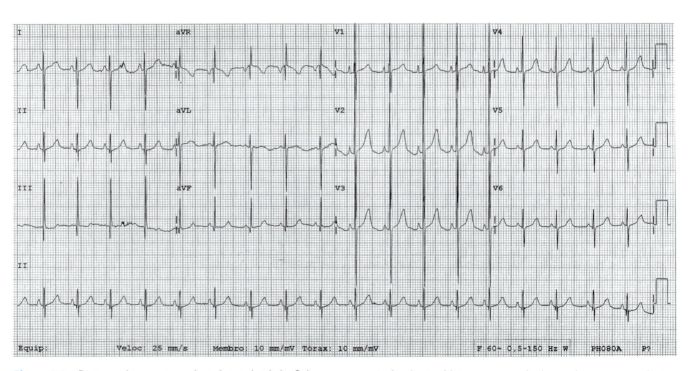

Figura 3.3 – Paciente do sexo masculino, 1 ano de idade. Sobrecarga ventricular direita. Notar presença de desvio do eixo para a direita, ondas R proeminentes em V_1 e V_2, e onda T positiva em V_1.

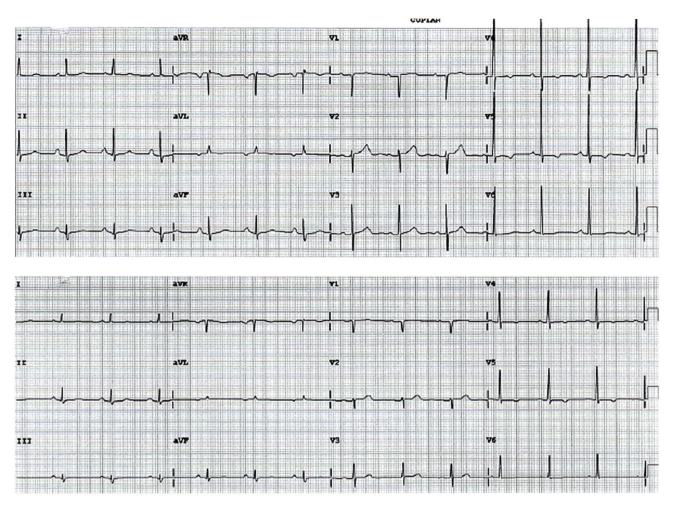

Figura 3.4 – Paciente do sexo feminino, com 1 mês de vida. Sobrecarga ventricular esquerda. Desvio do eixo do QRS para a esquerda. Observar a presença de onda S de grande amplitude em V_1 e R com voltagem importante em V_5 - V_6 acompanhadas de ondas T invertidas.

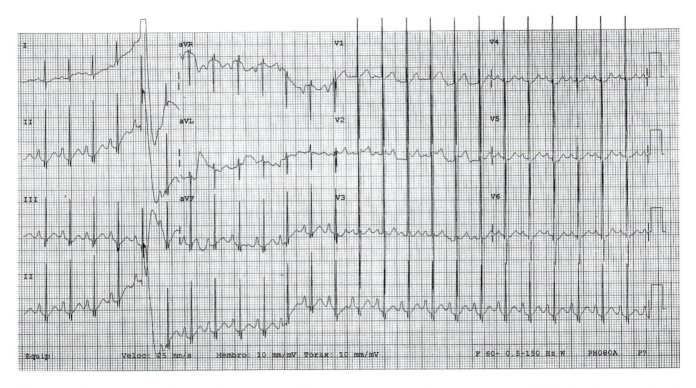

Figura 3.5 – Paciente do sexo feminino, 4 meses de vida. Sobrecarga biventricular. Notar os complexos QRS do tipo RS com ampla voltagem nas derivações precordiais.

REFERÊNCIAS BIBLIOGRÁFICAS

1. Boccalandro I, Tranchesi J, Pillegi F, Ebaid M, Macruz R. Eletrocardiograma normal nos diferentes grupos etários. In: Memórias IV Congresso Mundial de Cardiologia. México, 1963.
2. Datey KK, Bharucha PE. Electrocardiographic changes in the first week of life. Brit Heart J 1960; 22:175.
3. Guidelines for the interpretation of the neonatal electrocardiogram. Eur Heart J 2002; 23:1329-44.
4. Bosisio I. Aplicações clínicas do eletrocardiograma na criança. Rev Soc Card Est de São Paulo 1999; 3:277-85.
5. Victorica B. Interpretation of EKG and value diagnosis in pediatric Cardiology: a problem oriented approach. Philadelphia: WB Saunders, 1996.
6. Molina MS. Software de apoio ao diagnóstico eletrocardiográfico em cardiologia pediátrica. (TL) LVII Congr Soc Bras Cardiol 2002.
7. Burchell HB. A centennial note on Waller and the first human electrocardiogram. Am J Cardiol 1978; 59:979-83.
8. Fournier M. Willem Einthoven. The electrophysiology of the heart. Medicamundi 1976; 21:65-70.
9. Van Hare GF, Dubin AM. The normal electrocardiogram. In: Moss, Adams. Heart disease in infants, children and adolescent. 6 ed. Baltimore: Williams & Wilkins, 2000, p. 425-42.
10. Ziegler RF. Electrocardiographic studies in normal infants and children. Springfield: Charles Thomas, 1951, p. 3-9.
11. Nadas AS. Electrocardiography. Pediatric Cardiology. Philadelphia: WB Saunders, 1957, p. 42.
12. Liebman J, Plonsey R. Electrocardiography. In: Moss, Adams. Heart disease in infants, children and adolescents, 2 ed. Baltimore: Williams & Wilkins, 1978, p. 18-61.
13. Davignon A, Rautaharju P, Barselle E. Normal ECG standards for infants and children. Pediatr Cardiol 1979/1980; 1:123-34.
14. Liebman J, Plonsey R, Gillete PC. Tables of normal standard. In: Pediatric electrocardiography. Baltimore: Williams & Wilkins, 1982, p. 82-133.
15. Benson Jr DW. The normal electrocardiogram. In: Moss, Adams. Heart disease in infants, children and adolescent. 5 ed. Baltimore: Williams & Wilkins, 1995, p. 117-58.

16. Pastore CA. Rev Soc Cardiol Est de S Paulo 1999; 3 [editorial].
17. Moffa PJ, Sanches PCR. O eletrocardiograma normal e patológico. São Paulo: Roca; 2001.
18. Garson A Jr. Electrocardiography. In: Garson A Jr. Bricker JT, Fisher DJ, Neish SR (ed.). The science and practice of paediatric cardiology. 2 ed. Baltimore: Williams & Wilkins, 1998, p. 713-88.
19. Bayés de Luna A. Clinical Electrocardiology. Fourth Edition, 2012.
20. Schwartz PJ, Montemerlo M, Facchini M et al. The QT interval throughout the first 6 months of life: a prospective study. Circulation 1982; 66: 496-501.
21. Schwartz PJ, Stramba-Badiale M, Segantini A et al. Prolongation of the QT interval and the sudden infant death syndrome Engl J Med 1998; 338:1709-14.
22. Bayés de Luna A. Clinical Electrocardiology. Fourth Edition. Wiley- Blackwell, 2012.

4

O ECG nas Sobrecargas Atriais e Ventriculares

Nancy Maria Martins de Oliveira Tobias
Carlos Alberto Pastore

INTRODUÇÃO

A sobrecarga das câmaras cardíacas pode ocorrer por hipertrofia da parede, por dilatação da câmara e pela combinação de ambas. Do ponto de vista anatômico, o termo hipertrofia está relacionado ao aumento da massa e do tamanho da fibra miocárdica, enquanto a dilatação está relacionada ao aumento do volume da cavidade. A hipertrofia representa um mecanismo compensatório em resposta ao estímulo crônico de sobrecarga de pressão e/ou volume. As doenças como insuficiência aórtica, insuficiência mitral, Comunicação Interventricular (CIV) e Persistência do Canal Arterial (PCA) cursam com sobrecarga de volume. No entanto, na estenose aórtica, coarctação aórtica e Hipertensão Arterial Sistêmica (HAS), a sobrecarga de pressão representa o principal mecanismo para o desenvolvimento de hipertrofia.

A contribuição do ECG nas doenças que cursam com sobrecarga é de grande importância para o clínico.[1,2,3] No estudo de Framingham o risco de morbidade e mortalidade por eventos foi de três a oito vezes mais alto na média de idade adulta com definição de Sobrecarga Ventricular Esquerda (SVE) no ECG, quando comparado com adulto sadio em idade similar.

SOBRECARGAS ATRIAIS

As sobrecargas atriais se traduzem em uma perturbação da condução do estímulo atrial, mo-

dificando a morfologia, o tamanho da onda P e a posição espacial do eixo de P. No processo de ativação atrial o estímulo nasce no nó sinusal, localizado no átrio direito, sendo este o primeiro a ser ativado, atinge o septo interatrial e, posteriormente, ativa o átrio esquerdo. A expressão no ECG de sobrecarga atrial decorre mais da dilatação do que da hipertrofia, uma vez que a parede atrial é fina e quando submetida a um aumento de pressão ele usualmente dilata antes de aumentar a massa miocárdica.

Sobrecarga atrial direita

Na Sobrecarga Atrial Direita (SAD) os vetores dominantes do átrio direito apresentam orientação vertical e se dirigem para baixo e para a frente. As doenças cardíacas que mais frequentemente cursam com aumento do átrio direito são as cardiopatias congênitas, Doença Pulmonar Obstrutiva Crônica (DPOC) e doenças valvares com envolvimento do ventrículo direito.

Na sobrecarga atrial direita a onda P apresenta aumento de voltagem e morfologia pontiaguda. A duração da onda P não aumenta, embora a ativação atrial direita esteja prolongada ela nunca excede a duração da ativação atrial esquerda.

Na DPOC, na hipertensão pulmonar e no enfisema pulmonar o eixo de P orienta-se verticalmente para a direita e para baixo, mas nunca ultrapassa +90° (P *pulmonale*). Isso determina ondas P de baixa voltagem em D_1 e pontiagudas e de alta voltagem em D_2, D_3 e aVF (P > 2.5 mm). A posição vertical do coração, particularmente a do átrio direito, parece ser o fator responsável pela P *pulmonale* em doenças pulmonares.

Em muitas doenças cardíacas congênitas o eixo de P orienta-se mais para cima e para a esquerda com onda P de voltagem maior em D_1 e D_2, e menor em D_3 (P *congenitale*).

Critérios eletrocardiográficos

1. Onda P pontiaguda com amplitude > 2,5 mm nas derivações do plano frontal (D_2, D_3, aVF), com duração normal.
2. Amplitude da onda P > 1,5 mm em V_1, V_2 e V_{4R}.
3. Desvio do eixo de P para a direita, entre $+60°$ e $+90°$ (P *pulmonale*).
4. P em D_3 > P em D_1: P *pulmonale*; comum em cardiopatias adquiridas.

Em cardiopatias congênitas, que produzem crescimento de átrio direito, como na atresia tricúspide, estenose pulmonar, tetralogia de Fallot e outras, não é comum o desvio do eixo para a direita. Pela posição horizontal do coração, habitual nesses casos, o eixo de P orienta-se para a esquerda ($+60°$ a $-30°$) registrando onda P de maior amplitude em D_1 do que em D_3, configurando o padrão conhecido como P *congenitale*. Em situações de grande dilatação do átrio direito, a posição anterior desta câmara pode determinar em V_1 onda P de padrão *plus-minus* com fase negativa de duração < 0,04s (pseudoíndice de Morris).

Alterações do complexo QRS que sugerem sobrecarga atrial direita

1. Sinal de Sodi-Pallares: onda Q em V_1 e V_2 na ausência de infarto ou bloqueio de ramo. Padrão QR, Qr, qR ou qRs, referido como potencial intracavitário do ventrículo direito.
2. Sinal de Peñaloza e Tranchesi: mudança brusca da amplitude do complexo QRS polifásico de V_1 para V_2. A amplitude de V_2 é três vezes maior que V_1, mesmo na presença de fibrilação atrial. A explicação seria a interposição do átrio direito entre o ventrículo direito e o eletrodo em V_1, dificultando a transmissão dos impulsos elétricos aos sítios de registro.

O diagnóstico eletrocardiográfico de SAD é difícil porque a voltagem da onda P está fortemente influenciada por fatores extracardíacos. Assim, hipóxia e taquicardia podem resultar em aumento da amplitude da onda P determinando falsos-positivos; enfisema pulmonar e fibrose atrial diminuem a voltagem ocasionando falsos-negativos.

A aplicabilidade do ECG na detecção de SAD foi motivo de muitas investigações. Kaplan e col.[4] demonstraram que o eixo do QRS que passa de $+90°$, amplitude da onda P em V_2 > 1,5 mm e razão R/S > 1 em V_1 na ausência de bloqueio de ramo direito (BRD) são fortes preditores de SAD, com sensibilidade de 49% e especificidade de 100% (Figura 4.1).

Sobrecarga atrial esquerda

As forças de despolarização do átrio esquerdo se dirigem para trás, para cima e para a esquerda, de acordo com as características anatômicas da cavidade e sua posição horizontal. Não há aumento na amplitude da onda P devido à projeção oblíqua do vetor médio de ativação do átrio esquerdo no plano frontal. Diversas doenças podem levar à sobrecarga atrial esquerda (SAE), como doenças valvares, hipertensão arterial sistêmica, cardiopatias congênitas e hipertrofia ventricular. Desde que Thomas Lewis chamou a atenção para a associação entre a onda P e a estenose mitral, o reconhecimento de SAE pelo ECG tem sido importante na definição diagnóstica de anormalidades cardíacas. Morris e col.,[5] em 1964, observaram uma correlação significativa com a ocorrência de doenças quando a onda P na derivação V_1 tinha fase negativa terminal de 1 mm em profundidade e 0,04s de duração (Figura 4.2). Esse critério foi mais tarde incorporado e usado por Romhilt-Estes[6] no sistema de escore de pontos para definição de SVE pelo ECG.

Critérios eletrocardiográficos

1. Duração da onda P > 120 ms.
2. Onda P entalhada e bífida em D_2, com intervalo entre os ápices > 40 ms.

O ECG NAS SOBRECARGAS ATRIAIS E VENTRICULARES

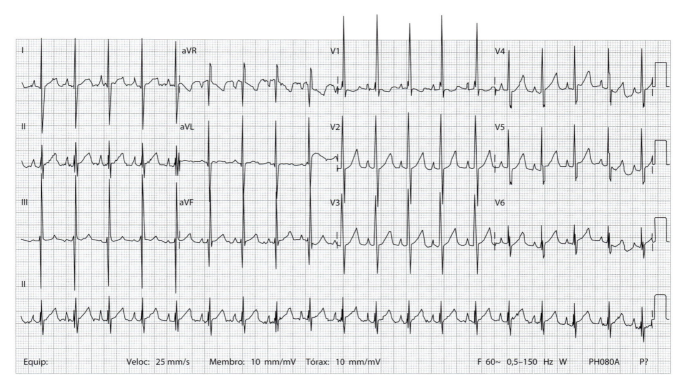

Figura 4.1 – Paciente masculino, 10 meses de vida. Ondas P pontiagudas com 4 mm de amplitude em DI e DII (SAD). Morfologia Rs em V$_1$ (SVD).

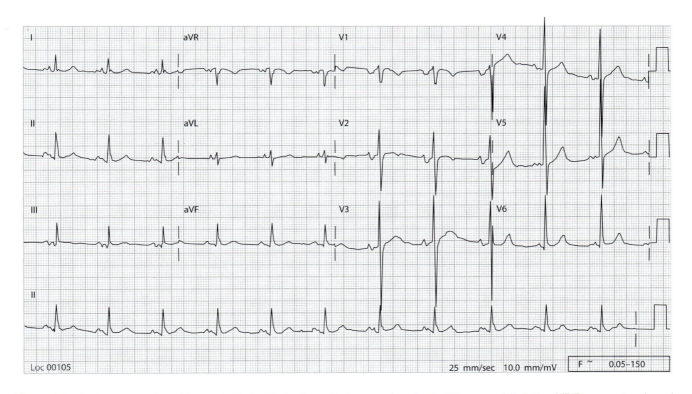

Figura 4.2 – Paciente masculino, 44 anos de idade. Ondas P entalhadas com duração de 120 ms em DII, DIII e aVF. Fase negativa da onda P em V$_1$ de 2 mm (SAE).

3. Componente final negativo da onda P em V₁ com duração > 0,04s e amplitude > 1 mm (índice de Morris).
4. Desvio do eixo elétrico de P para a esquerda.
5. Índice de Macruz: duração total da onda P dividida pelo intervalo PR > 1,7 (em condições normais com ritmo sinusal e frequência cardíaca moderada).

Sobrecarga biatrial

Algumas patologias podem levar ao desenvolvimento de sobrecarga biatrial, como a estenose mitral associada à hipertensão pulmonar, comunicação interatrial (CIA), estenose mitral associada à insuficiência tricúspide. No ECG observaremos modificações tanto na amplitude da onda P, sendo esta > 2,5 mm à custa da primeira porção, quanto em sua duração, sendo > 0,12s. Nas derivações precordiais a onda P será ampla e pontiaguda em V₁ e V₂, com uma pequena fase negativa (Figura 4.3). Sinais indiretos de SAD podem estar presentes, como sinal de Peñaloza e Tranchesi e pseudoMorris.

SOBRECARGAS VENTRICULARES

Sobrecarga ventricular esquerda

O ventrículo esquerdo tem predomínio muscular sobre o ventrículo direito, de modo que no ECG normal praticamente não há manifestação do ventrículo direito. Os vetores representativos de ambos os ventrículos se inscrevem ao mesmo tempo, sendo o vetor do ventrículo esquerdo de maior amplitude, e a resultante das forças representada pelos vetores de ativação ventricular correspondem às forças desta câmara.

A identificação de SVE pelo ECG foi motivo de muitos estudos e trabalhos publicados na tentativa de defini-los.[7,8] Dentre os critérios clássicos destacam-se Sokolow-Lyon,[9] Romhilt-Estes,[6] e Cornell.

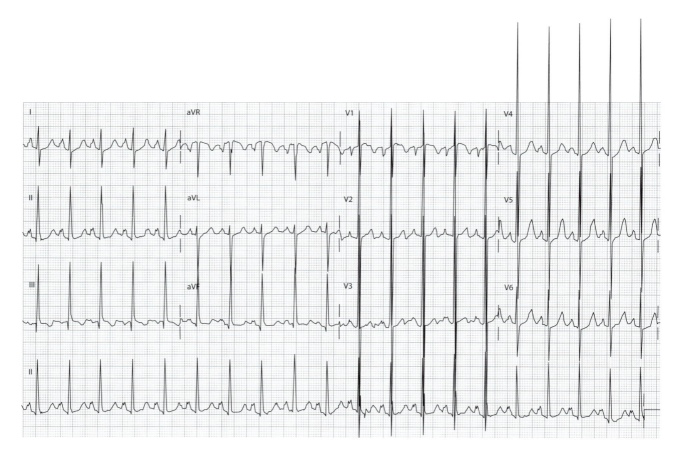

Figura 4.3 – Paciente masculino, 5 anos de idade. Ondas P de 3 mm de amplitude e 120 ms de duração em DII, DIII e aVF (sobrecarga biatrial). Eixo do QRS desviado para a direita. Morfologia RS em V₂ e V₃ (SBiV).

Sokolow, um dos mais antigos, definiu SVE pelos critérios de voltagem; este critério evidenciou sensibilidade de 56,3% e especificidade de 12,5%. Cornell também utilizou a voltagem para definição de SVE, com sensibilidade de 42% e especificidade de 96%. Posteriormente, Molloy e col.[10] utilizaram o produto voltagem-duração do QRS, aumentando significativamente a sensibilidade para detecção de SVE, quando comparados os critérios de voltagem isolados.

O aumento da amplitude do QRS no ECG se deve à interação de diversos fatores: aumento da massa e da superfície do ventrículo esquerdo, aumento do volume intracavitário e a proximidade do ventrículo à parede torácica. Porém, várias situações limitam a avaliação de voltagem para definição de SVE, como nos casos de atletas, crianças, mulheres mastectomizadas, portadores de síndrome de Marfan e longilíneos, que aproximam o coração da parede do tórax. No entanto, a presença de obesidade, mamas volumosas, derrame pericárdico, Doença Pulmonar Obstrutiva Crônica (DPOC) e hipotireoidismo diminui a voltagem, seja por maior afastamento do coração da parede torácica, ou pela presença de líquido ou ar diminuindo a condutividade. A obesidade diminui drasticamente a sensibilidade do ECG na detecção de SVE e pesquisas sugerem uma diminuição da especificidade e uma alta freqüência de diagnósticos falso-positivos de SVE em pessoas negras. Anormalidades como distúrbios de condução e pré-excitação também limitam sua análise.[11]

Romhilt e col.[6,7] desenvolveram um sistema de pontuação avaliando vários critérios na tentativa de melhorar a definição de SVE pelo ECG, atingindo sensibilidade de 54% e especificidade de 93% (Figura 4.4). Porém, a definição de SVE pelo ECG tem valor limitado quando comparado a outros mé-

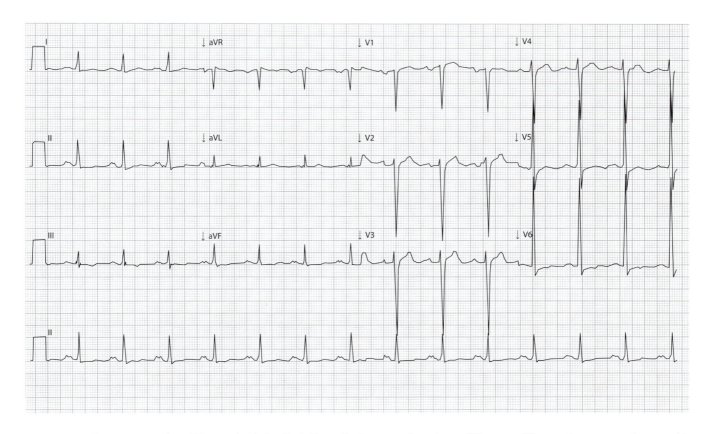

Figura 4.4 – Paciente masculino, 58 anos de idade. Onda P entalhada e com duração > 120 ms em D2, com fase negativa lenta em V_1 (SAE). Complexo QRS com onda S em V_1 + R V_6 = 59 mm. Ondas T negativas em V_6 (SVE).

todos diagnósticos, como ECO. Se a hipertrofia esquerda é incipiente, o diagnóstico de SVE pelo ECG torna-se difícil. Sendo a massa do coração 270 g, Carter e Estes[12] demonstraram que não há correlação entre a massa do coração e a amplitude do QRS se este pesa menos de 450 g. Assim, existe uma faixa em que já ocorre hipertrofia e a amplitude das ondas no ECG ainda está dentro dos limites da normalidade. Reicheck e Devereux[13] demonstraram a excelente sensibilidade, especificidade e acurácia do ECO na definição de SVE em relação ao ECG.

Critérios de voltagem

1. Onda S V_1 + R V_5 ou V_6 ≥ 35 mm (Sokolow-Lyon).
2. Onda S V_1 ou R V_6 > 30 mm.
3. Onda R V_6 > R V_5.
4. Onda R D1 > 15 mm.
5. Onda R aVL > 15 mm.
6. Onda R D1 + S D3 > 25 mm.

Critério de Cornell

1. Onda R aVL + S V_3 ≥ 20 mm para mulheres e ≥ 28 mm para homens. Apresenta maior sensibilidade para mulheres.

Critérios de Romhilt-Estes (sistema de pontuação)

1. Onda R ou S em derivações do plano frontal ≥ 20 mm: 3 pontos.
2. Onda S V_1 ou V_2 ≥ 30 mm: 3 pontos.
3. Onda R V_5 ou V_6 ≥ 30 mm: 3 pontos.
4. Padrão *strain*: infradesnivelamento do segmento ST de convexidade superior e onda T negativa assimétrica: 3 pontos; se em uso de digital, apenas 1 ponto.
5. Sobrecarga atrial esquerda – índice de Morris: 3 pontos.
6. Desvio do eixo elétrico do QRS > –30°: 2 pontos.
7. Duração do QRS > 0,09s: 1 ponto.
8. Deflexão intrinsecoide ou tempo de ativação ventricular: aumento discreto da duração do complexo QRS à custa de maior tempo de aparecimento do ápice da onda R nas derivações V_5 ou V_6 de 50 ms: 1 ponto;

- se a soma for igual a 5, é diagnóstico de SVE;
- se a soma for igual a 4, é sugestivo de SVE.

As alterações da repolarização ventricular observadas na SVE – padrão de *strain* – decorrem de dois fatores: da severidade da lesão e da duração de sua evolução. Na doença valvular, assim como na hipertensão arterial ou nas cardiomiopatias, as alterações de ST - T são determinadas especialmente pela duração da evolução, independentemente de a SVE ser secundária à sobrecarga hemodinâmica sistólica ou diastólica. Esse padrão *strain*: infradesnivelamento do segmento ST de convexidade superior e onda T negativa assimétrica ocorre porque a repolarização da parede livre do VE começa no subendocárdio.[14]

Sobrecarga ventricular direita

O reconhecimento de sobrecarga ventricular direita (SVD) pelo ECG pode ser de difícil diagnóstico em algumas situações, por causa das diversas formas de expressão eletrocardiográfica desta doença. O plano frontal fornece habitualmente uma série de informações homogêneas sobre a possível existência de SVD. No entanto, no plano horizontal não existe uma configuração única no traçado eletrocardiográfico que possa ser apresentada como o padrão de SVD. Na dependência do crescimento preferencial de uma determinada região em relação à outra, o ECG mostrará morfologias bem divergentes entre si, que configuram, uma e outra, crescimentos do ventrículo direito.

Devido às diferenças anatômicas do ventrículo esquerdo, com massa três vezes maior que a massa do ventrículo direito, para ocorrer expressão eletrocardiográfica do ventrículo direito é preciso que esta câmara aumente seu tamanho em duas vezes ou triplique seu peso. Isso justifica a maior especificidade e menor sensibilidade dos critérios eletrocardiográficos em relação a SVE.

A sobrecarga ventricular direita ocorre em pacientes com sobrecarga sistólica (estenose pulmonar, hipertensão pulmonar secundária a doença da valva mitral) por hipertrofia da parede, a qual, em casos avançados, está associada com algum grau de dilatação ventricular direita. A dilatação aparece precocemente nas doenças cardíacas com sobrecarga diastólica como a CIA. Entretanto, em muitos processos (embolia pulmonar ou descompensação aguda em pacientes com DPOC) a dilatação ventricular direita aguda pode aparecer sem evidências de hipertrofia da parede.

Grande parte dos aspectos de SVD se situa no terreno das cardiopatias congênitas (estenose pulmonar, tetralogia de Fallot, hipertensão pulmonar primária), e em adultos com doença valvular como estenose mitral grave, e muitos casos de *cor pulmonale* (Figura 4.5). Quando ocorrem grandes voltagens em derivações precordiais direitas, o diagnóstico de SVD deve ser sempre questionado, necessitando obrigatoriamente da presença de desvio do eixo do QRS para a direita. Porém, algumas doenças podem fazer parte do diagnóstico diferencial de SVD, como a síndrome de Wolff-Parkinson-White, bloqueio de ramo direito, Bloqueio Divisional Anteromedial (BDAM), infarto dorsal, distrofia muscular de Duchenne e dextrocardia.

Critérios eletrocardiográficos

1. Eixo do QRS para a direita $> +110°$.
2. Relação R/S > 1 em V_1.
3. Complexos Rs ou rsR em V_1.
4. Morfologia qR em V_1. Este aspecto indica hipertrofia direita severa, com pressões muito elevadas dentro da cavidade ventricular direita. A presença de q em V_1 e V_2 foi explicada por Sodi-Pallares e colaboradores. Na vigência de grande hipertrofia ventricular direita, o septo interventricular se disporia aproximadamente paralelo ao plano frontal, e o primeiro vetor, que representa a ativação do septo, se orienta agora para a esquerda, produzindo uma pequena onda q em V_1 e V_2, fazendo desaparecer a onda q em V_5 e V_6.
5. Complexos rS de V_1 a V_6.
6. Aumento de voltagem.
   - Onda R $V_1 \geq 7$ mm.
   - Onda S $V_1 < 2$ mm.
   - rsR' em $V_1 > 1$ mm.

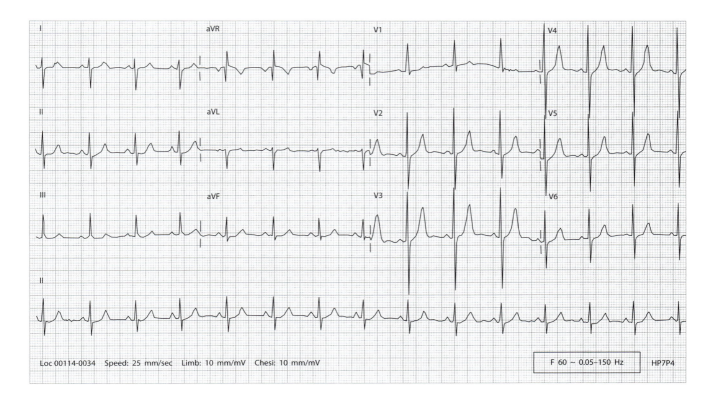

Figura 4.5 – Paciente masculino, 10 anos de idade, portador de estenose pulmonar valvar – Eixo do QRS desviado para a direita. Ondas R amplas em V_1 e V_2 (SVD).

- R V_1 + S V_5 ou V_6 > 10 mm.
- R avR > 5 mm.
- S de $V_5 - V_6$ > 7 mm.
7. Complexos RS ou rS em precordiais esquerdas (V_5 e V_6).
8. Atraso na inscrição da deflexão intrinsecoide em V_1 (> 0.03s).
9. Padrão *strain*: nas derivações precordiais direitas (V_1 e V_2).
10. Padrão $S_1 S_2 S_3$.

Sobrecarga biventricular

A presença de sobrecarga biventricular ocorre quando se superpõem, no traçado eletrocardiográfico, os sinais de SVD e SVE (Figura 4.6). Na dependência do predomínio vetorial de um ou outro ventrículo, o eixo elétrico poderá estar desviado para a direita, para a esquerda ou até se encontrar na faixa da normalidade. Uma das explicações sobre a dificuldade de estabelecer o diagnóstico de sobrecarga biventricular no ECG é que o predomínio elétrico de uma câmara anularia o efeito da hipertrofia da outra.

Critérios eletrocardiográficos

1. Ondas R amplas em V_5 e V_6 com eixo elétrico do QRS ≥ + 90°.
2. Ondas R amplas em V_5, V_6, V_1 e V_2 ou morfologia rSr' em V_1 e V_2, especialmente se associadas com sinais de sobrecarga biatrial ou ritmo de fibrilação atrial.
3. Complexos QRS dentro dos limites normais, associados a alterações da repolarização ventricular (depressão do segmento ST e onda T negativa), principalmente se o ritmo for de fibrilação atrial.
4. Ondas S de pequena amplitude em V_1 com onda S profunda em V_2, onda R ampla em V_5 e V_6, desvio do eixo elétrico do QRS para a direita no plano frontal, ou morfologia S_1, S_2 e S_3.
5. Complexos QRS isodifásicos do tipo R/S de alta voltagem em derivações precordiais intermediárias ($V_2 - V_4$), associados a ondas R amplas em derivações precordiais esquerdas (sinal de Katz-Watchel) (Figura 4.6).

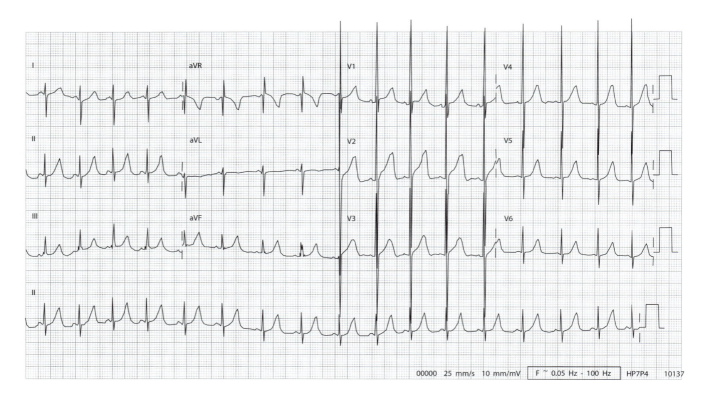

Figura 4. 6 – Paciente masculino, 4 anos de idade. Eixo do QRS para a direita. Morfologia RS em V_2, V_3 e V_4. Sobrecarga biventricular.

REFERÊNCIAS BIBLIOGRÁFICAS

1. Pastore CA, Pinho JA, Pinho C, Samesima N, Pereira-Filho HG, Kruse JCL, et al. III Diretrizes da Sociedade Brasileira de Cardiologia sobre Análise e Emissão de Laudos Eletrocardiográficos. Arq Bras Cardiol 2016; 106(4Supl.1):1-23.
2. Fisch C. Evolution of clinical electrocardiogram. J Am Coll Cardiol 1989; 14:1127-38.
3. Rautaharju PM. A hundred years of progress in electrocadiography. 1: early contributions from Waller to Wilson. Can J Cardiol 1987; 3(8):362-74.
4. Kaplan JD, Evans GTJr, Foster E, Lim D, Schiller NB. Evaluation of electrocardiographic criteria for right atrial enlargement by quantitative two-dimensional echocardiography. J Am Coll Cardiol 1994; 23(3):747-52.
5. Morris JJ Jr., Estes EH Jr., Whalen RE, Thompson HK, McIntosh HD. P wave analysis in valvular heart disease. Circulation 1964; 24:242.
6. Romhilt D, Estes E. A point score system for the ECG diagnosis of left ventricular hypertrophy. Am Heart J 1968; 75:752-8.
7. Romhilt, DW, Bove KE, Norris R.J, Conyers E, et al. A critical apprasail of the electrocardiographic criteria for the diagnosis of left ventricular hypertrophy. Circulation 1969; 40:185-95.
8. Devereux RB, Koren MJ, de Semone G, Okin PM, Kligfield P. Methods for detection of left ventricular hypertrophy: application to hypertensive disease. Eur Heart J 1993; 14 Suppl D): D8-D15.
9. Sokolow M, Lyon TP. The ventricular complex in left ventricular hypertrophy as obtained by unipolar precordial and limb leads. Am Heart J 1949; 37:161-8.
10. Molloy TJ, Okin PM, Devereux RB, Kligfield P. Electrocardiographic detection of left ventricular hypertrophy by the simple QRS voltage-duration product. J Am Coll Cardiol 1992; 20(5):1180-6.
11. Moffa PJ, Sanches PCR. O eletrocardiograma normal e patológico. São Paulo: Roca; 2001.
12. Carter WA, Estes EH Jr. Electrocardiographic manifestations of ventricular hypertrophy; a computer study of ECG-anatomic Correlations in 319 Cases. Am Heart J 1964; 68:173-82.
13. Reicheck N, Devereux RB. Left ventricular hypertrophy: Relationship of anatomic, echocardiographic and electrocardiographic findings. Circulation 1981; 63 (6).
14. Bayés de Luna A. Clinical Electrocardiology. Fourth Edition. Oxford, UK. doi: 10.1002/9781118392041.ch5. Wiley-Blackwell, 2012.

5

O ECG nos Bloqueios Tronculares e Fasciculares

Paulo César Ribeiro Sanches
Paulo J. Moffa

INTRODUÇÃO

O termo *"distúrbios da condução intraventricular"* envolve as alterações da propagação intraventricular dos impulsos elétricos supraventriculares, que provocam alterações na *morfologia* ou também na *duração* do complexo QRS. Esses *atrasos* ou *bloqueios* na condução intraventricular podem ser *permanentes* ou *intermitentes*, manifestando-se na vigência de diferentes níveis de frequência cardíaca, ou seja, tanto com bradicardia quanto com taquicardia. Podem ser decorrentes de alterações estruturais no sistema de condução cardíaco (sistema His-Purkinje) ou no miocárdio ventricular que, por sua vez, podem ser secundárias a: necrose, fibrose, calcificação, lesões infiltrativas e comprometimento da irrigação sanguínea do miocárdio. No entanto, também podem ser secundárias a alterações funcionais, ou seja, sem alterações estruturais definidas.[1]

Dessa forma, a denominação *"bloqueio de ramo"*, apesar de amplamente utilizada na prática clínica, implica em erro comum de interpretação, uma vez que encerra conotação definitiva da interrupção da condução do estímulo quando, em várias situações, o que ocorre é um *atraso* da condução. De acordo com esse raciocínio, torna-se dispensável a caracterização de *"bloqueio completo ou incompleto"*, convenientemente substituída por atraso de *grau leve, moderado* ou *avançado*. É difícil a identificação de lesão anatômica que interrompa, de forma definitiva, a condução do estímulo nos diferentes níveis do sistema de condução cardíaco.[2,3]

Quando existe atraso da condução em um dos ramos do feixe de His, a despolarização ventricular esquerda e direita perde a sincronia normal. A ativação do ventrículo com propagação "bloqueada" do impulso elétrico supraventricular é atrasada, uma vez que a onda de despolarização tem trajeto mais longo a percorrer, envolvendo o percurso através do septo interventricular para alcançar a câmara ventricular "bloqueada". Ainda, a onda de despolarização é propagada pelo miocárdio ventricular, que conduz mais lentamente que o sistema His-Purkinje, acarretando aumento da duração e modificações da morfologia do complexo QRS. A propagação anômala da onda de despolarização também altera o padrão de repolarização, provocando o registro de alterações "secundárias" da onda T.[3,4]

O SISTEMA DE CONDUÇÃO CARDÍACO (SCC)

A revisão da anatomia do SCC (sistema His-Purkinje) é imprescindível para a compreensão dos *atrasos da condução intraventricular*. O SCC compreende o nó sinusal ou sinoatrial (nó SA), nó atrioventricular (nó AV) e sistema His-Purkinje e é responsável pela iniciação e coordenação da contração das câmaras cardíacas. É composto de células miocárdicas especializadas, que geram o impulso elétrico e promovem a propagação rápida e organizada desse impulso para os cardiomiócitos de todo o coração, que, por sua vez, respondem com contração mecânica. O nó SA inicia os batimentos cardíacos e o nó atrioventricular (AV) coordena as contrações das câmaras cardíacas (Figura 5.1).

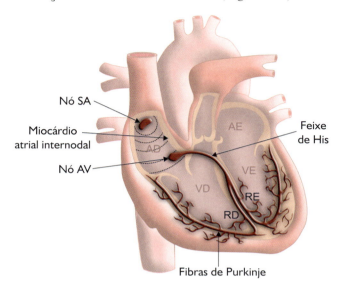

Figura 5.1 – Sistema de Condução Cardíaco (SCC) constituído de: nó sinoatrial ou nó sinusal (nó SA), miocárdio atrial internodal e feixe de Bachmann, nó atrioventricular (nó AV), feixe de His e seus ramos e fascículos e, finalmente, as fibras de Purkinje. Ramo Direito (RD); Ramo Esquerdo (RE).

Normalmente, o nó SA emite o impulso elétrico, ou seja, dá origem ao potencial de ação cardíaco, que é propagado ao restante do coração, resultando no batimento cardíaco. A seguir, o impulso elétrico é propagado para todo o tecido muscular atrial pelo miocárdio atrial ordinário, ou melhor, miocárdio atrial internodal. Por um longo período, admitiu-se a existência de vias de condução especializadas que conectavam o nó SA ao nó AV, porém, atualmente, demonstrou-se que não existem tratos isolados do miocárdio ordinário nas paredes dos átrios, como acontece nas paredes dos ventrículos.[5]

O nó atrioventricular (nó AV) é a única conexão elétrica normal entre átrios e ventrículos e, nessa estrutura, a propagação do impulso elétrico sofre atraso da condução para que ocorra a contração sincronizada das câmaras cardíacas, progredindo, em seguida, para o feixe de His. No entanto, em seres humanos, não é possível identificar precisamente as regiões específicas do nó AV responsáveis por esse atraso. Constitui estrutura nodal, com cerca de 5-7 mm de comprimento, 2-5 mm de largura e 0,8 mm de espessura, situando-se abaixo do endocárdio do AD, no ápice do triângulo de Koch, formado anteriormente pela inserção da lacínia septal da valva tricúspide, posteriormente pelo tendão de Todaro, extensão fibrosa subendocárdica da valva de Eustáquio, e inferiormente pelo óstio do seio coronariano (Figura 5.2).

O nó AV faz parte da *área juncional atrioventricular*, composta de: tecido transicional, extensão nodal inferior, porção compacta, feixe penetrante, feixe de His, musculatura atrial e ventricular, corpo fibroso central, tendão de Todaro e valvas.[6] No entanto, para fins didáticos, divide-se a área juncional AV em três regiões distintas: (1) a região composta de células transicionais, que constitui a área de acesso do miocárdio atrial ordinário ao nó AV; (2) o nó AV compacto, situado anteriormente ao seio

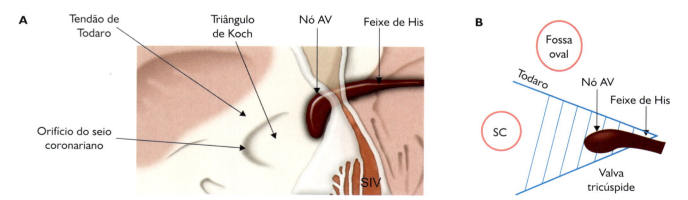

Figura 5.2 – Diagramas do triângulo de Koch, definido pelo tendão de Todaro, orifício do Seio Coronariano (SC) e cúspide septal da valva tricúspide. O nó AV situa-se no ápice desse triângulo.

coronariano e acima da inserção da lacínia septal da valva tricúspide; e (3) o ramo penetrante do feixe de His. O nó AV e a área perinodal são constituídos por pelo menos três tipos de células com características eletrofisiológicas diferentes: (1) atrionodais; (2) nodais; e (3) nodais-His. As células atrionodais são ativadas logo após as células do miocárdio atrial, não são isoladas do miocárdio circunjacente, e são separadas entre si por filamentos fibrosos. As células nodais são menores que os cardiomiócitos atriais, são agrupadas compactamente e, com frequência, dispostas de forma entrelaçada. Essas células parecem ser as responsáveis pela maior parte do atraso da condução atrioventricular. As células nodais-His formam a parte inferior da área juncional AV, que conectam a porção penetrante do feixe de His. No ápice do triângulo de Koch, a porção penetrante do feixe atrioventricular passa para o lado esquerdo através do corpo fibroso central. Esse feixe de cardiomiócitos especializados, com orientação longitudinal e envolvidos por tecido fibroso, é a extensão direta da porção distal do nó AV compacto, permitindo que atividade atrial seja propagada aos ventrículos (Figura 5.3).

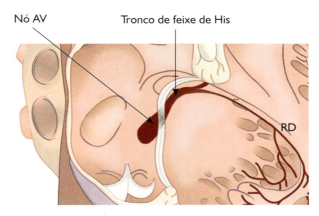

Figura 5.3 – Diagrama do nó AV, tronco do feixe de His e Ramo Direito (RD).

O feixe atrioventricular encontra-se prensado entre a porção membranosa e a porção muscular do septo interventricular e, após curto trajeto no lado esquerdo da crista do septo interventricular, divide-se nos ramos direito e esquerdo (Figura 5.4).

O Ramo Direito (RD) situa-se na face direita do septo interventricular e, inicialmente, o seu trajeto é intramiocárdico, passando a ser subendocárdico na proximidade do ápice do ventrículo direito. A seguir, adentra a trabécula septomarginal para alcançar

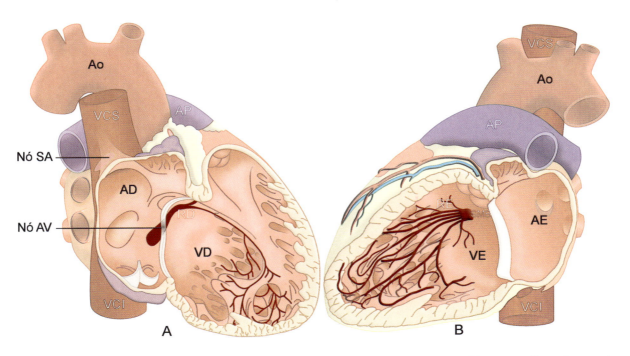

Figura 5.4 – Esquema do aspecto macroscópico do Sistema de Condução Cardíaco (SCC).**(A)** Câmaras cardíacas direitas: disposição anatômica do ramo direito (RD) do feixe de His. **(B)** Câmaras cardíacas esquerdas: disposição anatômica do Ramo Esquerdo (RE) do feixe de His (observe a distribuição "em leque" das divisões ou fascículos desse ramo, que emergem a partir do Átrio Direito (AD) perfurando o Septo Membranoso [SMB]).

o músculo papilar anterior. O RD é estreito e, no seu trajeto no septo interventricular, emite poucas ramificações para as paredes ventriculares direitas (ramificações septais). Em contrapartida, na origem do músculo papilar anterior, divide-se em inúmeros fascículos subendocárdicos, que inicialmente se dividem e contornam o músculo papilar anterior e, a seguir, se dirigem às paredes musculares do ventrículo direito, com orientações predominantemente anterossuperiores e posteroinferiores[7,8] (Figura 5.5).

O Ramo Esquerdo (RE), após a sua origem do feixe atrioventricular, ramifica-se profusamente no subendocárdio do VE, com nítido entrelaçamento e disposição anatômica extremamente variável. No entanto, é possível identificar três orientações predominantes: anterossuperior, anteromedial (septal) e posteroinferior[7,8] (Figura 5.6).

O contato entre os ramos do feixe atrioventricular e os cardiomiócitos ordinários torna-se extenso somente nas ramificações terminais subendocárdicas (*rede de Purkinje*), propagando a onda de ativação do endocárdio para o epicárdio. Essas características anatômicas do SCC fazem com que os músculos papilares sejam os primeiros a se contrair, seguidos da contração progressiva da musculatura ventricular do ápice dos ventrículos às vias de saída dessas câmaras.

O feixe de His é uma continuação da parte distal do nó atrioventricular, sem qualquer limite histológico definido. Admite-se como início do feixe comum quando as células miocárdicas especializadas, ou seja, as *células neuromiocárdicas* perdem o seu arranjo nodal, adquirindo disposição mais longitudinal, em paralelo e com maiores diâmetros. O feixe comum pode ser dividido em três partes: a) a parte não penetrante (ou proximal); b) a parte penetrante (ou média), localizada em meio ao tecido fibroso do corpo central ou septo membranoso; e c) a parte ramificante, quando ocorre a bifurcação em ramos esquerdo e direito, na crista do septo ventricular muscular.

O feixe de His penetra o corpo fibroso central abaixo da cúspide não coronariana da valva aórtica (Figura 5.7) e alcança a crista do septo trabecular, na porção distal do septo membranoso, iniciando sua divisão abaixo da comissura entre as cúspides direita e não coronariana da valva aórtica.

O *ramo esquerdo* inicia-se próximo ao ponto onde o feixe comum emerge do corpo central fibroso e, após curta extensão, abre-se num *leque de fibras* na su-

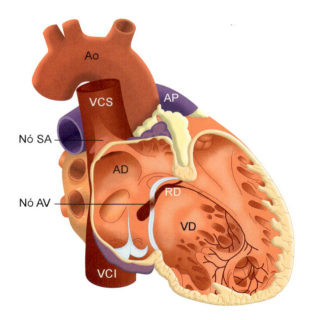

Figura 5.5 – Esquema do aspecto anatômico do Ramo Direito (RD) do feixe de His no Ventrículo Direito (VD). Átrio Direito (AD); Aorta (Ao); Artéria Pulmonar (AP); Atrioventricular (AV); Sinoatrial (SA); Veia Cava Inferior (VCI); Veia Cava Superior (VCS).

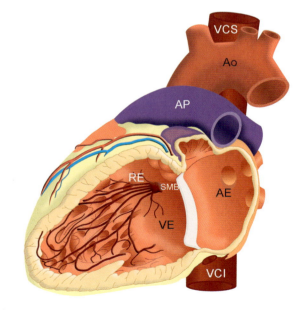

Figura 5.6 – Esquema do aspecto anatômico do Ramo Esquerdo (RE) do feixe de His no Ventrículo Esquerdo (VE). Átrio Esquerdo (AE); Aorta (Ao); Artéria Pulmonar (AP); Veia Cava Inferior (VCI); Veia Cava Superior (VCS).

O ECG NOS BLOQUEIOS TRONCULARES E FASCICULARES

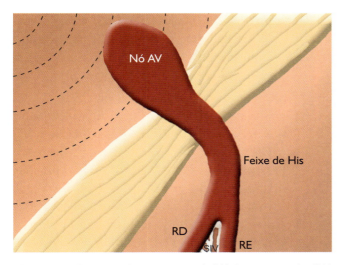

Figura 5.7 – Esquema da organização do Nó Atrioventricular (Nó AV). Ramo Direito (RD) e Ramo Esquerdo (RE).

perfície septal ventricular esquerda, didaticamente subdividido em três divisões ou fascículos: *anterior, médio (septal) e posterior*. Essas divisões ou fascículos apresentam grande variabilidade anatômica (Figura 5.8), provocando controvérsias quanto às expressões eletrocardiográficas do atraso (bloqueio) da condução nessas estruturas.

O *ramo direito* desenvolve-se mais anteriormente no septo membranoso distal, como continuação direta do ramo penetrante, posicionando-se ao longo do lado direito do septo ventricular. Após alcançar o músculo papilar anterior (ponta do VD), ramifica-se também em três divisões ou fascículos: *anterior, médio* e *inferior*.

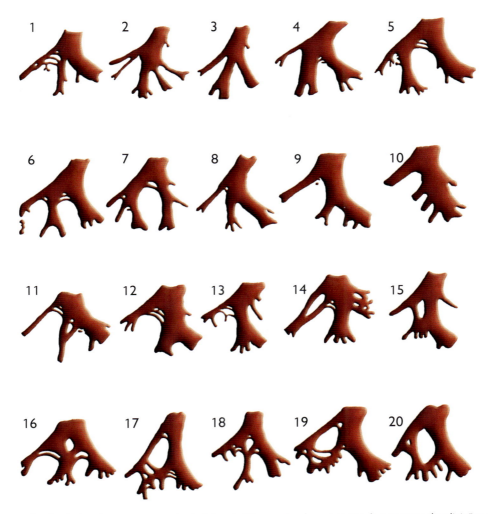

Figura 5.8 – Esquema dos fascículos do ramo esquerdo do feixe de His, revelando a variação da estrutura das divisões desse ramo, porém nitidamente trifascicular, num estudo de 20 corações humanos (*Demoulin GC and Kulbertus HE. Hystopathological examination of concept of left hemiblock. Brit Heart J.1972;34:807-814*).

Em seres humanos, a identificação das fibras de Purkinje é difícil pelo fato de estas serem semelhantes às fibras miocárdicas ordinárias, caracterizando-se pela rápida condução do estímulo.

O estímulo elétrico alcança o feixe comum de His e é transmitido para as ramificações. Por exemplo: na vigência de *atraso (bloqueio) da condução pelo ramo esquerdo do feixe de His* superior a 0,06 segundo, o estímulo passa do lado direito para o esquerdo através do septo interventricular (transmissão transeptal), utilizando células miocárdicas ordinárias (transmissão transmiocárdica), ou seja, sem a participação de células neuromiocárdicas.

Essa ativação anômala é que *modifica a morfologia* e *aumenta a duração* do complexo QRS. Obviamente, para a correta interpretação de um traçado eletrocardiográfico com atraso (bloqueio) da condução, exige-se especial atenção a esses dois parâmetros.

O critério *duração do complexo QRS*, além de estar relacionado ao tempo de condução do estímulo elétrico, também sofre influência da massa muscular ventricular a ser ativada e, consequentemente, tende a apresentar valores mais altos com o aumento da massa corporal. A duração do complexo QRS é maior nos *homens* (*valores normais entre 76 e 112 ms — média de 93 ms*) que nas *mulheres* (*valores normais entre 68 e 104 ms — média de 84 ms*). Em *atletas*, o limite superior da normalidade pode chegar a **110 ms**. Finalmente, considera-se **anormal** a duração do complexo QRS igual ou superior a **120 ms**.

ATRASO DA CONDUÇÃO PELO RAMO ESQUERDO DO FEIXE DE HIS

Bloqueio do Ramo Esquerdo (BRE)

Grau avançado

O atraso da condução do estímulo elétrico desse ramo do feixe de His **superior a 0,06 segundo** resulta na ativação precoce do lado direito do septo interventricular, ápice e parede livre do VD, iniciada a partir do músculo papilar anterior, na região subendocárdica inferior da massa septal direita. As forças elétricas do *septo* (direito), representadas na **Figura 5.9 - Momento I** pelo vetor 1_{SD}, e da *parede livre do VD*, representadas pelo vetor 2_{PLVD} na mesma figura, revelam direções opostas e se neutralizam quando simultâneas. Caso contrário, essas forças elétricas septais direitas podem manifestar-se eletrocardiograficamente da seguinte maneira:

a) o vetor 1_{SD} pode ser responsável por pequena deflexão positiva inicial em V_5 e V_6, na maioria das vezes de difícil identificação, e por pequena deflexão negativa inicial em V_1;

b) o vetor 2_{PLVD}, com direção para a frente e para a direita, pode ser responsável por pequena deflexão positiva em V_1, V_2 e V_3. A amplitude dessa deflexão positiva está relacionada à magnitude das forças elétricas da parede livre do VD.

Inicialmente, entretanto, o que se registra é a despolarização do endocárdio para o epicárdio do ápice do VD. Assim, o vetor resultante inicial do complexo QRS (**Figura 5.9 - Momento I**) dirige-se para a esquerda, para a frente e para baixo (vetor **R**). Isso explica a ausência de onda Q septal em D_1 e nas derivações precordiais esquerdas (**Figuras 5.10 e 5.11**).

Em seguida, a *ativação septal* progride da direita para a esquerda (*ativação transeptal e transmiocárdica* — **TsTm**), agora envolvendo todo o septo, cujas forças elétricas mantêm a orientação para a esquerda, posterior e inferiormente (especialmente o momento II e parte inicial do momento III — *ativação transeptal retardada* — Tsr — da **Figura 5.9**). Essa mesma orientação é mantida com a progressão da ativação para o restante do VE. Assim, as derivações D_1, V_5 e V_6 continuam a registrar deflexão positiva, uma vez que a ativação progride de maneira anômala. É comum o registro de *espessamentos e entalhes da onda R* (**Figuras 5.10 e 5.11**). Como já foi mencionado, *o maior responsável pelo aumento da duração do complexo QRS é a ativação transeptal*, especialmente a sua porção final *Tsr*. Assim, após esse fenômeno, não é improvável que a ativação aproveite a rede His-Purkinje ainda funcionalmente íntegra, acelerando a finalização da ativação do VE. As últimas áreas a serem ativadas são as paredes lateral e basal do VE, representadas pelo vetor 2_E e 3, com orientação posterior, superior e, com menor frequência, inferior (**Momento III da Figura 5.9**). O eixo elétrico médio do complexo QRS desvia-se para a esquerda, usualmente até -30° no PF, determinando a morfologia polifá-

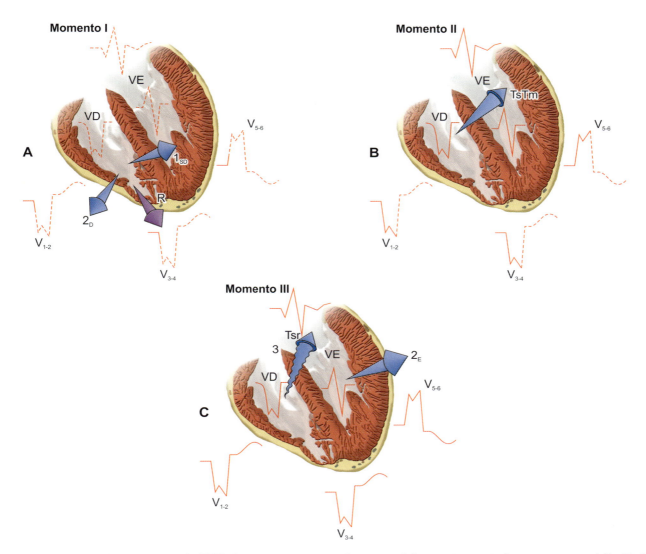

Figura 5.9 – Bloqueio do ramo esquerdo (BRE). Representação esquemática vetorial da ativação ventricular nos momentos I, II e III. **(A)** Momento I – Inicialmente ativam-se o septo direito (vetor 1_{SD}) e a parede livre do ventrículo direito (vetor 2_D); R representa a resultante do Momento I. **(B)** Momento II – Corresponde à ativação transeptal e transmiocárdica (TsTm). **(C)** Momento III – despolarização lenta da parte septal retardada (Tsr) e da parede livre do ventrículo esquerdo (vetor 2_E). Registram-se complexos QRS largos, espessados e essencialmente negativos em V_1 e V_2 e positivos (complexo do tipo R) em V_5 e V_6. Ventrículo Direito (VD); Ventrículo Esquerdo (VE).

sica ou comprimida do complexo QRS em D_2, D_3 e aVF. Desvios superiores, em torno de -60°, sugerem a associação de BDAS (ver adiante – bloqueios divisionais ou fasciculares).

Como as forças elétricas da repolarização ventricular têm direção oposta àquelas geradas pela despolarização, os vetores do segmento ST e da onda T apresentam direção oposta à principal deflexão do complexo QRS. Dessa forma, se a principal deflexão do complexo QRS for positiva, o segmento ST será infradesnivelado e a onda T negativa (D_1, aVL, V_5 e V_6) e, se for negativa, o segmento será supradesnivelado e a onda T positiva (V_1, V_2 e V_3). Essas alterações da repolarização ventricular são secundárias ao atraso da condução intraventricular e a magnitude dessas modificações acompanha o grau de aberração do complexo QRS (**Figuras 5.10 e 5.11**). Se o traçado eletrocardiográfico com BRE revelar o segmento ST isoelétrico e o vetor da onda T concordante com o vetor do complexo QRS, configura-se alteração primária da repolarização ventricular e sugere alterações do miocárdio independentes do BRE.[9]

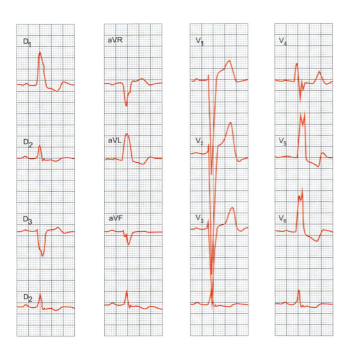

Figura 5.10 – Bloqueio de ramo esquerdo clássico. O ritmo é sinusal, com onda P precedendo regularmente a ativação ventricular. Complexos QRS espessados e alargados com 0,156s de duração. Onda R pura (sem onda Q e sem onda S) espessada e entalhada em D_1, aVL, V_5 e V_6, configurando o aspecto clássico em "torre". Complexos do tipo rS em V_1 e V_2. Segmento ST e ondas T opostos aos complexos QRS. A positividade inicial em V_1 depende do predomínio da ativação da parede livre do ventrículo direito ou das porções baixas e direitas do septo.

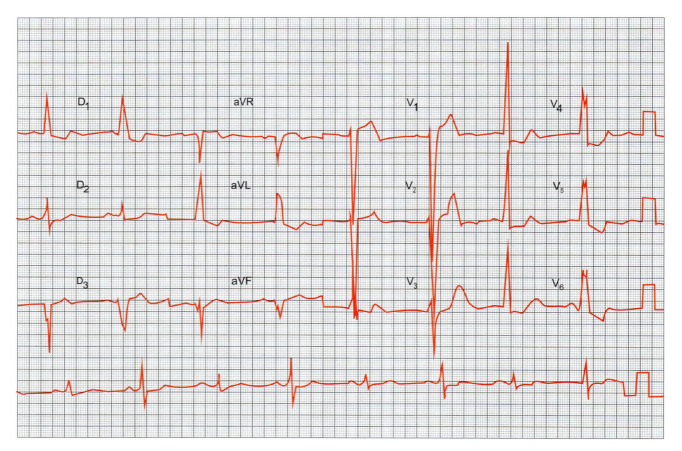

Figura 5.11 – Eletrocardiograma de bloqueio do ramo esquerdo intermitente, observar a mudança da morfologia das derivações D_3 e aVF. Note ainda o aspecto clássico em torno dos complexos QRS alcançados em V_4, V_5 e V_6.

O ECG NOS BLOQUEIOS TRONCULARES E FASCICULARES

Critérios para o diagnóstico eletrocardiográfico de BRE de grau avançado:[2,3,10-12]

- Duração do complexo QRS ≥ 0,12s.
- Ondas R alargadas e monofásicas, geralmente com entalhes e empastamentos em D_1, V_5 e V_6 (clássico aspecto em torre).
- Ausência de onda Q em D_1, V_5 e V_6.
- Complexo QRS polifásico e de pequena amplitude em D_2, D_3 e aVF.
- Aumento do tempo de ativação ventricular.
- Deslocamento do segmento ST e da onda T na direção oposta à maior deflexão do complexo QRS.

Grau leve e moderado

Anteriormente denominado *Bloqueio Incompleto do Ramo Esquerdo (BIRE)*, caracteriza-se pela inversão da ativação septal, ou seja, da direita para a esquerda, resultando na ausência de onda Q em D_1, aVL, V_5 e V_6, com consequente registro de onda R pura e ampla. Em V_1, registra-se complexo QS. Com a progressão do atraso da condução, é possível evidenciar o registro de empastamentos e entalhes do complexo QRS que, por sua vez, também se alarga, assemelhando-se cada vez mais ao padrão clássico do BRE, com duração entre 0,10 e 0,12 segundo (**Figuras 5.12 e 5.13**).

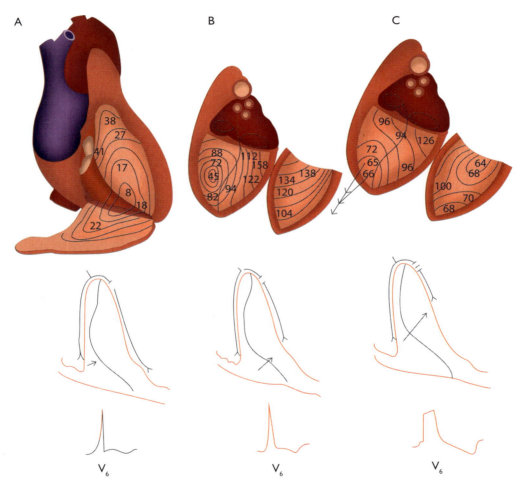

Figura 5.12 – Painel superior. (A) Mapeamento endocárdico em caso de bloqueio do ramo esquerdo (BRE) mostrando as linhas isócronas (10 ms) da ativação ventricular direita e os números correspondentes aos tempos de ativação local. **(B)** Mapeamento com as linhas isócronas da ativação ventricular esquerda de um paciente portador de cardiopatia isquêmica com um ponto inicial (seta) da ativação endocárdica. **(C)** O mesmo tipo de mapeamento endocárdico do ventrículo esquerdo de outro paciente portador de cardiomiopatia com dois pontos iniciais (setas) da ativação endocárdica. **Painel inferior. (a) a (c)** Ativação septal em três graus diferentes de bloqueio (da esquerda para a direita: leve, moderado e avançado). É possível reconhecer diferentes graus de bloqueios de ramo. O grau leve ocorre quando a despolarização da parede livre do ventrículo esquerdo é mais importante que a do septo; o grau moderado, quando ambas as despolarizações são equivalentes; e o grau avançado, quando domina a despolarização do septo.

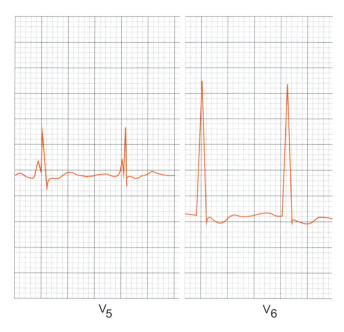

Figura 5.13 – Bloqueio de ramo esquerdo de grau leve a moderado. Sobrecarga ventricular esquerda. Complexos QRS de 0,12s de duração, com entalhe (V_5) e espessamento (V_6) do ramo ascendente de R. O QTc encurtado e o infradesnível de segmento ST (côncavo para cima) estão relacionados à ação digitálica. Enfermo de 30 anos, com miocardite subaguda.

Critérios para o diagnóstico eletrocardiográfico de BRE de grau leve e moderado:[2,3,10-12]

- Duração do complexo QRS entre 0,10 e 0,12s.
- Aumento do tempo de ativação ventricular.
- Ausência de onda Q em D_1 e derivações precordiais esquerdas, principalmente V_5 e V_6.
- Empastamento ou entalhe da fase ascendente da onda R em derivações precordiais esquerdas.

Sumariamente, na vigência de BRE, todo o processo de ativação ventricular está orientado na direção das derivações precordiais esquerdas, ou seja, o septo interventricular despolariza-se da direita para a esquerda e a despolarização do VE, com predominância de elétrica e prolongada, tem a mesma direção.

ATRASO DA CONDUÇÃO PELO RAMO DIREITO DO FEIXE DE HIS
Bloqueio do Ramo Direito (BRD)
Grau avançado

Com o atraso da condução pelo ramo direito do feixe de His, a ativação do VE é efetuada normalmente. O septo interventricular também é ativado de maneira normal, ou seja, da esquerda para a direita. Dessa forma, a parte inicial do complexo QRS (geralmente 0,03 a 0,04 segundo) não sofre modificações. Quando a ativação do VE estiver próxima da finalização, o impulso passa da esquerda para a direita através do septo interventricular (*ativação transeptal transmiocárdica - TsTm*), desencadeando a ativação lenta e anormal do lado direito do septo interventricular e da parede livre do VD, modificando a parte final do complexo QRS.

A ativação inicia-se pelo terço inferior esquerdo do septo interventricular, progredindo transversalmente da esquerda para a direita através do septo, representada na **Figura 5.14 - Momento I** pelo vetor 1_{SE}. Esse vetor não sofre oposição de outros vetores como acontece na ativação normal, em virtude do atraso da condução pelo ramo direito do feixe de His, aumentando discretamente a sua magnitude. A repercussão no ECG é o discreto aumento da amplitude da onda R, principalmente a partir de V_2. Com a progressão da ativação para a parede livre do VE, desenvolve-se o vetor 2_E (**Figura 5.14 - Momento I**), dirigido para a esquerda, para baixo e para trás. Durante a ativação do VE surgem forças elétricas septais anormalmente importantes (*ativação transeptal transmiocárdica* – **TsTm** – **Figura 5.14 - Momento II**), com direção oposta, ou seja, da esquerda para a direita. Representam as forças elétricas fronteiriças entre as porções septais esquerdas já ativadas e, portanto, negativas, e as direitas (positivas), que se encontram em fase de instalação. Consequentemente, o vetor resultante, nesse momento, é menor que o vetor 2_E *normal* e, às vezes, este não chega a orientar-se para trás (**Figura 5.14 - Momento II**). Resumidamente, a redução da magnitude do vetor 2_E é decorrente da oposição de forças da região parasseptal do VD. Isso acarreta a diminuição da amplitude da onda S em V_1, que pode chegar a desaparecer, além da atenuação da onda R em derivações precordiais esquerdas. A seguir, prossegue a ativação anormal e lenta pelo miocárdio para a parede livre do VD (**Figura 5.14 - Momento III**). Como agora o processo de despolarização não mais se realiza no sentido normal, mas sim no sentido contrário ou retrógrado, diminuem

O ECG NOS BLOQUEIOS TRONCULARES E FASCICULARES

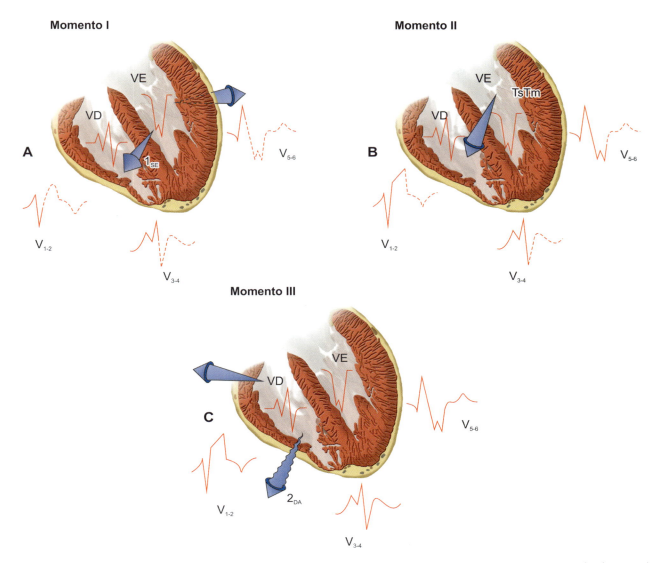

Figura 5.14 – Bloqueio de Ramo Direito (BRD). **(A)** Momento I – A ativação do lado esquerdo do septo interventricular (vetor 1_{SE}) se processa normalmente. Há inscrição de pequena onda r em V_1 e de pequena onda q em V_6, logo a seguir ocorre a ativação da parede livre do ventrículo esquerdo (vetor 2_E), responsável pela inscrição de onda R de V_6 e S de V_1. **(B)** Momento II – Ativação Transeptal e Transmiocárdica (TsTm) envolvendo todo o septo. Registra-se onda R' em V_1 e V_2 e a onda S em V_6. **(C)** Momento III – As últimas áreas a serem ativadas são as porções lateral e basal do ventrículo direito, com o vetor orientado para a direita e predominantemente para a frente. Inscreve-se a porção espessada e alargada da onda R em V_1 e da onda S em V_6 (vetor $2_{DA}2_D$ atrasado). Ventrículo Direito (VD); Ventrículo Esquerdo (VE).

as velocidades de condução do estímulo e da inscrição do fenômeno representativo da ativação. Assim, nesse momento, desenvolvem-se as forças de ativação atrasadas da parede livre do VD (vetor 2_D *atrasado* - **Momento III**) e que se associam, em parte, às forças elétricas da região septal já mencionadas. Esse último vetor, com direção para a frente e para a direita, apontando para o ventrículo bloqueado, acarreta o registro de espessamentos nas porções pré-terminal ou terminal do complexo QRS. Essas forças elétricas finais provocam o registro de onda R espessada e lenta em V_1 e onda S com igual característica em D_1, aVL e V_6 (**Figura 5.14**).

Critérios para o diagnóstico eletrocardiográfico de BRD de grau avançado:[2,3,10-12]

- Duração do complexo QRS ≥ 0,12 s.
- Eixo elétrico médio do complexo QRS variável, mas frequentemente, para a direita, para a frente e para baixo.

- As derivações precordiais direitas, principalmente V_1, revelam onda R' alargada e, com frequência, entalhada, em geral maior que a onda r inicial (rSR' ou rsR'), comparadas à letra M.
- Complexo QRS polifásico (bi ou trifásico) e de pequena amplitude em D_2, D_3 e aVF e V_2.
- Aumento do tempo de ativação ventricular.
- Onda S alargada e espessada nas derivações D_1, V_5 e V_6.
- Onda T na direção oposta à deflexão terminal do complexo QRS.

A morfologia de V_1 pode variar da seguinte forma:

- onda S de pequena amplitude ou ausente, com registro de onda R pura e espessada ou rR', na vigência de SVD;
- ausência de onda r inicial, com registro de complexo qR na vigência de SVD, necrose septal e rotação horária;
- onda R' menor que a onda r inicial, porém ainda mais alargada.

As Figuras 5.15, 5.16 e 5.17 mostram traçados com atraso da condução pelo ramo direito do feixe de His.

Grau leve a moderado

Antigamente denominado *Bloqueio Incompleto do Ramo Direito (BIRD)*, caracteriza-se pelo registro de complexo QRS com dupla positividade em V_1, duração entre 0,08 e 0,12 segundo e onda S em D_1 e V_6.

Critérios para o diagnóstico eletrocardiográfico de BRD de grau leve a moderado:[2,3,10-12]

- Duração do complexo QRS entre 0,08 e 0,12 s.
- Diminuição progressiva da onda S em V_2.
- Empastamento da onda S em V_2.
- Desenvolvimento de morfologias rsr' ou rsR' em V_2 e, posteriormente, em V_1.
- Onda com direção oposta à deflexão terminal do complexo QRS.

O primeiro sinal de atraso de condução pelo ramo direito é a diminuição da onda S de V_2, porém, muito difícil de ser valorizado se for a única alteração do traçado, principalmente se houver risco de posicionamento errôneo de eletrodo. Com a progressão do atraso há espessamento do ramo ascendente da onda S de V_2, com ulterior diminuição da sua profundidade (**Figura 5.18**).

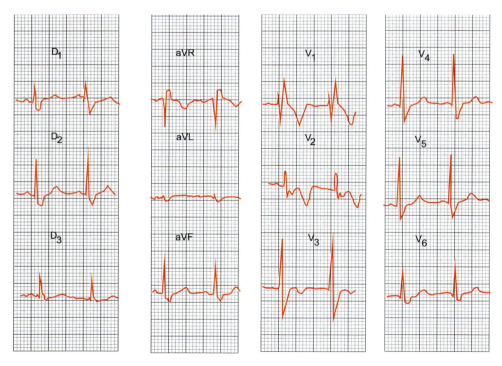

Figura 5.15 – Bloqueio do ramo direito. Complexos QRS espessados e com 0,14s de duração. Morfologia rsR' em V_1 e qRS, com onda S espessada e alargada em D_1, aVL e V_6. Observar complexos QRS compressos em D_2, D_3 e aVF e o aspecto polifásico em V_2. O atraso final de condução orienta-se para a frente, para cima e para a direita.

O ECG NOS BLOQUEIOS TRONCULARES E FASCICULARES

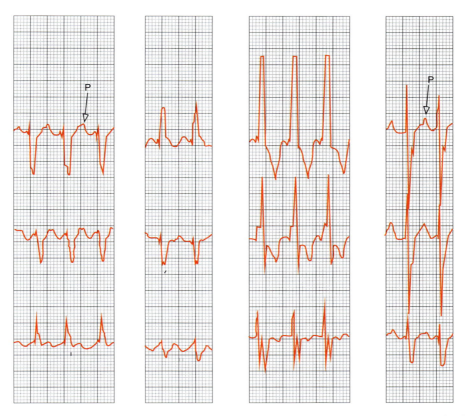

Figura 5.16 – Bloqueio de Ramo Direito (BRD) e Sobrecarga Ventricular Direita (SVD). Observar a grande amplitude da onda R' em V_1 e V_2, eixo desviado à direita. Portador de estenose pulmonar valvar. Onda P (P).

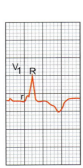

Figura 5.17 – Bloqueio do ramo direito com padrão rR'.

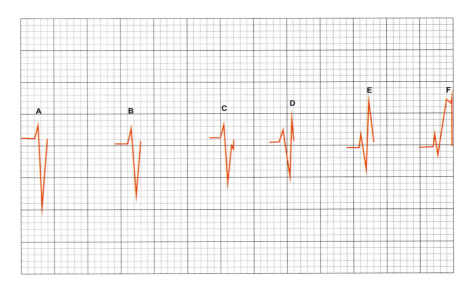

Figura 5.18 – Diagrama ilustrando as modificações verificadas em V_2 com o aumento progressivo do atraso de condução pelo ramo direito. **(A)** Complexo QRS normal. **(B)** Diminuição da amplitude da onda S. **(C)** A diminuição da onda S é acompanhada por empastamento do ramo ascendente dessa onda. **(D)** Pequena deflexão r' e de mínima duração. **(E)** Aumento da amplitude e do tempo da deflexão R'. F) A onda R' apresenta duração acima de 40 ms e com empastamento. Bloqueio de ramo direito de grau avançado.

Em seguida, na mesma derivação, desenvolve-se pequena deflexão positiva, a onda r' resultando na morfologia rsr', que pode evoluir para a morfologia rsR', em virtude da progressão do atraso da condução. Obviamente, o complexo QRS não deve ter duração superior a 0,12 segundo e a onda R' deve ter duração inferior a 0,04 segundo. Finalmente, as morfologias rsr' ou rsR' também são registradas na derivação V_1.

A explicação para esses registros é o atraso da ativação da área parasseptal direita, cuja despolarização passa a ser concomitante com a parede livre do VD, provocando o aumento da magnitude dessas forças elétricas. Como as referidas forças elétricas são opostas àquelas da despolarização da parede livre do VE, responsável pela onda S de V_2, cai a magnitude do vetor resultante, ou seja, diminui a amplitude da onda S de V_2, derivação com orientação diretamente relacionada ao vetor da área parasseptal direita ou também esquerda. Às vezes, é possível evidenciar a concomitante diminuição da amplitude da onda R em V_6.

Com a progressão do atraso da condução, logicamente a ativação da parede livre do VD também será progressivamente atrasada e, no momento em que esta acontecer após a ativação do VE, inscreve-se a deflexão r' ou R' nas derivações precordiais direitas (**Figura 5.18**).

Outras condições podem provocar o mesmo registro de rsr' nas derivações precordiais direitas sem significar atraso da condução pelo ramo direito do feixe de His, tais como:

- *variação do normal*: é possível evidenciar o registro de rsr', com duração normal do complexo QRS, ou seja, inferior a 0,12 segundo, em 2,4% de indivíduos normais, atribuído ao atraso da ativação da via de saída do VD, especificamente a *crista supraventricularis*, o septo proximal e as regiões basais do coração. Geralmente, a onda R' tem menor amplitude que a onda R inicial;
- *sobrecarga ventricular direita*: pode-se encontrar esse padrão em portadores de cardiopatia congênita (CIA, CIV, coarctação de aorta...), estenose mitral e *cor pulmonale*. Na embolia pulmonar aguda, a dilatação do VD pode provocar o registro de rSr' em V_1, geralmente acompanhado de S_1Q_3, P pulmonale e onda T negativa em derivações precordiais direitas;
- *infarto do miocárdio posterior*: a área eletricamente inativa posterior ou também lateral pode manifestar-se pelo registro de rsR' em V_1, em vez da inscrição habitual de onda R ampla na mesma derivação, além de onda S em D_1 e V_6 e r' em aVR. A onda T é geralmente negativa, sendo positiva apenas na fase aguda do infarto do miocárdio posterior (**Figura 5.19**);

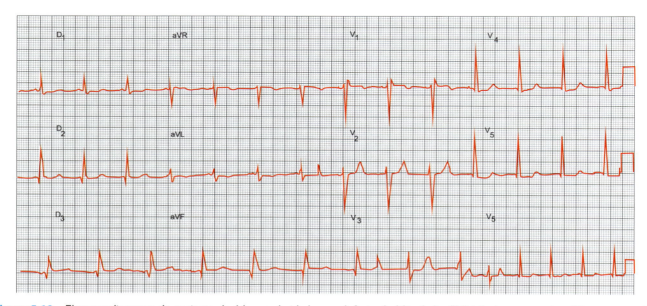

Figura 5.19 – Eletrocardiograma de paciente de 64 anos de idade com Infarto do Miocárdio (IM) inferior e posterior. Observe as ondas Q patológicas em derivações inferiores e laterais, além do evidente padrão rSr' em V_1 (IM posterior).

- *deformidades esqueléticas:* principalmente aquelas com diminuição do diâmetro anteroposterior do tórax e modificação da posição do coração podem provocar o registro de rSr' em V_1, com r' de pequena amplitude;
- *posicionamento incorreto do eletrodo precordial:* consequente à colocação errônea do eletrodo explorador da derivação V_1 no 2º ou 3º espaço intercostal direito, acarretando a representação do vetor 3, oriundo das forças elétricas da despolarização das porções basais do coração. Além da inscrição de rsr' em V_1, todas as ondas (P, QRS e T) assemelham-se a aVR, ou seja, como se o eletrodo estivesse próximo ao ombro direito. Isso também é observado em indivíduos longilíneos (coração verticalizado), com os eletrodos precordiais em posição normal.

Em suma, diferentemente do BRE, que modifica a ativação ventricular desde a fase inicial, o BRD modifica principalmente a fase terminal desta. Assim, na vigência de BRD, as fases iniciais da ativação ventricular, ou seja, a despolarização do septo interventricular e do VE são praticamente normais. A última fase, que corresponde à despolarização do VD, é que está atrasada.

ATRASOS (BLOQUEIOS) DA CONDUÇÃO PELAS DIVISÕES (FASCÍCULOS) DO RAMO ESQUERDO DO FEIXE DE HIS

Para melhor compreensão dos atrasos (bloqueios) da condução pelos *fascículos* (*divisões*) do ramo esquerdo do feixe de His ilustram-se novamente, nas **Figuras 5.20 e 5.21**, os diferentes vetores decorrentes da ativação ventricular, aconselhando-se também a revisão da ativação normal dos ventrículos.

No ECG, o aspecto mais importante para o reconhecimento dos atrasos da condução pelos fascículos do ramo esquerdo do feixe de His é a *determinação do eixo elétrico médio do complexo QRS no PF*, com exceção do atraso da condução pelo fascículo septal ou anteromedial.

O aumento da duração do complexo QRS é habitualmente menor nos atrasos (bloqueios) da condução pelos fascículos dos ramos do feixe de His, uma vez que não há necessidade de o estímulo ser

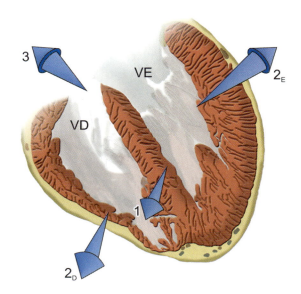

Figura 5.20 – Principais vetores resultantes da despolarização dos ventrículos. Ventrículo Direito (VD); Ventrículo Esquerdo (VE); 1 = vetor septal; 2_D = vetor de parede livre do ventrículo direito; 2_E = vetor de parede livre do ventrículo esquerdo; 3 = vetor das porções basais do septo e ambas as câmaras ventriculares.

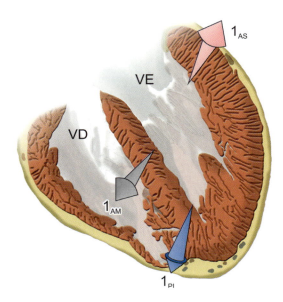

Figura 5.21 – Representação espacial do início (20 ms) da despolarização ventricular normal. Começa sincronicamente em três áreas endocárdicas, gerando os vetores 1 anterossuperior (1_{AS}), 1 posteroinferior (1_{PI}) e 1 anteromedial (1_{AM}), dados pela ativação das respectivas divisões do ramo esquerdo (não está representado o vetor da ativação septal direita). Ventrículo Direito (VD); Ventrículo Esquerdo (VE).

transmitido do ventrículo oposto, *com atraso da condução através do septo interventricular*. Quando existe atraso da condução por uma divisão do ramo esquerdo, o estímulo caminha por ramificações que não se encontram comprometidas, despolarizando a *rede de Purkinje* dependente do fascículo com atraso da condução, através de conexões dessa *rede*, por um período um pouco maior que o habitual (< 0,12 segundo). Nessa condição, quando o atraso da condução supera 0,02 segundo, toda a despolarização do VE depende das outras ramificações.

Sumariamente, para o diagnóstico eletrocardiográfico de atraso (bloqueio) da condução pelas divisões dos ramos do feixe de His, avalia-se a morfologia dos complexos QRS e a orientação dos vetores representativos da despolarização ventricular. Habitualmente, a duração do complexo QRS encontra-se dentro de limites normais.

Bloqueio da Divisão Anterossuperior Esquerda (BDASE)

Na vigência de atraso (bloqueio) da condução pela divisão anterossuperior esquerda (BDASE), a ativação elétrica do VE é efetuada pelas divisões posteroinferior e anteromedial (septal). Consequentemente, a despolarização do VE inicia-se no endocárdio da parede posterior, gerando o vetor 1_{PI}, e no centro do septo interventricular esquerdo, gerando o vetor 1_{AM} (**Figura 5.22**). Assim, o vetor resultante dos primeiros **20 ms** orienta-se para baixo, para a direita, e usualmente para a frente, determinando a inscrição de "q" em D_1 e "r" em D_3. Eventualmente, essas forças iniciais podem estar dirigidas para trás, na dependência do predomínio do vetor 1_{PI}.

A seguir (**30 a 40 ms**), a despolarização estende-se pela parede posteroinferior e face parasseptal anterior do VE, gerando os respectivos vetores 2_{PI} e 2_{AM}, com orientação e magnitude conservadas (**Figura 5.23**). Dessa maneira, o vetor 2_{PI} orienta-se para baixo, para a esquerda e para trás, e o vetor 2_{AM}, para a frente, para a esquerda e levemente para baixo. Esses vetores contribuem, também, para o registro da onda R de D_2, D_3, aVF e V_2.

Uma vez ativadas essas duas áreas, ou seja, ao término de 40 ms, o estímulo elétrico alcança a região *anterossuperior bloqueada* através da rede de Purkinje parietal e septal, que tem conexões com as três áreas. Assim, modifica-se todo o processo de ativação dessa região, originando o vetor resultante

2_{AS} de maior magnitude, orientado para a esquerda e exageradamente para cima (aproximadamente a -60° no PF) (**Figura 5.23**).

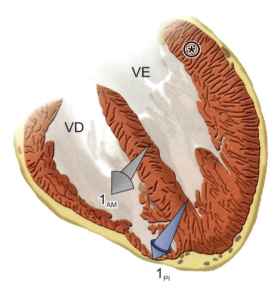

Figura 5.22 – Representação espacial dos vetores manifestos do início da ativação ventricular em caso de bloqueio da divisão anterossuperior esquerda dada pelas divisões posteroinferior (1_{PI}) e anteromedial (1_{AM}) (o asterisco retrata a ausência do vetor anterossuperior [1_{AS}]). Ventrículo Direito (VD); Ventrículo Esquerdo (VE).

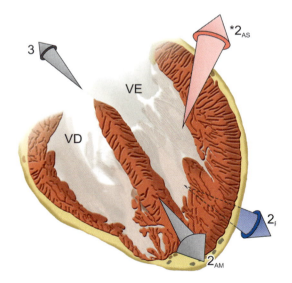

Figura 5.23 – Representação espacial dos vetores manifestos das partes média e final da ativação ventricular em caso de bloqueio da divisão anterossuperior esquerda. Observar as modificações em orientação e magnitude do vetor 2 anterossuperior (2_{AS}) (asterisco) em relação aos demais vetores. 2_{AM} = vetor 2 anteromedial; 2_{PI} = vetor 2 posteroinferior; Ventrículo Direito (VD); Ventrículo Esquerdo (VE).

Essas modificações são secundárias ao fato de a ativação da área atrasada ocorrer isoladamente, gerando forças que não são anuladas pela ativação sincrônica de áreas opostas e que, por isso, tendem a somar. Ainda, a orientação superior exagerada é decorrente do modo de ativação do VE, isto é, de baixo (região posteroinferior) para cima (região anterossuperior). Essas alterações são mais bem observadas nas derivações do PF, em decorrência do paralelismo do vetor 2_{AS} com essas derivações, ao passo que as derivações do PH apresentam poucas modificações.

Didaticamente, pode-se considerar três momentos principais na sequência do processo de ativação ventricular:

- *Momento inicial (20 ms)*: representado pelos vetores 1_{PI} e 1_{AM}, com vetor resultante orientado para baixo, para a direita e para a frente ou para trás (**Figura 5.22**).
- *Momento médio (30 a 40 ms)*: representado pelos vetores 2_{PI} e 2_{AM} normais e com vetor resultante orientado para baixo, para a esquerda e para a frente (**Figura 5.23**).
- *Momento final (além dos 40 ms)*: representado pelo vetor 2_{AS} modificado, com aumento da amplitude e exagero da orientação para cima e para a esquerda (**Figura 5.23**).

No **BDASE**, a duração do complexo QRS está discretamente aumentada (acréscimo de cerca de 20 ms), mas ainda dentro de limites normais, isto é, igual ou superior a 0,10 segundo e inferior a 0,12 segundo. O discreto aumento da duração do complexo QRS representa o assincronismo da ativação das regiões posteroinferior e anteromedial com a anterossuperior do VE. Quando o atraso da condução do estímulo entre ambas as regiões for muito intenso, exacerba o assincronismo e a duração do complexo QRS, ultrapassando 0,12 segundo, porém sem revelar características morfológicas de BRE. Geralmente, isso é secundário a bloqueio intrainfarto.

*A principal característica do **BDASE** é a orientação do eixo elétrico médio do complexo QRS para cima e para a esquerda.* Admite-se como *limite inferior* o eixo elétrico a -45° (**Figura 5.24**). Eixos elétricos situados entre 0° e -30°, na ausência de posição horizontal do

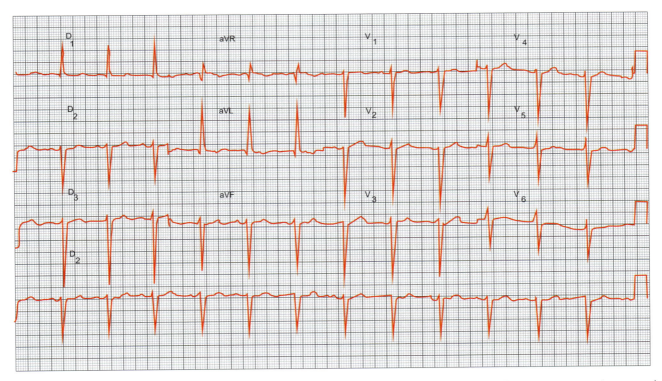

Figura 5.24 – Eletrocardiograma de paciente de 62 anos de idade com padrão clássico de bloqueios da divisão anterossuperior esquerda. Observe o desvio do eixo elétrico médio do complexo QRS para a esquerda (próximo a –60°) com consequente onda S profunda em D_3 (> 15 mm). Coexistem sinais eletrocardiográficos de sobrecarga ventricular esquerda (SVE).

coração ou na vigência de ECG pregresso confirmando a posição mais baixa do eixo elétrico, correspondem possivelmente a formas mais leves de BDAS, com menor desvio do eixo elétrico médio do complexo QRS para a esquerda.

As forças iniciais para baixo e para a direita geram, obrigatoriamente, onda "r" inicial em D_2, D_3 e aVF e onda "q" em D_1 e aVL. A voltagem dessas deflexões pode ser maior que a normal, porém com duração inferior a 20 ms. A *rotação anti-horária* inicial determina que a onda "r" em D_3 seja mais precoce que a de D_2, exclusivamente em traçados de ECG com registro simultâneo dessas derivações (**Figura 5.25**).

As forças elétricas intermediárias continuam a contribuir para a amplitude da onda "r" em D_2, D_3, aVF e V_2. A rotação anti-horária determina que a onda "r" de D_2 seja semelhante à de D_3.

As importantes forças elétricas intermediárias finais (aliadas às do VD), dirigidas fundamentalmente para cima e, na maioria das vezes, para a esquerda, são provocadas pelo vetor 2_{AS} modificado e explicam a

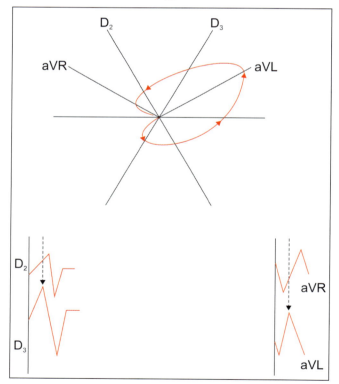

Figura 5.25 – Alça de QRS no plano frontal superposta às derivações do mesmo. A deflexão intrinsecoide de onda R de D_3 é mais precoce que D_2, e a deflexão intrinsecoide de aVL é mais precoce que aVR.

onda S profunda em derivações inferiores e a onda R em D_1 e aVL. Salienta-se que, obrigatoriamente, a onda aprofunda-se ainda mais de D_2 para D_3 pelo paralelismo do vetor com a última derivação (aproximadamente -60°). Esses dados são fundamentais para o reconhecimento do **BDASE**, uma vez que não se encontram nos casos de posição horizontal do coração ou de atraso final de condução, que determinam forças elétricas orientadas para cima. Quando as forças elétricas terminais têm orientação superior a -60°, registra-se onda R tardia em aVR, porém de pequena magnitude. Raramente, é possível identificar onda S em D_1, principalmente em casos de coração na posição horizontal. Concluindo, as derivações do PF revelam qR em D_1 e aVL, rS em D_2, D_3 e aVF e QS, qR ou QR em aVR.

As derivações do PH não se modificam de forma tão característica, porém a orientação das forças elétricas iniciais mais para baixo que o normal modifica a onda "q" das derivações precordiais, causando a diminuição da amplitude ou o desaparecimento total. Pelo mesmo motivo, é possível evidenciar pequena onda "q" em V_2 e V_3, derivações que ocupam posição mais elevada que as precordiais esquerdas e, por essa razão, exploram a cauda do vetor inicial. Em alguns casos, observa-se diminuição da onda "r" de V_2 e V_3 em relação a V_1 pelo mesmo motivo. Na grande maioria dos casos, registra-se onda S em V_5 e V_6, decorrente da orientação exagerada para cima das forças elétricas terminais, principalmente aquelas representadas pelo vetor 2_{AS}. Pelo mesmo motivo, a onda R de V_5 e V_6 não revela grande magnitude, principalmente na ausência de SVE.

Resumindo, no PH, registra-se rS em V_1, qrS em V_2 e V_3 e qRS nas derivações precordiais esquerdas. O assincronismo da ativação entre as regiões baixas e altas do VE é reconhecido pelo aumento do tempo de ativação ventricular, mais bem identificado em D_1 e aVL, que é mais tardio (> 20 ms) em comparação a V_6 e mais precoce que em aVR (Figura 5.25).

A onda T sofre modificações secundárias e seu eixo elétrico médio geralmente dirige-se para baixo e discretamente para a frente.

Sumariamente, os critérios para o diagnóstico eletrocardiográfico de BDASE são:[2,3,10-13]

- duração do complexo QRS ≤ 120 ms;
- desvio do eixo elétrico médio do complexo QRS para a esquerda no PF (-45° a -60°);
- complexo rS em D_2, D_3 e aVF e complexo qR em D_1 e aVL;
- pequeno aumento do tempo de ativação ventricular, mais bem avaliado em D_1 e aVL;
- o pico da onda "r" em D_3 é mais tardio que em D_2;
- o pico da onda "r" é mais precoce em aVL que em aVR;
- aconselha-se excluir outras causas de desvio de eixo elétrico médio do complexo QRS para a esquerda.

Bloqueio da Divisão Posteroinferior Esquerda (BDPIE)

O atraso (bloqueio) da condução encontra-se na *divisão posteroinferior* do ramo esquerdo do feixe de His e, por isso, o estímulo elétrico atinge o VE pelas divisões anterossuperior e anteromedial. A despolarização inicia-se pelo endocárdio da parede anterossuperior do VE, gerando o vetor 1_{AS} e pelo centro da superfície do septo interventricular, gerando o vetor 1_{AM}, (**Figura 5.26**). O vetor resultante dos **20 ms** iniciais orienta-se para cima, para a frente e levemente para a esquerda no PF, determinando as deflexões "r" em D_1 e "q" em D_3, e a ausência ou pequena onda "q" nas derivações precordiais esquerdas. Assim, a ativação inicial desenvolve-se de modo oposto àquela do BDASE.

Nos **30 a 40 ms** seguintes, a despolarização estende-se pela região anterossuperior e parasseptal anterior do VE, gerando os vetores 2_{AS} e 2_{AM}, com orientação praticamente semelhante àquela gerada em condições normais. Ressalve-se, entretanto, a orientação inferior do vetor 2_{AS}, uma vez que o sentido da ativação dessa área é de cima para baixo (**Figura 5.27**).

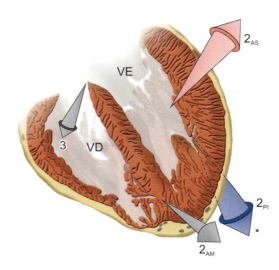

Figura 5.27 – Representação espacial dos vetores manifestos das partes média e final da ativação ventricular em caso de bloqueio da divisão posteroinferior esquerda. O vetor 2 posteroinferior (asterisco) modifica-se em orientação e magnitude. O vetor 2 anterossuperior e o vetor 3 orientam-se discretamente para baixo. 2_{AM} = vetor 2 anteromedial; Ventrículo Direito (VD); Ventrículo Esquerdo (VE).

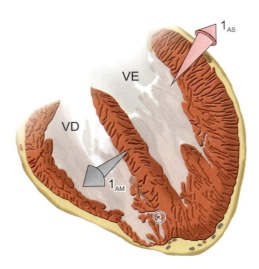

Figura 5.26 – Representação espacial dos vetores manifestos do início da ativação ventricular (20 ms) em caso de BDPIE, dada pelas divisões anteromedial (1_{AM}) e anterossuperior (1_{AS}). O asterisco representa a ausência do vetor posteroinferior (1_{PI}). Ventrículo Direito (VD); Ventrículo Esquerdo (VE).

Assim, a resultante desses vetores orienta-se para baixo, para a frente e discretamente para a esquerda, responsabilizando-se pelo registro do início da onda R das derivações inferiores D_1, aVL, V_2 e V_3.

Uma vez ativadas essas duas regiões, isto é, ao término dos **40 ms**, o estímulo elétrico alcança a *região posteroinferior* com atraso da condução, através da rede de Purkinje parietal e septal, que faz conexões com essas três regiões. Essas conexões explicam o discreto assincronismo da ativação dessas áreas, que não é superior a 20 ms.

Assim, altera-se todo o processo de ativação da região posteroinferior, que origina o vetor 2_{PI} modificado, ou seja, de maior magnitude e orientado exageradamente para baixo e para a direita (aproximadamente de 90° a 100° no PF) (**Figura 5.27**). A grande magnitude retrata a ativação isolada da *região bloqueada*, gerando forças que se somam, além de serem ampliadas pelas forças terminais do vetor 2_{AS}, que agora são parcialmente síncronas e coincidentes em sentido. A orientação inferior é consequência do modo de ativação do VE, isto é, de cima (região anterossuperior) para baixo (região posteroinferior).

Essas modificações são mais bem observadas nas derivações do PF em virtude do paralelismo com o vetor 2_{PI}. No entanto, as derivações do PH modificam-se muito pouco.

Didaticamente, pode-se considerar três momentos principais na sequência do processo de ativação ventricular:

- *Momento inicial* (20 ms): representado pelos vetores 1_{AS} e 1_{AM}, com vetor resultante orientado para cima, para a esquerda e para a frente (**Figura 5.26**).
- *Momento médio* (30 a 40 ms): representado pelos vetores 2_{AS} e 2_{AM} normais e com vetor resultante orientado para baixo, para a esquerda e para a frente (**Figura 5.26**).
- *Momento final* (além dos 40 ms): representado pelo vetor 2_{PI} modificado, com aumento da amplitude e exagero da orientação para baixo, para trás e para a direita (**Figura 5.27**).

No **BDPIE**, o discreto aumento da duração do complexo QRS (inferior a 0,12 segundo e, em média, 0,10 segundo) representa o assincronismo da ativação da região posteroinferior com as regiões anterossuperior e anteromedial do VE. Quando ocorrer maior atraso na transmissão do estímulo entre ambas as regiões, a duração pode ultrapassar 0,12 segundo, que é encontrado nos casos com comprometimento do VE.

A orientação do *eixo elétrico médio do complexo QRS*, principal característica do **BDPIE**, mas não imprescindível, dirige-se para baixo e para a direita. Geralmente, admite-se como limite superior mais seguro

o valor de $^+120°$. Eixos elétricos médios situados entre $+70°$ e $^+120°$, excluindo-se a posição vertical do coração, correspondem possivelmente a formas incompletas de **BDPIE**, com menor desvio do eixo elétrico médio para a direita.

As forças elétricas iniciais para cima e para a esquerda geram obrigatoriamente onda "q" inicial em D_2, D_3 e aVF. A voltagem da onda "q" pode ser superior à normal, mas com duração inferior a 20 ms e onda inicial em D_1 e aVL. A rotação horária inicial determina que a onda "q" em D_3 seja maior que a onda "q" de D_2. As forças elétricas intermediárias contribuem para o registro do início da onda R de D_2, D_3 e aVF (vetor 2_{AS}) e de V_2 (vetor 2_{AM}).

As forças elétricas finais mais expressivas, dirigidas fundamentalmente para baixo e para a direita e geradas pelo vetor 2_{PI} modificado, explicam a onda R de grande magnitude das derivações inferiores, e a onda S de D_1 e aVL. É oportuno ressaltar que, obrigatoriamente, a onda R cresce de D_2 para D_3, pelo maior paralelismo do vetor com a última derivação (aproximadamente a $^+120°$). Essas características são fundamentais e não são identificadas nos casos de *SVD* e de *posição vertical do coração* (**Figura 5.28**).

Sumariamente, no BDPIE as derivações do PF revelam complexos qR em D_2, D_3 e aVF, rS em D_1 e aVL, e QS ou rS em aVR.

Semelhantemente ao BDASE, as derivações do PH não desenvolvem modificações muito características. A orientação para a esquerda das forças iniciais acarreta a diminuição ou o desaparecimento da onda "r" de V_1 e a onda "q" de V_5 e V_6. A onda R de V_5 e V_6 não revela grande magnitude porque a orientação dos vetores 2_{AS} e 2_{PI} é aproximadamente perpendicular a essas derivações. No entanto, é possível identificar o prolongamento do tempo de ativação ventricular (superior a 0,045 segundo) em derivações que exploram a *região bloqueada*, em comparação a V_6, traduzindo o atraso da ativação das regiões mais baixas do VE. Esse assincronismo de ativação é realçado quando se compara o *tempo de ativação ventricular* de D_3 e aVF com o de V_6, evidenciando que as primeiras superam a última em 20 ms. Assim, o pico da onda R de V_6 é mais precoce que aquele de D_3 e aVF.

O ECG NOS BLOQUEIOS TRONCULARES E FASCICULARES

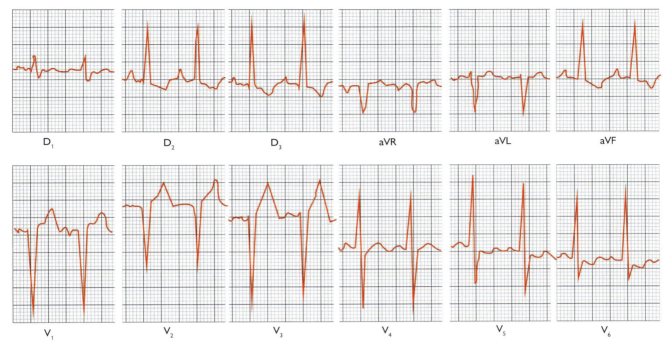

Figura 5.28 – Registro de ECG com padrão clássico de Bloqueio da Divisão Posteroinferior Esquerda (BDPI). Observe o desvio do eixo elétrico médio do complexo QRS para a direita, registro de qR em D_3 e aVF, rS em D_1 e aVL e QS em aVR.

A repolarização ventricular, ou seja, a onda T, revela modificações secundárias e seu eixo elétrico, em geral, dirige-se para cima, para a esquerda e discretamente para a frente.

Sumariamente, os critérios para o diagnóstico eletrocardiográfico de BDPIE são:[2,3,10-13]

- duração do complexo QRS ≤ 120 ms;
- desvio do eixo elétrico médio do complexo QRS para a direita no PF (+80° a +110°);
- complexo qR em D_2, D_3 e aVF, rS em D_1 e aVL, e QS ou rS em aVR;
- pequeno aumento do tempo de ativação ventricular, mais bem avaliado em D_3 e aVF;
- a onda "q" em D_3 é mais precoce que em D_2;
- a onda S em aVL é mais precoce que em V_6;
- aconselha-se excluir outras causas de desvio de eixo elétrico médio do complexo QRS para a direita.

Bloqueio da Divisão Anteromedial Esquerda (BDAME)

O aumento das forças elétricas anteriores da despolarização ventricular tem a sua gênese elétrica explicada pelo conceito de atraso (bloqueio) da condução pela divisão (fascículo) anteromedial (septal) esquerda, **BDAME**, ou Bloqueio do Fascículo Septal Esquerdo, **BFSE**. Considera-se o **BDAME** como a exteriorização dos fenômenos elétricos que se desenvolvem entre a fase média e terminal da ativação elétrica do VE, com os seus correspondentes efeitos elétricos representados por vetores dirigidos para a frente e discretamente para a esquerda.

O atraso da condução pela divisão anteromedial determina real assincronismo de despolarização das duas regiões posteroinferior e anterossuperior com a região parasseptal esquerda do VE. Admitindo-se que as divisões posteroinferior e anterossuperior estejam íntegras, o estímulo passa para a região parasseptal anterior através da rede de Purkinje. Obviamente, essa área do VE seria a última a se ativar, porém, isso não é totalmente verdadeiro. Esse fenômeno, que ocorre entre as fases média e terminal da ativação ventricular, desencadeia potenciais elétricos dirigidos para o quadrante anterior esquerdo. Na realidade, essa área é a última a se ativar, somente quando o atraso de condução pela divisão anteromedial for superior ao tempo necessário para se completar a ativação da região anterossuperior, que é a última entre as três áreas a se ativar no processo normal de ativação ventricular. Na maioria das vezes, o atraso da ativação da região bloqueada não excede o tempo necessário para a excitação elétrica da região anterossuperior, permitindo que essa seja a última região do VE a se ativar.

De acordo com essas considerações, suspeita-se de BDAME quando se evidencia desvio para a frente dos vetores de despolarização ventricular, na ausência de SVD e de infarto do miocárdio posterior.

O estímulo elétrico atinge o VE pela divisão posteroinferior e anterossuperior, provocando a despolarização das primeiras regiões dessa câmara, ou seja, do endocárdio da parede posterior (vetor 1_{PI}) e anterossuperior (vetor 1_{AS}) (**Figura 5.29**).

O vetor resultante dos **20 ms** iniciais tem pequena magnitude, uma vez que as regiões que o geram são praticamente antagônicas. Ressalte-se a ausência das forças elétricas iniciais para a frente pela ausência da manifestação do vetor 1_{AM} e, pelo mesmo motivo, a ausência de onda "q" em V_5, V_6 e D_1 e, às vezes, a inscrição de onda "q" em V_1 e V_2, dependente do vetor 1_{PI}, que predomina sobre o 1_{AS} no PH.

A seguir, a despolarização estende-se (**30 a 40 ms**) da região posteroinferior para a anterossuperior do VE, alcançando a região parasseptal esquerda através da rede de Purkinje septal e parasseptal, que faz conexões entre essas três regiões. As conexões explicam o discreto assincronismo da região comprometida, geralmente inferior a 20 ms, com exceção dos casos com comprometimento grave dessa parede, principalmente na vigência de lesões miocárdicas extensas, como na cardiopatia da doença de Chagas e na Doença Arterial Coronariana (DAC). O vetor resultante desse momento da ativação elétrica (entre 2_{PI} e 2_{AS}) tem orientação usual e, por isso, *não se observam modificações na morfologia do complexo QRS nas derivações do PF* (**Figura 5.30**).

Quando o atraso da condução pela divisão anteromedial do ramo esquerdo do feixe de His for de pequena magnitude, as porções mais altas da região anterossuperior e as porções basais de ambos os ventrículos continuam a ser as últimas regiões a serem ativadas e, assim, não há modificação do sentido habitual da sequência de despolarização no PH. Em contrapartida, quando o atraso de condução for mais intenso, a sequência de ativação elé-

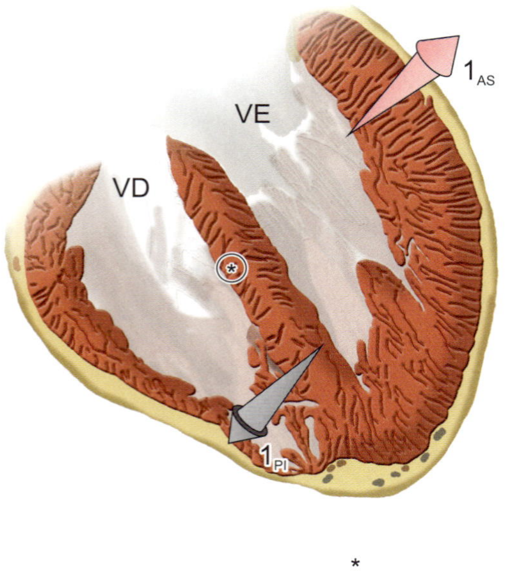

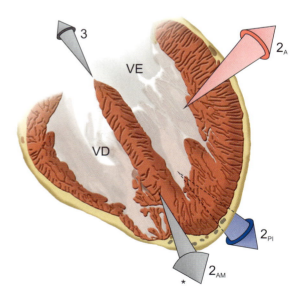

Figura 5.29 – Representação espacial dos vetores manifestos do início da ativação ventricular (20 ms) em caso de bloqueio da divisão anteromedial esquerda, dada pelas divisões posteroinferior (1_{PI}) e anterossuperior (1_{AS}). O asterisco representa a ausência do vetor anteromedial (1_{AM}). Ventrículo Direito (VD); Ventrículo Esquerdo (VE).

Figura 5.30 – Representação espacial dos vetores manifestos das partes média e final em caso de bloqueio da divisão anteromedial esquerda. O vetor 2 anteromedial 2_{AM} (**asterisco**) modifica-se em magnitude, mantendo sua orientação esquerda. 2_{AS} = vetor 2 anterossuperior; 2_{PI} = vetor 2 posteroinferior; VD = ventrículo direito; VE = ventrículo esquerdo.

trica desenvolve rotação horária e a região anterior do VE passa a ser a última região a se despolarizar.

Independentemente do grau de atraso de condução, o processo de ativação elétrica da região parasseptal sofre modificações, gerando o vetor resultante 2_{AM} de grande magnitude e orientado para a frente. Ainda é possível que, no momento da sua gênese, o vetor 2_{AM} sofra competição de forças que estão sendo geradas na região anterossuperior (vetor 2_{AS}), podendo interferir no resultado final do fenômeno. Essas modificações são mais bem identificadas nas derivações do PH pelo maior paralelismo do vetor 2_{AM} com essas derivações, uma vez que as derivações do PF se modificam muito pouco pela projeção aproximadamente perpendicular daquele vetor em relação ao PF.

Didaticamente, pode-se considerar três momentos principais na sequência do processo de ativação ventricular.

- *Momento inicial (20 ms)*: representado pelos vetores 1_{PI} e 1_{AS}, com vetor resultante orientado para a esquerda, tanto para baixo como para cima, na dependência da posição do coração (**Figura 5.29**).
- *Momento médio (30 a 40 ms)*: representado pelos vetores 2_{PI} e parte inicial do vetor 2_{AS}, com vetor resultante orientado para baixo e para a esquerda (**Figura 5.30**).
- *Momento final (além dos 40 ms)*: representado pelo vetor 2_{AM} modificado, com aumento da amplitude e orientação preservada, sucedido pela parte final do vetor 2_{AS} e vetor das regiões basais das câmaras ventriculares (**Figura 5.30**).

A duração do complexo QRS na vigência de BDAME encontra-se discretamente aumentada, porém ainda dentro de limites normais, usualmente em torno de 0,10 segundo e sempre inferior a 0,12 segundo. No PF, o eixo elétrico médio do complexo QRS não se modifica substancialmente pelo fato de os vetores 2_{PI} e 2_{AS} se manifestarem com suas características normais, além do fato de o vetor 2_{AM}, o único com magnitude modificada, ser perpendicular ao PF.

As forças elétricas *iniciais* para baixo ou para cima geram ondas "q" ou "r" em D_2, D_3 e aVF, dependendo da posição do coração. O elemento fundamental relaciona-se à ausência da manifestação do vetor 1_{AM}, responsável pela onda "r" inicial de V_1 e pela onda "q" de V_5 e V_6, que obviamente não são registradas na vigência de **BDAME**. Frequentemente, inscreve-se onda "q" em V_2, precedendo a deflexão positiva e relacionada à orientação posterior do vetor 1_{PI}. As forças elétricas *intermediárias*, os vetores 2_{AS} e 2_{PI}, contribuem para o registro de onda R em D_1, D_2, D_3 e aVF. As forças elétricas *finais* mais expressivas, dirigidas fundamentalmente para a frente, e geradas pelo vetor 2_{AM} modificado, determinam a inscrição de onda R ampla em V_2 e V_3. A onda R, obrigatoriamente, cresce de V_1 para V_2 e V_3, e diminui a voltagem de forma progressiva até V_4 ou V_6 (**Figura 5.31**).

Sumariamente, os critérios para o diagnóstico eletrocardiográfico de BDAME são:[2,3,10-12]

- duração do complexo QRS ≤ 120 ms;
- desvio do eixo elétrico médio do complexo QRS para a frente no PH, pois não existem modificações no PF exclusivamente decorrentes do BDAME;
- complexo qR em V_2 e V_3 ($R_{V2} > R_{V3}$);
- ausência de onda "q" em V_5 e V_6;
- pequeno aumento do tempo de ativação ventricular, mais bem avaliado em V_2;
- o pico da onda "R" é mais precoce em V_2 que em V_3;

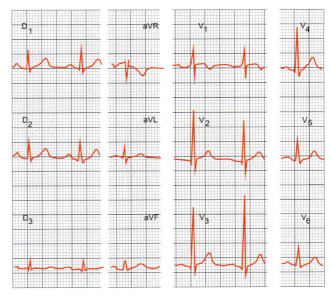

Figura 5.31 – Traçado com Bloqueio da Divisão Anteromedial Esquerda (BDAME) de paciente com 58 anos de idade, portador de cardiopatia isquêmica (lesão aterosclerótica da artéria coronária descendente anterior esquerda).

- aconselha-se excluir outras causas de aumento das forças anteriores do complexo QRS, como SVD, infarto do miocárdio posterior, posição horizontal do coração e hipertrofia seletiva da parede anterior do VE.

Publicação recente de consenso[14] revisou a literatura relacionada ao BDAME e ainda afirma que os critérios diagnósticos não estejam perfeitamente estabelecidos, provavelmente decorrentes da baixa incidência desse atraso da condução nas diferentes cardiopatias. No entanto, a associação do BDAME com BRD e BRE (ver adiante em associação de bloqueios) praticamente exclui a possibilidade de que o BDAME represente graus menos avançados desses atrasos da condução intraventricular.

ATRASOS (BLOQUEIOS) DA CONDUÇÃO PELAS DIVISÕES (FASCÍCULOS) DO RAMO DIREITO DO FEIXE DE HIS

Do ponto de vista anatômico, o *ramo direito*, em sua terceira porção subendocárdica, atinge a base do músculo papilar anterior ramificando-se em três direções principais – *anterior, média* e *posterior* – dando origem à rede de Purkinje subendocárdica direita. Por outro lado, trabalhos experimentais consideram que o ramo direito, do ponto de vista eletrofisiológico, apresenta duas regiões de distribuição: uma que corresponde à região superoanterior do VD, abaixo da artéria pulmonar (*divisão superior*) e, a outra, à região inferoposterior (*divisão inferior*). Em condições normais, essas duas regiões ativam-se ao mesmo tempo, originando o vetor resultante 3, dirigido para cima e algo para a direita no PF.

Quando uma determinada região do VD se despolariza mais tardiamente que o habitual, sem existir atraso de condução no ramo direito do feixe de His, a parte final da despolarização ventricular orienta-se mais para a direita que o normal, uma vez que não há oposição das forças elétricas do VE.

Bloqueio da Divisão Superior Direita (BDSD)

O *atraso da condução pela divisão superior direita* gera forças elétricas anômalas finais dirigidas para cima e para a direita (**Figura 5.32**).

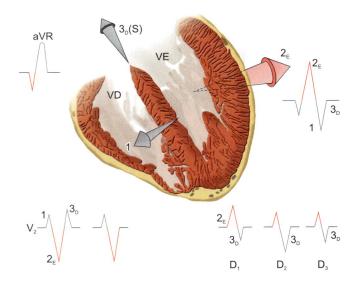

Figura 5.32 – Principais vetores resultantes da ativação ventricular e morfologias eletrocardiográficas na vigência de bloqueio da divisão superior do ramo direito. O vetor $3_D(s)$ (superior) paralelo à derivação D_2 determina S_2 maior que S_3.

As forças elétricas terminais, orientadas para cima, determinam morfologia semelhante ao *BDASE*, ou seja, onda S em D_2, D_3 e aVF, onda R terminal em aVR, onda S terminal em V_6 e, às vezes, em D_1, caracterizando o *Atraso Final de Condução* (AFC). As forças elétricas finais, orientadas para cima e para a direita, isto é, aproximadamente paralelas à D_2, determinam a obrigatoriedade da onda S de D_2 ser maior que a onda S de D_3. Além disso, as ondas S têm baixa profundidade nas derivações inferiores, facilitando a diferenciação com o BDASE (**Figura 5.33**).

Bloqueio da Divisão Inferior Direita (BDID)

O *atraso da condução pela divisão inferior direita* gera forças elétricas anômalas finais dirigidas para baixo e para a direita (**Figura 5.34**).

As forças elétricas terminais, orientadas para baixo, determinam morfologia semelhante ao *BDPIE*, ou seja, onda S em D_2, D_3 e aVF, onda R terminal em aVR, onda S terminal em V_6 e, às vezes, em D_1, caracterizando o *atraso final de condução* (AFC). As forças elétricas finais orientadas para cima e para a direita, isto é, aproximadamente paralelas à D_2, determinam a obrigatoriedade da onda S de D_2 ser maior que a onda S de D_3. Além disso, as ondas S têm baixa profundidade nas derivações inferiores, facilitando a diferenciação com o BDPIE (**Figura 5.35**).

O ECG NOS BLOQUEIOS TRONCULARES E FASCICULARES

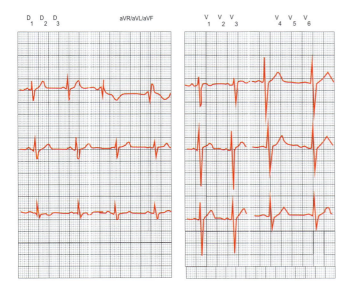

Figura 5.33 – Bloqueio da divisão superior do ramo direito: a onda S em D_2 é maior que em D_3. Registra-se S empastado em D_1, aVL e V_5 e V_6. O eletrocardiograma mostra atraso final de condução orientado para trás e para cima.

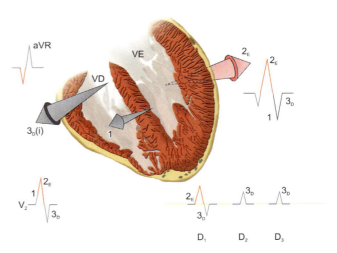

Figura 5.34 – Principais vetores resultantes da ativação ventricular e morfologias eletrocardiográficas na presença do bloqueio da divisão inferior do ramo direito. O vetor $3_D(i)$ (inferior) aproximadamente equidistante das derivações D_2 e D_3 configura a onda R de amplitude semelhante naquelas derivações.

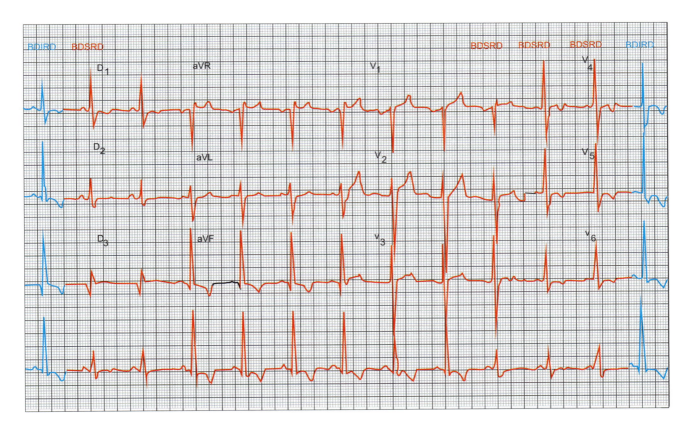

Figura 5.35 – Bloqueio da Divisão Inferior do Ramo Direito (BDIRD), primeiro e *último* complexos. A onda R em D_2 é maior que em D_3. Registra-se S empastado em D_1, aVL, V_5 e V_6. Observar a intermitência entre os bloqueios inferior (BDIRD) e superior (BDSRD) direitos.

79

ASSOCIAÇÃO DE ATRASOS DA CONDUÇÃO INTRAVENTRICULAR (ASSOCIAÇÃO DE BLOQUEIOS)

Habitualmente, ocorre um assincronismo no término da despolarização e repolarização das quatro ramificações do feixe de His e, apesar de a ativação ser simultânea, a divisão posteroinferior é a região que finaliza a sua despolarização em primeiro lugar, seguida pela divisão anteromedial e anterossuperior e, finalmente, pelo ramo direito. Em condições normais, evidencia-se um atraso de pequena magnitude ("fisiológico") na despolarização do ramo direito e também na divisão ou fascículo anterossuperior do ramo esquerdo. Doenças que acentuam ou também modificam essas diferenças fisiológicas da velocidade de condução intraventricular podem determinar o registro de padrões simultâneos de bloqueios intraventriculares. Isso diz respeito a transtornos de condução que afetam um ramo associado a dois ou três fascículos do tecido de condução: ramo direito e subdivisões posteroinferior, anterossuperior e anteromedial. Consideram-se as seguintes possibilidades:

- Atraso de condução pelo ramo direito (BRD) associado a atraso de condução pela divisão anterossuperior esquerda (BDASE) do feixe de His – BRD + BDASE (Figura 5.36).
- Atraso de condução pelo ramo direito (BRD) associado a atraso de condução pela divisão posteroinferior esquerda (BDPIE) do feixe de His – BRD + BDPIE (Figura 5.37).
- Atraso de condução pelo ramo direito (BRD) associado a atraso de condução pela divisão anteromedial esquerda (BDAME) do feixe de His – BRD + BDAME (Figuras 5.38 e 5.39).
- Atraso de condução pela divisão anterossuperior esquerda (BDASE) associado ao atraso de condução pela divisão anteromedial esquerda (BDAME) do feixe de His – BDASE + BDAME (Figura 5.40).
- Atraso de condução pela divisão posteroinferior esquerda (BDPIE) associado ao atraso de condução pela divisão anteromedial esquerda (BDAME) do feixe de His – BDPIE + BDAME (Figura 5.41).
- Atraso de condução pela divisão anterossuperior esquerda (BDASE) associado ao atraso de condução pela divisão posteroinferior esquerda (BDPIE) do feixe de His – BDASE + BDPIE (Figura 5.42).

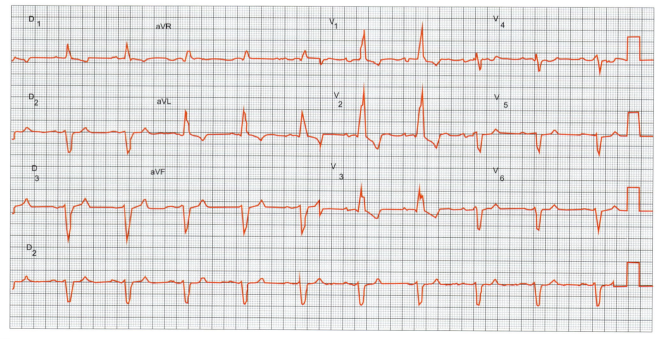

Figura 5.36 – Registro de ECG revelando a associação de Bloqueio do Ramo Direito (BRD) ao bloqueio da divisão anterossuperior esquerda (BDASE).

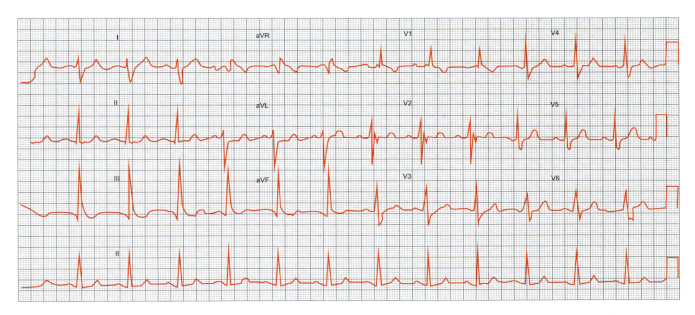

Figura 5.37 – Registro de ECG revelando a associação de Bloqueio do Ramo Direito (BRD) ao Bloqueio da Divisão Posteroinferior Esquerda (BDPI).

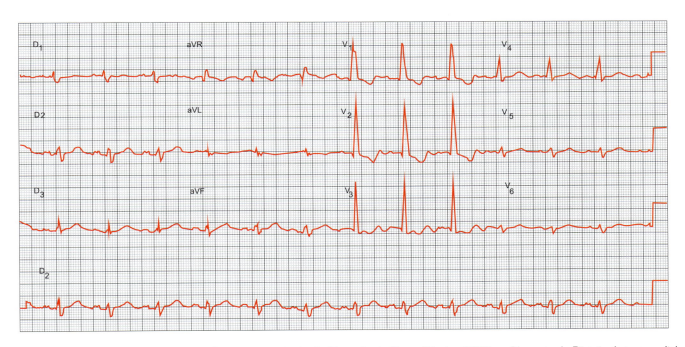

Figura 5.38 – Registro de ECG revelando a rara associação de Bloqueio do Ramo Direito (BRD) ao Bloqueio da Divisão Anteromedial Esquerda (BDAME).

- Atraso de condução pelo ramo direito (BRD) do feixe de His, associado ao atraso de condução pelas divisões anterossuperior esquerda (BDASE) e anteromedial esquerda (BDAME) do feixe de His – BRD + BDASE + BDAME (Figura 5.43).

BRD + BDASE

É a associação mais comum na prática clínica, tendo em vista a sua alta incidência na **Doença de Chagas** e nas doenças degenerativas que comprometem o tecido de condução, como a de Lev-Le-

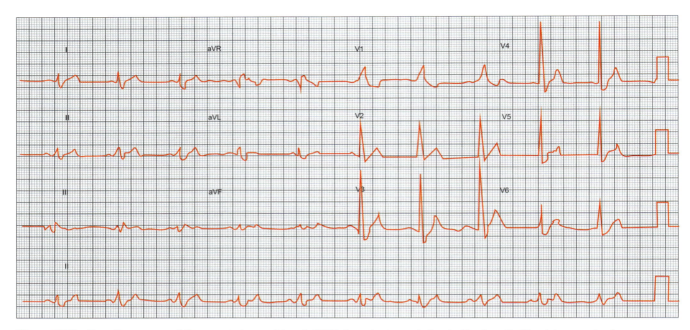

Figura 5.39 – Semelhantemente à figura anterior, registro de ECG de paciente portador de Cardiopatia Chagásica, revelando a rara associação de Bloqueio do Ramo Direito (BRD) ao Bloqueio da Divisão Anteromedial Esquerda (BDAME).

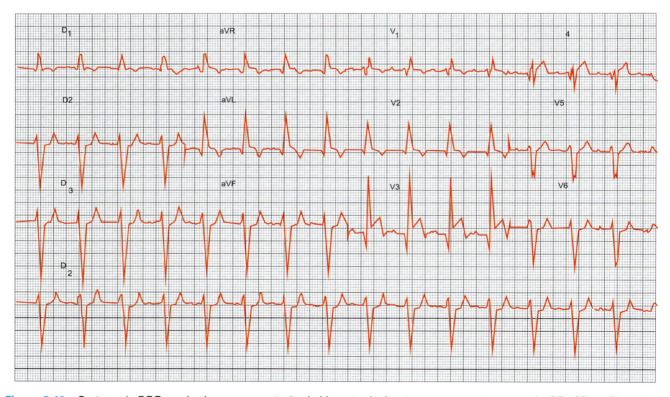

Figura 5.40 – Registro de ECG revelando a rara associação de bloqueio da divisão anterossuperior esquerda (BDASE) ao Bloqueio da Divisão Anteromedial Esquerda (BDAME).

O ECG NOS BLOQUEIOS TRONCULARES E FASCICULARES

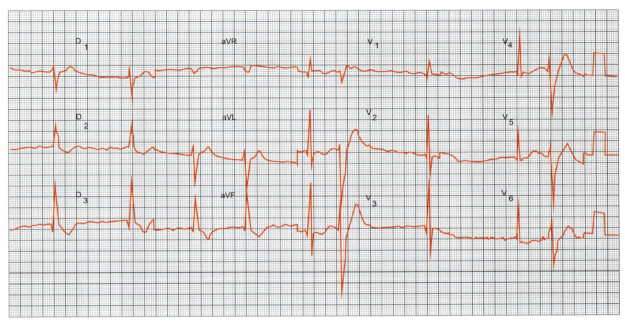

Figura 5.41 – Registro de ECG revelando a rara associação de Bloqueio da Divisão Posteroinferior Esquerda (BDPI) ao Bloqueio da Divisão Anteromedial Esquerda (BDAME). Obs.: abstrair a presença de extrassístoles ventriculares nas derivações precordiais.

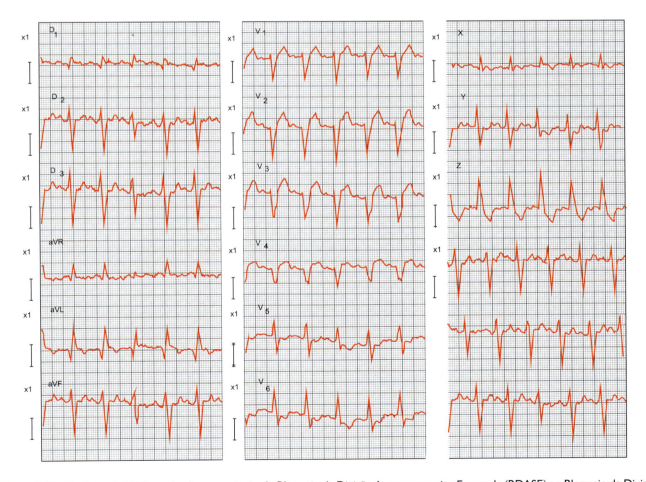

Figura 5.42 – Registro de ECG revelando a associação de Bloqueio da Divisão Anterossuperior Esquerda (BDASE) ao Bloqueio da Divisão Posteroinferior Esquerda (BDPI).

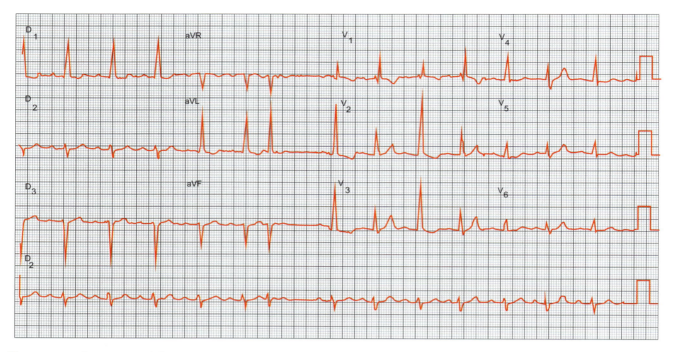

Figura 5.43 – Registro de ECG revelando a associação de Bloqueio do Ramo Direito (BRD) ao Bloqueio da Divisão Anterossuperior Esquerda (BDASE) e ao Bloqueio Intermitente da Divisão Anteromedial Esquerda (BDAME).

negre. Provavelmente, também esteja relacionada à proximidade anatômica dessas estruturas, permitindo que lesões menos extensas provoquem atraso da condução do ramo direito e da divisão anterossuperior do ramo esquerdo.

Critérios Diagnósticos:[2,3]

- Aumento da duração do complexo QRS ≥ 0,12s.
- Padrão RSR' em V_1, com R' alargado e empastado.
- Ondas S alargadas e empastadas em D_1, V_5 e V_6.
- A primeira metade do complexo QRS (primeiros 0,06s) tem eixo elétrico dirigido entre ‾30° e ‾90° no plano frontal.
- Padrão r/S nas derivações inferiores, com S-D_3 > S-D_2 (r com 3 a 5 mm, S ≥ 15 mm).

A gênese elétrica dos achados eletrocardiográficos resulta da somatória das alterações descritas para esses atrasos da condução intraventricular de maneira isolada. Resumidamente, o registro da primeira porção do complexo QRS reflete as características do BDASE, e a porção final, as do BRD (**Figura 5.44**).

BRD + BDPIE

Essa associação é menos comum que a precedente, e a etiologia mais frequente continua sendo a **cardiopatia chagásica**. Ainda, a incidência de BRD + BDPIE tem frequência superior à do BDPI isolado, tendo em vista que para a manifestação desse atraso é necessária lesão muito extensa, favorecendo a concomitância do comprometimento de outros ramos ou divisões.

Critérios Diagnósticos:[2,3]

- Aumento da duração do complexo QRS ≥ 0,12s.
- Padrão RSR' em V_1, com R' alargado e empastado.
- Ondas S alargadas e empastadas em D1, V_5 e V_6.
- A primeira metade do complexo QRS (primeiro 0,06s) tem eixo elétrico dirigido para direita (≥ ⁺90°), padrão rS em D_1, e qR em D_2, D_3 e aVF (R-D_3 > R-D_2 – R ≥ 15 mm), e as ondas R dessas derivações apresentam empastamento do ramo descendente, são amplas e não seguidas de ondas S.

Da mesma forma que no BDPI isolado, devem ser afastadas as causas de desvio do eixo elétrico do QRS para a direita. Como já foi mencionado,

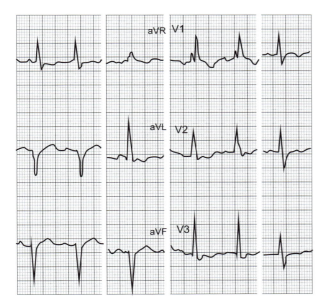

Figura 5.44 – Registro de ECG revelando a frequente associação de Bloqueio do Ramo Direito (BRD) ao Bloqueio da divisão Anterossuperior Esquerda (BDASE).

a gênese elétrica dos achados eletrocardiográficos resulta da somatória das alterações descritas para esses atrasos da condução intraventricular de maneira isolada. Resumidamente, a primeira porção do complexo QRS (geralmente 0,06s) tem as características do BDPIE, enquanto a porção final mostra as características do BRD (ver Figura 5.37).

BRD + BDAME

Associação de atrasos da condução, pouco comum na prática clínica, e em geral não é identificada mesmo em traçados bastante característicos. Novamente, as cardiopatias chagásica e isquêmica constituem as causas mais frequentes.

Critérios Diagnósticos:[2,3]

- Aumento da duração do complexo QRS ≥ 0,12s.
- Padrão RSR' em V_1, com R' alargado e empastado.
- Ondas S alargadas e empastadas em D_1, V_5 e V_6.
- A primeira metade do complexo QRS (primeiros 0,06s) tem eixo elétrico dirigido para a frente no plano horizontal, geralmente registrando padrão qR, com ondas R amplas e ramos descendentes empastados em V_2 e V_3 (R-V_2 > R-V_3 sendo que R-V_3 ≥ 15 mm).

- Diminuição progressiva da amplitude da onda R de V_4 a V_6.

Obviamente, como no BDAME isolado, deve-se afastar as causas de aumento das forças anteriores do complexo QRS. Resumidamente, a primeira porção do complexo QRS (geralmente 0,06s) tem as características do BDAME no plano horizontal (derivações V_2 e V_3), enquanto a porção final mostra as características do BRD, especialmente em derivações inferiores, D_1, aVL, V_1 e V_6 (**ver Figuras 5.38 e 5.39**).

BRE + BDASE

O bloqueio bifascicular esquerdo é o que compromete duas das três subdivisões do ramo esquerdo do feixe de His, e que pode corresponder à associação de bloqueio da divisão anterossuperior, com bloqueio da divisão anteromedial, bloqueio da divisão posteroinferior com bloqueio da divisão Anteromedial, e bloqueio da divisão anterossuperior com bloqueio da divisão posteroinferior.

Essa associação é encontrada com maior frequência nos portadores de cardiopatia isquêmica e hipertensiva. A sua aceitação na comunidade científica é limitada, principalmente quando encarada estritamente do ponto de vista anatômico, admitindo-se ser impossível a identificação do comprometimento de uma divisão na vigência de bloqueio do ramo principal.[15] No entanto, como já foi definido no início deste capítulo, é perfeitamente admissível que o atraso da condução possa ocorrer no ramo principal do feixe de His e também apresentar maior atraso em uma das suas divisões. Desta forma, podemos encontrar traçados eletrocardiográficos compatíveis com o diagnóstico de BRE de grau avançado, mas com evidentes modificações do seu aspecto clássico, ou seja, associado a BDASE, BDAME ou BDPIE.

Critérios Diagnósticos:[2,3]

- Duração do complexo QRS ≥ 0,12s.
- Ausência da onda Q em D_1, V_5 e V_6.
- Deslocamento do segmento ST e onda T na direção oposta à maior deflexão do complexo QRS.

- Desvio do eixo elétrico para a esquerda acima de –60°.
- Complexos QRS amplos e geralmente com padrão rS ou S em D_2, D_3 e aVF (S ≥ 15 mm).
- Ondas s em V_5 e V_6 de pequena amplitude, e duração não superior a 30 ms.
- Complexos QRS pontiagudos em D_1, V_5 e V_6, em substituição ao clássico aspecto em torre.

Da mesma forma que no BDASE isolado, as alterações dessa associação manifestam-se principalmente no plano frontal (**Figura 5.45**).

BRE + BDPIE

Essa associação de atrasos da condução intraventricular também é encontrada na cardiopatia isquêmica e na cardiomiopatia dilatada.

Critérios Diagnósticos:[2,3]

- Duração do complexo QRS ≥ 0,12s.
- Ausência da onda Q em D_1, V_5 e V_6.
- Deslocamento do segmento ST e onda T na direção oposta à maior deflexão do complexo QRS.
- Tendência do desvio do eixo elétrico para a direita.

- Complexos QRS amplos, geralmente monofásicos, com morfologia qR ou R em derivações inferiores.

A parte inicial e média da ativação ocorre de forma semelhante à descrita para o BRE isolado. Entretanto, as forças elétricas atrasadas, de grande magnitude do BDPIE, competem com as forças atrasadas de septo e parede livre do VE, determinando o desvio da resultante para a direita e para baixo. Essas alterações manifestam-se principalmente no plano frontal (**Figura 5.46**).

BRE + BDAME

Apesar de não ser reconhecida na literatura médica,[14] essa associação pode ser eventualmente encontrada em raros traçados, onde se evidenciam ondas R em V_1 e V_2 com amplitude superior a 10 mm, na ausência de onda Q em D_1, V_5 e V_6 e sem critérios para SVD. Infelizmente, não existem estudos suficientes para estabelecer critérios diagnósticos definitivos para essa associação (**Figura 5.47**).

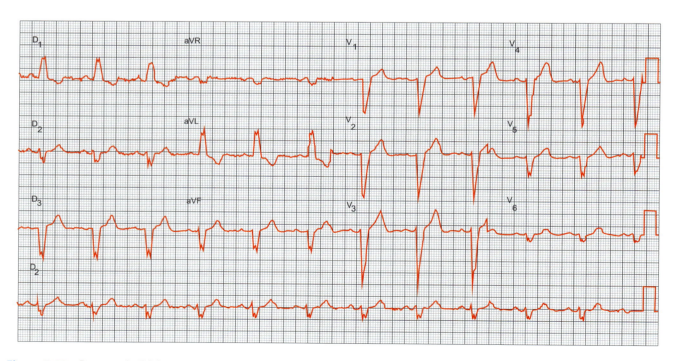

Figura 5.45 – Registro de ECG revelando a associação de Bloqueio do Ramo Esquerdo (BRE) ao Bloqueio da Divisão Anterossuperior Esquerda (BDASE).

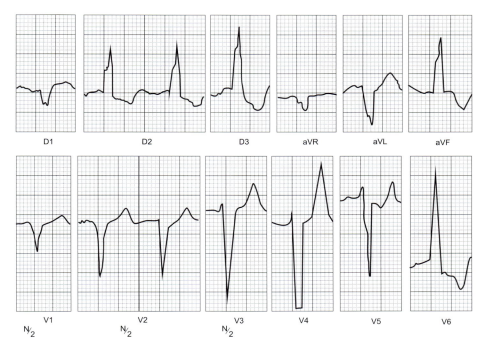

Figura 5.46 – Registro de ECG revelando a associação de Bloqueio de Ramo Esquerdo (BRE) ao Bloqueio da Divisão Posteroinferior Esquerda (BDPI). Observar as ondas R amplas de D2 para D3 (amplitude superior a 20 mm) e eixo elétrico médio do complexo QRS para a direita.

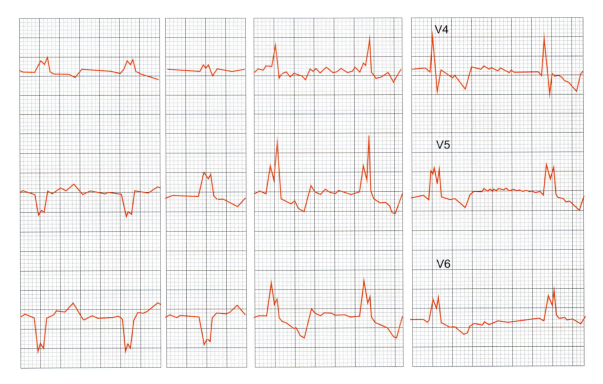

Figura 5.47 – Registro de ECG que revela Bloqueio da Divisão Anteromedial Esquerda (BDAME) associado ao Bloqueio do Ramo Esquerdo (BRE). No plano frontal, o traçado demonstra morfologia de BRE com eixo elétrico médio do complexo QRS desviado para a esquerda e, no plano horizontal, é possível identificar aspecto incomum para o BRE, ou seja, morfologia semelhante a BRD decorrente da concomitância de BDAME. Nas derivações precordiais esquerdas evidencia-se o padrão clássico do BRE.

BDASE + BDAME

Essa associação é encontrada em casos de cardiopatia chagásica e isquêmica, porém com baixa frequência. Provavelmente, secundária à proximidade anatômica dessas divisões. Os critérios diagnósticos para esses bloqueios de forma isolada continuam válidos para a associação. Especial atenção ao critério duração do complexo QRS que, dependendo do grau do atraso da condução dessas divisões, pode superar o limite de 0,12 segundo, sem significar bloqueio de ramo.

O traçado da **Figura 5.48** mostra o eixo elétrico médio do complexo QRS desviado para a esquerda no plano frontal (acima de $^-60°$), onda S profunda em D_2, D_3 e aVF, e onda R ampla em V_2 e V_3, com ápice de inscrição rápida e precedida de onda "q".

BDPIE + BDAME

Os critérios das formas isoladas continuam válidos, incluindo a possibilidade de ultrapassar o limite de 0,12 segundo. O traçado final mostra o eixo elétrico a $^+100°$, morfologia qR em D_3 e de V_1 a V_6 (R de 15 mm em D_3) e a amplitude da onda R aumenta de V_1 a V_3, diminuindo progressivamente para V_6 (**Figura 5.49**).

BDASE + BDPIE

Para o registro dessa associação é necessário que haja diferentes graus de atraso nessas duas divisões, de maneira que as regiões parasseptal e posteroinferior sejam ativadas de forma assíncrona. Na eventualidade do BDASE ser mais intenso que o BDPIE, a ativação será realizada desta última região para a anterossuperior, ocasionando ondas R amplas e S profundas nas derivações inferiores (**Figura 5.42**). Para essa associação ocorrer, admite-se que o estímulo chegue à parte média do septo por delgados filetes, que se originam da bifurcação ou se desprendem das duas divisões do ramo esquerdo. Assim, a ativação ventricular começa de modo praticamente normal, ativando a região parasseptal anterior do VE. Além disso, deve-se admitir que

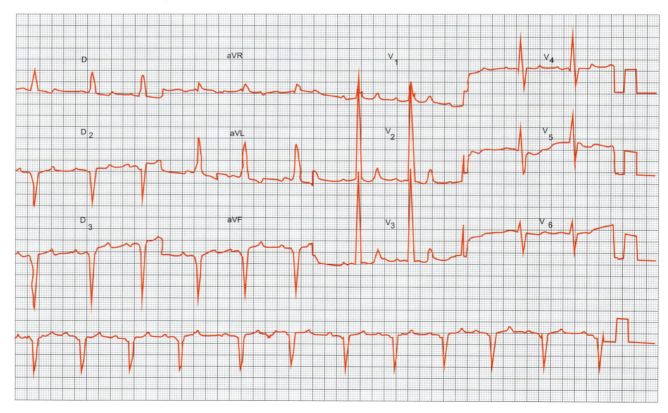

Figura 5.48 – Registro de ECG revelando Bloqueio da Divisão Anterossuperior Esquerda (BDASE) associado ao Bloqueio de Divisão Anteromedial Esquerda (BDAME). Área eletricamente inativa em região inferior.

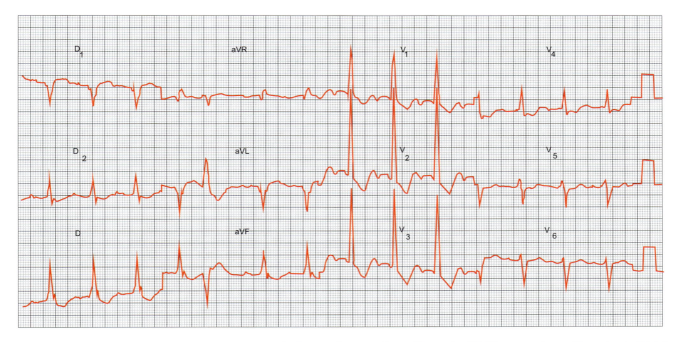

Figura 5.49 – Registro de ECG revelando Bloqueio da Divisão Posteroinferior Esquerda (BDPI) associado ao Bloqueio da Divisão Anteromedial Esquerda (BDAME).

o grau de atraso é desigual nas duas subdivisões, determinando assincronismo de ativação entre as porções anterossuperior e posteroinferior do VE.

BRD + BDASE + BDAME - com essa associação modifica-se a sequência de ativação das câmaras ventriculares e a região posteroinferior do VE passa a ser a primeira a ser ativada, seguida das regiões anteromedial e anterossuperior e, finalmente, o VD. O traçado eletrocardiográfico revela as características desses atrasos da condução, envolvendo as alterações do BDASE nas derivações do plano frontal e do BDAME e do BRD no plano horizontal (Figura 5.50).

SIGNIFICADO CLÍNICO DOS BLOQUEIOS DE RAMO E FASCICULARES

BRE: o registro eletrocardiográfico de BRE, com frequência, indica a existência de cardiopatia subjacente. Geralmente, associa-se à cardiopatia hipertensiva, às valvopatias (calcificação do anel da valva mitral, estenose e insuficiência aórtica), às diferentes cardiomiopatias (principalmente à cardiomiopatia dilatada), às doenças degenerativas do sistema de condução cardíaco (principalmente no idoso), após cirurgia cardíaca e à DAC (frequentemente relacionado à disfunção do VE). Raramente identificam-se indivíduos com esse atraso de condução intraventricular sem outros sinais de cardiopatia.[10,15]

Como qualquer outro atraso da condução intraventricular, o registro eletrocardiográfico de BRE pode ser permanente ou transitório e, ainda, pode estar relacionado ao aumento ou à diminuição da frequência cardíaca (BRE dependente da frequência cardíaca).

Indivíduos com ou sem sinais de cardiopatia e registro eletrocardiográfico de BRE têm risco mais elevado de morbimortalidade de IAM, insuficiência cardíaca e arritmias, incluindo o BAV de grau avançado. Estudo populacional recente[16] revelou que o registro de BRE está significativamente relacionado ao aumento da morte súbita (risco relativo = 2,7), porém não observaram aumento da mortalidade por causa cardiovascular ou por outras causas. Na DAC aguda ou crônica, o BRE associa-se a comprometimento miocárdico mais extenso, disfunção mais grave do VE e índices mais baixos de sobrevida. A associação com atrasos da condução nas diferentes divisões do ramo esquerdo do feixe de His (BDASE, BDPIE e BDAME) indica comprometimento miocárdico ainda mais extenso.[10,15]

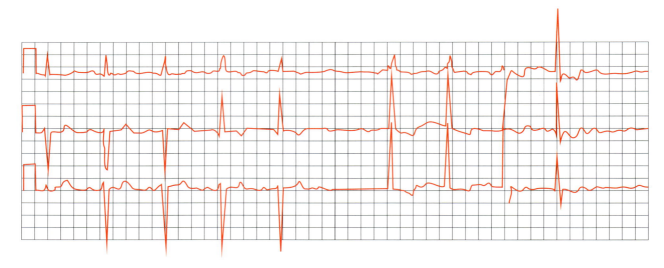

Figura 5.50 – Registro de ECG revelando Bloqueio do Ramo Direito (BRD) associado ao Bloqueio da Divisão Anterossuperior Esquerda (BDASE) e ao Bloqueio da Divisão Anteromedial Esquerda (BDAME).

BRD: pode ter diferentes etiologias e muitos indivíduos que revelam esse padrão eletrocardiográfico não demonstram outros sinais de cardiopatia, ou seja, constitui alteração eletrocardiográfica isolada, sem qualquer significado clínico. Em contrapartida, pode ser identificado em indivíduos com diferentes cardiopatias, principalmente as que evoluem com comprometimento de câmaras direitas, tais como: cardiopatias congênitas (ex.: comunicação interatrial – CIA), embolia pulmonar, DPOC com hipertensão pulmonar, valvopatias (ex.: estenose pulmonar), cardiomiopatias (em nosso meio, principalmente a cardiopatia chagásica), doença das artérias coronárias e, finalmente, em idosos, a doença de Lev-Lenegre.[2,3,10,15]

O BRD permanente ou transitório não requer terapêutica específica, porém, nos portadores de IAM da parede anterior, principalmente quando associado ao BDASE ou BDPIE e ao aumento do intervalo PR implica em risco mais elevado de BAV completo. Ainda, no paciente com IAM anterior e elevação do segmento ST, além de BRD de desenvolvimento recente, existe risco mais elevado de insuficiência cardíaca e choque cardiogênico.[10,15]

Bloqueios Fasciculares – Bdase: acredita-se que esse atraso de condução seja o mais comum em decorrência da sua estrutura delgada, comumente evidenciado em indivíduos com ou sem cardiopatia. Publicação recente[17] revelou que o registro eletrocardiográfico de BDASE acompanha-se da elevação do risco de mortalidade em 1,5, com base em três estudos populacionais. O padrão eletrocardiográfico de **BDPIE** é principalmente identificado em portadores de cardiopatia estrutural e raramente em pessoas sadias. Do mesmo modo, o padrão de **BDAME** também é registrado na vigência de cardiopatia estrutural, principalmente a chagásica e a isquêmica, e praticamente inexiste em pessoas sadias. Resumidamente, o registro eletrocardiográfico de atraso da condução dos fascículos do ramo esquerdo do feixe de His geralmente se correlaciona a maior gravidade e pior prognóstico.[2,3]

REFERÊNCIAS BIBLIOGRÁFICAS

1. B. Surawicz, R. Childers, B.J. Deal, et al. AHA/ACCF/HRS recommendations for the standardization and interpretation of the electrocardiogram. Part III. Intraventricular conduction disturbances: a scientific statement from the American Heart Association Electrocardiography and Arrhythmias Committee, Council on Clinical Cardiology; the American College of Cardiology Foundation; and the Heart Rhythm Society. Endorsed by the International Society for Computerized Electrocardiology. J Am Coll Cardiol 2009; 53:976-81.
2. Sanches PCR, Moffa PJ. Atrasos (Bloqueios) da Condução Intraventricular. In: Sanches PCR, Moffa

PJ. Eletrocardiograma uma abordagem didática. 1ª ed. São Paulo: Roca, 2010. p.88-112.

3. Sanches PCR, Moffa PJ. Distúrbios da condução intraventricular. In: Moffa PJ, Sanches PCR, Tranchesi. Eletrocardiograma normal e patológico. 7ª ed. São Paulo: Roca, 2001. p. 381-412.

4. Katz AM. The Electrocardiogram. In: Katz A.M. Physiology of the heart, 5th ed. Philadelphia: Lippincott Williams & Wilkins, 2011. p. 401-30.

5. Spach MS, Lieberman M, Scott JG, et al. Excitation sequences of the atrial septum and the AV node in isolated hearts of the dog and rabbit. Circulation 1971; 29:156-72.

6. Li J, Greener ID, Inada S, et al. Computer three dimensional reconstruction of the atrioventricular node. Circ Res 2008; 102:975.

7. Anderson RH, Yanni J, Boyett RM, et al. The anatomy of cardiac conduction system. Clin Anat 2009; 22:99-113.

8. Anderson RH, Boyett MR, Dobrzynski H, Moorman AF. The anatomy of the conduction system: implications for the clinical cardiologist. J Cardiovasc Transl Res 2013; 6(2):187-96.

9. Bacharova L, Szathmary V, Mateasik A. Electrocardiographic patterns of left bundle branch block caused by intraventricular conduction impairment in working myocardium: A model study. J Electrocardiol 2011; 44:768-78.

10. Goldberger AL, Goldberger ZD, Shvilkin A. Goldberger's Clinical Electrocardiography: Simplified Approach. 8th ed. Philadelphia Saunders, 2012.

11. Wagner GS, Strauss DG. Marriott's Practical Electrocardiography. 12th ed. Philadelphia, Lippincott Willians & Wilkins - Wolters Kluwer, 2014.

12. Baltazar RF. Basic and Bedside Electrocardiography. 1th ed. Philadelphia: Lippincott Williams & Wilkins, Wolters Kluwer, 2009.

13. Elizari MV, Acunzo RS, Ferreiro M. Hemiblocks revisited. Circulation. 2007;115:1154-63.

14. Bayés de Luna A, Riera AP, Baranchuck A, et al. Electrocardiographic manifestation of the middle fibers/septal fascicle block: a consensus report. J Electrocardiol 2012; 45:454–60.

15. Surawicz B, Knilans TK. Chou's electrocardiography in clinical practice: adult and pediatric. 5th ed. Philadelphia, WB Saunders, 2001.

16. Aro AL, Anttonen O, Tikkanen JT, et al. Intraventricular conduction delay in a standard 12-lead electrocardiogram as a predictor of mortality in the general population. Circ Arrhythm Electrophysiol 2011; 4:704-10.

17. Chou R, Arora B, Dana T, et al. Screening asymptomatic adults with resting or exercise electrocardiography: A review of the evidence for the US Preventive Services Task Force. Ann Intern Med 2011; 155:375-85.

O ECG nos Bloqueios Atrioventriculares

Nelson Samesima

INTRODUÇÃO

O eletrocardiograma como ferramenta não invasiva para a análise do sistema elétrico de condução mostra-se de grande importância na prática clínica. Para tal, devemos nos lembrar de que a estrutura responsável pela conexão elétrica (única, na maioria dos indivíduos) entre os átrios e os ventrículos é o nódulo atrioventricular (AV). Este possui uma característica eletrofisiológica única, a condução decremental, cujo objetivo é retardar a velocidade de condução do estímulo elétrico para que haja o completo esvaziamento dos átrios antes do início da contração dos ventrículos. Esta condução decremental é identificada, ao ECG, pelo segmento Pr (linha isoelétrica entre a onda P e o complexo QRS). Entretanto, a avaliação da condição do nódulo atrioventricular é feita pela mensuração do INTERVALO Pr (início da onda P até o início do complexo QRS) (Figura 6.1). Este é considerado normal quando se obtém valores entre 0,12 e 0,20 segundos, mas vale lembrar que indivíduos nos extremos etários apresentam variações desse intervalo normal. Em nossa Dirtetriz,[1] intervalos Pr com valores de 0,20s já são considerados anormais.

Neste capítulo estudaremos as condições eletrofisiológicas e as características eletrocardiográficas que culminam com um retardo do estímulo elétrico acima do considerado normal pelo nódulo AV.

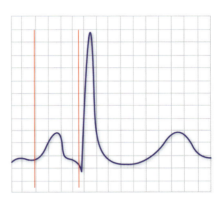

Figura 6.1 – Intervalo Pr (início da onda P até o início do complexo QRS).

De forma geral, quando os impulsos atriais sofrem retardos ou falham em atingir os ventrículos, estamos diante de um bloqueio atrioventricular. Anatomicamente, estudos intracavitários mostraram que esses bloqueios podem estar localizados no próprio nódulo AV (bloqueio nodal), no sistema His Purkinje (bloqueio intra-His) ou abaixo dele (bloqueio infra-His). Geralmente os bloqueios nodais apresentam-se com complexos QRS estreitos, com duração menor do que 0,12 segundo e possuem bom prognóstico, ao contrário dos bloqueios intra e infra-His, que mais frequentemente cursam com complexos QRS alargados, pior evolução, e necessidade de implante de marca-passo definitivo.[2,3]

Do ponto de vista eletrocardiográfico, os bloqueios AV são classificados em três tipos:

- 1º grau;
- 2º grau;
  - Tipo I ou Mobitz I;
  - Tipo II ou Mobitz II;
  - Tipo 2:1;
  - Tip avançado;
- 3º grau ou total.

Além das características de cada um, veremos, a seguir, que o bloqueio AV de segundo grau apresenta uma subdivisão em quatro tipos (bem distintos ao ECG).

Bloqueio AV do 1º grau

A característica fundamental dessa situação baseia-se numa dificuldade constante dos impulsos atriais para chegar aos ventrículos. Assim sendo, observa-se um intervalo PR prolongado (≥ 0,20s) e constante, presente em todos os batimentos e com uma relação AV de 1:1 (Figuras 6.2A e 6.2B). Todos os impulsos atriais chegam aos ventrículos. Na imensa maioria dos casos, o defeito está localizado no nódulo AV e apresenta, ao Estudo Eletrofisiológico (EEF), um intervalo A-H maior que 150 ms. Menos frequentemente, em cerca de 13% dos casos, o defeito pode estar no sistema His-Purkinje, determinado por aumento do intervalo H-V maior que 55 ms (ou maior que 60 ms na presença de bloqueio de ramo). Outra apresentação ao EEF é o aumento da duração do potencial H (quebra ou duplicação), gerando dois potenciais H e H'. É comum a associação desses casos com a presença de bloqueio de ramo.[4]

Bloqueio AV do 2º grau[4,5]

A maior dificuldade na transmissão do impulso elétrico dos átrios aos ventrículos é a característica principal nos BAV's de 2º grau. Independentemente do subtipo, verificam-se ondas P não conduzidas (pelo menos uma) e, portanto, não seguidas do complexo QRS. Quatro apresentações eletrocardiográficas podem ser facilmente reconhecidas e serão descritas a seguir.

BAV do 2º grau tipo I

Também conhecido como bloqueio tipo *Wenckebach* ou *Mobitz I*, caracteriza-se por um gradual aumento na dificuldade de condução do estímulo elétrico entre os átrios e os ventrículos. Ao ECG constata-se um aumento progressivo do intervalo PR até a ocorrência de uma onda P bloqueada (sem complexo QRS) (Figuras 6.3A e 6.3B). O intervalo PR, que segue a pausa, é o menor entre todos que participam do ciclo, e o intervalo RR, que contém a pausa, é menor que duas vezes o intervalo RR prévio. Há progressiva redução do intervalo RR, até que ocorra a interrupção da condução. A maioria dos casos com complexos QRS estreitos ocorre por transtorno localizado no nódulo AV, sendo raro o defeito estar abaixo deste. Entretanto, quando o complexo QRS é alargado (≥ 0,12s), o bloqueio pode estar localizado no sistema His-Purkinje em até 60% dos casos, e, assim, com prognóstico semelhante ao bloqueio tipo II.

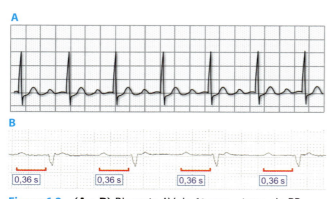

Figura 6.2 – (A e B) Bloqueio AV do 1º grau – intervalo PR prolongado (≥ 0,20s) e constante, presente em todos os batimentos, com relação AV 1:1.

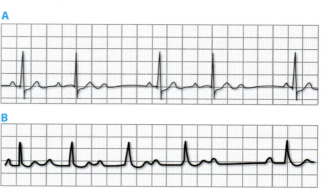

Figura 6.3 – (A e B) BAV do 2º grau tipo I (Wenckebach ou Mobitz I).

BAV do 2º grau tipo II

Também conhecido como bloqueio tipo *Mobitz II*, observa-se uma súbita interrupção na condução do estímulo elétrico entre os átrios e os ventrículos. Ao ECG constatam-se ondas P, QRS, T, com intervalos normais e, subitamente, observa-se uma onda P bloqueada (Figuras 6.4A e 6.B). Dessa maneira, a condução AV processa-se de forma 1:1 até que se instale o bloqueio e uma onda P deixe de ser conduzida. Os intervalos PR são obrigatoriamente idênticos antes e após o batimento atrial bloqueado. Todos os bloqueios desse subtipo são infranodais, ou seja, o defeito está situado no sistema His-Purkinje (ou abaixo) e associado com pior prognóstico.

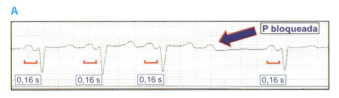
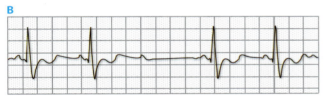

Figura 6.4 – (A e B) BAV do 2º grau tipo II (Mobitz II).

BAV 2º grau tipo 2:1

A diferença fundamental em relação ao tipo II é que agora a condução atrioventricular é intermitente. Consequentemente, observam-se ondas P conduzidas (portanto, seguidas de complexo QRS) alternadas com ondas P bloqueadas, **de maneira constante** (Figuras 6.5A e 6B). Bloqueios desse tipo não podem ser classificados como tipos I ou II. Esse conceito é enfatizado pelas diretrizes ACC/AHA para o estudo eletrofisiológico intracardíaco. Quando o complexo QRS é estreito, a lesão situa-se no nódulo AV em 60%, e no tronco do feixe de His no restante. Na presença de bloqueio de ramo, a alteração localiza-se no sistema His-Purkinje em 81% dos casos e, raramente, no nódulo AV.

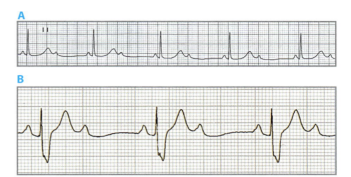

Figura 6.5 – (A e B) BAV 2º grau tipo 2:1 – condução atrioventricular intermitente; ondas P conduzidas (portanto, seguidas de complexo QRS) alternadas com ondas P bloqueadas, de maneira constante.

BAV do 2º grau avançado

Essa variedade de bloqueio também é conhecida como **bloqueio de alto grau** e caracteriza-se pela presença de três ou mais ondas P bloqueadas para cada complexo QRS (Figuras 6.6A e 6.6B). Nesse subtipo é muito importante identificar que a condução AV (intervalo PR) dos impulsos atriais que chegam aos ventrículos é normal e constante. Essa identificação da relação P-QRS é útil na diferenciação de outras formas de bloqueio atrioventricular. Neste caso, frequentemente, a lesão está localizada no sistema His-Purkinje (ou abaixo) e antecede o bloqueio AV total.

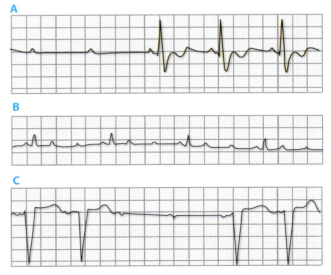

Figura 6.6 – (A, B e C) BAV do 2º grau avançado – três ou mais ondas P bloqueadas para cada complexo QRS.

Bloqueio AV do 3º grau

Esta é a forma mais grave dos transtornos da condução elétrica cardíaca, também conhecida como *BAV total*. Caracteriza-se pela ausência de condução do estímulo elétrico atrial para os ventrículos (dissociação atrioventricular). Não há relação entre as ondas P e os complexos QRS. Além dessa importante característica, a constatação **obrigatória** da frequência cardíaca atrial maior do que a frequência cardíaca ventricular define o diagnóstico eletrocardiográfico de BAVT (Figuras 6.7A e 6.7B). Para que não ocorra assistolia ventricular, com consequente parada cardíaca, um ritmo ventricular de suplência assume o ritmo cardíaco (denominado escape ventricular). Esse ritmo é dependente do automatismo de células localizadas distalmente ao bloqueio. No BAV de 3º grau pode haver tanto um comprometimento proximal como distal (mais comum) ao feixe de His.

Nos casos de bloqueio AV congênito, a localização da lesão tende a ser mais proximal e o escape ventricular acima da bifurcação do feixe de His.

A fibrilação atrial, associada ao BAV total, produz uma situação eletrocardiográfica única: **uma FA regular**. Como não há passagem do estímulo elétrico dos átrios para os ventrículos, observa-se um ritmo ventricular de escape, lento e regular. Já os átrios continuam fibrilando, sendo possível identificar as ondas f, com alguma facilidade, entre os complexos QRS (Figuras 6.8A e 6.8B).

Para finalizar, é muito importante lembrar que a classificação dos bloqueios atrioventriculares tem como finalidade o melhor entendimento dos fenômenos elétricos, mas, na prática clínica, os pacientes podem apresentar bloqueios AV intermitentes ou alternância do tipo de bloqueio ao longo do registro eletrocardiográfico (Figura 6.9).

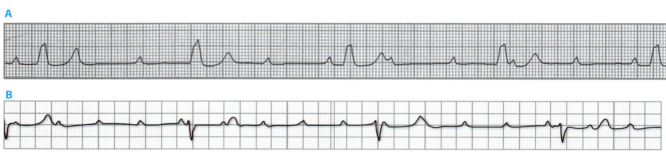

Figura 6.7 – (A e B) (Bloqueio AV do 3º grau – BAV total – caracteriza-se pela ausência de condução do estímulo elétrico atrial para os ventrículos (dissociação atrioventricular).

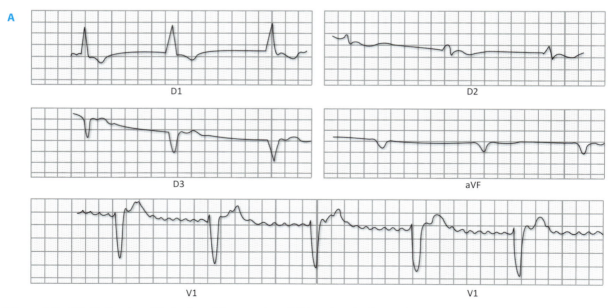

Figura 6.8 – (A) FA Regular – Fibrilação atrial associada ao BAV total: ondas **f**, identificadas com alguma facilidade, entre os complexos QRS.

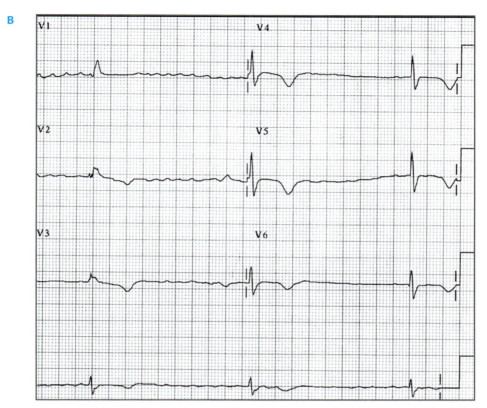

Figura 6.8 – **(B)** FA Regular – Fibrilação atrial associada ao BAV total: ondas f, identificadas com alguma facilidade, entre os complexos QRS.

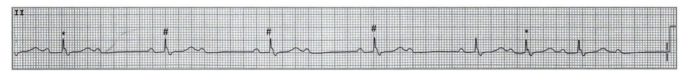

Figura 6.9 – Alternância entre BAV 2º grau tipo I (*) com BAV 2º grau 2:1 (#)

REFERÊNCIAS BIBLIOGRÁFICAS

1. Pastore CA, Pinho JA, Pinho C, Samesima N, Pereira-Filho HG, Kruse JCL, et al. III Diretrizes da Sociedade Brasileira de Cardiologia sobre Análise e Emissão de Laudos Eletrocardiográficos. Arq Bras Cardiol 2016; 106(4Supl.1):1-23
2. Pimenta J, Lion MF. Bloqueio atrioventricular total: correlação entre quadro clínico, local do bloqueio e duração do QRS. Arq Bras Cardiol 1976; 29 (Supl I- abst):235.
3. Samesina N, Pastore CA, Munerato R. ABC do ECG. 4ª ed. São Paulo: Medcel, 2013. p.79-106.
4. Moffa PJ, Sanches PCR. Tranchesi – Eletrocardiograma normal e patológico. São Paulo: Roca, 2001. p. 250-67.
5. Barold SS, Hayes DL. Second-degree atrioventricular block: a reappraisal. Mayo Clin Proc 2001; 76:44-57.

7

O ECG na Doença Coronariana Aguda e Crônica

Paulo César Ribeiro Sanches
Paulo J. Moffa

CONCEITOS FUNDAMENTAIS

O ECG é o método mais simples, útil e de baixo custo para o diagnóstico da *Doença das Artérias Coronárias* (**DAC**) aguda e crônica. Obviamente, constitui o único método capaz de demonstrar o supradesnível do segmento ST, definindo a necessidade de revascularização imediata, além de auxiliar na escolha entre terapêutica trombolítica ou angioplastia primária. Ainda é útil para identificar a artéria coronária provavelmente lesada e responsável pelo quadro clínico, a localização da lesão, ou seja, se é proximal ou distal, e o grau de comprometimento do miocárdio. Permite o reconhecimento de várias complicações do *Infarto Agudo do Miocárdio* (**IAM**), tais como: atrasos (bloqueios) da condução intraventricular e atrioventricular, bradicardias e taquicardias.

Finalmente, numa era em que há a disponibilidade de diferentes métodos de alta tecnologia e extremamente dispendiosos, o ECG se mantém como o exame subsidiário imprescindível para o diagnóstico e planejamento terapêutico da DAC aguda e crônica.

Suprimento Sanguíneo Coronariano

As artérias coronarianas constituem os primeiros ramos da aorta, originando-se, habitualmente, de dois dos três seios aórticos de Valsalva. No coração normal, os dois seios aórticos adjacentes ao tronco da artéria pulmonar dão origem às artérias coronarianas responsáveis pelo suprimento arterial cardíaco, ou seja, a Artéria Coronariana *Direita* (**ACD**) e o tronco da Artéria Coronariana *Esquerda* (**ACE**). Essas artérias situam-se na superfície externa do coração (epicárdio), recebendo, por isso, a denominação de artérias coronarianas epicárdicas (**Figura 7.1**).

O padrão de circulação coronariana é variável e, habitualmente, existe dominância da direita ou da esquerda. Essa dominância do sistema arterial coronariano é atribuída à artéria que emite o ramo interventricular posterior, ou seja, a artéria coronariana descendente posterior. Com maior frequência, a ACD é a dominante, uma vez que em 67% dos casos é responsável pela emissão do ramo interventricular posterior.[1,2]

Habitualmente, a ACD emite os seguintes ramos principais:

- Ramo ascendente nodal sinusal.
- Ramo marginal direito.
- Ramo interventricular posterior.

Caracteristicamente, a ACD irriga as seguintes estruturas cardíacas:

- O Átrio Direito (**AD**).
- A maior parte do Ventrículo Direito (**VD**).
- Parede inferior do Ventrículo Esquerdo (**VE**) – superfície diafragmática – em cerca de 85% dos casos.

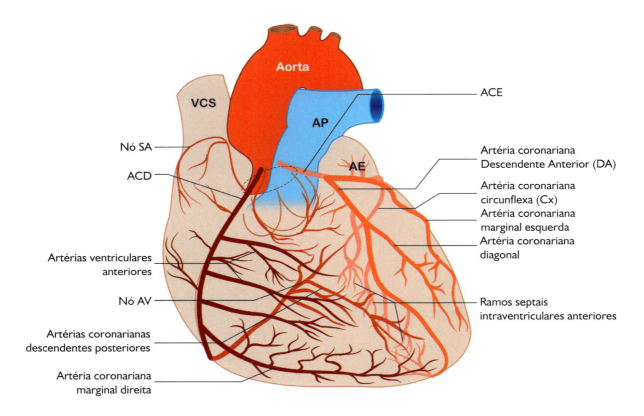

Figura 7.1 Esquema da circulação coronariana: Artéria Coronariana Direita (**ACD**) e seus ramos principais em bordo e a Artéria Coronariana Esquerda (**ACE**) e seus ramos principais em magenta. Veia Cava Superior (VCS), Artéria Pulmonar (AP) e Aurícula Esquerda (AE).

- Parede posterior do VE em 85% dos casos.
- Parte do Septo Interventricular (**SIV**) – terço posterior.
- Nó Sinoatrial (**SA**) em cerca de 60% dos casos.
- Nó Atrioventricular (**AV**) em 85-90% dos casos.

Em geral, a ACE emite os seguintes ramos principais:

- Ramo interventricular anterior (artéria coronariana descendente anterior esquerda).
- Ramo circunflexo (artéria coronariana circunflexa esquerda).

Caracteristicamente, a ACE irriga as seguintes estruturas cardíacas:

- O Átrio Esquerdo (**AE**).
- A maior parte do VE.
- Parte do VD.

Cerca de dois terços anteriores do SIV.

- O nó SA em aproximadamente 40% dos casos.
- O nó AV em aproximadamente 10-15% dos casos.

A **Tabela 7.1** resume esses aspectos principais do suprimento sanguíneo do coração.

As artérias coronarianas epicárdicas e seus ramos penetrantes de menor calibre irrigam a maior parte da massa muscular cardíaca, com exceção apenas de uma faixa minúscula do endocárdio, que pode ser nutrida a partir do sangue contido nas câmaras cardíacas, de maneira que as regiões mais internas são irrigadas por plexo de artérias subendocárdicas. Esse plexo e as artérias penetrantes intramusculares são comprimidos pela musculatura ventricular durante a sístole, de maneira que a perfusão do VE é efetuada principalmente durante a diástole, quando a tensão sobre a parede e a resistência ao fluxo coronariano são mais baixas. Pela lei de Laplace, o gradiente de tensão intramural mais elevado na região subendocárdica que na subepicárdica deixa o subendocárdio mais suscetível à isquemia. A diferença entre as características de fluxo sanguíneo nas artérias epicárdicas e subendocárdicas desempenha um papel importante na maior suscetibilidade da região subendocárdica à isquemia miocárdica (**Figura 7.2**).

Tabela 7.1
Artérias coronarianas e respectivas regiões miocárdicas irrigadas

Artéria coronariana	Região miocárdica irrigada	Estrutura do SCC irrigada
Artéria Coronariana Direita (CD)	AD VD Terço posterior do SIV Parede inferior do VE (aprox. 85%) Parede posterior do VE (85%)	Nó SA (aprox. 60%) Nó AV e feixe AV (85-90%)
Artéria Coronariana Descendente Anterior Esquerda (DA)	Parede anterior do VE Parte da parede lateral do VE 2/3 anteriores do SIV	Grande parte do ramo direito Fascículos anterossuperior e anteromedial do ramo esquerdo Parte do fascículo posteroinferior do ramo esquerdo
Artéria Coronariana Circunflexa (CX)	AE Parte da parede lateral do VE Parede inferior do VE (aprox. 15%) Parede posterior do VE (15%)	Nó SA (aprox. 40%) Feixe AV (10-15%)

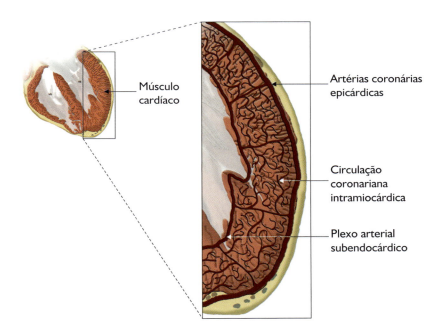

Figura 7.2 Diagrama da circulação coronariana epicárdica, intramiocárdica e subendocárdica.

Eletrocardiograma (ECG)

Como já foi referido, na DAC com evolução aguda ou crônica, o ECG convencional é capaz de fornecer informações essenciais sobre o comprometimento das artérias coronarianas e sobre a região do miocárdio que está desenvolvendo isquemia, lesão ou necrose.[3,4] Além disso, o ECG permite: boa correlação com dados angiográficos, forma adequada de caracterização e classificação diagnóstica (com ou sem Supradesnível do Segmento ST), acrescenta valor prognóstico e maior consistência nos diagnósticos evolutivo e diferencial.

A oclusão por aterotrombose ou espasmo de artéria coronariana desencadeia alterações do ECG, que, até certo ponto, correlacionam-se com a gravidade e a reversibilidade das alterações anatomopatológicas do miocárdio. Essas alterações surgem em três estágios de comprometimento crescente e progressivo, ou seja, **isquemia**, **lesão** e **necrose**. As modificações do ECG provocadas por isquemia e lesão correlacionam-se com alterações reversíveis dos miócitos e a necrose com o comprometimento irreversível dessas células. O IAM, grau extremo das alterações circulatórias, com maior frequência, revela, quando completamente constituído, regiões grosseiramente concêntricas, com comprometimento cada vez menor a partir da região central necrosada, traduzidas no ECG por regiões de **isquemia (I)**, **lesão (L)** e **necrose (N)** (Figura 7.3).

Resumidamente, a isquemia e a lesão miocárdica manifestam-se no ECG por alterações do segmento ST e da onda T e a necrose por alterações do complexo QRS.

ISQUEMIA MIOCÁRDICA

No traçado do ECG, vários fatores fisiológicos e anatomopatológicos influenciam o registro de modificações secundárias à isquemia:[5]

a) as consequências da isquemia nos cardiomiócitos decorrente da oclusão total ou subtotal de artéria coronária, com ou sem embolia distal;
b) a duração do processo isquêmico, bem como o momento do registro do ECG;
c) o grau de comprometimento do miocárdio, ou seja, se é transmural ou subendocárdico (**Figura 7.4**);
d) a intensidade da isquemia, definida pela existência de fluxo sanguíneo residual, efetuado por circulação colateral ou fluxo anterógrado, além de pré-condicionamento isquêmico ou farmacológico;
e) a localização da lesão em relação às derivações eletrocardiográficas exploradoras;
f) a preexistência de outras alterações do ECG, tais como: atrasos (bloqueios) da condução intraventricular, sobrecarga ventricular esquerda (SVE), alterações primárias e secundárias da repolarização ventricular, ritmo de marca-passo...
g) variações individuais da anatomia das artérias coronárias.

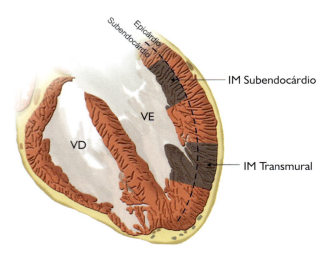

Figura 7.4 Esquema da parede ventricular esquerda mostrando a diferença entre infarto do miocárdio (IM) subendocárdico e transmural. Ventrículo Direito (VD) e Ventrículo Esquerdo (VE).

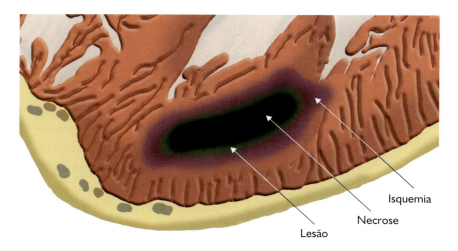

Figura 7.3 Zonas de necrose, lesão e isquemia, que caracterizam eletrocardiograficamente, o infarto do miocárdio.

Alterações eletrofisiológicas e metabólicas da isquemia miocárdica

Estudos experimentais[6,7] revelam que a isquemia miocárdica provoca as seguintes alterações *eletrofisiológicas* nos cardiomiócitos: a) diminuição da duração do potencial de ação transmembrana (PAT); b) diminuição da amplitude do PAT; e c) diminuição da velocidade de ascensão e da amplitude da fase 0 do PAT, ou seja, atraso na ativação ou diminuição da velocidade de condução (Figura 7.5).

As alterações *metabólicas* envolvem a depleção de ATP e acúmulo de ácido lático, acompanhadas de acúmulo de K^+ no interstício, decorrente da abertura de canais de K^+ sensíveis ao ATP (I_{K-ATP}), além de metabólitos de lípides e catecolaminas. A acidificação do meio intracelular provoca a ativação do permutador Na^+/H^+, promovendo o transporte de H^+ para o meio extracelular e o de Na^+ para o meio intracelular e, consequentemente, o acúmulo de Ca^{2+} intracelular pela ativação do permutador Na^+/Ca^{2+}. Acredita-se que o aumento da concentração de Ca^{2+} no meio intracelular seja o deflagrador do desacoplamento cardiomiócito-a-cardiomiócito, que por sua vez acarreta desequilíbrio energético e comprometimento da homeostase iônica.[8]

> Finalmente, as alterações eletrofisiológicas e metabólicas criam PAT desiguais e velocidades de condução características do miocárdio isquêmico em toda a parede ventricular.

Isquemia miocárdica subendocárdica e transmural

Como revela a Figura 7.4, a isquemia miocárdica pode envolver virtualmente toda a parede do Ventrículo Esquerdo (VE) – comprometimento *transmural* – ou somente a parte mais interna – comprometimento *subendocárdico* – a camada mais interna do VE (subendocárdio) desenvolve isquemia miocárdica e a camada mais externa (epicárdio) pode permanecer com fluxo sanguíneo normal. Na revisão sobre o suprimento sanguíneo ressaltamos que a diferença entre as características de fluxo sanguíneo nas artérias epicárdicas e subendocárdicas constitui um dos fatores que tornam a região subendocárdica mais suscetível à isquemia miocárdica.

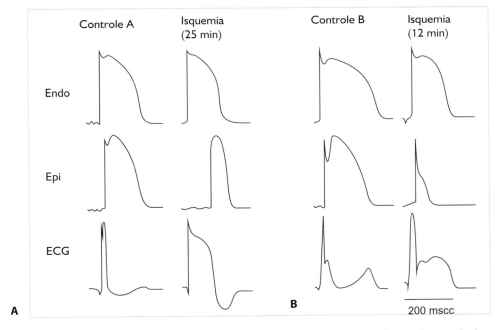

Figura 7.5 Efeito eletrofisiológico da isquemia no modelo em cunha do miocárdio ventricular, resultantes de duas preparações diferentes. Cada painel demonstra, de cima a baixo, os registros simultâneos dos Potenciais de Ação Transmembrana (PAT) do Endocárdio – Endo – e do Epicárdio – Epi – além do traçado do ECG ao longo do mesmo eixo da preparação. (**A**) Registros obtidos em condições sob controle e após 25 minutos de isquemia. (**B**) Registros obtidos em condições sob controle e após 12 minutos de isquemia. BCL = 800 ms. Dois mecanismos nitidamente distintos, envolvendo: 1) nítida diminuição da condução transmural e 2) perda do domo do potencial de ação epicárdico, responsáveis pela aparente elevação do segmento ST observado durante a isquemia (Retirado da referência 6).

Manifestações eletrocardiográficas

Caracteristicamente, no ECG convencional, a isquemia miocárdica se manifesta pelas seguintes alterações:[9]

1. **alterações primárias da onda T**, constituídas de aumento da amplitude ou também da duração, além de configuração pontiaguda, retificada ou com inversão da polaridade;

2. **alterações primárias do segmento ST**, constituídas de infra ou supradesnível, ou seja, deslocamentos acima ou abaixo da linha de base, uma vez que, em condições normais, essa linha é praticamente isoelétrica (quase todos os cardiomiócitos sadios alcançam o mesmo potencial de ação transmembrana (PAT) no decorrer das fases inicial e média da repolarização, que corresponde à fase de platô do potencial de ação ventricular);

3. **alterações do complexo QRS** envolvendo o registro de onda Q e de padrões recíprocos, além de modificações da porção média ou final desse complexo (fracionamento do complexo QRS);

4. **outras manifestações menos comuns**: *prolongamento do intervalo QT*, principalmente na vigência de isquemia miocárdica aguda, como parte das alterações morfológicas da onda T; *alterações da onda P*, na vigência de infarto atrial, *arritmias e atrasos da condução atrioventricular e intraventricular* (bloqueios de ramo).

Alterações da onda T

Na vigência de oclusão total de artéria coronariana, no início da isquemia transmural aguda, denominada *fase hiperaguda*, as *ondas T positivas* se tornam *pontiagudas e simétricas*, com *aumento da duração e da amplitude*, geralmente acompanhadas de *prolongamento do intervalo QT* e, em algumas situações, por *infradesnível do segmento ST* de pequena magnitude (Figuras 7.6A e 7.6B). Ainda, na fase crônica do Infarto do Miocárdio (IM) com onda Q, principalmente o da região inferolateral, é possível identificar o registro de ondas T amplas, positivas e simétricas, frequentemente em D_1, aVL e de V_1 a V_3, como *imagem em espelho* de ondas T negativas. Também é possível obter o registro de ondas T negativas, habitualmente profundas, no processo resolutivo de IM com onda Q. O traçado pode revelar imagem em espelho em derivações do Plano Frontal (PF), o que permite o diagnóstico diferencial do ECG na vigência de pericardite aguda. O ECG obtido após a abertura de artéria coronariana ocluída por tratamento fibrinolítico ou intervenção coronariana percutânea também pode revelar ondas T negativas.

A síndrome de Wellens (Figura 7.7), ou melhor, o padrão eletrocardiográfico de Wellens caracteriza-se pelo registro de ondas T negativas, simétricas e frequentemente profundas em derivações precordiais (V_1 a V_4), geralmente acompanhadas de prolongamento do intervalo QT. Na síndrome coronariana aguda é provocada pela oclusão aterosclerótica subtotal da artéria coronária descendente anterior esquerda (DA). No entanto, Migliore e colaboradores[10] publicaram estudo recente desse padrão, revelando que pode ser identificado em diferentes condições clínicas, caracterizadas por *disfunção ventricular reversível* ("miocárdio atordoado"), tais como: *isquemia, ponte miocárdica, dissecção de artéria coronariana, hemorragia intracraniana e síndrome de takotsubo*. O estudo, que utilizou ressonância magnética intensificada por contraste, sugere que o *edema miocárdico* e não a *disfunção ventricular* seja responsável pelo registro eletrocardiográfico do padrão de Wellens.

Publicação consensual recente,[11] com base em revisão de literatura e na vasta experiência dos autores, relata que a onda T negativa registrada na cardiopatia isquêmica tem origem primária, ou seja, não é decorrente de padrão anormal de repolarização (alteração secundária da repolarização ventricular). Assim, o registro de onda T negativa de origem isquêmica pode ter as seguintes características: (a) padrão simétrico com profundidade variável; (b) registro de padrões de imagem em espelho de Wilson; (c) inicia-se na segunda parte da repolarização; e, finalmente, (d) pode ser acompanhada de registro de onda U positiva ou negativa. Com frequência, é identificada na vigência de: após IAM decorrente do "efeito janela" (Figura 7.8) da área de necrose, efeito da reperfusão em que a artéria coronária torna-se permeável espontaneamente, após espasmo coronariano, fibrinólise ou angioplastia coronariana.

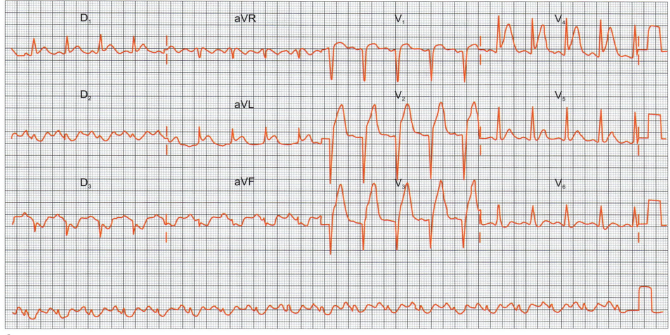

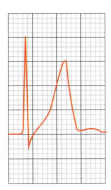

Figura 7.6 (**A**) Ascensão assimétrica do segmento ST em direção à onda T positiva pontiaguda e ampla nas derivações precordiais, característica da fase hiperaguda da síndrome coronariana aguda. (**B**) Detalhe do aspecto da onda T na fase hiperaguda da síndrome coronariana aguda. Observe a ascensão assimétrica do segmento ST em direção à onda T positiva pontiaguda e ampla.

Resumindo, o processo isquêmico em evolução não desencadeia a inversão da polaridade da onda T, que é registrada quando a isquemia se encontra na fase de resolução ou na fase crônica, além de não corresponder à localização subepicárdica. A onda T negativa que reflete isquemia em evolução é a que se associa à depressão do segmento ST.

O *diagnóstico diferencial* de alterações do registro eletrocardiográfico da onda T envolve: pericardite aguda, hiperpotassemia, sobrecarga ventricular esquerda (SVE), cardiomiopatias (incluindo a cardiomiopatia alcoólica), *cor pulmonale* e embolia pulmonar, hipotireoidismo, Acidente Vascular Cerebral (AVC) e variante normal (atletas, idosos, vagotonia...) entre outros.

Também é possível evidenciar o registro de onda T retificada e negativa na DAC crônica, por exemplo, na vigência de IM com onda Q, em que esse registro é decorrente ao desenvolvimento de necrose.[12]

Alterações primárias do segmento ST

As alterações eletrofisiológicas descritas anteriormente – *diminuição da duração e da amplitude do PAT e a diminuição da velocidade de ascensão e da amplitude da fase 0 do PAT* – desencadeiam *gradientes de voltagem* entre a musculatura normal e a área isquêmica, promovendo correntes de fluxo entre essas duas áreas, que desencadeiam, no ECG convencional, infra ou

A

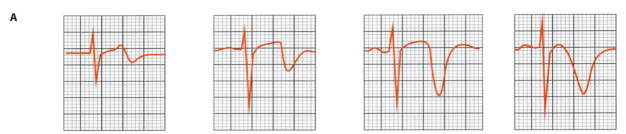

Registro 1. Inversão do final da onda T (padrão A).
Registro 2. Inversão da porção final da onda T (padrão A).
Registro 3. Inversão profunda e persistente da porção erminal da onda T (padrão A).
Registro 4. Inversão simétrica da onda T (padrão B).

B

Padrão A

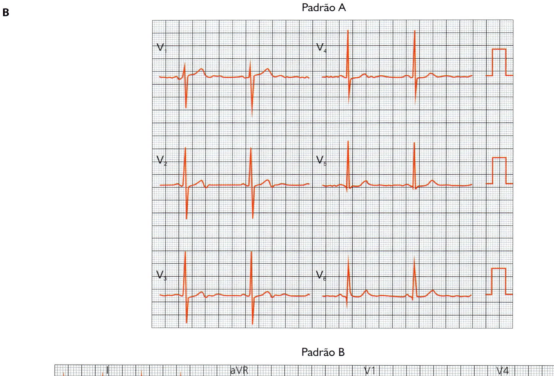

Padrão B

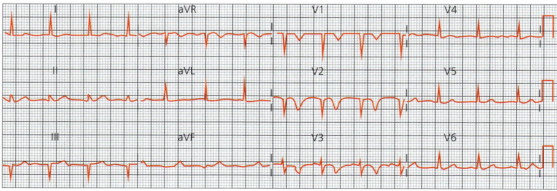

Figura 7.7 (**A**) Evolução da inversão da onda T em 4 registros em diferentes momentos da derivação V_2, após reperfusão coronariana na síndrome de Wellens (1-3 = padrão A e 4 = padrão B). (**B**) (traçado de ECG). **Padrão A** – observe o padrão plus-minus em V_2 e V_3 (padrão de Wellens) na vigência de síndrome coronariana aguda. Indica estenose grave e proximal da artéria coronariana descendente anterior esquerda (DA). **Padrão B** – observe a inversão profunda e simétrica da onda T de V_1 a V_3.

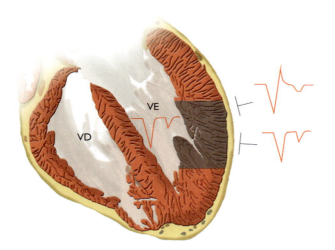

Figura 7.8 Na vigência infarto do miocárdio transmural, com comprometimento homogêneo da parede do VE, o desenvolvimento de onda Q de necrose pode ser explicado pelo fato do tecido necrótico, que não se despolariza, se comportar como uma "janela elétrica" (*efeito janela*), o que permite o registro de complexo QRS intracavitário do VE (complexo QS) na parede torácica.

supradesnível (corrente de lesão) do segmento ST. Entretanto, os mecanismos eletrofisiológicos precisos do registro eletrocardiográfico da *corrente de lesão* ainda não estão totalmente esclarecidos. Entre os múltiplos fatores envolvidos na gênese elétrica dos desníveis do segmento ST,[8] admite-se que a existência de correntes de lesão diastólica e sistólica constitua um dos fatores principais. De acordo com essa teoria, a região com cardiomiócitos isquêmicos e parcial ou totalmente despolarizados passa a ter carga extracelular mais negativa em relação à região com cardiomiócitos sadios, estabelecendo-se uma diferença de potencial entre essas duas regiões. Consequentemente, criam-se condições para o fluxo de corrente elétrica entre o miocárdio isquêmico parcial ou totalmente despolarizado e o miocárdio circundante normalmente repolarizado. O vetor representativo orienta-se do miocárdio isquêmico mais negativo para o miocárdio normal, mais positivo (Figura 7.9).

Dependendo da extensão da isquemia miocárdica (*subendocárdica* ou *transmural*), esse vetor manifesta-se por *desnível ou desnivelamento do segmento ST*, que usualmente dirige-se para a superfície da lesão.

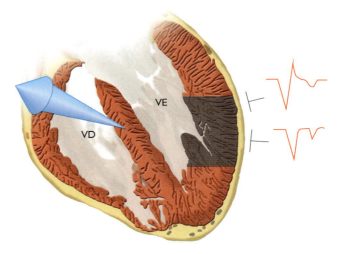

Figura 7.9 Diagrama semelhante à figura anterior com ênfase no desenvolvimento do vetor de necrose. Observe que o vetor "foge" da área comprometida.

Dessa maneira, a isquemia subepicárdica manifesta-se por *supradesnível* desse segmento nas derivações orientadas para a superfície epicárdica lesada e por *infradesnível* nas derivações orientadas para a superfície endocárdica sem isquemia. Em contrapartida, a isquemia subendocárdica manifesta-se por *infradesnível* do segmento ST nas derivações orientadas para a superfície epicárdica sem isquemia e por *supradesnível* desse segmento nas derivações orientadas para a superfície endocárdica com isquemia.

> Resumindo, a isquemia que envolve o subendocárdio provoca infradesnível do segmento ST, enquanto a isquemia que envolve o epicárdio ou toda a parede do ventrículo (transmural) acarreta supradesnível do segmento ST (Figura 7.10), que tradicionalmente é denominado corrente de lesão.

Infradesnível do Segmento ST – o infradesnível do segmento ST com onda T negativa é a alteração eletrocardiográfica mais precoce e mais fidedigna de isquemia subendocárdica, observada durante episódios de *angina pectoris* ou em registros de ECG de esforço ou de monitorização ambulatorial (métodos derivados do ECG). O infradesnível do segmento ST pode delimitar às derivações laterais D_1, aVL e V_1 a V_6, ou às derivações inferiores, D_1, D_3 e aVF, ou registrar padrão menos extenso nas derivações inferiores ou anteriores. Caracte-

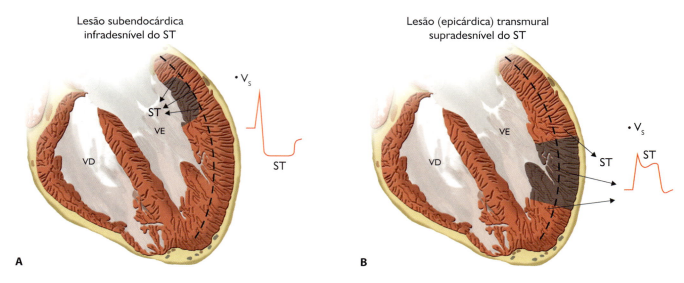

Figura 7.10 Esquema das alterações do segmento ST na vigência de lesão: (**A**) subendocárdica e (**B**) epicárdica.

risticamente, na isquemia subendocárdica, o infradesnível do segmento ST geralmente tem registro retificado[13] (Figura 7.11). Em contrapartida, no IM subendocárdico, o infradesnível do segmento ST é mais persistente que na isquemia reversível e, habitualmente, não se acompanha do registro de onda Q. Geralmente, o IM subendocárdico modifica apenas a repolarização ventricular, sem modificar a despolarização. No entanto, com menor frequência, é possível identificar traçados eletrocardiográficos de IM sem comprometimento transmural com onda Q, principalmente os mais extensos.

O infradesnível do segmento ST pode ser identificado em indivíduos sem cardiopatia isquêmica e traçados eletrocardiográficos com: SVE (clássico padrão *"strain"* sugestivo de hipertrofia ventricular esquerda), alterações secundárias ao uso de fármacos (digital, diurético, antiarrítmicos...), hipopotassemia, variante do normal (hiperestimulação simpática, hiperventilação, astenia neurocirculatória...).

Supradesnível do Segmento ST – Corrente de Lesão – a lesão significa a progressão do comprometimento isquêmico do miocárdio, ou seja, o agravamento da insuficiência coronariana, manifestando-se pela modificação do contorno e pelo desnível do segmento ST. Como já foi mencionado, didaticamente, é possível simplificar a "complexa" gênese elétrica da corrente de lesão admitindo-se que o vetor que representa esse fenômeno durante a sístole elétrica (ativação) dirige-se para a região comprometida. O vetor representativo da corrente de lesão parte do tecido sadio, ativado, e com mais cargas elétricas externas negativas para o tecido lesado, parcialmente despolarizado e relativamente com mais cargas elé-

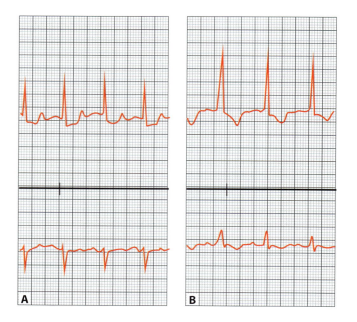

Figura 7.11 Padrões de infradesnível do segmento ST, caracterizando o diagnóstico de isquemia miocárdica. (**A**) Infradesnível do segmento ST com padrão horizontal. (**B**) Infradesnível do segmento ST com padrão descendente.

tricas externas positivas, que completa a sua ativação de forma gradativa (teorias dos gradientes sistólico e diastólico)[3,4] (Figuras 7.12A e 7.12B).

O supradesnível do segmento ST e as correspondentes alterações recíprocas constituem os sinais eletrocardiográficos mais precoces de IAM, iniciando-se, habitualmente, alguns minutos após o agravamento do comprometimento isquêmico. As alterações do contorno do segmento ST envolvem o supradesnível com convexidade ou concavidade superior e, ainda, têm alguma relação com a forma e a direção da onda T correspondente. Assim, se o supradesnível do segmento ST for sucedido por onda T simétrica, pontiaguda e negativa, o segmento ST pode ser convexo ou côncavo para cima. Se for convexo, esse contorno tende a ser suave e pouco proeminente e, se côncavo, tende a fundir-se suave e imperceptivelmente com o ramo proximal da onda T negativa, observado, com frequência, nas fases mais adiantadas do Infarto do Miocárdio (IM). No entanto, se a onda T for positiva e o complexo QRS predominantemente positivo, o segmento ST é usualmente convexo, o que pode ser observado na pericardite aguda. O supradesnível do segmento ST também pode ser assimétrico, com ascensão relativamente retilínea em direção à onda T positiva, pontiaguda e ampla, característico da fase hiperaguda do IM (ver Figura 7.6B).

Se não forem utilizadas as técnicas modernas de reperfusão, após um período que varia de horas a dias, o supradesnível do segmento ST começa a regredir, acompanhando-se de onda T negativa, o que caracteriza o IM em evolução. Se houver reperfusão precoce, com intervenção coronariana percutânea ou terapêutica trombolítica, a regressão do supradesnível do segmento ST é quase imediata.

O supradesnível do segmento ST pode ser identificado em indivíduos sem cardiopatia isquêmica e traçados eletrocardiográficos com: pericardite aguda (principalmente quando há comprometimento miocárdico associado), embolia pulmonar, hipercalcemia, hiperpotassemia, hipotermia (onda J de Osborn), SVE, BRE, síndrome de Brugada, cardiomiopatia/displasia arritmogênica do ventrículo di-

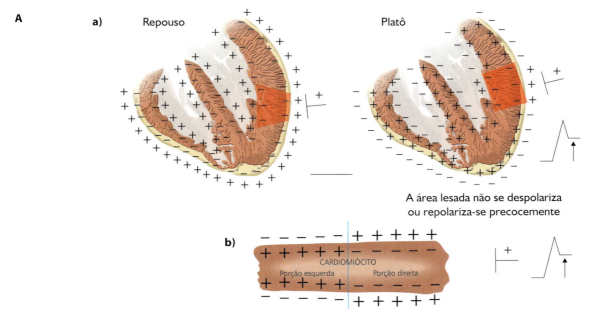

Figura 7.12A Esquema para a compreensão da teoria da *corrente de lesão sistólica* responsável pelo supradesnível do segmento ST. (**a**) Cardiomiócitos em estado de repouso (-85 mV), sem gradiente de voltagem, o que provoca o registro de 0 mV no ECG, ou seja, linha de base. Com a despolarização, a maioria dos cardiomiócitos é ativada (10 mV, com superfície relativamente negativa), porém, os cardiomiócitos da área lesada não se despolarizam ou se repolarizam precocemente, permanecendo com valores em torno de -85 mV (com a superfície relativamente positiva). Isto acarreta supradesnível do segmento ST nas derivações onde o eletrodo positivo se encontra sob a área lesada. (**b**) Esquema da teoria da corrente de lesão sistólica onde o miocárdio é representado por um único cardiomiócito. Na fase de platô, o lado direito da célula permanece positivo, o que provoca o supradesnível do segmento ST se o eletrodo positivo do sistema de registro estiver posicionado do lado direito da célula.

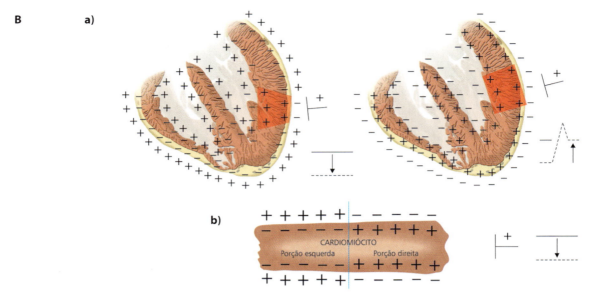

Figura 7.12B Esquema para a compreensão da teoria da *corrente de lesão diastólica* responsável pelo supradesnível do segmento ST. (**a**) Em repouso, os cardiomiócitos que não estão lesados se encontram a -85 mV, mas os cardiomiócitos da região lesada se encontram parcialmente despolarizados (-70 a 0 mV), o que acarreta um gradiente de voltagem durante o segmento TQ. Como a região lesada tem uma carga de superfície relativamente negativa, o segmento TQ de uma derivação que esteja sobre a área lesada registrará infradesnível deste segmento. Com a despolarização, todas as células se tornam ativadas (10 mV, com a superfície relativamente negativa). Como os eletrocardiógrafos modernos calibram o segmento TQ como zero, a depressão desse segmento é manifestada pelo supradesnível do segmento ST. (**b**) Esquema da teoria da corrente de lesão diastólica, onde o miocárdio é representado por uma única célula. Em repouso, o lado direito da célula está parcialmente despolarizado, o que provoca o infradesnível do segmento TQ se o eletrodo positivo do sistema de registro for colocado do lado direito da célula.

reito, aneurisma dissecante da aorta, pneumotórax esquerdo, hiperestimulação parassimpática e no ECG de toxicomaníacos. O traçado clássico da *"repolarização precoce"*, atualmente mais apropriadamente denominada *síndrome de elevação do ponto J*, também pode revelar supradesnível do segmento ST, que pode ser ampla, mas geralmente é assimétrica.

Uma condição específica de supradesnível do segmento ST sem infarto do miocárdio é a angina de Prinzmetal, descrita por Myron Prinzmetal e colaboradores, em 1959, caracteriza-se por episódios de dor torácica, acompanhados de supradesnível transitório do segmento ST e, habitualmente, evidenciam-se alterações recíprocas. Após o episódio anginoso, o segmento ST retorna à linha de base, sem a evolução característica para o registro no ECG de onda Q e de onda T negativa.

Considera-se a angina de Prinzmetal atípica porque os episódios de dor acontecem preferencialmente em repouso e ao amanhecer, porém até metade dos pacientes desenvolve dor torácica durante o esforço. Caracteristicamente, os pacientes são mais jovens que aqueles portadores de angina estável ou instável, e o único fator de risco identificável é o tabagismo. É consequente ao espasmo focal de artéria coronariana epicárdica aparentemente normal ou, com maior frequência, de artéria coronariana com lesão aterosclerótica, revelando graus variáveis de obstrução à angiografia, que acarreta isquemia transmural transitória (Figura 7.13).

Alguns pacientes também desenvolvem o fenômeno de Raynaud, enxaqueca e asma induzida por Ácido Acetilsalicílico (AAS), sugerindo que a angina de Prinzmetal possa fazer parte de síndrome vasoespástica mais difusa. Classicamente, o prognóstico a longo prazo é bom, porém, durante episódio anginoso mais grave, alguns pacientes podem desenvolver síncope, bloqueio atrioventricular, taquiarritmias ventriculares ou assistolia. A Figura 7.14 revela a evolução do supradesnível do segmento ST no ECG, na vigência de Infarto Agudo do Miocárdio (IAM).

Alterações do Complexo QRS – Necrose Miocárdica – na vigência de necrose, o miócito

O ECG NA DOENÇA CORONARIANA AGUDA E CRÔNICA

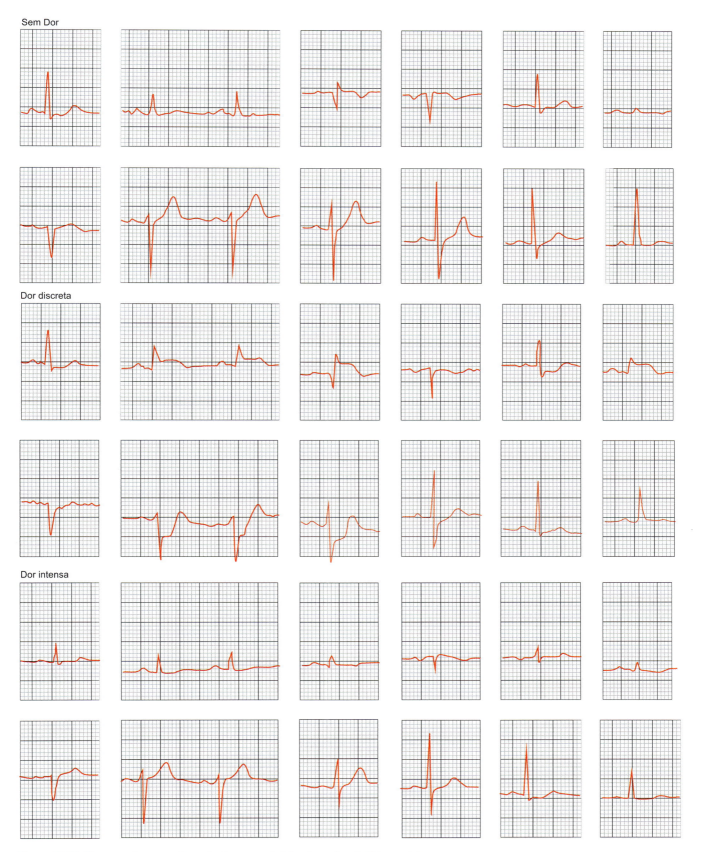

Figura 7.13 Eletrocardiograma de paciente com episódio de angina de Prinzmetal.

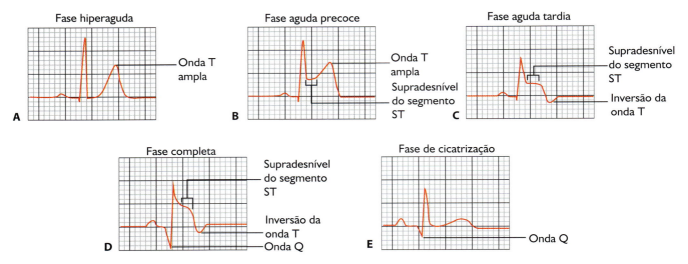

Figura 7.14 Aspectos evolutivos do supradesnível do segmento ST.

não pode ser mais ativado e, consequentemente, no ECG observa-se a perda das forças elétricas, ou melhor, o registro de deflexão negativa (onda Q) ou a diminuição da amplitude de eventual deflexão positiva normal. O vetor representativo das forças elétricas de despolarização "foge" da área de necrose[3,4] (Figura 7.15).

A despolarização dos ventrículos pode ser representada por quatro vetores: vetor 1 (septal), vetor 2D (parede livre do VD), vetor 2E (parede livre do VE) e vetor 3 (porções basais do septo e dos ventrículos D e E). Observe que, inicialmente, as forças elétricas estão orientadas da esquerda para a direita através do septo (vetores 1 e 2D) e são sucedidas por forças elétricas orientadas da direita para a esquerda através da parede livre do VE (vetor 2E) de maior magnitude (Figura 7.16). Normalmente, as derivações orientadas para essa câmara registram pequena deflexão negativa (onda "q" de baixa amplitude), seguida de ampla deflexão positiva (onda R ampla), enfim, um complexo qR, em decorrência da participação predominante do VE.

A necrose miocárdica transmural de uma região da parede livre do VE provoca nítidas modificações do complexo QRS do traçado eletrocardiográfico. A ausência de forças elétricas dessa região, tendo em vista que o tecido necrótico não é ativado, deixa de criar oposição às forças elétricas da parede livre do VD. As derivações voltadas para a região necrótica da parede livre do VE registram os fenômenos elétricos através do tecido necrótico inativo, como se este constituísse uma "janela" (*efeito janela de Wilson*). Assim, essas derivações passam a registrar inicialmente as forças elétricas septais da esquerda para a direita, com evidente direção oposta, ou seja, "fugindo" da região necrosada, o que provoca o registro de deflexão negativa. Ulteriormente, as forças elétricas da parede livre do VD, também direcionadas da esquerda para a direita, têm semelhantemente direção oposta e não são contrabalançadas pela região necrótica, acarretando, da mesma forma, o registro de deflexão negativa.

> Resumindo, o registro das derivações voltadas para a região necrótica da parede livre do VE inicia-se por onda Q profunda ou até por complexo QS (Figura 7.15).

A necrose miocárdica manifesta-se por diferentes alterações do ECG decorrentes da perda da deflexão positiva do complexo QRS nas derivações voltadas para a área necrótica. Dessa forma, é possível obter diferentes padrões eletrocardiográficos sugestivos de necrose, que serão discutidos a seguir:

1. **Complexo QS**: registrado em derivações voltadas para a região necrótica, principalmente na vigência de IM transmural, refletindo a ausência de tecido viável sobre a superfície da região necrótica. Constitui achado mais fidedigno se acompanhado de alterações do segmento ST e da onda T.

O ECG NA DOENÇA CORONARIANA AGUDA E CRÔNICA

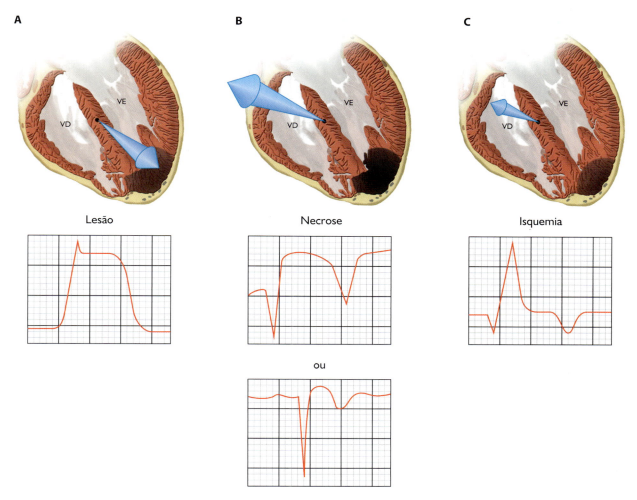

Figura 7.15 Os diferentes vetores que surgem após oclusão aguda da coronária. Os vetores de necrose e isquemia "fogem" das áreas comprometidas, ao passo que o vetor de lesão orienta-se para elas.

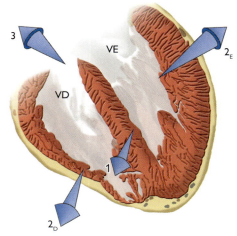

Figura 7.16 Principais vetores resultantes da despolarização dos ventrículos. Corte horizontal do coração. 1 = vetor septal; 2D = vetor de parede livre do VD; 2E = vetor de parede livre do VE; 3 = vetor das porções basais do septo e ambas as câmaras ventriculares; VD = ventrículo direito; VE = ventrículo esquerdo.

No entanto, pode ser registrado em V_1 sem qualquer significado patológico. Ainda, com frequência, observa-se o padrão QS em D_3 em brevilíneos, com coração em posição horizontal, e em longilíneos, com o coração em posição vertical (Figura 7.17).

2. **Complexos QR ou Qr**: registrados nas derivações voltadas para a região necrótica e constituídos por onda Q patológica, seguida de ondas r ou R. É oportuno lembrar que a onda Q anormal tem duração ≥ 0,04s (1 quadrado pequeno) e amplitude > 25% da onda R do mesmo complexo QRS. Isso pode ser secundário a: a) extensão subendocárdica ou subepicárdica do IM, diminuindo a quantidade de tecido viável, mas sem extingui-lo totalmente, reduzindo a amplitude da onda R

113

ELETROCARDIOLOGIA ATUAL

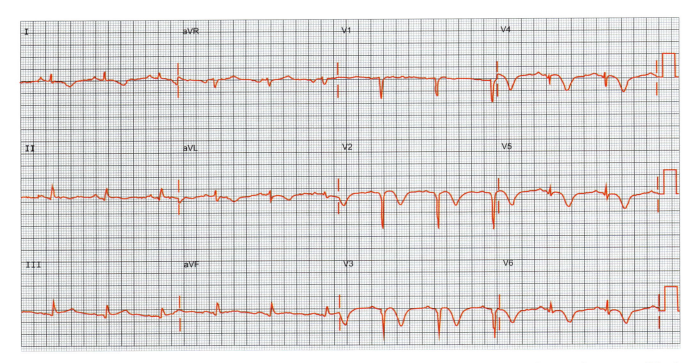

Figura 7.17 Padrão de necrose miocárdica com registro de complexo QS de V_1 a V_6, acompanhado de alteração do segmento ST e da onda T.

(Figura 7.18); b) bloqueio focal peri-infarto, com consequente atraso da ativação do tecido viável remanescente sobre a superfície da região necrótica (Figura 7.19); c) atraso da condução intraventricular, por exemplo, BRD, e bloqueio fascicular peri-infarto. É oportuno lembrar que, em algumas derivações, como D_3, aVF, aVL e aVR, a ausência de pequena onda "r" inicial pode resultar em complexo QR ou QS sem significado patológico.

3. Sequência anormal da magnitude das ondas "q" normais ou a ausência destas: registrada nas derivações precordiais voltadas para o VE (V_4-V_6) que, normalmente, registram ondas "q" progressivamente mais profundas. A ausência desse aprofundamento progressivo, ou seja, onda "q" em V_4 mais profunda que em V_6 ou a ausência dessas ondas "q", podem sugerir a existência de IM transmural no terço inferior do septo interventricular.

4. Perda da deflexão positiva em derivações que se iniciam dessa forma: registrada principalmente nas derivações precordiais V_1 e V_2, na vigência de necrose miocárdica da porção média do septo interventricular. O complexo rS normalmente registrado nessas derivações é substituído por complexo QS ou por rS, com redução progressiva da amplitude, habitualmente referido como baixa progressão da onda "r" (V_1 a V_3). Isso também pode ocorrer na derivação V_4, ou seja, se a progressão da amplitude da onda "r" for a habitual de V_1 a V_3, revelar queda abrupta dessa amplitude em V_4 e voltar a registrar amplitude mais ampla em V_5 ou V_6, suspeita-se de necrose subepicárdica do terço inferior do septo interventricular.

5. Ondas R amplas em derivações precordiais direitas: podem refletir necrose miocárdica da parede posterior em virtude da perda das forças elétricas dessa região. Representam a imagem em espelho dos complexos QS registrados pelas derivações voltadas para a parede posterior do VE e a maior magnitude das forças elétricas da parede anterior, sem a oposição das forças elétricas da parede posterior necrosada.

6. Diminuição de amplitude da onda R: registrada em derivações com onda R dominante,

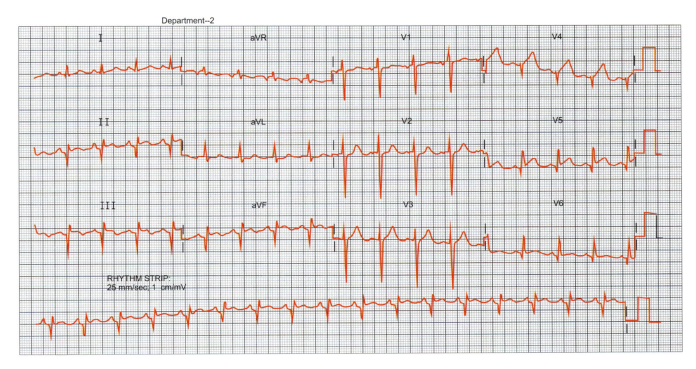

Figura 7.18 Padrão de necrose miocárdica com registro de complexo Qr em derivações inferiores e QR em V_5 e V_6.

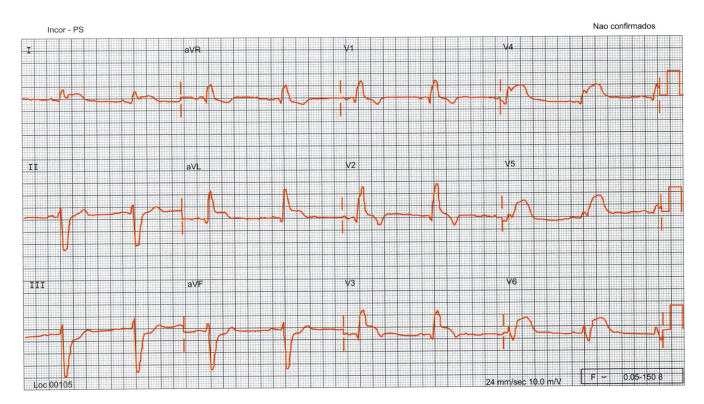

Figura 7.19 Paciente com queixa de dor precordial sugestiva de isquemia miocárdica e ECG com registro de área inativa septal e anterior, associado a atraso de condução intra-infarto. Observe o desvio anterior do eixo elétrico do complexo QRS de V_1 a V_3 juntamente com o supradesnível do segmento ST e atraso de condução da divisão anterossuperior esquerda do feixe de His (BDASE).

por exemplo, o complexo qR das derivações laterais esquerdas (D_1, aVL, V_5 e V_6) (Figura 7.20).

CRITÉRIOS PARA A CARACTERIZAÇÃO DA ONDA Q ANORMAL

A onda Q *normal* representa a rápida despolarização da musculatura delgada do septo interventricular. Dessa maneira, constitui deflexão inicial breve e de pequena profundidade do complexo QRS. Em contrapartida, a onda Q *anormal* ou *patológica*, secundária ao IM, é mais alargada (duração > 0,04s) e mais profunda que a normal. Após IM com perda significativa de miocárdio, o tecido eletricamente inativo deixa de inscrever onda R nas derivações sobrejacentes para registrar a despolarização da parede oposta, com direção também contrária, como onda negativa (onda Q) (ver Figura 7.8).

Considera-se a onda Q a representação eletrocardiográfica de IM irreversível, estando completamente desenvolvida 8 a 12 horas após oclusão coronariana persistente. No entanto, 60 minutos após a oclusão da artéria coronária descendente anterior esquerda, é possível obter o registro de complexo QR em derivações precordiais direitas de metade dos pacientes, decorrente da isquemia do sistema de condução.[3,4,13] O padrão QS após IM significa a ausência completa de inscrição da onda R da despolarização do tecido normal e, por isso, indica perda irreversível do miocárdio. Entretanto, o registro de complexo QS isoladamente em V_1 (raramente até V_2) pode ser perfeitamente normal. As características das ondas Q anormais em diferentes derivações envolvem:

- V_2 e V_3: a onda Q é anormal com qualquer configuração.
- V_4: profundidade > 1 mm ou com duração de pelo menos 0,02 s ou maior que a onda Q em V_5.
- aVL: onda Q > 0,04 s ou > que 50% da amplitude do complexo QRS na vigência de onda T positiva.
- D_3: onda Q ≥ 0,04 s, mas nessa derivação é mais importante a duração que a profundidade dessa onda.

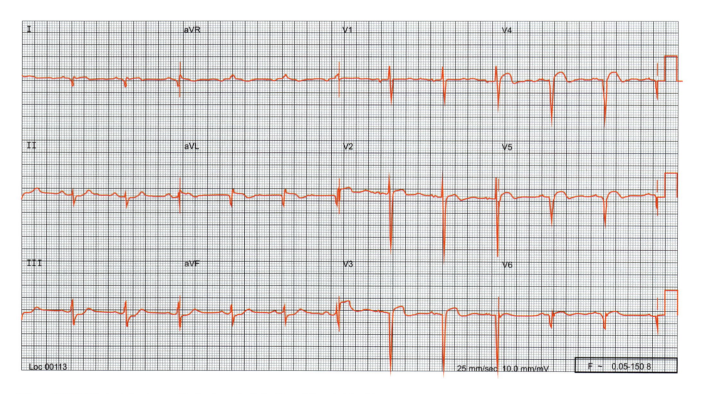

Figura 7.20 Diminuição da amplitude da onda R de D_1 e aVL e de V_3 a V_6.

> Resumindo: qualquer onda Q ≥ 0,04s é anormal, com exceção das derivações D3, aVR e V_1 em que a onda Q, mesmo alargada e profunda, ainda é normal.

É possível identificar o registro de onda Q sem estar relacionada à DAC, por exemplo, em: BRE, SVE, cardiomiopatias (cardiomiopatia hipertrófica [CMH] e dilatada [CMD]), processos infiltrativos (amiloidose, sarcoidose, tumores, miocardite crônica), doença pulmonar obstrutiva crônica (DPOC), embolia pulmonar entre outras.

LOCALIZAÇÃO DO INFARTO AGUDO DO MIOCÁRDIO PELO ECG E IDENTIFICAÇÃO DA PROVÁVEL OBSTRUÇÃO CORONARIANA CORRESPONDENTE ("LESÃO CULPADA")

A análise criteriosa do ECG é capaz de identificar, com pequena margem de erro, a região específica dos ventrículos que desenvolveram o IAM e a provável artéria coronariana obstruída ou "culpada".[14-17]

Infarto agudo do miocárdio anterior

Geralmente, é secundário à oclusão da artéria coronária descendente anterior esquerda, identificada pelo supradesnível do segmento ST nas derivações de V_2 a V_4. Além disso, é possível identificar alguns aspectos adicionais no registro eletrocardiográfico dos diferentes graus de comprometimento do IAM anterior (Tabela 7.2). Deve-se levar em consideração que essas subdivisões do IAM anterior não são absolutas, uma vez que há ampla sobreposição dos padrões eletrocardiográficos.

Supradesnível do segmento ST de V_1 a V_4, associado ao mesmo fenômeno elétrico em aVL e,

ainda, infradesnível do segmento ST em D_2, D_3 e aVF reforçam a correlação com a obstrução da DA.

Supradesnível do segmento ST em aVR, desaparecimento das ondas Q preexistentes em derivações laterais, infradesnível do segmento ST em V_5 e o padrão de BRD sugerem a existência de oclusão da DA no nível da primeira septal.

Cerca de 2/3 dos pacientes que desenvolvem IAM anterior não desenvolvem supradesnível do segmento ST em V_1 (estritamente anterior), uma vez que possuem irrigação sanguínea dupla (DA e CD), o que protege o septo interventricular. Em 7% dos casos, o supradesnível do segmento ST de V_1 a V_4 associa-se à oclusão da CD.

Supradesnível do segmento ST em D_1 e aVL, associado ao mesmo fenômeno elétrico de V_1 a V_6 sugere oclusão da DA no nível da primeira diagonal (IAM anterior extenso). A mesma oclusão também pode ser revelada pelo supradesnível em derivações não contíguas, como aVL e D_2, acompanhado do infradesnível do segmento ST em D_3, aVF ou V_4.

Supradesnível do segmento ST em D_1 e aVL e infradesnível do segmento ST em V_2 sinalizam a oclusão da primeira marginal da CX.

Registro de onda Q de V_4 a V_6 e de onda R ampla indicam lesão obstrutiva distal da DA.

A Figura 7.21A revela traçado eletrocardiográfico de paciente com IAM anterosseptal, sugerido pelo supradesnível do segmento ST de V_2 a V_3 (fenômenos elétricos relacionados ao comprometimento do septo) e de V_4 a V_6 (comprometimento do ápice e da parede lateral). A Figura 7.21B demonstra o diagrama da obstrução coronariana (seta) e respectivas derivações precordiais.

Tabela 7.2
Subdivisões do Infarto Agudo do Miocárdio (IAM) anterior.

Subdivisões do IAM anterior	Derivações com supradesnível do segmento ST
Septal	V_1 e V_2
Estritamente anterior	V_3 a V_4
Anterosseptal	V_1 a V_4
Anterolateral	V_2 a V_4, D1 e aVL
Anterior extenso	D1, aVL, V_1-V_6

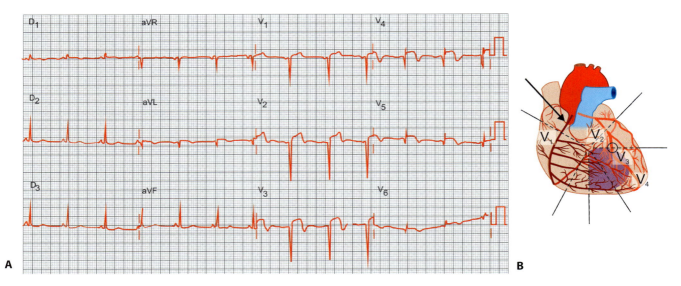

Figura 7.21 (**A**) Eletrocardiograma com sinais de infarto anterosseptal. Observe a morfologia característica nas derivações V_2 e V_3, correspondendo à representação dos fenômenos elétricos do septo interventricular e V_4, V_5 e V_6 à representação dos fenômenos elétricos do ápice e parede lateral. (**B**) Obstrução coronariana (seta) e respectivas derivações precordiais.

Infarto agudo do miocárdio inferior

Usualmente, o IAM inferior ou diafragmático é secundário à oclusão da CD (80% dos casos) ou CX, identificado pelo supradesnível do segmento ST em D_2, D^3 e aVF (Figuras 7.22A e 7.22B).

Supradesnível do segmento ST em D_3 maior que o de D_2 associado ao infradesnível desse segmento em aVL, a oclusão da CD é ainda a mais provável.

Supradesnível do segmento ST em D_2, D_3 e aVF associado a infradesnível desse segmento em aVL sugere a oclusão proximal da CX.

Infradesnível horizontal do segmento ST de V_1 a V_3 associado ao supradesnível desse segmento em D_2, D_3 e aVF sugere oclusão da CX. A ausência desse infradesnível praticamente exclui a participação dessa artéria coronária. É oportuno lembrar que 50% dos casos com oclusão da CX não provocam alterações no traçado eletrocardiográfico convencional.

Com menor frequência, pode haver supradesnível do segmento ST nas derivações inferiores e nas precordiais anteriores, sugerindo oclusão proximal da CD ou oclusão do terço médio ou distal da DA.

Infarto agudo do miocárdio lateral e posterior

Habitualmente, o IAM dessas regiões é provocado pela oclusão da CX. Como essa artéria irriga pequena porção do Ventrículo Esquerdo (VE), menos da metade dos pacientes desenvolve supradesnível do segmento ST, cerca de um terço desses pacientes desenvolve infradesnível desse segmento, e o restante, como anteriormente mencionado, não desenvolve qualquer alteração do ECG convencional.

O **IAM lateral** revela supradesnível do segmento ST em D_1, aVL, V_5 e V_6 e quando o supradesnível restringe-se a D_1 e aVL caracteriza-se o *IAM lateral alto* (Figura 7.23).

O **IAM posterior** manifesta-se por infradesnível do segmento ST em V_1 e V_2 e registro de onda R ampla nas mesmas derivações. Se forem registradas as derivações de V_7 a V_9 é possível evidenciar o supradesnível do segmento ST correspondente (Figura 7.24). Com frequência, o IAM posterior estende-se para a região lateral do VE, desencadeando supradesnível do segmento ST em V_5 e V_6 (**IAM posterolateral**), ou para a região inferior do VE, desencadeando supradesnível do segmento ST em D_2, D_3 e aVF (**IAM inferoposterior**), decorrente, com maior frequência, da obstrução de CD dominante (Figura 7.25).

Infarto agudo do miocárdio do ventrículo direito

O IAM do VD é secundário à oclusão da CD antes da emissão dos ramos marginais para esse ven-

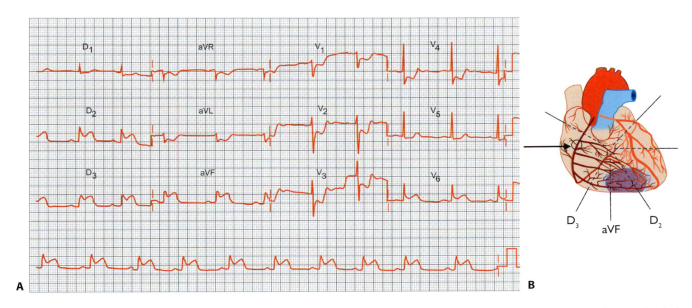

Figura 7.22 (**A**) Eletrocardiograma com sinais de infarto do miocárdio inferior. (**B**) Infarto do miocárdio inferior que revela supradesnível do segmento ST de forma mais característica em D$_3$ e aVF. A seta representa a oclusão da artéria coronária direita.

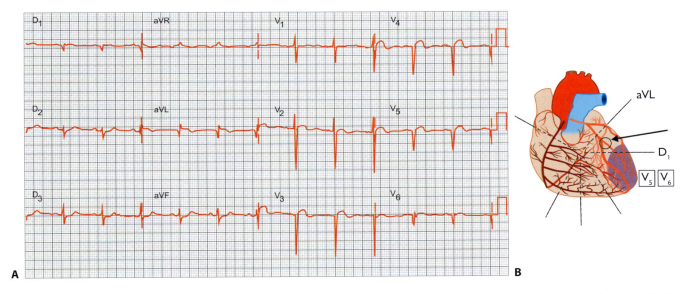

Figura 7.23 (**A**) Eletrocardiograma (ECG) com sinais de infarto do miocárdio da região lateral. Observe a diminuição da amplitude da onda R em D$_1$, aVL e de V$_3$ a V$_6$. (**B**) Representação da obstrução da artéria coronariana diagonal (seta) com alterações mais nítidas em V$_5$ e V$_6$, além de D$_1$ e aVL na dependência da extensão do infarto. No entanto, pode haver manifestação do ECG apenas em D$_1$ e aVL (ausência de onda R).

trículo. Se essa artéria for a dominante, é comum a associação ao IAM inferior do VE (IAM inferoposterior) e, por isso, deve-se obter o registro das derivações precordiais direitas (V$_4$R a V$_6$R) em todos os indivíduos que desenvolvem IAM da região inferior. O IAM do VD raramente é isolado e, nessa condi-ção, com frequência, é decorrente de oclusão de CD de pequeno calibre ou não dominante.[3,4,13]

Na vigência de IAM do VD, o ECG revela supradesnível do segmento ST nas derivações precordiais direitas. No entanto, alguns pacientes desenvolvem infradesnível do segmento ST em D$_1$

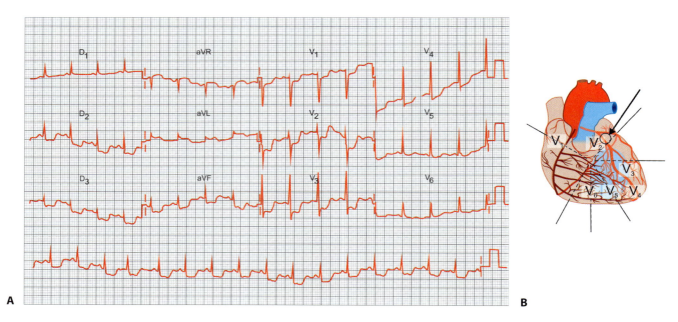

Figura 7.24 (**A**) Eletrocardiograma com sinais de infarto agudo do miocárdio posterior. (**B**) Representação da obstrução da artéria coronária circunflexa (seta) e respectivas derivações.

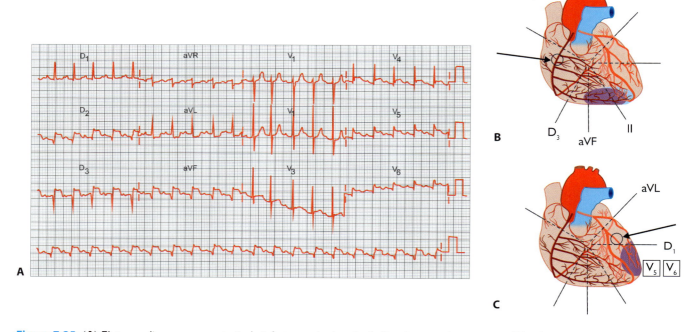

Figura 7.25 (**A**) Eletrocardiograma com sinais de infarto agudo do miocárdio, abrangendo as regiões (**B**) inferior, posterior e (**C**) lateral.

e aVL, e outros desenvolvem supradesnível desse segmento em derivações precordiais, porém raramente ultrapassa V_4, e o supradesnível de ST em V_1 é sugestivo de oclusão proximal de CD (Figura 7.26). O diagnóstico diferencial com IAM anterior não é difícil, levando-se em consideração as alterações recíprocas e o fato de que o supradesnível tem menor intensidade a partir de V_2 ou V_3.

Clinicamente, presume-se o diagnóstico de IAM do VD nos pacientes que desenvolvem sinais de insuficiência cardíaca direita, ou seja, distensão da veia jugular, sinal de Kussmaul (aumento da pressão

O ECG NA DOENÇA CORONARIANA AGUDA E CRÔNICA

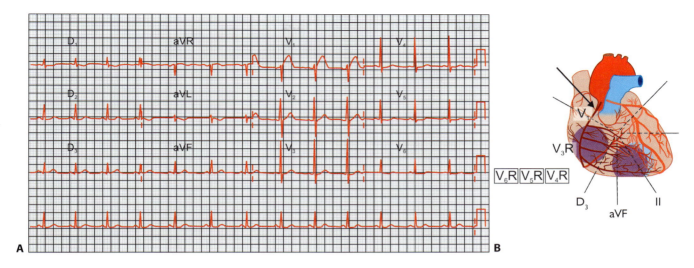

Figura 7.26 (**A**) Eletrocardiograma com sinais de infarto agudo do miocárdio do ventrículo direito. (**B**) Obstrução da artéria coronária direita (seta). As alterações do eletrocardiograma têm maior expressão nas derivações precordiais direitas.

venosa jugular com a inspiração), pulso paradoxal (redução da pressão arterial > 10 mmHg com a inspiração), ausculta de 4ª bulha direita, sopro sistólico de insuficiência tricúspide e hepatomegalia, com ou sem hipotensão arterial sistêmica, podendo evoluir para o choque cardiogênico. Não é incomum o desenvolvimento de atrasos da condução atrioventricular. Habitualmente, a ausculta pulmonar não revela estertores e o paciente não refere dispneia.

O reconhecimento do comprometimento do VD tem implicações no tratamento, exigindo a expansão de volume para a melhora do débito cardíaco dos pacientes que desenvolveram hipotensão e que possuem valores normais de pressão em cunha do capilar pulmonar.

Infarto atrial

É possível identificar as alterações eletrocardiográficas de infarto atrial em menos de um quinto dos pacientes com IAM. Geralmente, esse infarto é decorrente de aterotrombose com oclusão total de CD, comprometendo, com maior frequência, o átrio direito, principalmente o apêndice atrial.

A corrente de lesão altera a repolarização atrial, provocando supradesnível do segmento PR, que compreende parte do segmento ST atrial (STa), com ou sem infradesnível recíproco desse segmento em outras derivações.[3,4] O infradesnível isolado do segmento PR não constitui sinal fidedigno de infarto atrial, a não ser que intenso. Ainda, o registro de onda P em "M" ou em "W" durante episódio agudo de isquemia também sugere comprometimento atrial (Figura 7.27).

Essas alterações são mais bem apreciadas na vigência de bloqueio atrioventricular total, possibilitando a identificação das modificações da repolarização da onda T atrial (Ta) pela não concomitância com o complexo QRS.

Publicações relativamente recentes[18,19] relatam que é possível identificar supradesnível do segmento PR em V_5 e $V_{6'}$ ou em derivações inferiores, alterações da morfologia da onda P e arritmias atriais com sinais sugestivos de infarto atrial, porém com baixa sensibilidade e especificidade.

O reconhecimento de infarto atrial no ECG tem implicações clínicas, uma vez que o portador desse tipo de infarto tem maior probabilidade de desenvolver arritmias ou trombos atriais, ou rotura atrial.

DIAGNÓSTICO ELETROCARDIOGRÁFICO DE INFARTO AGUDO DO MIOCÁRDIO ASSOCIADO A ATRASOS DA CONDUÇÃO INTRAVENTRICULAR (BLOQUEIOS DE RAMO)

Quando o ECG basal do paciente revela algum tipo de atraso da condução intraventricular (*bloqueio de ramo ou de suas divisões*) ou quando o atraso da condução é desenvolvido como complicação do processo isquêmico, o diagnóstico eletrocardiográfico

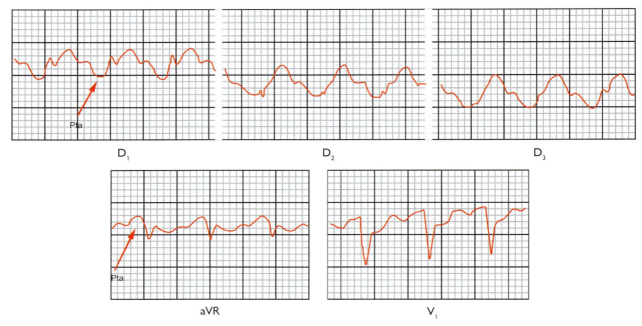

Figura 7.27 Infarto atrial. Depressão do segmento PTa maior que 1mm em D_2, D_3 e aVF e elevação em aVR e V_1. PTa = repolarização atrial da onda P.

de IAM torna-se difícil. No entanto, em algumas circunstâncias, o ECG convencional registra alterações que permitem o diagnóstico do IAM.

Infarto agudo do miocárdio associado a bloqueio do ramo direito

O atraso da condução pelo ramo direito do feixe de His de grau avançado, ou Bloqueio do Ramo Direito (BRD), não dificulta muito o diagnóstico eletrocardiográfico de IAM. O supradesnível do segmento ST é detectado facilmente, e as ondas T com polaridade oposta àquela dos complexos QRS são substituídas por ondas T com polaridade concordante com a dos complexos QRS, fenômeno denominado "pseudonormalização da repolarização" (Figura 7.28). Ainda, como o BRD compromete exclusivamente a fase terminal da despolarização ventricular, não impede o registro de ondas Q. Por exemplo, na vigência de IAM anterior, o ECG revela as alterações características do segmento ST da fase aguda e, posteriormente, surgem ondas Q nas derivações anteriores (V_2-V_4). Em contrapartida, na vigência de IAM inferior, primeiramente evidencia-se supradesnível do segmento ST nas derivações inferiores e, ulteriormente, surgem ondas Q nessas derivações (D_2, D_3 e aVF) (Figura 7.28).

O desenvolvimento de novo BRD como complicação do IAM implica pior prognóstico e, habitualmente, é decorrente da obstrução aterotrombótica da DA. É comum acompanhar-se de Bloqueio da Divisão Anterossuperior Esquerda (BDASE) do feixe de His.[3,4]

Infarto agudo do miocárdio associado a bloqueio do ramo esquerdo

Na vigência de BRE o diagnóstico de IAM é mais difícil porque o atraso da condução pelo ramo esquerdo do feixe de His de grau avançado, ou Bloqueio do Ramo Esquerdo (BRE), modifica o início e o término da despolarização ventricular, além de provocar alterações secundárias da repolarização ventricular (segmento ST e onda T). Essas modificações podem mimetizar ou mascarar as alterações eletrocardiográficas desencadeadas pelo IAM. Assim, um paciente com padrão pregresso de BRE pode desenvolver IAM sem grandes modificações do ECG convencional.

O ECG NA DOENÇA CORONARIANA AGUDA E CRÔNICA

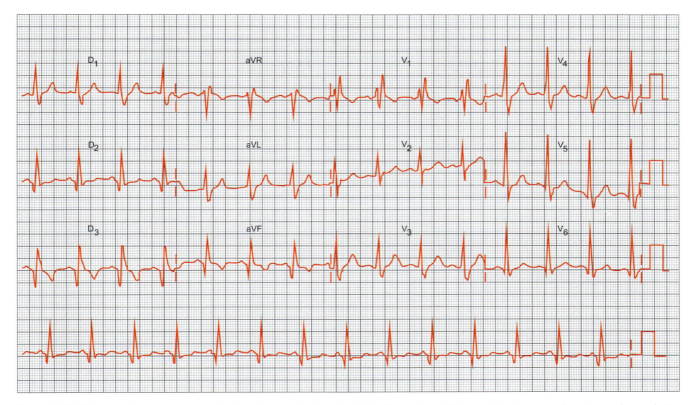

Figura 7.28 Eletrocardiograma com sinais de infarto agudo do miocárdio das regiões inferior e lateral, associado a atraso de condução pelo ramo direito do feixe de His (BRD).

Quanto ao mimetismo, usualmente o padrão eletrocardiográfico de BRE envolve o registro de polaridade discordante entre os vetores representativos do complexo QRS e da onda T, revelado pelo supradesnível do segmento ST nas derivações precordiais direitas e pelo infradesnível do segmento ST com onda T negativa nas derivações precordiais esquerdas, sem qualquer relação com isquemia (Figura 7.29).

Além disso, como na vigência de BRE a ativação elétrica do septo interventricular está invertida, ou seja, da direita para a esquerda, nesse atraso da condução intraventricular, habitualmente, há baixa progressão da onda R de V_1 a V_3, sem refletir a perda de potenciais elétricos. Por outro lado, o registro de ondas T negativas de V_1 a V_3, acompanhadas de ondas S profundas, constitui sinal primário de isquemia da região anterosseptal e não é provocado pelo BRE (Figura 7.30).

Quanto ao mascaramento, por exemplo, na vigência de IAM anterolateral ou lateral, sem BRE, desenvolve-se onda Q em derivações precordiais médias, laterais, e algumas derivações dos membros.

Na vigência de BRE a ativação elétrica do septo interventricular está invertida, ou seja, as forças elétricas iniciais da despolarização do septo direcionam-se da direita para a esquerda, acarretando o registro de onda R nessas derivações e impedindo (mascarando) o registro de onda Q relacionada ao IAM.

Os supra ou infradesníveis do segmento ST podem ser discordantes ou concordantes da polaridade do complexo QRS. Os desníveis do segmento ST discordantes da polaridade do complexo QRS constituem a exacerbação dos supra ou infradesníveis habituais desse segmento, ou seja, o supradesnível mais intenso que o esperado nas derivações precordiais com onda S dominante ou o infradesnível mais intenso que o esperado nas derivações com onda R dominante. Em contrapartida, os desníveis do segmento ST concordantes com a polaridade do complexo QRS manifestam-se por supra ou infradesníveis com polaridade oposta aos desníveis esperados do segmento ST, ou seja, infradesnível do segmento ST nas derivações com onda S dominante ou supradesnível desse segmento nas derivações com onda R

ELETROCARDIOLOGIA ATUAL

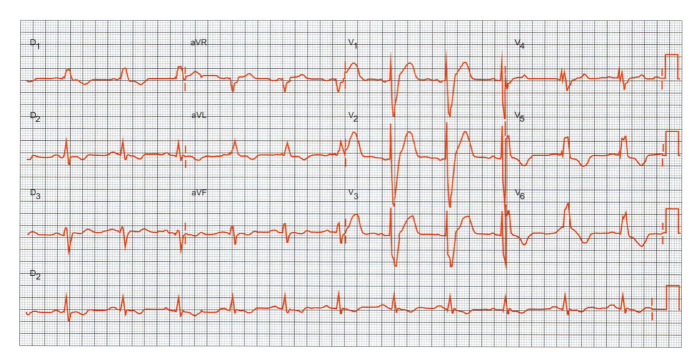

Figura 7.29 Eletrocardiograma com sinais de infarto agudo do miocárdio das regiões septal e anterior, associado a atraso da condução pelo ramo esquerdo do feixe de His (BRE).

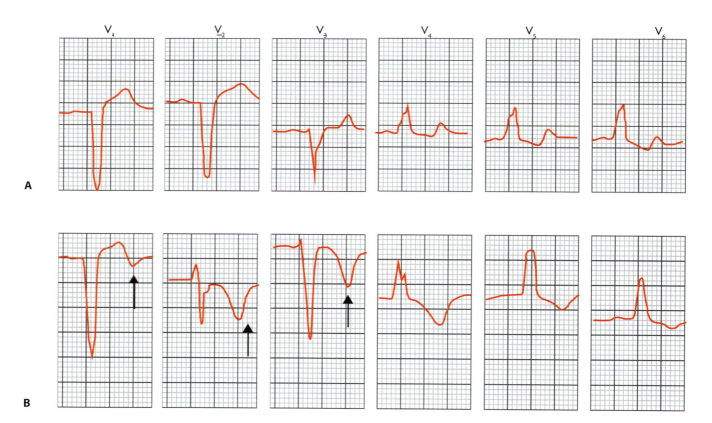

Figura 7.30 (**A**) Padrão clássico do atraso de condução pelo ramo esquerdo do feixe de His (BRE) sem isquemia associada. (**B**) Na vigência de isquemia, observa-se revelar alterações primárias da repolarização ventricular nas derivações de V_1 a V_3 (setas).

dominante. Geralmente, admite-se como indicativo de isquemia o supradesnível concordante do segmento ST > 1 mm ou o supradesnível discordante do segmento ST > 5 mm (Figura 7.31).

Nas fases mais adiantadas do IM, a análise meticulosa do complexo QRS pode evidenciar as seguintes alterações sugestivas de IM:

- Ondas Q em V_5 ou V_6.
- Ondas Q alargadas em D_1 ou aVL.
- Entalhe nas ondas S de V_3 a V_5.

Onda R estreita e de pequena amplitude ou sequência de pequenos entalhes que deformam a porção terminal do complexo QRS.

Entalhe do ramo ascendente da onda R em D_1, aVL, V_5 e V_6.

Ondas Q, com duração entre 30 e 50 ms, em D_3 e aVF.

Os pacientes que desenvolvem novo BRE como complicação do IAM têm melhor prognóstico que aqueles que já revelavam esse atraso da condução previamente, significando, provavelmente, extensa lesão antes do desenvolvimento do IAM (Figuras 7.32 e 7.33).

Infarto agudo do miocárdio associado ao bloqueio das divisões do ramo esquerdo do feixe de His

É oportuno lembrar que os atrasos da condução nas divisões do ramo esquerdo do feixe de His mimetizam as alterações eletrocardiográficas de estágios avançados do IM. Reveja os traçados do capítulo relacionado aos *atrasos da condução intraventricular* e observe o registro de onda "q" em determinadas derivações, que favorecem o diagnóstico eletrocardiográfico errôneo de IM.

Bloqueio da divisão anterossuperior esquerda

Registro de onda "q" em D1 e aVL, favorecendo o diagnóstico eletrocardiográfico errôneo de IM lateral alto e, com certa frequência, a baixa progressão de onda "r" de V_1 a V_3, favorecendo o diagnóstico eletrocardiográfico errôneo de IM septal. A concomitância desse atraso de condução com IM inferior também induz a interpretações errôneas do ECG. Na vigência de BDASE, as forças elétricas iniciais dirigem-se para baixo, o que pode masca-

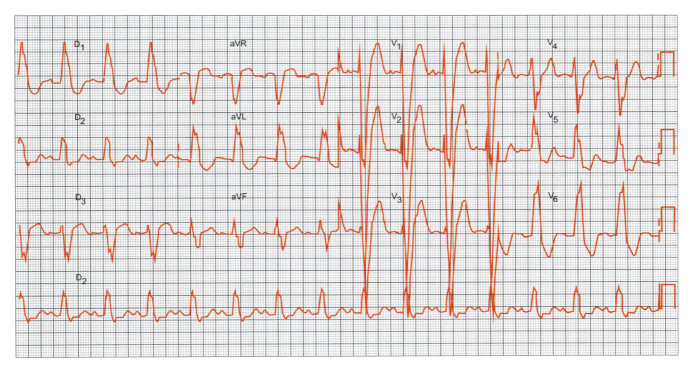

Figura 7.31 Eletrocardiograma que ilustra os critérios do Sgarbossa para o diagnóstico de isquemia/infarto na vigência de atraso de condução pelo ramo esquerdo do feixe de His (BRE).

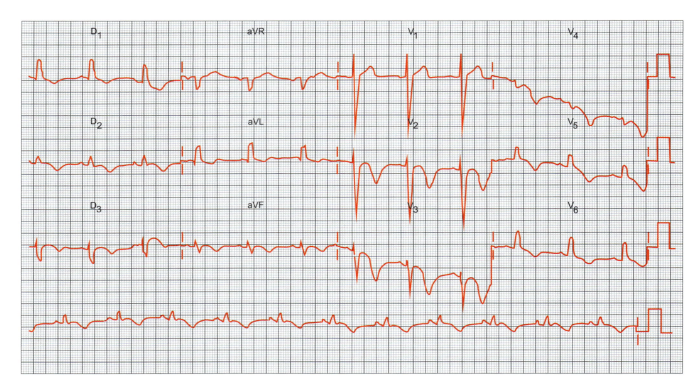

Figura 7.32 Eletrocardiograma com sinais de infarto agudo do miocárdio da região anterior e atraso de condução pelo ramo esquerdo do feixe de His (BRE).

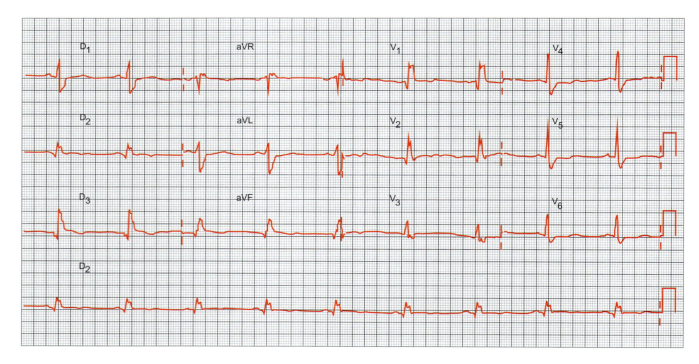

Figura 7.33 Eletrocardiograma com sinais de área eletricamente inativa das regiões septal e inferior, associados aos atrasos de condução por duas divisões do ramo esquerdo (Bloqueios da Divisão Posteroinferior [BDPIE], da divisão anteromedial esquerda [BDAME] e do ramo direito [BRD]).

rar o registro de ondas Q nas derivações inferiores, inscrevendo, somente, complexos rS em D_2, D_3 e aVF. Eventualmente, é possível obter o registro de ambos os fenômenos, ou seja, complexos qrS nas derivações inferiores.

Bloqueio da divisão posteroinferior esquerda

Registro de onda "q" em D_2, D_3 e aVF, favorecendo o diagnóstico eletrocardiográfico errôneo de IM inferior. O diagnóstico eletrocardiográfico da associação de IM inferior e bloqueio da divisão posteroinferior esquerda é um pouco mais difícil, porém é sugerido pelo registro de ondas Q mais profundas, com maior duração e porção final empastada do complexo QRS em D_2, D_3 e aVF.

Bloqueio da divisão anteromedial esquerda

O registro de onda R ampla em V_1 e V_2 favorece o diagnóstico eletrocardiográfico errôneo de IM posterior. A concomitância de BDAME e IM posterior exige maior atenção e caracteriza-se por complexos qR em V_1, V_2 e V_3, com onda R ampla e sem entalhes na parte média, podendo ser erroneamente confundido com BRD.

INFARTO AGUDO DO MIOCÁRDIO EM EVOLUÇÃO – MODIFICAÇÕES DO ELETROCARDIOGRAMA

Na vigência de oclusão total de artéria coronariana por aterotrombose, na maioria dos casos, as modificações do ECG apresentam a seguinte sequência: desenvolvimento de onda T hiperaguda, que pode durar alguns minutos; supradesnível do segmento ST (corrente de lesão), com alterações recíprocas desse segmento (infradesnível do segmento ST em derivações com direção oposta), que persiste por horas ou dias ou regride completamente após trombólise; e o registro de ondas Q nas derivações que revelam supradesnível do segmento ST (Figura 7.34).

Gradativamente, o segmento ST retorna à linha de base, tornando-se novamente isoelétrico, e a onda T passa a ter polaridade negativa. Além disso, torna-se mais simétrica e mais pontiaguda (denominada onda T "coronariana"), acompanhando-se, usualmente, de prolongamento do intervalo QT. As ondas Q anormais persistem por meses a anos e, eventualmente, diminuem a profundidade ou desaparecem definitivamente. Em outros casos, evidenciam-se apenas ondas T negativas nas derivações que exploram a região do IM cicatrizado. Em uma minoria, o traçado do ECG pode voltar a ter aspecto próximo do normal (Figura 7.35).

Essa sequência clássica de alterações do ECG pode ser modificada por inúmeros fatores, especialmente nos pacientes submetidos a trombólise ou angioplastia coronariana primária (Figura 7.36). A persistência do supradesnível do segmento ST sugere o desenvolvimento de aneurisma do VE.

ANEURISMA VENTRICULAR

Uma das complicações dos IAMs de grandes dimensões, extensivamente transmurais e localiza-

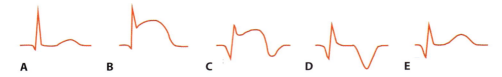

Figura 7.34 Representação das fases evolutivas para a cicatrização de um infarto do miocárdio. Inicialmente existe grande corrente de lesão que diminui lentamente à medida que aumentam os efeitos elétricos da isquemia. (**A**) Morfologia normal em derivação que explora o ventrículo esquerdo. (**B**) Dentro de horas do início do infarto ocorre supradesnível do segmento ST. Neste estágio não ocorrem trocas de QRS e da onda T. Pode-se dizer que existe evidência de sofrimento miocárdico. Na grande maioria dos casos, acompanha-se de alterações evolutivas do infarto do miocárdio. Raramente, esse aspecto retoma a situação anterior mostrada em A). (**C**) Dentro de dias, a voltagem da onda R diminui e surge onda Q anormal (em duração e tamanho) relativo à amplitude da onda R. Essas alterações são suficientes para fazer o diagnóstico de infarto. Ocorre inversão da onda T e a elevação do segmento ST é menos pronunciada que em B). (**D**) Após uma ou mais semanas, o segmento ST normaliza. Persiste a redução da onda R e a onda Q anormal. Surge onda T profunda e habitualmente simétrica nesse estágio. Em alguns pacientes, ela assim permanece ou evolui para aspecto mostrado em E). (**E**) Meses após o quadro clínico inicial, a onda T retorna à situação normal. Persiste a onda Q anormal e a redução da amplitude da onda R.

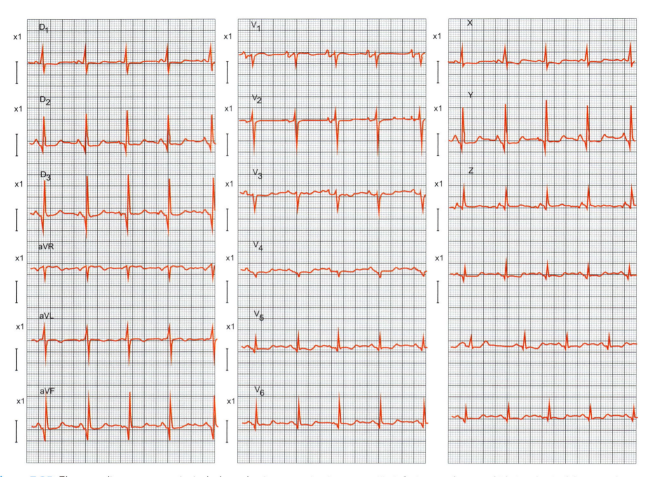

Figura 7.35 Eletrocardiograma com sinais de área eletricamente inativa em região inferior, porém em nítida involução (eletrocardiograma com 15 derivações).

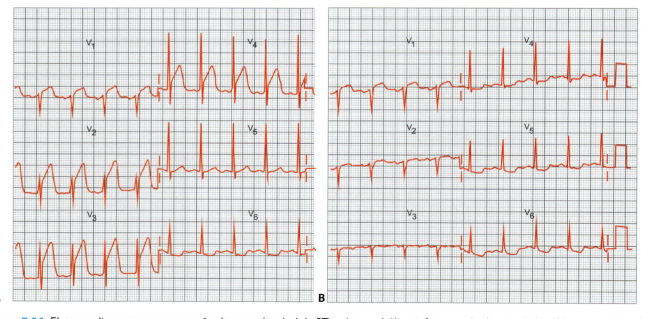

Figura 7.36 Eletrocardiograma com regressão do supradesnível de ST após trombólise: infarto agudo do miocárdio (**A**) antes e (**B**) após a trombólise.

dos na região anterior ou inferior, é a formação de aneurisma ventricular. O aneurisma do VE pode ser verdadeiro ou falso (pseudoaneurisma). O aneurisma verdadeiro é formado por segmento infartado da parede ventricular, adelgaçado, com fibrose intensa e que não se contrai normalmente. Durante a sístole, o segmento comprometido desenvolve abaulamento paradoxal, uma vez que o restante do VE está contraído. A formação do pseudoaneurisma do VE envolve a expansão gradual de hematoma intrapericárdico por extravasamento de sangue da cavidade ventricular para o saco pericárdico, após rotura miocárdica parcialmente contida por trombos, fibrose e adesões intrapericárdicas.

O ECG pode sugerir a existência de aneurisma do VE, após o IAM, principalmente pela persistência do supradesnível do segmento ST e ondas Q patológicas. Habitualmente, no IAM, o supradesnível do segmento ST persiste por horas ou dias e, quando permanece por várias semanas ou meses, sugere a existência de aneurisma ventricular (Figura 7.37). Na vigência de pseudoaneurisma do VE, evidencia-se a persistência de supradesnível do segmento ST num número pequeno de casos. Acredita-se que a persistência da elevação do segmento ST esteja relacionada à assinergia desse segmento miocárdico.[20] No entanto, a ausência da persistência do segmento ST não exclui a existência de aneurisma ventricular.[13]

A importância do diagnóstico eletrocardiográfico do aneurisma do VE reside na possibilidade dessa lesão desencadear arritmias ventriculares complexas, insuficiência cardíaca congestiva, formação de trombos e consequentes complicações embólicas, e ruptura da parede ventricular. A última

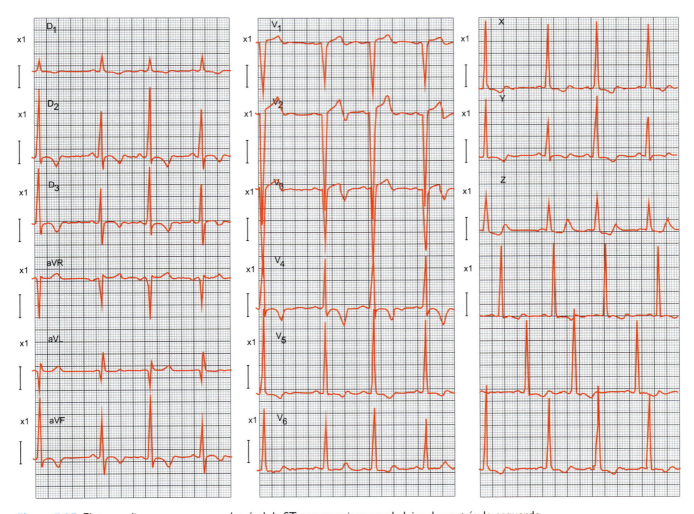

Figura 7.37 Eletrocardiograma com supradesnível de ST por aneurisma verdadeiro do ventrículo esquerdo.

manifesta-se no ECG pela recorrência ou progressão do supradesnível do segmento ST, na ausência de isquemia recorrente.

ELETROCARDIOGRAMA ANTES E APÓS A REPERFUSÃO CORONARIANA

Aproximadamente metade dos pacientes que procuram o setor de emergência com dor ou desconforto torácico já revela onda Q anormal no ECG.[13] Essas ondas Q são indicativas de IAM de grandes dimensões, mas não predizem a redução dos benefícios da terapêutica de reperfusão de emergência. A última, tanto farmacológica (trombólise) como mecânica (ICP), acelera as modificações evolutivas do ECG, na vigência de IAM. Nessa condição, a reperfusão precoce e bem-sucedida pode provocar o retorno do segmento ST para a linha de base, podendo ser seguido da inscrição de onda T negativa e profunda, mas sem o desenvolvimento ulterior de onda Q nas respectivas derivações. No entanto, mesmo com a inscrição de onda Q, a reperfusão bem-sucedida pode minimizar o grau de comprometimento do miocárdio (Figura 7.38).

CORRELAÇÃO DO ELETROCARDIOGRAMA COM AS MANIFESTAÇÕES CLÍNICAS

A correlação das alterações eletrocardiográficas com as manifestações clínicas é obrigatória, uma vez que indivíduos com IAM podem ter ECG pouco alterado ou dentro de limites normais, principalmente nos primeiros minutos ou horas do processo evolutivo. O diagnóstico de isquemia ou também de infarto do miocárdio não deve ser estabelecido com base exclusivamente nas alterações do ECG.

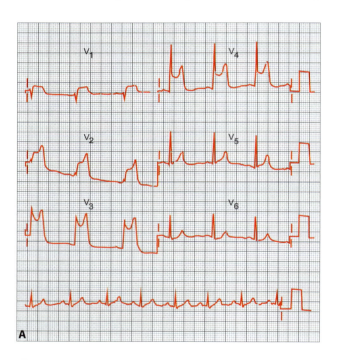
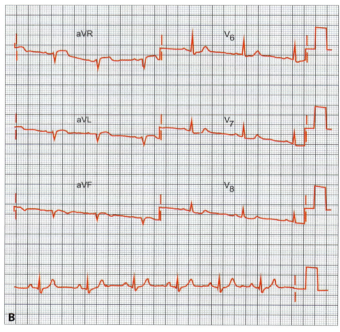

Figura 7.38 Eletrocardiograma (**A**) pré e (**B**) pós-reperfusão do miocárdio.

REFERÊNCIAS BIBLIOGRÁFICAS

1. Loukas M, Groat C, Khangura R, et al. The normal and abnormal anatomy of the coronary arteries. Clin Anat 2009; 22:114-28.
2. Loukas M, Sharma A, Blaak C. et al. The clinical anatomy of the coronary arteries. J Cardiovasc Transl Res 2013; 6:197-207.
3. Moffa PJ. O eletrocardiograma nas perturbações da irrigação do miocárdio: infarto do miocárdio, vetores de necrose, lesão e isquemia. In: Moffa PJ e Sanches PCR. Tranchesi - Eletrocardiograma normal e patológico. 7ª ed. São Paulo: Roca, 2001. p. 463-90.
4. Sanches PCR e Moffa PJ. Eletrocardiograma nas alterações da irrigação sanguínea do miocárdio - I

(Cardiopatia Isquêmica). In: Sanches PCR e Moffa PJ. Eletrocardiograma - Uma abordagem didática. 1ª ed. São Paulo: Roca, 2012. p. 113-27.

5. Nikus K, Palm O, Wagner G, et al. Electrocardiographic classification of acute coronary syndromes: a review by a committee of the International Society for Holter and Non-invasive Electrocardiology. J Electrocardiol 2010; 43:91-103.

6. Di Diego JM, Antzelevitch C. Cellular basis for ST-segment changes observed during ischemia. J Electrocardiol 2003; 36:1-5 [Suppl].

7. Di Diego JM, Antzelevitch C. Acute myocardial ischemia: cellular mechanisms underlying ST segment elevation. J Electrocardiol 2014; 47:486-90.

8. Kleber AG. ST-segment elevation in the electrocardiogram: A sign of myocardial ischemia. Cardiovasc Res 2000; 45:111-8.

9. Bayés de Luna A, Fiol Sala M. Electrocardiography in Ischemic Heart Disease. Clinical and Imaging Correlations and Prognostic Implications. Oxford, England: Blackwell Publishing, 2008.

10. Migliore F, Zorzi Z, Marra MP, et al. Myocardial edema underlies dynamic T-wave inversion (Wellens' ECG pattern) in patients with reversible left ventricular dysfunction. Heart Rhythm 2011; 8:1629-34.

11. Bayés de Luna A, Zareba W, Fiol M, et al. Negative T wave in ischemic heart disease: a consensus article. Ann Noninvasive Electrocardiol 2014; 19:426-41.

12. Bayés de Luna A. Clinical Electrocardiography: a Text Book. Oxford, UK Wiley-Blackwell, 2011.

13. Goldberger AL, Goldberger ZD, Shvilkin A. Goldberger's Clinical Electrocardiography: Simplified Approach. 8th ed. Philadelphia: Saunders, 2012.

14. Zimetbaum PJ, Josephson ME. Use of the electrocardiogram in acute myocardial infarction. N Engl J Med 2003; 348:933-40.

15. Tierala I, Nikus KC, Sclarovsky S, et al. Predicting the culprit artery in acute ST-elevation myocardial infarction and introducing a new algorithm to predict infarct-related artery in inferior ST-elevation myocardial infarction: Correlation with coronary anatomy in the HAAMU Trial. J Electrocardiol 2009; 42:120-7.

16. Wang SS, Paynter L, Kelly RV, et al. Electrocardiographic determination of culprit lesion site in patients with acute coronary events. J Electrocardiol 2009; 42:46-51.

17. Nikus C. Electrocardiographic presentations of acute total occlusion of the left main coronary artery. J Electrocardiol 2011; 45:491-3.

18. Neven K, Crijns H, Gorgels A. Atrial infarction: A neglected electrocardiographic sign with important clinical implications. J Cardiovasc Electrophysiol 2003; 14:306-8.

19. Jim MH, Miu R, Siu CW. PR-segment elevation in inferior leads: An atypical electrocardiographic sign of atrial infarction. J Invasive Cardiol 2004; 16:219-21.

20. Macfarlane PW, Oosterom AV, Pahlm O, et al. Comprehensive Electrocardiology. v. 2. 2th ed. London-UK: Springer-Verlag, 2011.

O ECG na Eletrofisiologia Celular

Raul José Pádua Sartini

INTRODUÇÃO

Quando falamos em eletrofisiologia básica temos, inicialmente, que nos recordar de algumas características da membrana celular e do cardiomiócito, responsáveis pela formação e propagação do impulso elétrico, que será registrado através do eletrocardiograma e gerará toda a mecânica de contração da fibra miocárdica.

A MEMBRANA CELULAR E OS CANAIS IÔNICOS

A membrana celular é composta por uma dupla camada de fosfolípides (Figura 8.1),[1] cuja cabeça é polar e hidrofílica, o que lhe confere a capacidade de atrair íons, enquanto a cauda lipídica é não polar e hidrofóbica, conferindo alta resistência e funcionando como um invólucro em torno do citoplasma. Entremeadas nessa dupla camada, encontram-se proteínas que estão relacionadas a diversos processos imunológicos, enzimáticos e, em maior interesse neste capítulo, são parte integrante dos chamados canais iônicos.

Os canais iônicos são, portanto, formados por proteínas glicosiladas transmembrana, que permitem o fluxo passivo de íons para o meio intracelular e extracelular, seguindo seus gradientes eletroquímicos. Esse fluxo de cátions e ânions através da membrana celular resulta em corrente elétrica, e os canais iônicos têm importante papel na geração do potencial de ação. São compostos por quatro domínios ligados entre si por

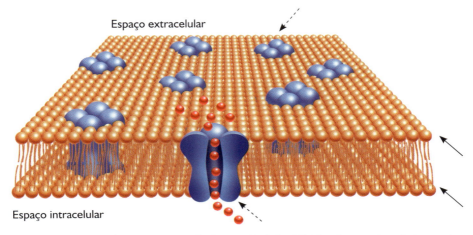

Figura 8.1 – Membrana celular: as setas contínuas mostram a dupla camada de fosfolípides. As setas tracejadas mostram os canais iônicos atravessando a membrana celular. Adaptada de Kim JB.[1]

ligação covalente, exceto nos canais de potássio (Figura 8.2).[1] Cada um desses domínios, por sua vez, contém seis segmentos alfa-helicoidais transmembrana.[2] A permeabilidade dos canais depende do tamanho do íon, de variações na conformação do canal e da abertura de portões. Nos canais de sódio, por exemplo, o segmento 4 é carregado de cargas positivas, funcionando como um sensor de voltagem e acredita-se que represente o chamado portão m ou portão de ativação, ou de abertura rápida, voltagem-dependente, e fica no lado extracelular. Por outro lado, acredita-se que a ligação covalente entre o segmento 6 do domínio III com o segmento 1 do domínio IV forme o chamado portão h de inativação ou fechamento do canal, ficando no lado intracelular.[2]

A dinâmica de abertura e fechamento dos canais faz com que ocorram três situações cíclicas e contínuas (Figura 8.3):[1] ou o canal está fechado em repouso, significando que está em um estado passível de ser ativado por um estímulo; ou está aberto ou ativado, permitindo a troca iônica; ou está fechado, inativo, significando nesse momento que está refratário a novo estímulo, e somente poderá ser reativado após sua passagem por um processo completo de recuperação.

Além dos canais iônicos, as bombas de Na^+/K^+, sistema de contratransporte Na^+/Ca^{++}, por exemplo, desempenham papel fundamental na regulação do fluxo iônico.

O POTENCIAL DE AÇÃO CARDÍACO

Alguns conceitos básicos são importantes para o entendimento do potencial de ação.

O meio intracelular é menos positivo que o extracelular, mas em caráter prático pode-se considerar que seja negativo. Isso se dá principalmente porque no meio intracelular há a presença de proteínas e também de fosfatos, que carregam consigo cargas negativas. Ainda, a bomba Na^+/K^+, através da hidrólise de ATP, promove ativamente o efluxo de três íons sódio, e o influxo de dois íons potássio, fazendo com que sempre seja retirado um cátion a mais do meio intracelular. Na célula em repouso, ou polarizada, há grande concentração de potássio K^+ intracelular e de Na^+ no meio extracelular. Assim, por osmolaridade, há tendência de que o K^+ se difunda para o meio extracelular e o Na^+ para o meio intracelular. Por outro lado, a maior negatividade intracelular atrai os dois cátions para o interior da célula, mas como a molécula hidratada do sódio é maior, a membrana é muito mais permeável ao potássio, havendo mais influxo de K^+. Essa dinâmica de fluxos e concentrações pode ser observada na Figura 8.4 e gerará o potencial de ação.

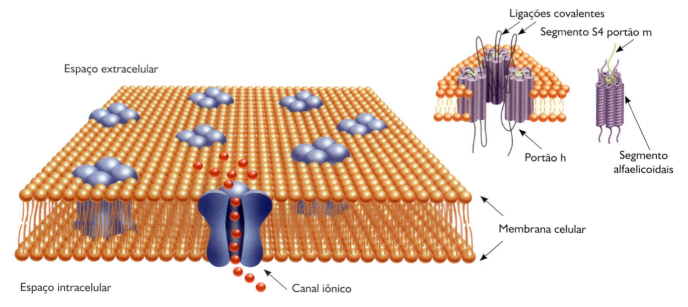

Figura 8.2 – Desenho esquemático dos canais iônicos. Adaptada de Kim JB.[1]

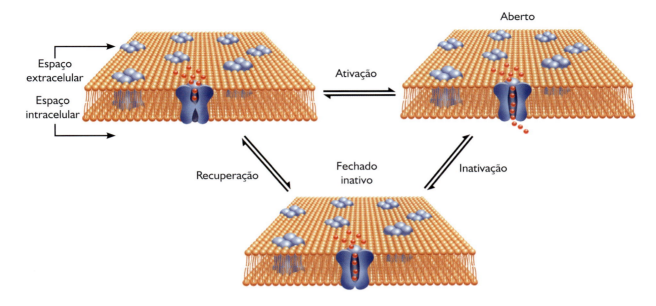

Figura 8.3 – Dinâmica de ativação e inativação dos canais iônicos. Neste exemplo, representação do canal de sódio. Adaptada de Kim JB.[1]

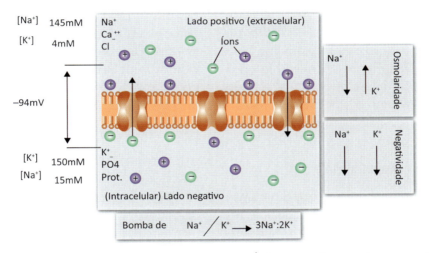

Figura 8.4 – Desenho representativo da membrana celular e canais iônicos. À direita, quadro superior mostrando a tendência da difusão iônica segundo a osmolaridade. O quadro inferior mostra a representação de que a molécula de sódio hidratada é maior que a de potássio e embora haja tendência ao influxo dos dois íons, segundo as cargas iônicas, a membrana é mais permeável ao potássio. À esquerda as concentrações de sódio e potássio, representada entre chaves, no meio intra e extracelular. Abaixo a ação da bomba Na^+/K^+.

O POTENCIAL DE AÇÃO CARDÍACO

O potencial de ação terá amplitude, duração, velocidade de propagação e um limiar de deflagração que irá variar segundo o tecido miocárdico envolvido. Nas fibras rápidas, como as do miocárdio atrial, ventricular e das fibras de Purkinje o potencial em repouso varia entre −80 a −95 mV, a amplitude entre 110 e 120 mV e a duração entre 100 e 500 mV. Já as regiões de condução lenta como o nó sinusal e atrioventricular irão variar nessa mesma ordem entre −50 e −70 mV, 60 e 80 mV e 100 a 300 ms.[2]

O Potencial de Ação (PA) do tecido cardíaco consiste de cinco fases:

O PA das células rápidas (Figura 8.5)[3]

Fase 0 (despolarização rápida)

Corresponde ao complexo QRS no eletrocardiograma.

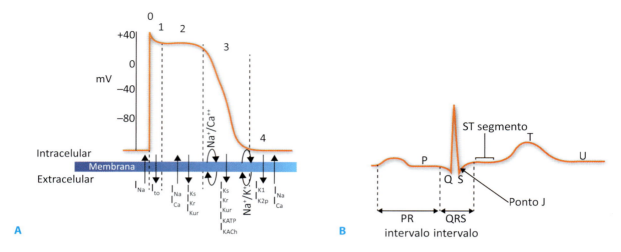

Figura 8.5 – **(A)** O potencial de ação de uma fibra rápida, com a cinco fases representadas de 0 a 4, com as correntes iônicas respectivas. **(B)** A relação do eletrocardiograma com cada fase do potencial de ação. Adaptada de Bastiaenen.[3]

Ao receber um estímulo, a membrana celular tem sua condutância ao Na^+ aumentada bruscamente através da abertura dos canais de Na^+, fazendo com que haja um influxo rápido desse íon (INa), o que desloca o PA de –90 mV imediatamente para algo em torno de +30 mV, em 1 a 2 ms. O interior da célula torna-se rapidamente positivo, reduzindo o fluxo da corrente, e como o canal de Na^+ é voltagem-dependente, fecha-se abruptamente. Tem início, então, a fase 1.

Fase 1 (repolarização rápida inicial)

Corresponde ao ponto J no eletrocardiograma.

Seguindo-se à fase 0, a membrana celular se repolariza rapidamente e de forma transitória, tanto pela inativação da corrente I_{Na}, quanto pela ativação de uma corrente transitória de efluxo de potássio (I_{to} - *transient outward current*). Esse canal voltagem-dependente tem sua ativação em uma faixa entre –10 mV e +30 mV e, portanto, sua ativação e inativação são rápidas. A concentração de canais I_{to} é variável no miocárdio ventricular, sendo maior no mesocárdio, depois no epicárdio e o endocárdio tendo a menor concentração; o entalhe gerado por essa corrente é evidente no potencial de ação do mesocárdio e epicárdio, mas ausente no endocárdio. Essa diferença de concentração gera um aumento da dispersão transmural na repolarização, o que pode, em parte, explicar a onda de Osborn presente em casos de hipotermia intensa,[4] e do supradesnivelamento do segmento ST nas precordiais direitas na síndrome de Brugada, doença genética com mutação do gene SCN5A, relacionado ao canal de sódio, com perda de sua função[5,6,7,8] (a concentração de canais I_{to} no epicárdio da via de saída do ventrículo direito é maior que a encontrada em pessoas normais).

Fase 2 ou platô (repolarização lenta)

Corresponde ao segmento ST no eletrocardiograma.

Nessa fase a condutância de todos os íons diminui muito. Apesar das múltiplas correntes de efluxo de potássio, sua condutância é baixa nesse momento e pouco desse íon deixa a célula.[2] A condutância ao sódio também é baixa devido à inativação da I_{Na}.

A corrente lenta de influxo de cálcio (I_{Ca-L}) é a maior responsável por esta fase, promovendo lenta e continuamente a entrada de Ca^{++}, o que mantém o platô por mais de 100 ms, em torno de 0 mV.

Há, também, a ação da bomba Na^+/Ca^{++} que faz a troca de três íons de sódio por um de cálcio e funciona de forma bidirecional, ou seja, tanto pode retirar ou introduzir esses cátions, dependendo da concentração de Ca^{++} intracelular.

A bomba Na^+/K^+ também mantém sua atividade, mas pouco contribui para a repolarização nesta etapa.

Fase 3 (repolarização rápida final)

Corresponde à onda T no eletrocardiograma.

A repolarização ocorre de forma rápida nesse momento, principalmente por dois motivos: pela inativação da I_{Ca-L}, com diminuição do movimento de cargas positivas para o interior da célula e pela ativação das correntes retificadoras tardias de efluxo de potássio, compostas principalmente pelas $I_{Ks\ (slow)}$, $I_{Kr\ (rapid)}$ e $I_{Kur\ (ulta-rapid)}$. Essas correntes variam sua concentração e sua expressão nas distintas regiões do miocárdio. Por exemplo, o potencial de ação mais curto, característico do miocárdio atrial, está associado a níveis mais altos de I_{Kur}. O potencial de ação no átrio esquerdo é mais curto que no átrio direito e pode estar relacionado com sua maior concentração de I_{Kr}.[9] A condutância dessas correntes é menor quando o potencial de ação é mais positivo e, assim, são menos ativas na fase de platô. Porém, com o deslocamento do potencial de ação em direção mais negativa, tem sua condutância aumentada e influenciam sobremaneira a fase 3, principalmente no seu final. A importância dessas correntes retificadoras pode ser exemplificada pelas condições clínicas relacionadas a doenças genéticas como a síndrome do QT longo, em que há diminuição da função dessas correntes, ou da síndrome do QT curto, em que há ganho de função das mesmas.

Outra corrente retificadora tardia, a I_{K1}, ativada nessa fase final do descenso do potencial de ação, auxilia no efluxo de cargas positivas, sendo determinante por trazer o potencial de ação novamente em direção aos níveis de repouso.

Fase 4 (repouso do potencial de membrana)

A I_{K1} permanece ativa e a bomba Na^+/K^+ continua retirando três íons sódio e introduzindo dois íons potássio no interior da célula, contra seus gradientes eletroquímicos, através do gasto de energia com a hidrólise do ATP, mantendo assim a célula em repouso.

O PA das células lentas ou automáticas (Figura 8.6)[10]

O potencial de ação difere daquele das fibras rápidas por uma série de características.

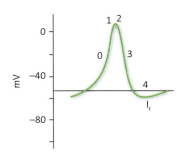

Figura 8.6 – Potencial de ação da célula automática: diferente do PA das células rápidas, observa-se que as fases 0 e 3 têm ascensão e descenso mais lentos; as fases 1 e 2 são praticamente indistintas. Diferença significativa também ocorre na fase 4 (despolarização diastólica) por ação das correntes I_f. A abscissa marca o limiar de despolarização do potencial de ação e observa-se que a fase 4 se inicia em um nível abaixo, a partir de um estado de hiperpolarização. Adaptado de (10).

A fase 0 é determinada primordialmente pelo influxo lento de Ca^{++}, com pouquíssima participação de correntes de sódio. As fases 1 e 2 praticamente não são reconhecíveis, seguindo-se então a fase 3, que se mostra com um descenso mais lento.

A fase 4, das células automáticas, também chamada de despolarização diastólica, tem a peculiaridade de não ser estável como nas células não automáticas. Isso se deve principalmente pela interação entre o canal nucleotídeo cíclico ativado por hiperpolarização (HCN),[11] que é responsável por gerar as chamadas correntes *funny* (I_f), ou de marca-passo, da ação da bomba Na^+/Ca^{++}, da corrente lenta de Ca^{++} e dos canais ryanodinos.

As correntes I_f se ativam quando de um estado de hiperpolarização das células do nó sinusal, e elevam o potencial de ação contínua e lentamente até que seja atingido o limiar para deflagração de novo impulso. As catecolaminas, por exemplo, aumentam a permeabilidade dos canais If, aumentando a inclinação da fase 4, encurtando o tempo para o potencial de ação atingir o limiar de deflagração. Além disso, aumentam o influxo de cálcio, aumentando a inclinação da fase 0 e elevando a frequência cardíaca. A estimulação parassimpática, por outro lado, aumenta a atividade da corrente repolarizadora I_{K-Ach} (Acetilcolina), levando o potencial de ação a um estado de hiperpolarização, prolongando assim o tempo para que seja alcançado o limiar de deflagração, diminuindo a frequência cardíaca.[12]

A PROPAGAÇÃO DO IMPULSO

A condução adequada do impulso elétrico depende não somente de uma condição equilibrada entre os íons do meio extra e intracelular, como também de uma característica peculiar do cardiomiócito.

A fibra muscular cardíaca estriada é um pseudossincício devido à presença dos discos intercalares, que possuem três tipos de junções especializadas: os desmossomos e as *adherens junctions* são responsáveis pela conexão mecânica intensa, permitindo a transferência de energia mecânica célula a célula; e a *gap junction*, que é responsável pelo acoplamento elétrico e bioquímico de baixa resistência, ao promover a ligação direta entre os citoplasmas de células adjacentes através de poros aquosos.[2] Essa característica permite que o impulso elétrico se propague longitudinalmente ao sentido da fibra, em uma velocidade três vezes maior que transversalmente à mesma, como se a condução elétrica entre células adjacentes fosse praticamente simultânea e sincronizada.

As *gap junctions* são compostas por duas estruturas hexaméricas chamadas de *connexons* ou hemicanais, formados por proteínas denominadas *connexinas* (Figura 8.7). A *connexina* mais abundante do tecido cardíaco é a 43, e inúmeros trabalhos têm definido a importância dessas proteínas para a adequada propagação do impulso elétrico.[13,14,15]

Doenças genéticas[14,15] como as que cursam com alteração na concentração dessas *connexinas* modificam a função das *gap junctions*, podendo facilitar a ocorrência de arritmias graves e potencialmente fatais, como no caso da Displasia Arritmogênica do Ventrículo Direito (DAVD).[16,17] Eletrocardiograma típico da DAVD pode ser observado na Figura 8.8.

ALTERAÇÕES GENÉTICAS E ADQUIRIDAS DOS CANAIS IÔNICOS

Algumas doenças como as síndromes de Brugada, QT longo congênito e QT curto, por mutações genéticas, alteram a função dos canais iônicos e promovem alterações eletrocardiográficas, principalmente relacionadas à repolarização ventricular e estão associadas ao risco aumentado de morte súbita.[18]

A síndrome de Brugada, doença genética autossômica-dominante decorre de uma alteração no gene SCN5A, codificador da subunidade alfa do canal de Na$^+$. Isso leva à disfunção desse canal, com prejuízo do seu influxo de sódio, antecipando e acentuando a ação do canal de efluxo transitório de

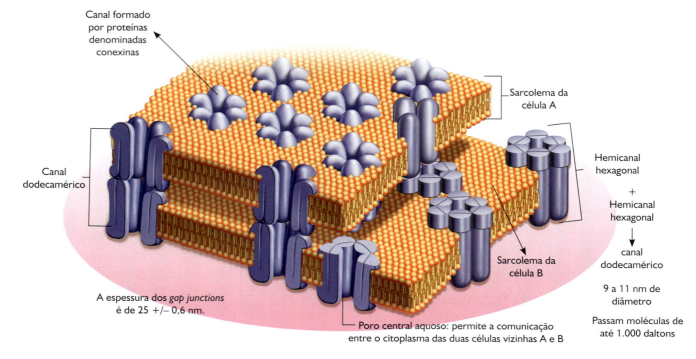

Figura 8.7 – Estrutura das *gap junctions* formadas pelos hemicanais hexagonais ligando o citoplasma de células adjacentes. Adaptada de Zipes DP.[2]

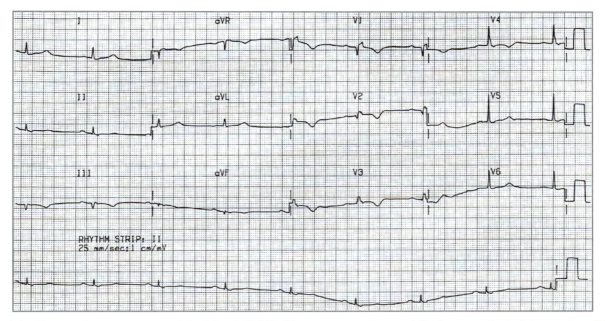

Figura 8.8 – Eletrocardiograma com o padrão típico da DAVD. Observa-se uma discreta deflexão na porção final do complexo QRS nas derivações V_1 e V_2 e nestas mesmas derivações até V_3, a inversão concomitante da onda T. Esta deflexão é chamada de onda épsilon.

K^+ (I_{to}), com aumento da expressão desta corrente no epicárdio, mas não no endocárdio do ventrículo direito. Isso resulta em gradiente de voltagem transmural com aumento da dispersão da repolarização, tornando-a mais vulnerável à ocorrência de arritmias malignas e potencialmente fatais, como a fibrilação ventricular.

As alterações eletrocardiográficas na síndrome de Brugada são dinâmicas e em um mesmo indivíduo podem variar entre a inaparência, ou entre três tipos de alterações do segmento ST nas precordiais direitas: no tipo 1 (*coved-type*) há supradesnivelamento do segmento ST maior que 2,5 mm, habitualmente de V_1 a V_3, e inversão da onda T nessas mesmas derivações (Figura 8.9); no tipo 2 (*saddleback type*) o supradesnivelamento do ST também pode chegar a 2,5 mm, mas há uma deflexão negativa no ST (Figura 8.10); e, por fim, no tipo 3, há uma semelhança ao tipo 2, porém com o supradesnivelamento menos evidente e sendo menor que 2,5 mm.

A síndrome do QT longo congênito[18,19] é uma canalopatia hereditária caracterizada pelo prolongamento da repolarização e associação com maior risco de morte súbita pela ocorrência de arritmias ventriculares graves como a *torsade de pointes* (Figura 8.11).

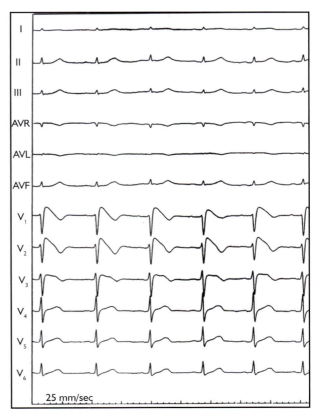

Figura 8.9 – Exemplo de eletrocardiograma com padrão típico da síndrome de Brugada (tipo 1 ou *coved type*). Observa-se o supradesnivelamento do segmento ST, mais acentuado em V_1 e V_2 e mais tênue em V_3, acompanhado da inversão da onda T nas mesmas derivações.

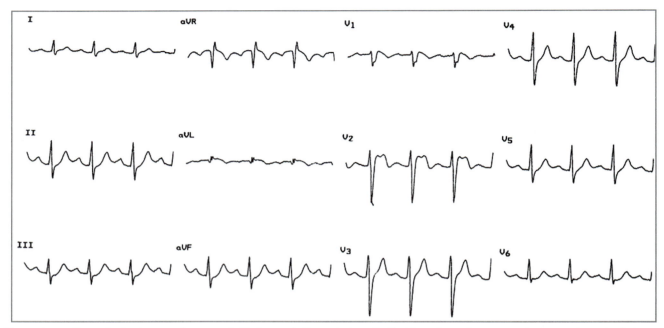

Figura 8.10 – Exemplo de eletrocardiograma da Síndrome de Brugada (tipo 2). Em V$_1$ ainda se observa o padrão mais típico da síndrome, mas em V$_2$ a característica do tipo 2 (*saddleback type*).

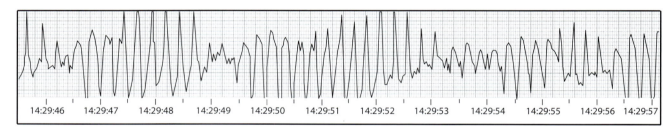

Figura 8.11 – Trecho de gravação de telemetria mostrando episódio de *torsade de pointes* em paciente com QT longo.

A lista de genes envolvidos nas várias formas de apresentação da doença vem aumentando nos últimos anos e já foram identificadas pelo menos 13 mutações,[18] cada uma interferindo na função das várias correntes iônicas.

A síndrome do QT longo tipo 3 está ligada à mutação genética do mesmo gene SCN5A da síndrome de Brugada, porém, neste caso, há um aumento na função da I$_{Na}$, ocorrendo entrada persistente de sódio durante a fase 2 do potencial de ação, prolongando a repolarização, como pode ser visto na Figura 8.12.

Os distúrbios eletrolíticos são comuns na prática clínica e podem ser reconhecidos através de alterações eletrocardiográficas sugestivas.

A hipocalemia aumenta a negatividade do potencial de membrana e o prolonga. Ao diminuir a corrente retificadora tardia de potássio (I$_{Kr}$), leva ao aumento no tempo do potencial de ação e a um retardo na repolarização. Assim, alonga a fase 2 e diminui a velocidade de descenso da fase 3. Com isso, há o aumento do período refratário relativo, enquanto encurta o efetivo, incrementando a dispersão da repolarização, predispondo à ocorrência de arritmias graves.[20] A Figura 8.13 traz um exemplo dessa condição.

Discreta a moderada hipercalemia deixa o potencial de repouso da membrana menos negativo, o que leva a uma diminuição na diferença entre ele e o limiar potencial, aumentando a excitabilidade. A hipercalemia aumenta a permeabilidade da membrana ao potássio e, consequentemente, há um aumento das correntes retificadoras I$_{K1}$ e I$_{kr}$. Isso acelera a repolarização e encurta a duração do potencial de ação.[20]

O ECG NA ELETROFISIOLOGIA CELULAR

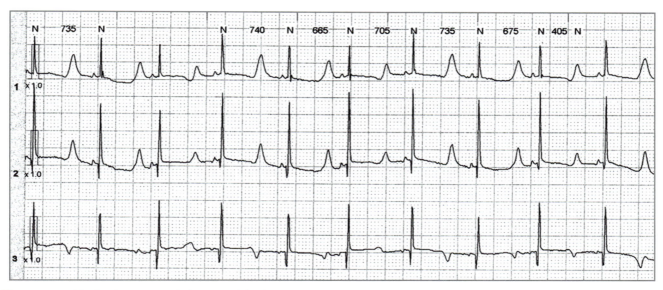

Figura 8.12 – Trecho de gravação de holter de 24h. Observa-se a presença de intervalo QT prolongado (QT corrigido chega a 620 ms) às ST prolongado, quase isoelétrico, típico da Síndrome do QT longo, tipo 3. Pode-se observar ainda, no canal 3, a significativa alternância na morfologia da onda T, evidência da grande dispersão da repolarização.

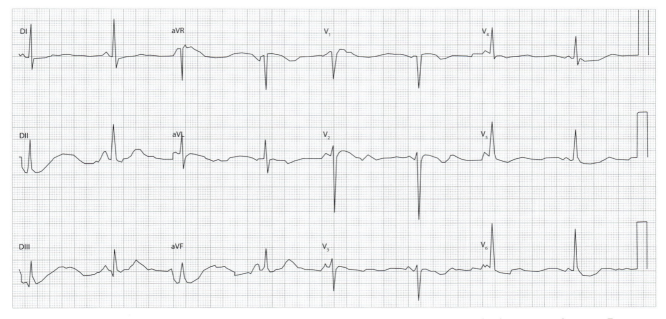

Figura 8.13 – Eletrocardiograma de paciente admitido na unidade coronariana após ter apresentado síncope na enfermaria. Estava recebendo diuréticos e Levofloxacino e o potássio sérico era de 2,3 meq/l. Observa-se evidente alternância da onda T e intervalo QT bastante prolongado (QTc = 890 ms), tornando a repolarização extremamente vulnerável a ocorrência de arritmias ventriculares graves como a *torsade de pointes* vista na Figura 8.9.

A primeira manifestação da hiperpotassemia é a presença de uma onda T mais apiculada, simétrica, e de base estreita. O aumento do K_+ sérico leva a uma maior velocidade na inscrição da fase 3.

O tecido atrial é mais sensível à hipercalemia e, portanto, ocorre diminuição da amplitude das ondas P e bloqueio atrioventricular de primeiro grau aparece antes que alterações na condução pelo miocárdio ventricular e pelo sistema His-Purkinje que é o menos sensível às alterações. Níveis mais elevados de potássio, entretanto, aumentam o intervalo de condução no sistema His-Purkinje, alargando o

141

QRS. Com a progressão dos níveis de potássio a repolarização e despolarização se fundem e, com um encurtamento do QT e elevação do ST, simulam uma corrente de lesão.

REFERÊNCIAS BIBLIOGRÁFICAS

1. Kim JB. Channelopathies. Korean J Pediatr 2014; 57(1):1-18.
2. Zipes DP. Genesis of cardiac arrhythmias: Electrophysological considerations. Brawnwald's heart disease. A textbook of cardiovascular medicine. 5th ed. Philadelphia: Saunders, 1997. p. 548-92.
3. Bastiaenen R, Behr ER. Sudden death and ion channel disease: pathophysiology and implications for management. Heart 2011; 97(17):1365-72.
4. Pérez Riera AR. About hypothermal J wave. Kardiol Pol 2013; 71(11):1190-1.
5. Brugada J, Brugada R, Brugada P. Right bundle-branch block and ST-segment elevation in leads V_1 through V_3: a marker for sudden death in patients without demonstrable structural heart disease. Circulation 1998; 97:457-60.
6. Marina Cerrone, Samori Cummings, et al. A Clinical Approach to Inherited Arrhythmias. Circ Cardiovasc Genet 2012; 5:581-90.
7. Ackerman MJ, Priori SG, Willems S, et al. HRS/EHRA Expert Consensus Statement on the State of Genetic Testing for the Channelopathies and Cardiomyopathies. Europace 2011; 13: 1077-1109.
8. Gray B, Semsarian C, et al. Brugada Syndrome: A Heterogeneous Disease with a Common ECG Phenotype? J Cardiovasc Electrophysiol 2014; 25: 450-56.
9. Oudit GY, Backx PH. Voltage-regulated potassium channels. Cardiac Electrophysiology. From Cellto Bedside, 5th ed. Philadelphia: Saunders. p. 29-42.
10. Gaztañaga L, Marchlinski FE, Betensky BP. Mechanisms of cardiac arrhythmias. Rev Esp Cardiol (Engl Ed). 2012 Feb; 65(2):174-85.
11. Boyett MR, Tellez JO, Dobrzynski. The sinoatrial node: Its complex structure and unique ion channel gene program. Cardiac Electrophysiology. From Cellto Bedside, 5th ed. Philadelphia: Saunders, p. 127-38.
12. Issa ZF, Miller JM, Zipes DP. Electrophysiological mechanisms of cardiac arrhythmias: clinical arrhythmology and electrophysiology, a companion to Brawnwald's heart disease. Philadelphia: Saunders, 2009. p. 1-26.
13. Gehmlich K, Syrris P, Reimann M, et al. Molecular changes in the heart of a severe case of arrhythmogenic right ventricular cardiomyopathy caused by a desmoglein-2 null allele. Cardiovasc Pathol 2012 Jul-Aug; 21(4):275-82.
14. Fidler LM, Wilson GJ, Liu F, et al. Abnormal connexin43 in arrhythmogenic right ventricular cardiomyopathy caused by plakophilin-2 mutations. J Cell Mol Med 2009 Oct; 13(10):4219-28.
15. Kaplan SR, Gard JJ, Protonotarios N, et al. Remodeling of myocyte gap junctions in arrhythmogenic right ventricular cardiomyopathy due to a deletion in plakoglobin (Naxos disease). Heart Rhythm 2004 May; 1(1):3-11.
16. Romero J, Mejia-Lopez E, Manrique C, et al. Arrhythmogenic Right Ventricular Cardiomyopathy (ARVC/D): A Systematic Literature Review. Clin Med Insights Cardiol 2013 May 21; 7:97-114.
17. Marcus FI, Edson S, Towbin JA. Genetics of arrhythmogenic right ventricular cardiomyopathy: a practical guide for physicians. J Am Coll Cardiol 2013: 14 61(19):1945-8.
18. Napolitano C, Bloise R, Monteforte N, et al. Sudden Cardiac Death and Genetic Ion Channelopathies Long QT, Brugada, Short QT, Catecholaminergic Polymorphic Ventricular Tachycardia, and Idiopathic Ventricular Fibrillation. Circulation 2012; 125:2027-2034.
19. Cerrone M, Cummings S, Alansari T, et al. A Clinical Approach to Inherited Arrhythmias. Circ Cardiovasc Genet 2012; 5:581-90.
20. El-Sherif K, Turitto G. Electrolyte disorders and arrhythmogenesis. Cardiology Journal 2011, vol. 18, No. 3, p. 233-45.

9

O ECG na Fibrilação Atrial

Raul José Pádua Sartini

INTRODUÇÃO

A fibrilação atrial (FA) é a arritmia supraventricular sustentada mais comum, sendo responsável por substancial aumento da morbimortalidade na população geral,[1,2] principalmente quando associada a comorbidades cardiovasculares como insuficiência cardíaca e disfunção ventricular esquerda.[3,4] A FA coexiste em boa parte da população de pacientes com insuficiência cardíaca congestiva (ICC), sendo diagnosticada em 10 a 35% destes durante o curso da doença, e responsável pelo agravamento de seus sintomas. A ICC, por sua vez, foi um importante fator independente de risco para a ocorrência de FA em pacientes com disfunção ventricular, sintomáticos ou não,[5] no estudo de Framingham.[6] Ainda, trabalhos recentes evidenciaram que portadores de fibrilação atrial têm chance 1,7 a 3,3 vezes maior de ter déficit cognitivo[7,8] e 2,3 vezes mais chances de desenvolver demência,[9] que os não portadores.

Pela interseção dessas duas doenças comuns e da prevalência crescente, Eugene Braunwald[10] as rotulou de "novas epidemias" cardiovasculares, e a fibrilação atrial como a "arritmia dos anos 90".[11] Várias condições predispõem sua ocorrência, e entre elas incluem-se: as doenças valvares, o infarto agudo do miocárdio, a hipertensão arterial sistêmica, o *Diabetes mellitus*, as cardiopatias congênitas, as pericardites, a insuficiência cardíaca congestiva, e a hipertrofia ventricular esquerda.[6, 12]

Sua prevalência dobra a cada década de vida acima dos 50 anos de idade, sendo de 0,5% por volta da quinta década de vida, chegando a 9% em octogenários,[12] com tendência ao seu aumento nas últimas décadas[13] em homens entre 64 e 85 anos, crescendo de 3,2% na década de 1970 para 9,1% no final dos anos de 1980. A estimativa é de que, em 2050, 12 milhões de americanos venham a ter fibrilação atrial.[14]

CLASSIFICAÇÃO

A fibrilação atrial pode ser classificada de várias maneiras, mas atualmente a mais aceita[15,16,17] a subdivide de acordo com o momento do diagnóstico e a duração dos episódios em:

a) Inicial: primeira vez em que o diagnóstico de fibrilação atrial é feito, independentemente da duração.

b) Paroxística: quando os episódios duram até sete dias e têm reversão espontânea, podendo ou não ser recorrentes. Em geral revertem espontaneamente dentro das primeiras 24 horas.

c) Persistente: quando os episódios duram mais de sete dias e só são revertidos após cardioversão química com fármacos, ou elétrica.

d) Persistente, de longa duração: quando dura mais de um ano.

e) Permanente: quando se optou pela não reversão da arritmia ou em que esta não tenha sido possível após cardioversão química ou elétrica.

Essa classificação tem implicações clínicas importantes, uma vez que os episódios com duração maior de 48 horas podem estar associados ao aumento do risco de fenômenos tromboembólicos.

A fibrilação atrial e o risco de fenômenos tromboembólicos

A fibrilação atrial é um fator de risco independente para a ocorrência de acidente vascular cerebral, elevando-o em quatro a cinco vezes.[6] O risco atribuível para acidente vascular cerebral associado à FA eleva-se abruptamente de 1,5% na faixa etária entre 50 e 59 anos, para 23,5% entre 80 a 89 anos.[2,12,18] Desta forma, a prevenção de fenômenos tromboembólicos decorrentes da fibrilação atrial pode e deve ser feita através da utilização, preferencialmente, dos anticoagulantes orais[19-24] ou, com menor eficácia, pelos antiagregantes plaquetários[19,20,25] naqueles pacientes que tenham contraindicação ao uso dos primeiros.

É fundamental que se verifiquem os benefícios e os riscos do tratamento com anticoagulante oral nos portadores de fibrilação atrial, e para isso têm sido utilizados *scores* para ajudar a definir o grau de risco para a ocorrência de acidente vascular cerebral e fenômenos tromboembólicos nesses pacientes, como o $CHADS_2$[26] e CHA_2DS_2-VASc[27,28] (Tabela 9.1) e o *score* HAS-BLED[16,29,30,31] (Tabela 9.2), no auxílio à definição do risco de eventos hemorrágicos.

Os *scores* de $CHADS_2$ e CHA_2DS_2-VASc visam a estimar o grau de risco do paciente com FA não valvar, ou seja, naqueles pacientes que não tenham doença valvar reumática, nem próteses valvares, para a ocorrência de acidente vascular cerebral. Atualmente tem sido preferido o CHA_2DS_2-VASc, já que consegue estimar tão bem os pacientes com maior risco para a ocorrência de fenômenos tromboembólicos quanto o $CHADS_2$, porém classifica com maior sensibilidade os pacientes com risco muito baixo, que este último.

Pacientes com *score* zero têm baixo risco para a ocorrência de acidente vascular cerebral e não necessitam do uso de anticoagulantes orais nem de antiagregantes plaquetários. Aqueles com *score* 1 podem ser tratados com antiagregantes plaquetários, mas há tendência, atualmente, à indicação do uso de um anticoagulante oral. Para os pacientes com *scores* iguais ou maiores que 2, a anticoagulação oral é a terapia de escolha.

Por outro lado, a utilização do *score* HAS-BLED tem o objetivo de ajudar a definir qual é o risco de o paciente apresentar sangramentos tais como as hemorragias intracranianas ou as gastrointestinais. Considera-se que pacientes com um *score* $\geq$ 3 tenham maior chance de apresentar eventos hemorrágicos durante a terapia anticoagulante.

É importante ressaltar que a presença de um *score* HAS-BLED elevado não contraindica a anticoagulação oral, mas alerta para a necessidade de um controle rigoroso do paciente no qual se opta por esta terapia.

Tabela 9.1

		CHADS$_2$	CHA$_2$DS$_2$-VASc
C	Insuficiência cardíaca congestiva	1	1
H	Hipertensão arterial sistêmica: $\geq$ 140 x 90 mmHg ou uso de anti-hipertensivo	1	1
A	Idade igual ou maior de 75 anos	1	2
D	Diabetes *mellitus*	1	1
S	Acidente vascular cerebral prévio ou ataque isquêmico transitório	2	2
V	Doença arterial como Infarto miocárdico prévio, doença arterial periférica, ateroma na aorta	–	1
A	Idade entre 65 e 74 anos	–	1
S	*Sex category* (mulheres)	–	1

Tabela 9.2

	Fatores de risco	Pontos
H	*Hypertension* (pressão arterial sistólica > 160 mmHg)	1
A	*Abnormal renal/liver function* (disfunção renal = *Clearance* de Creatinina ≤ 50 mL/min ou Creatinina ≥ 2,26 mg/dL ou hemodiálise ou transplante renal; Disfunção hepática = Bilirrubina duas vezes acima do valor normal + (*AST* (aspartato aminotransferase) ou *ALT* (alanina aminotransferase) ou Fosfatase Alcalina 3 vezes acima do valor normal ou cirrose hepática)	1 ou 2
S	*Stroke* (acidente vascular cerebral prévio)	1
B	*Bleeding tendency* (predisposição a sangramento ou sangramento prévio)	1
L	*Labile INR* (Relação Normatizada International lábil)	1
E	*Elderly* (Idosos acima de 65 anos)	1
D	*Drugs or alchool* (uso concomitante de anti-inflamatórios ou antiagregantes plaquetários ou consumo de álcool > 20 U/semana).	1 ou 2

FISIOPATOLOGIA

Desde descrições tão antigas quanto a de Nothnagel em 1876 apud Flegel,[32] que a chamou de *"delirium cordis"* ou de seu primeiro registro eletrocardiográfico por Einthoven em 1906 apud Flegel,[32] a fibrilação atrial tem estimulado a procura pelo entendimento de seu mecanismo fisiopatológico e por um tratamento que possa melhor controlar ou até curar seus portadores.

Sabe-se, hoje, que a FA é multifatorial e decorre da associação de condições tanto para sua deflagração quanto para sua manutenção.[33,34].

A deflagração da fibrilação atrial normalmente decorre de disparos rápidos e frequentes de focos atriais ectópicos, e sua manutenção é consequência de um ou de múltiplos circuitos reentrantes que se propagam pelos átrios, segundo períodos refratários variáveis (Figuras 9.1, 9.2 e 9.3).

O mecanismo para a ocorrência desses focos ectópicos atriais mais comumente é a atividade deflagrada, principalmente causada por Pós-Potenciais Tardios (PPT).[35] Os PPTs, por sua vez, advêm normalmente de condições em que há um aumento da concentração de cálcio intracelular ou de sua maior liberação pelo retículo sarcoplasmático.

Variações genéticas que alterem a função dos canais de potássio, ou mesmo oscilações no balanço entre o sistema nervoso simpático e parassim-pático, podem facilitar a ocorrência da fibrilação atrial, ao modificar a duração do potencial de ação e a refratariedade atrial, predispondo à ocorrência de circuitos de reentrada, que seria o principal mecanismo para a perpetuação da fibrilação atrial. Além disso, esses circuitos de reentrada são facilitados pelo remodelamento atrial,[36,37] em que, basicamente, há fibrose entremeada ao tecido miocárdico normal. Essas áreas de fibrose tornam mais lenta a condução do impulso elétrico em determinadas áreas, enquanto em regiões de tecido normal a velocidade de propagação continua alta, gerando o substrato ideal para a ocorrência de mais circuitos de reentrada e manutenção da FA (Figura 9.4).

Características eletrocardiográficas

A linha de base (ondas atriais)

A característica principal do eletrocardiograma da fibrilação atrial é a presença das chamadas ondas f (ondas fibrilatórias), e a ausência de ondas P (Figura 9.5).

As ondas f refletem as múltiplas frentes de ondas geradas ao mesmo tempo em regiões atriais distintas.[38] Na linha de base do eletrocardiograma, entre um complexo QRS e o subsequente, observa-se que elas têm morfologia, amplitude e intervalos que variam constantemente, e em uma frequência que pode oscilar entre 350 e 600 batimentos por minuto (bpm).

ELETROCARDIOLOGIA ATUAL

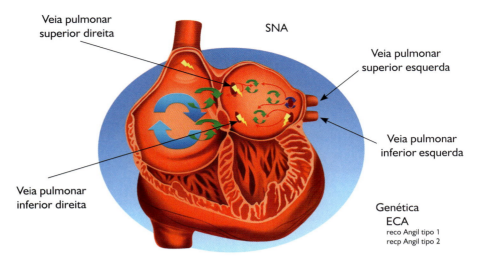

Figura 9.1 – Desenho representativo dos vários fatores envolvidos na gênese e manutenção da fibrilação atrial. Os "raios" representam os focos deflagradores da FA. Mais comumente estes focos localizam-se nas veias pulmonares. As setas em vermelho simulam a propagação do impulso gerado por estes focos. As setas curvas representam os diversos circuitos de reentrada gerados por esta propagação. As menores seriam os circuitos microrreentrantes ou rotores da FA. SNA (sistema nervoso autônomo) mostrando a relação do balanço entre o sistema simpático e parassimpático no desencadeamento das crises. Por fim, os fatores genéticos envolvidos na fibrilação atrial.

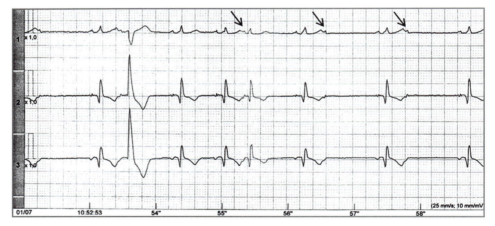

Figura 9.2 – Traçado de Holter de 24h com três canais. Ritmo sinusal com extrassístoles atriais (setas) ora conduzidas, ora bloqueadas.

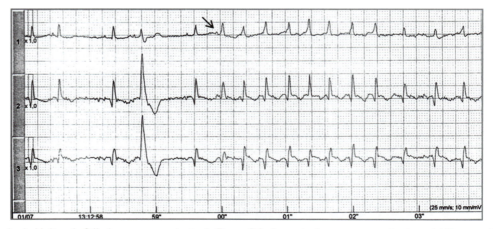

Figura 9.3 – Traçado de Holter de 24h do mesmo paciente da Figura 9.2. A seta indica uma extrassístole atrial (foco ectópico) deflagrando uma crise de fibrilação atrial com alta resposta ventricular.

Podem ser ondas mais tênues em amplitude, ou mais grosseiras, quando são maiores que 0,5 mm. Há tendência a menor amplitude das ondas ou mesmo quase seu desaparecimento nos casos de fibrilação atrial persistente de longa duração ou permanente, e tendem a ser mais grosseiras nos episódios paroxísticos ou persistentes de curta duração.

Costumam ser mais evidentes na derivação V_1, o que, por vezes, pode levar ao diagnóstico equivocado de *flutter* ou taquicardia atrial. Entretanto, se o eletrocardiograma for avaliado por completo, será possível observar que, nas demais derivações, as ondas têm morfologia, amplitude e intervalos típicos das ondas f.

CONDUÇÃO ATRIOVENTRICULAR

A irregularidade entre as ondas R, típica da fibrilação atrial, decorre das propriedades eletrofisiológicas do nó atrioventricular, permitindo em maior ou menor grau a passagem do impulso elétrico dos átrios para os ventrículos.

A frequência cardíaca durante a fibrilação atrial varia constantemente, batimento a batimento, e sofre a influência de tônus autonômico, da fun-

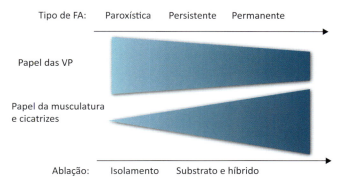

Figura 9.4 – Digrama correlacionando o tipo de fibrilação atrial, com o substrato e o provável tratamento mais efetivo. Na FA paroxística as veias pulmonares (VP) têm papel mais importante que substratos anatômicos ou áreas de fibrose e por esse motivo o isolamento dessas veias, através da ablação por radiofrequência parece ser adequado. Por outro lado, nas formas persistente e permanente, os substratos e fibroses estão mais relacionados à manutenção da FA, que as veias pulmonares e, assim, o tratamento deve objetivar a modificação destas condições e não somente a abordagem das veias pulmonares. Adaptada de Fisher JD.[36]

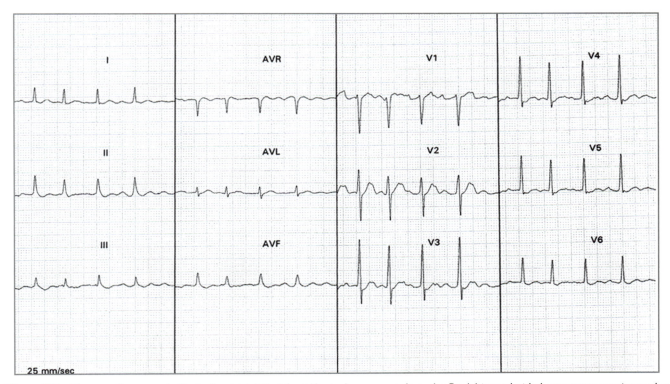

Figura 9.5 – Eletrocardiograma de fibrilação atrial. Não há evidência da presença de ondas P e há irregularidade constante nos intervalos entre as ondas R. Deve-se tomar cuidado ao analisar a derivação V_1, pois não infrequentemente ela evidencia ondas P de amplitudes e morfologias variáveis, ou mesmo ondas semelhantes às ondas F, podendo levar ao diagnóstico equivocado de taquicardia atrial ou *flutter* atrial. Importante salientar que este padrão não se repete nas demais derivações.

ção normal ou anormal do nó atrioventricular, da presença concomitante de vias acessórias, como nos casos da síndrome de Wolff-Parkinson-White (Figura 9.6) e da ação de fármacos.

Nos pacientes com síndrome de Wolff-Parkinson-White, por exemplo, a condução anterógrada do impulso elétrico, ou seja, dos átrios para os ventrículos, se faz tanto pelo nó atrioventricular quanto através da via acessória. Enquanto o nó atrioventricular tem sua característica condução decremental, a via acessória comporta-se na forma tudo ou nada. Se esta via tiver um período refratário muito curto, durante uma crise de FA com alta frequência cardíaca, poderá transmitir rapidamente os impulsos atriais aos ventrículos, levando a uma situação de extremo risco para o paciente, ao facilitar a degeneração da arritmia em fibrilação ventricular.

Por outro lado, caso haja disfunção do nó sinusal ou do nó atrioventricular, como ocorre na associação entre fibrilação atrial e bloqueio atrioventricular total, observar-se-á uma regularidade entre as ondas R, uma vez que a frequência ventricular será determinada pelo ritmo ventricular de suplência.

MORFOLOGIA DOS COMPLEXOS QRS

Durante a fibrilação atrial, na maioria das vezes, os complexos QRS terão a mesma morfologia que têm em ritmo sinusal, ou seja, estreitos, ou com padrão de bloqueio de ramo direito ou esquerdo, por exemplo. Na síndrome de Wolff-Parkinson-White os complexos QRS poderão manter o padrão de pré-excitação ventricular ou, de forma intermitente, ficarem estreitos, dependendo do período refratário anterógrado da via acessória.

Durante a fibrilação atrial é comum ocorrerem episódios de alargamento do complexo QRS, por aberrância de condução. O período refratário do sistema His-Purkinje é dependente da frequência cardíaca do batimento precedente, ou seja, em um intervalo maior entre duas ondas R consecutivas (intervalo RR), o período refratário será maior e,

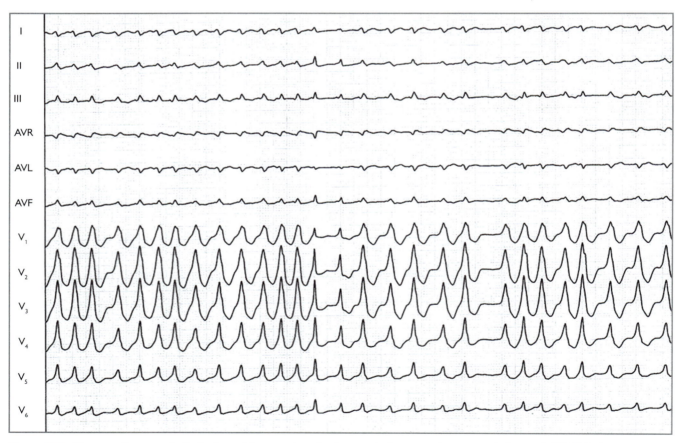

Figura 9.6 – Eletrocardiograma de fibrilação atrial com pré-excitação ventricular em paciente com síndrome de Wolff-Parkinson-White.

por outro lado, será menor após um intervalo RR curto.[38] Assim, a aberrância de condução, tanto pelo ramo direito quanto pelo ramo esquerdo, poderá ocorrer se um intervalo RR mais longo for seguido por um encurtamento abrupto do intervalo entre dois batimentos consecutivos. Essa condição é conhecida por fenômeno de Ashman (Figura 9.7), e pode acontecer em batimentos isolados ou na forma repetitiva, nem sempre sendo fácil a diferenciação entre a aberrância de condução e ectopias ventriculares ou de episódios de taquicardia ventricular não sustentada.

Tratamento

O tratamento da fibrilação atrial pode ser farmacológico e não farmacológico. Ambos podem ter por objetivo a reversão da arritmia e a manutenção do ritmo sinusal, ou apenas manter o controle da frequência cardíaca nos pacientes em que seja feita a opção pela não reversão da FA ou, ainda, que isto não tenha sido possível.

O tratamento farmacológico consiste no uso de medicações que possam reverter a arritmia e ajudar na manutenção do ritmo sinusal, como é o caso da amiodarona, do sotalol e da propafenona, por exemplo. Outras drogas como a digoxina, os betabloqueadores e os bloqueadores dos canais de cálcio como o diltiazem e o verapamil não ajudam na manutenção do ritmo sinusal, mas no controle da frequência cardíaca nos pacientes com FA persistente ou permanente.

Como dito previamente, a anticoagulação oral faz parte do arsenal terapêutico da fibrilação atrial, principalmente nos pacientes portadores de qualquer tipo de FA, seja paroxística, persistente ou permanente, e que tenham moderado a elevado risco para a ocorrência de fenômenos tromboembólicos.

O tratamento não farmacológico baseia-se principalmente na ablação por radiofrequência.

Haïssaguerre et al.,[39] assim como Shah et al.[40] observaram durante estudos eletrofisiológicos e de ablação por radiofrequência para tratamen-

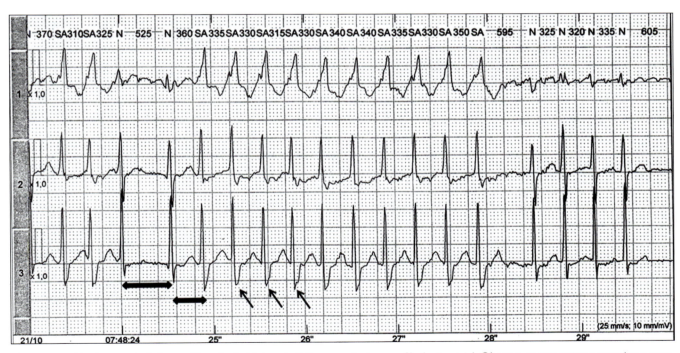

Figura 9.7 – Fenômeno de Ashman. Traçado de Holter de 24h em paciente com fibrilação atrial. Observa-se que entre o terceiro e quarto batimentos, o intervalo RR é maior que àquele entre o quarto e o quinto batimentos (setas bidirecionais), indicando o chamado ciclo longo-ciclo curto. Imediatamente após o encurtamento do ciclo (intervalo RR mais curto), a morfologia dos complexos QRS se altera (setas unidirecionais), assemelhando-se ao padrão de bloqueio de ramo direito. Isto é sugestivo da aberrância de condução pelo ramo direito. A aberrância de condução se desfaz a partir do 15º batimento.

to não farmacológico da fibrilação atrial, que os episódios espontâneos da arritmia eram iniciados por focos ectópicos localizados nas Veias Pulmonares (VP) em quase 96% dos casos, fato este também observado em trabalhos subsequentes.[41-43]

Desde então, a abordagem da FA através da ablação por radiofrequência tem sido voltada para o isolamento elétrico das veias pulmonares, através de técnicas como ablação segmentar, circunferencial, tanto pelo método convencional com o uso da radioscopia, quanto pelos sistemas de mapeamento eletroanatômico, com resultados promissores principalmente entre os pacientes com FA paroxística,[44-51] cujo tratamento medicamentoso não venha trazendo controle adequado.

REFERÊNCIAS BIBLIOGRÁFICAS

1. Lip GY, Beevers DG. ABC of atrial fibrillation: history, epidemiology, and importance of atrial fibrillation. Br Med J. 1995; 311(18):1361-63.
2. Benjamin EJ, Wolf PA, D'Agostino RB, Silbershatz H, Kannel WB, Levy D. Impact of atrial fibrillation on the risk of death: The Framingham heart study. Circulation 1998; 98(10):946-52.
3. Stöllberger C, Dworak WM, Finsterer J, Hartl E, Chnupa P. Factors influencing mortality in atrial fibrillation. Post hoc analysis of an observational study in outpatients. Int J Cardiol 2005; 103:140-44.
4. Khan MA, Ahmed F, Neyses L, Mamas MA. Atrial fibrillation in heart failure: The sword of Damocles revisited. World J Cardiol 2013 Jul 26; 5(7):215-27.
5. Chugh SS, Blackshear JL, Shen WK, Hammill SC, Gersh BJ. Epidemiology and natural history of atrial fibrillation: clinical implications. J Am Coll Cardiol 2001; 37(2):371-78.
6. Benjamin EJ, Levy D, Vaziri SM, D'Agostino RB, Belanger AJ, Wolf, PA. Independent risk factors for atrial fibrillation in a population-based cohort: The Framingham heart study. JAMA 1994; 271(11):840-44.
7. Thacker EL, McKnight B, Psaty BM et al. Atrial fibrillation and cognitive decline: a longitudinal cohort study. Neurology 2013 Jul 9; 81(2):119-25.
8 Stefansdottir H, Arnar DO, Aspelund T, et al. Atrial fibrillation is associated with reduced brain volume and cognitive function independent of cerebral infarcts. Stroke 2013 Apr; 44(4):1020-5.

9. Udompanich S, Lip GY, Apostolakis S, Lane DA. Atrial fibrillation as a risk factor for cognitive impairment: a semi-systematic review. QJM 2013 Sep; 106(9):795-802.
10. Braunwald, E. Cardiovascular medicine at the turn of the millennium: triumphs, concerns, and opportunities. N Engl J Med 1997; 337(19):1360-69.
11. Gersh BJ, Solomon A. Lone atrial fibrillation: epidemiology and natural history. Am Heart J 1999; 137:592-95.
12. Kannel WB, Wolf PA, Benjamin EJ, Levy D. Prevalence, incidence, prognosis, and predisposing conditions for atrial fibrillation: population-based estimates. Am J Cardiol 1998; 82 (8A):2N-9N.
13. Wolf PA, Benjamin EJ, Belanger AJ, Kannel WB, Levy D, D'Agostino RB. Secular trends in the prevalence of atrial fibrillation: The Framingham Study. Am Heart J. 1996; 131:790-95.
14. Roger VL, Go AS, Lloyd-Jones DM, et al. Executive summary: heart disease and stroke statistics--2012 update: a report from the American Heart Association. Circulation 2012 Jan 3; 125(1):188-97.
15. Fuster V, Rydén LE, Cannom DS, et al. ACC/AHA/ESC 2006 guidelines for the management of patients with atrial fibrillation full text: a report of the American College of Cardiology/American Heart Association. Task Force on practice guidelines and the European Society of Cardiology Committee for Practice Guidelines (Writing Committee to Revise the 2001 guidelines for the management of patients with atrial fibrillation), developed in collaboration with the European Heart Rhythm Association and the Heart Rhythm Society. Europace 2006 Sep; 8(9):651-45.
16. Camm AJ, Kirchhof P, Lip GY, et al. Guidelines for the management of atrial fibrillation: the Task Force for the Management of Atrial Fibrillation of the European Society of Cardiology (ESC). Europace 2010 Oct; 12(10):1360-420.
17. Zimerman LI, Fenelon G, Martinelli Filho M, Grupi C, Atié J, et al. Sociedade Brasileira de Cardiologia. Diretrizes Brasileiras de Fibrilação Atrial. Arq Bras Cardiol 2009; 92(6 supl.1):1-39.
18. Wolf PA, Abbott RD, Kannel WB. Atrial fibrillation as an independent risk factor for stroke: The Framingham Study. Stroke 1991; 22: 983-88.
19. Hart RG, Pearce LA, Aguilar MI. Meta-analysis: antithrombotic therapy to prevent stroke in patients who have nonvalvular atrial fibrillation. Ann Intern Med 2007 Jun 19; 146(12):857-67.

20. Connolly SJ, Pogue J, Hart RG, et al. Clopidogrel plus aspirin versus oral anticoagulation for atrial fibrillation in the Atrial fibrillation Clopidogrel Trial with Irbesartan for prevention of Vascular Events (ACTIVE W): a randomised controlled trial. Lancet 2006 Jun 10; 367(9526):1903-12.

21. Connolly SJ, Ezekowitz MD, Yusuf S, et al. Dabigatran versus warfarin in patients with atrial fibrillation. N Engl J Med 2009 Sep 17; 361(12):1139-51.

22. Patel MR, Mahaffey KW, Garg J, et al. Rivaroxaban versus warfarin in nonvalvular atrial fibrillation. N Engl J Med 2011 Sep 8; 365(10):883-91.

23. Granger CB, Alexander JH, McMurray JJ et al. Apixaban versus warfarin in patients with atrial fibrillation. N Engl J Med 2011 Sep 15; 365(11):981-92.

24. Granger CB, Armaganijan LV. Newer oral anticoagulants should be used as first-line agents to prevent thromboembolism in patients with atrial fibrillation and risk factors for stroke or thromboembolism. Circulation 2012 Jan 3; 125(1):159-64.

25. Connolly SJ, Pogue J, Hart RG et al. Effect of clopidogrel added to aspirin in patients with atrial fibrillation. N Engl J Med 2009 May 14; 360(20):2066-78.

26. Gage BF, Waterman AD, Shannon W, et al. Validation of clinical classification schemes for predicting stroke: results from the National Registry of Atrial Fibrillation. JAMA 2001 Jun 13; 285(22):2864-70.

27. Lip GY, Nieuwlaat R, Pisters R, et al. Refining clinical risk stratification for predicting stroke and thromboembolism in atrial fibrillation using a novel risk factor-based approach: the euro heart survey on atrial fibrillation. Chest 2010 Feb; 137(2):263-72.

28. Olesen JB, Lip GY, Hansen ML, et al. Validation of risk stratification schemes for predicting stroke and thromboembolism in patients with atrial fibrillation: nationwide cohort study. BMJ 2011 Jan 31; 342:d124.

29. Pisters R, Lane DA, Nieuwlaat R, et al. A novel user-friendly score (HAS-BLED) to assess 1-year risk of major bleeding in patients with atrial fibrillation: the Euro Heart Survey. Chest. 2010 Nov; 138(5):1093-100.

30. Lip GY. Implications of the CHA(2)DS(2)-VASc and HAS-BLED Scores for thromboprophylaxis in atrial fibrillation. Am J Med 2011 Feb; 124(2):111-4.

31. Lip GY, Andreotti F, Fauchier L, et al. Bleeding risk assessment and management in atrial fibrillation patients: a position document from the European Heart Rhythm Association, endorsed by the European Society of Cardiology Working Group on Thrombosis. Europace 2011 May; 13(5):723-46.

32. Flegel KM. From delirium cordis to atrial fibrillation: historical development of a disease concept. Ann Intern Med. 1995; 122 (11):867-73.

33. Nattel S. Cardiac The pathophysiology of atrial fibrillation. Card Ectrophysiol Rev 2001; 5:162-65.

34. Iwasaki YK, Nishida K, Kato T, Nattel S. Atrial fibrillation pathophysiology: implications for management. Circulation 2011 Nov 15; 124(20):2264-74.

35. Andrade J, Khairy P, Dobrev D, Nattel S. The clinical profile and pathophysiology of atrial fibrillation: relationships among clinical features, epidemiology, and mechanisms. Circ Res 2014 Apr 25; 114(9):1453-68.

36. Fisher JD, Spinelli MA, Mookherjee D, Krumerman AK, Palma EC. Atrial fibrillation ablation: reaching the mainstream.Pacing Clin Electrophysiol 2006 May; 29(5): 523-37.

37. Nattel S, Harada M. Atrial remodeling and atrial fibrillation: recent advances and translational perspectives. J Am Coll Cardiol 2014 Jun 10; 63(22):2335-45.

38. Issa ZF, Miller JM, Zipes DP. Electrophysiological mechanisms of cardiac arrhythmias: clinical arrhythmology and electrophysiology, a companion to Brawnwald's heart disease. Philadelphia: Saunders; 2009. p. 208-92.

39. Haissaguerre M, Jais P, Shah DC, Gencel L, Pradeau V, Garrigues S, et al. Right and left atrial radiofrequency catheter therapy of paroxysmal atrial fibrillation. J Cardiovasc Electrophysiol 1996; 7:1132-44.

40. Shah DC, Haissaguerre M, Jais P, Hocini M, Yamane T, Deisenhofer I, et al. Curative catheter ablation of paroxysmal atrial fibrillation in 200 patients: strategy for presentations ranging from sustained atrial fibrillation to no arrhythmias. Pacing Clin Electrophysiol 2001; 24(10):1541-58.

41. Chen SA, Hsieh MH, Tai CT, Tsai CF, Prakash VS, Yu WC, et al. Initiation of atrial fibrillation by ectopic beats originating from the pulmonary veins: electrophysiological characteristics, pharmacological responses, and effects of radiofrequency ablation. Circulation 1999; 100(18):1879-86.

42. Haissaguerre M, Jais P, Shah DC, Takahashi A, Hocini M, Quiniou G, et al. Spontaneous initiation of atrial fibrillation by ectopic beats originating in the pulmonary veins. N Engl J Med 1998; 339(10):659-66.

43. Jais P, Haissaguerre M, Shah DC, Chouairi S, Gencel L, Hocini M, et al. A focal source of atrial fibril-

lation treated by discrete radiofrequency ablation. Circulation 1997; 95:572-6.

44. Haissaguerre M, Shah DC, Jais P, Hocini M, Yamane T, Deisenhofer I, et al. Electrophysiological breakthroughs from the left atrium to the pulmonary veins. Circulation 2000; 102:2463-65.

45. Haissaguerre M, Shah DC, Jais P, Hocini M, Yamane T, Deisenhofer I, et al. Mapping-guided ablation of pulmonary veins to cure atrial fibrillation. Am J Cardiol 2000; 86 (suppl):9K-19K.

46. Oral H, Knight BP, Ozaydin M, Chugh A, Lai SW, Scharf C, et al. Segmental ostial ablation to isolate the pulmonary veins during atrial fibrillation: feasibility and mechanistic insights. Circulation 2002; 106:1256-62.

47. Macle L, Jais P, Scavee C, Weerasooriya R, Shah DC, Hocini M, et al. Electrophysiologically guided pulmonary vein isolation during sustained atrial fibrillation. J Cardiovasc Electrophysiol 2003; 14:255-60.

48. Lim TW, Jassal IS, Ross DL, Thomas SP. Medium-term efficacy of segmental pulmonary vein isolation for the treatment of permanent and persistent atrial fibrillation. Pacing Clin Electrophysiol 2006; 29:374-79.

49. Pappone C, Oreto G, Lamberti F, Vicedomini G, Loricchio ML, Shpun S, et al. Catheter ablation of paroxysmal atrial fibrillation using a 3D mapping system. Circulation 1999; 100(11):1203-1208.

50. Pappone C, Rosanio S, Oreto G, Tocchi M, Gugliotta F, Vicedomini G, et al. Circumferential Radiofrequency ablation of pulmonary vein ostia: a new anatomic approach for curing atrial fibrillation. Circulation 2000; 102:2619-28.

51. Hocini M, Sanders P, Jais P, Hsu LF, Weerasoriya R, Scavee C, et al. Prevalence of pulmonary vein disconnection after anatomical ablation for atrial fibrillation: consequences of wide atrial encircling of the pulmonary veins. Eur Heart J 2005; 26:696-704.

O ECG no *Flutter* Atrial

Raul José Pádua Sartini

INTRODUÇÃO

O *flutter* atrial corresponde a 15% das taquicardias paroxísticas supraventriculares,[1] mas devido a sua associação com a fibrilação atrial[2,3] em um mesmo indivíduo, em 25 a 35% dos casos,[4] é difícil a adequada estimativa de sua prevalência e incidência. Está associado a condições tais como: hipertensão arterial, doença coronariana, miocardiopatias, valvopatias, doença pulmonar obstrutiva crônica, ou após cirurgia cardíaca, mas também pode ocorrer em pacientes com coração aparentemente normal em 15 a 20% dos casos.[5]

A apresentação clínica pode ser muito variável, desde a sensação de palpitações taquicárdicas irregulares ou eventualmente regulares, precordialgia, fadiga, dispneia, ou levar a grande instabilidade hemodinâmica nos casos em que ocorra condução atrioventricular 1:1,[6] porém, muitas vezes, pode se apresentar de forma insidiosa com o paciente referindo apenas cansaço progressivo ou piora dos sintomas de insuficiência cardíaca. Pode ocorrer de forma assintomática e ser flagrado em consulta de rotina, ou mesmo durante a investigação de quadros de acidente vascular cerebral.[7,8]

MECANISMO

O *flutter* atrial é uma taquicardia atrial que utiliza um circuito macrorreentrante. A macrorreentrada é definida arbitrariamente como um circuito reentrante, circular, com alguns centímetros de diâmetro.[9]

A reentrada basicamente ocorre quando uma frente de onda gira ao redor de um substrato anatômico ou funcional. Para que ela se perpetue, a frente ou a cabeça do impulso deve progredir por regiões que tenham períodos refratários e velocidades de condução diferentes, gerando tempo suficiente para que volte à sua origem, quase se chocando com a própria cauda, e encontre essa região em condição de ser novamente estimulada (Figura 10.1).

O átrio direito tem todas as condições para a ocorrência da reentrada, devido à presença tanto de obstáculos anatômicos, como os óstios das veias cavas e a valva tricúspide, e funcional, determina-

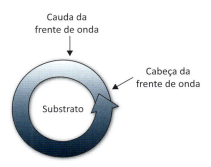

Figura 10.1 – Desenho ilustrativo de um circuito de reentrada. A área colorida mostra uma região com refratariedade efetiva, ou seja, o tecido é incapaz de conduzir um novo estímulo temporariamente. A cauda, parcialmente colorida, é uma área de refratariedade relativa, ou seja, é capaz de ser novamente excitada. A área em branco representa o *gap*, que é o intervalo de tempo necessário para que a cauda do circuito recupere-se parcialmente do seu período refratário, permitindo a passagem de um novo impulso.

dos pela *crista terminalis* e por uma faixa de tecido entre a veia cava inferior e a porção inferior da valva tricúspide, chamada Istmo cavotricuspídeo (ICT). Áreas de cicatrizes como as de atriotomias pós-cirurgias cardíacas ou de fechamento de comunicação interatrial, o anel mitral e as veias pulmonares após ablação por radiofrequência, para tratamento da fibrilação atrial podem funcionar como substratos anatômicos e funcionais para a ocorrência de *flutter* atrial.

CLASSIFICAÇÃO

Atualmente, a classificação aceita é a que foi proposta em 2001 pelas Diretrizes europeia e americana[9] e atualizada em 2004 por Sheinman *et al.*,[10] que não se baseia tanto no padrão eletrocardiográfico, mas principalmente nos mecanismos eletrofisiológicos.[11]

O termo típico somente é aplicado às taquicardias atriais macrorreentrantes em que o istmo cavotricuspídeo (ICT) seja parte integrante e fundamental para o circuito da arritmia. Fazem parte dos *flutters* típicos os descritos no item 1 da classificação que segue abaixo. Os demais *flutters* descritos nos itens 2 e 3 são classificados como atípicos, pois não utilizam o ICT como parte do circuito de reentrada.

Classificação

1. *Flutter* atrial direito dependente do ICT (típico)
   a) *Flutter* atrial anti-horário típico ou comum.
   b) *Flutter* atrial horário típico reverso ou incomum.
   c) Dupla onda.
   d) Alça inferior.
   e) Intraistmo.
2. *Flutter* atrial direito não dependente do ICT (atípico)
   a) *Flutter* relacionado à cicatriz.
   b) Alça superior.
3. *Flutter* atrial esquerdo (atípico)
   a) *Flutter* do anel mitral.
   b) *Flutter* relacionado às veias pulmonares.
   c) *Flutter* do seio coronário.
   d) *Flutter* do septo atrial esquerdo.

Características eletrocardiográficas

Como a classificação atual se baseia muito mais nas características eletrofisiológicas que nas eletrocardiográficas, é obvio que nem sempre será possível determinar a localização do circuito de reentrada apenas observando o padrão do eletrocardiograma dessas arritmias. Em boa parte das vezes, o eletrocardiograma será idêntico, apesar de a localização do circuito ser totalmente distinta, e o diagnóstico preciso só poderá ser feito através de estudo eletrofisiológico.

O ECG NO *FLUTTER* ATRIAL TÍPICO

O *flutter* atrial típico ou anti-horário utiliza um circuito macrorreentrante, em que a frente de onda desce pela parede anterolateral do átrio direito, passa pelo istmo cavotricuspídeo e sobe pelo septo interatrial. Desta forma, a frente de onda desloca-se em sentido anti-horário, ao se observar o átrio direito em posição oblíqua anterior esquerda durante a radioscopia, explicando a denominação *flutter* anti-horário. Pode ser chamado, também, de *flutter* atrial comum e ocorre em 90% dos casos.

O eletrocardiograma nesta situação (Figura 10.2) mostra-se com as evidentes ondas F, ou de *flutter*, negativas nas derivações II, III e aVF, positivas na derivação V_1, e com menor amplitude em DI e aVL. A característica principal das ondas F é sua semelhança com os dentes de uma serra (Figura 10.3), em que não há uma linha de base evidente entre uma onda F e outra. Nas taquicardias atriais, diferente do que ocorre no *flutter*, existe claramente a presença de uma linha de base entre uma onda P e a seguinte (Figura 10.4).

A frequência atrial habitualmente fica em uma faixa entre 240 e 340 bpm, e o ciclo da taquicardia varia muito pouco.

A condução atrioventricular é variável, mas mais comumente ocorre na forma 2:1. A condução 1:1 pode ocorrer tanto na presença concomitante de vias acessórias (Figura 10.5), como na síndrome de Wolff-Parkinson-White, mas eventualmente, também, numa situação em que a condução pelo nó atrioventricular esteja aumentada, como em estados adrenérgicos, ou pela ação de drogas como a Propafenona. Nesses casos, a instabilidade hemo-

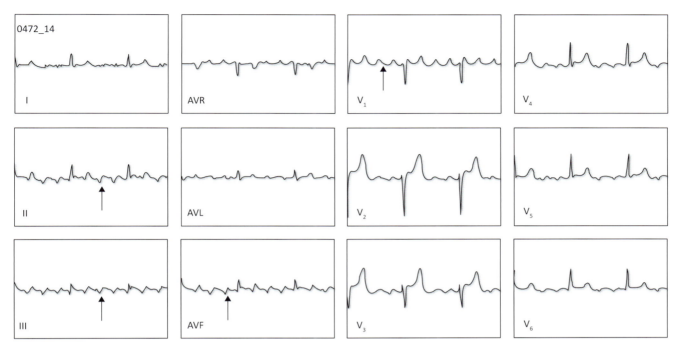

Figura 10.2 – Eletrocardiograma de *flutter* atrial típico. As setas indicam as ondas F, com a característica semelhança com os dentes de uma serra. São negativas na parede inferior e positivas em V$_1$.

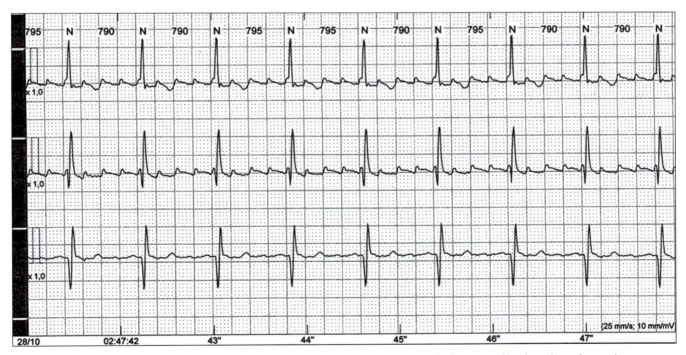

Figura 10.3 – Trecho de uma gravação de holter de 24h mostrando o padrão das ondas do *flutter* atrial lembrando os dentes de uma serra. Observa-se que entre uma onda F e a seguinte, não existe uma clara linha de base.

dinâmica, devido à alta frequência ventricular decorrente, é muito comum e a pronta reversão da arritmia se faz necessária.

Quando em condução 1:1, as ondas F não ficam tão evidentes e o diagnóstico de *flutter* atrial pode não ser tão simples (Figura 10.6). A utilização de

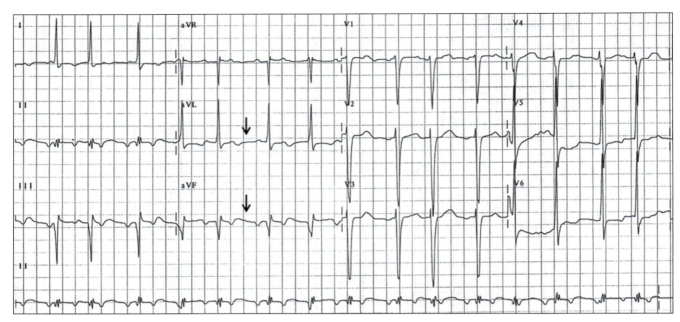

Figura 10.4 – Exemplo de taquicardia atrial. Embora com a morfologia das ondas P parecida com as das ondas F, observa-se que a linha de base (setas) entre elas é praticamente isoelétrica (retificada), característica das taquicardias atriais.

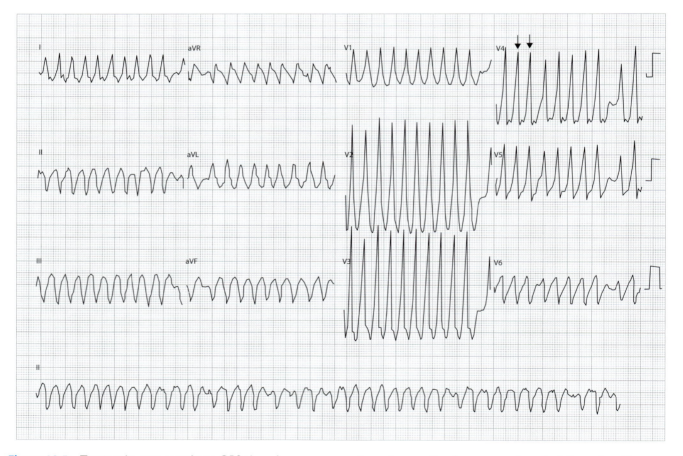

Figura 10.5 – Taquicardia com complexos QRS alargados e com empastamento sugestivo da presença de onda delta, mais evidente nas derivações V_4 e V_5, alternando intervalos regulares e irregulares entre as ondas R, sugerindo a presença de fibrilação atrial ou *flutter* atrial com pré-excitação ventricular.

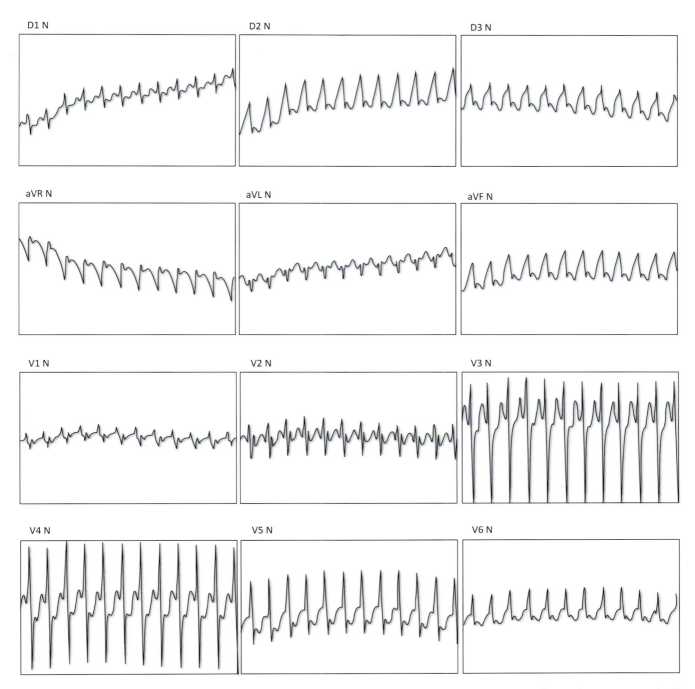

Figura 10.6 – Eletrocardiograma de taquicardia com 272 bpm, com complexos QRS estreitos e intervalo regular entre as ondas R. Observando-se a parede inferior, pode ser notado um padrão que lembra a presença de ondas F. A arritmia em questão é o *flutter* atrial comum, com condução 1:1. O diagnóstico de *flutter* foi facilitado após a observação do eletrocardiograma da Figura 10.7.

manobras ou drogas que aumentem o grau de bloqueio da condução atrioventricular facilita o diagnóstico (Figura 10.7).

A morfologia do complexo QRS costuma ser a mesma que em ritmo sinusal, mas a aberrância de condução não é incomum. As ondas F podem, ainda, distorcer o início do QRS, simulando a presença de uma onda nova, onda R, S ou Q.[1]

ELETROCARDIOLOGIA ATUAL

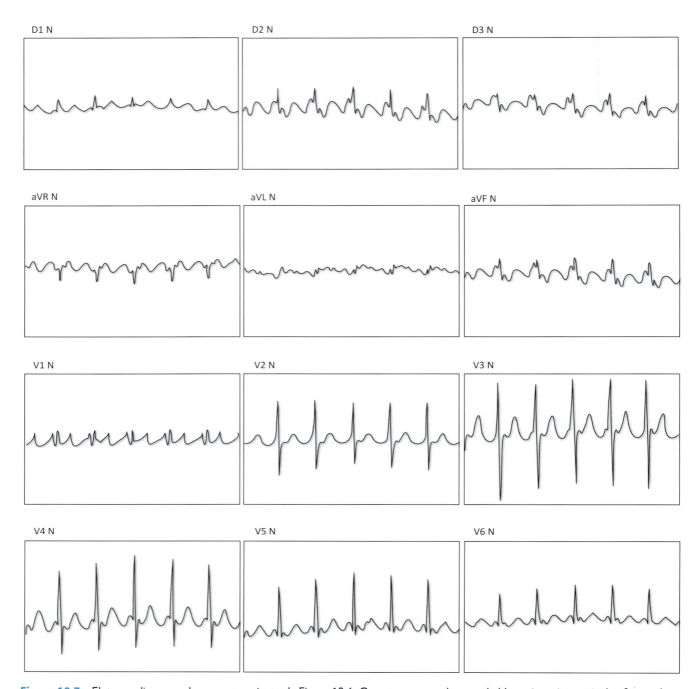

Figura 10.7 – Eletrocardiograma do mesmo paciente da Figura 10.6. Com o aumento do grau de bloqueio atrioventricular, fica evidente o padrão de *flutter* atrial típico.

ECG NO *FLUTTER* ATRIAL TÍPICO REVERSO

O *flutter* atrial típico reverso ou horário utiliza o mesmo circuito macrorreentrante que o *flutter* típico, porém a frente de onda se desloca em sentido inverso, ou seja, desce pelo septo interatrial, passa pelo istmo cavotricuspídeo, e sobe pela parede anterolateral do átrio direito. Desta forma, a frente de onda desloca-se em sentido horário, ao se observar o átrio direito em posição oblíqua anterior esquerda, durante a radioscopia, explicando a denominação *flutter* atrial horário. Pode ser chamado, também, de *flutter* atrial incomum, ocorrendo em 10% dos casos.

Um mesmo indivíduo pode apresentar registro eletrocardiográfico das duas formas de *flutter*, em ocasiões distintas.

O eletrocardiograma durante o *flutter* típico reverso mostra-se com as evidentes ondas F, ou de *flutter*, positivas nas derivações II, III e aVF, negativas na derivação V_1, e com menor amplitude em DI e aVL (Figura 10.8).

DEMAIS *FLUTTERS* TÍPICOS OU ATÍPICOS

As características eletrocardiográficas dos demais *flutters* que utilizam ou não ICT como parte de seu circuito podem variar, principalmente em relação à frequência atrial, mas podem ser semelhantes ao *flutter* típico e típico reverso quanto à morfologia das ondas F no eletrocardiograma periférico.

A presença de ondas F bastante evidentes nas derivações inferiores e também em DI tende a ser mais específica de *flutters* dependentes do ICT.[11] No *flutter* do anel mitral as ondas F tendem a ter menor amplitude na parede inferior e são positivas em V_1 e V_2.[11]

O diagnóstico diferencial somente será possível através do estudo eletrofisiológico, em que serão utilizadas manobras específicas como o *entrainment*, ou através da utilização de sistemas de mapeamento eletroanatômico.[12,13]

Tratamento

Em muitas nuances, o tratamento do *flutter* atrial se assemelha ao da fibrilação atrial.

O controle da frequência cardíaca com drogas que diminuam a condução pelo nó atrioventricular como a digoxina, os betabloqueadores e os bloqueadores dos canais de cálcio como diltiazem e verapamil auxiliam na redução de sintomas, tais como dispneia, palpitações, e reduzem a chance do desenvolvimento de taquicardiomiopatia.

Drogas antiarrítmicas com o intuito de reverter o *flutter* atrial, por outro lado, são ineficazes na maioria das vezes, além do que, algumas delas, como a propafenona, podem acelerar a condução atrioventricular e levar à condução 1:1, com consequente instabilidade hemodinâmica do paciente.[15,16]

Drogas como dofetilide e ibutilide,[17] entretanto, podem ser eficazes para a reversão do *flutter* atrial.

Aceita-se, hoje, que a anticoagulação oral seja tão importante nos pacientes com *flutter* atrial quanto naqueles com fibrilação atrial,[8,18,19,20] e, portanto, seu uso deve ser estimulado nos pacientes com risco elevado para a ocorrência de fenômenos tromboembólicos, embora os escores de risco como o $CHADS_2$[21,22] e CHA_2DS_2-VASc[23] tenham sido

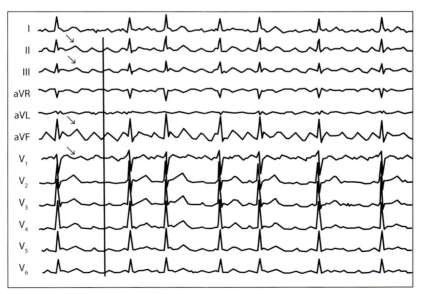

Figura 10.8 – Exemplo de *flutter* atrial típico reverso. As setas indicam as ondas F características, mas agora positivas na parede inferior e negativas em V_1. Adaptada de dos Santos MH.[14]

desenvolvidos para a avaliação de pacientes com fibrilação atrial. Além disso, a concomitância e a alternância entre *flutter* atrial e fibrilação atrial em um mesmo indivíduo é comum,[2,5,24,25,26] mostrando mais uma vez a importância da anticoagulação.

A cardioversão elétrica é bastante eficaz na reversão do *flutter* atrial e a recorrência tende a ser menor que naqueles pacientes com fibrilação atrial. O protocolo prévio de anticoagulação deve seguir os mesmos moldes utilizados para pacientes com fibrilação atrial, em programação eletiva de cardioversão elétrica.

Para os pacientes com *flutter* atrial dependente do ICT, a ablação por radiofrequência se mostra altamente eficaz e curativa, com taxas de sucesso em torno de 90%,[27,28,29] e com baixas taxas de complicações.

Por esses motivos, em pacientes que se apresentem com recorrência das crises de *flutter* atrial e padrão eletrocardiográfico sugestivo de *flutter* atrial típico, a ablação por radiofrequência parece ser a melhor terapia. Nos casos com padrão eletrocardiográfico de *flutter* atípico ou de haver associação com cardiopatias estruturais, ou pós-cirurgia cardíaca, a taxa de sucesso dessa intervenção é muito menor e dependente da complexidade do circuito ou de circuitos reentrantes envolvidos.

REFERÊNCIAS BIBLIOGRÁFICAS

1. Issa ZF, Miller JM, Zipes DP. Electrophysiological mechanisms of cardiac arrhythmias: clinical arrhythmology and electrophysiology, a companion to Brawnwald's heart disease. Philadelphia: Saunders, 2009. p. 177-91.
2. Roithinger F, Karch M, Steiner P et al. Relationship between atrial fibrillation and typical atrial flutter in humans: activation sequence changes during spontaneous conversion. Circulation 1997; 96:3484-91.
3. Ortiz J, Niwano S, Abe H, et al. Mapping the conversion of atrial flutter to atrial fibrillation and atrial fibrillation to atrial flutter: insights into mechanisms. Circ Res 1994; 74:882-94.
4. Blomström-Lundqvist C, Scheinman M, Aliot E. ACC/AHA/ESC guidelines for the management of patients with supraventricular arrhythmias--executive summary: a report of the American College of Cardiology/American Heart Association Task Force

on Practice Guidelines and the European Society of Cardiology Committee for Practice Guidelines (Writing Committee to Develop Guidelines for the Management of Patients With Supraventricular Arrhythmias). Circulation 2003 Oct 14; 108(15): 1871-1909.
5. Cosio F, Pastor A, Núñez A, et al. Atrial flutter: an update. Rev Esp Cardiol 2006; 59(8):816-31.
6. Kawabata M, Hirao K, Higuchi K, et al. Clinical and electrophysiological characteristics of patients having atrial flutter with 1:1 atrioventricular conduction. Europace 2008 Mar; 10(3):284-8.
7. Wood KA, Eisenberg SJ, Kalman JM, et al. Risk of thromboembolism in chronic atrial flutter. Am J Cardiol 1997;79:1043-7.
8. Biblo LA, Yuan Z, Quan KJ, et al. Risk of stroke in patients with atrial flutter. Am J Cardiol 2001;87:346-8.
9. Saoudi N, Cosío F, Waldo A, et al. Classification of atrial flutter and regular atrial tachycardia according to electrophysiologic mechanism and anatomic bases: a statement from a Joint Expert Group from the Working Group of Arrhythmias of the European Society of Cardiology and the North American Society of Pacing and Electrophysiology. Eur Heart J 2001; 22:1162-82.
10. Scheinman M, Yang Y, Cheng J. Atrial flutter: Part II. Nomenclature. Pacing Clin Electrophysiol 2004; 27:504-6.
11. Pedrinazzi C, Durin O, Mascioli G. Atrial flutter: from ECG to electroanatomical 3D mapping. Heart Int 2006; 2(3-4):161-70.
12. Yanfei Yang, et al. Atypical Right Atrial Flutter Patterns. Circulation 2001; 103:3092-98.
13. Cosio F, Penato A, Pastor A, et al. Atypical Flutter: A Review. PACE 2003; 26:2157-69.
14. Dos Santos MH, Scalabrini A. Fibrilação e flutter atrial: tipos clínicos. Eletrocardiologia Atual. Curso do Serviço de Eletrocardiologia do InCor. 2a ed. São Paulo: Atheneu, p. 317.
15. Kawabata M, Hirao K, Higuchi K, et al. Clinical and electrophysiological characteristics of patients having atrial flutter with 1:1 atrioventricular conduction. Europace 2008 Mar; 10(3):284-8.
16. Femenia F, Palazzolo J, Arce M, et al. Proarrhythmia Induced by Propafenone: What is the Mechanism? Indian Pacing Electrophysiol J. 2010; 10(6): 278-80.
17. Vos MA, Golitsyn S, Stangl K, et al. Superiority of ibutilide (a new class III agent) over DL-sotalol in converting atrial flutter and atrial fibrillation. Heart 1998 June; 79(6):568-75.

18. Wood KA, Eisenberg SJ, Kalman JM, et al. Risk of thromboembolism in chronic atrial flutter. Am J Cardiol 1997; 79:1043-47.

19. Seidl K, Hauer B, Schwick NG, et al. Risk of thromboembolic events in patients with atrial flutter. Am J Cardiol 1998; 82:580-3.72.

20. Corrado G, Sgalambro A, Mantero A, et al. Thromboembolic risk in atrial flutter; the FLASIEC (Flutter Atriale Società Italiana di Ecografia Cardiovascolare) multicentre study. Eur Heart J 2001; 22:1042-51

21. Gage BF, Waterman AD, Shannon W, et al. Validation of clinical classification schemes for predicting stroke: results from the National Registry of Atrial Fibrillation. JAMA 2001 Jun 13; 285(22):2864-70.

22. Lip GY, Nieuwlaat R, Pisters R, et al. Refining clinical risk stratification for predicting stroke and thromboembolism in atrial fibrillation using a novel risk factor-based approach: the euro heart survey on atrial fibrillation. Chest 2010 Feb; 137(2):263-72.

23. Olesen JB, Lip GY, Hansen ML, et al. Validation of risk stratification schemes for predicting stroke and thromboembolism in patients with atrial fibrillation: nationwide cohort study. BMJ 2011 Jan 31; 342:d124.

24. Schmieder S, Ndrepepa G, Dong J, et al. Acute and long-term results of radiofrequency ablation of common atrial flutter and the influence of the right atrial isthmus ablation on the occurrence of atrial fibrillation. Eur Heart J 2003; 24:956-62.

25. Kumagai K, Tojo H, Yasuda T, Noguchi H, Matsumoto N, et al. Treatment of mixed atrial fibrillation and typical atrial flutter by hybrid catheter ablation. Pacing Clin Electrophysiol 2000; 23(11 Pt 2):1839-42.

26. Scharf C, Veerareddy S, Ozaydin M, et al. Clinical significance of inducible atrial flutter during pulmonary vein isolation in patients with atrial fibrillation. J Am Coll Cardiol 2004; 43:2057-62.

27. Jaïs P, Hocini M, Gillet T, et al. Effectiveness of irrigated tip catheter ablation of common atrial flutter. Am J Cardiol 2001; 88:433-5.

28. Feld G, Wharon M, Plumb V, et al. Radiofrequency catheter ablation of type 1 atrial flutter using large-tip 8- or 10- mm electrode catheters and a high-output radiofrequency energy generator: results of a multicenter safety and efficacy study. J Am Coll Cardio. 2004; 43:1466-72.

29. Manusama R, Timmermans C, Limon F, et al. Catheter-based cryoablation permanently cures patients with common atrial flutter. Circulation 2004; 109:1636-39.

11

O ECG nas Arritmias Supraventriculares

Nelson Samesima

INTRODUÇÃO

O termo arritmia cardíaca é dado a toda modificação, intermitente ou persistente, encontrada ao eletrocardiograma, relacionada à frequência cardíaca, à regularidade dos batimentos e/ou à morfologia dos complexos.

Com uma definição tão ampla, a quantidade de arritmias cardíacas também é muito grande. A seguir, com o objetivo de reconhecermos as arritmias mais comuns, descreveremos as principais características eletrocardiográficas de cada uma delas, bem como os mecanismos eletrofisiológicos envolvidos para um melhor entendimento da arritmia em questão. Dessa forma, acreditamos tornar o aprendizado deste capítulo menos cansativo e de maior fixação.

Do ponto de vista eletrofisiológico, podemos entender as arritmias cardíacas como "problemas elétricos" que favorecem o surgimento de "curtos-circuitos" no coração. Esses "curtos-circuitos" podem ocorrer devido à alteração de dois mecanismos básicos relacionados à **formação** do impulso elétrico e/ou à **condução** do impulso elétrico.

O substrato para o indivíduo ter propensão ao surgimento de uma arritmia cardíaca pode advir após doenças cardíacas ou sistêmicas, após o uso de medicações lícitas ou ilícitas, e/ou terem nascido com uma alteração elétrica.

A denominação **supraventricular** refere-se às arritmias que dependem do tecido atrial e/ou no nó-dulo atrioventricular (AV) para serem iniciadas e/ou mantidas. Assim sendo, uma longa lista de arritmias é considerada supraventricular.[1-5] Do ponto de vista didático, vamos dividí-las em três grupos, de acordo com a região envolvida, isto é: (a) arritmias de origem sinusal; (b) arritmias que envolvem os átrios; e (c) arritmias que envolvem o nódulo AV.

ARRITMIAS DE ORIGEM SINUSAL

Como o nome diz, essas arritmias têm origem no nódulo sinusal e são quatro os tipos mais frequentemente encontrados:

1. Taquicardia sinusal.
2. Bradicardia sinusal.
3. Arritmia sinusal.
4. Pausa sinusal.

TAQUICARDIA SINUSAL

Arritmia bastante frequente, quase sempre secundária à exacerbação do tônus simpático, encontrada durante atividade física, desidratação, dor, hipóxia, anemia aguda, febre, estados infecciosos, uso de medicações simpatomiméticas, dentre outros. O mecanismo eletrofisiológico envolvido é o automatismo normal.

As características eletrocardiográficas são: presença de ondas P positivas nas derivações DI, DII e AVF, com frequência cardíaca de 100 ou mais batimentos por minuto (Figuras 11.1A e 11.1B).

ELETROCARDIOLOGIA ATUAL

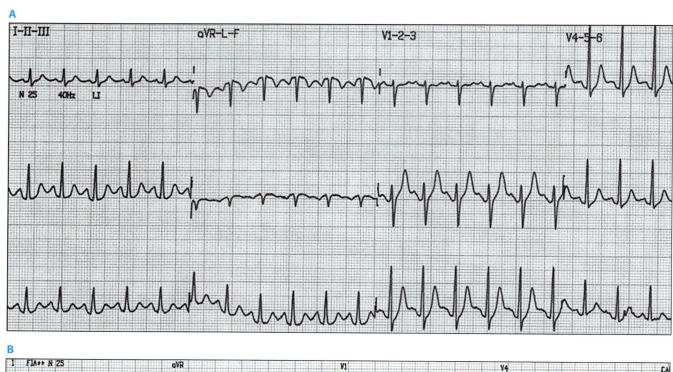

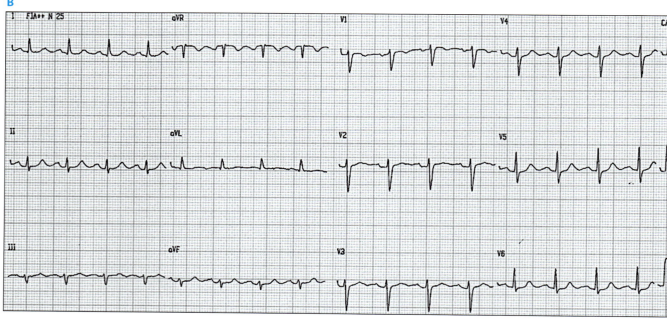

Figura 11.1 – **(A)** Taquicardia sinusal (Fc = 100 Bpm). **(B)** Taquicardia sinusal (Fc = 136 Bpm).

BRADICARDIA SINUSAL

Arritmia frequentemente encontrada em indivíduos jovens e naqueles com intensa atividade física (atletas). Quase sempre secundária ao aumento da atividade parassimpática, mas também vista com o uso de determinadas medicações tais como: beta-bloqueadores, bloqueadores de cálcio, digitálicos, antiarrítmicos classe III.

As características eletrocardiográficas são: presença de ondas P positivas nas derivações DI, DII e AVF, com frequência cardíaca menor que 50 batimentos por minuto (Figuras 11.2A e 11.2B).

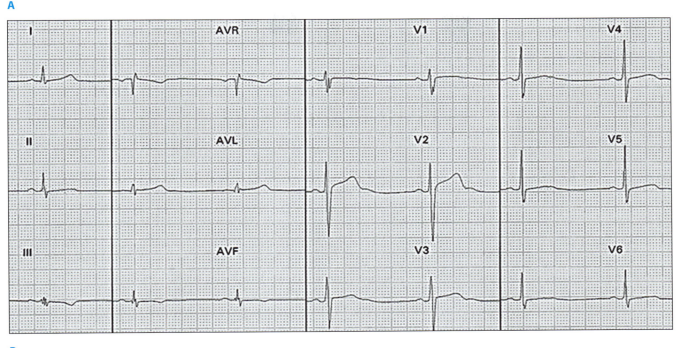

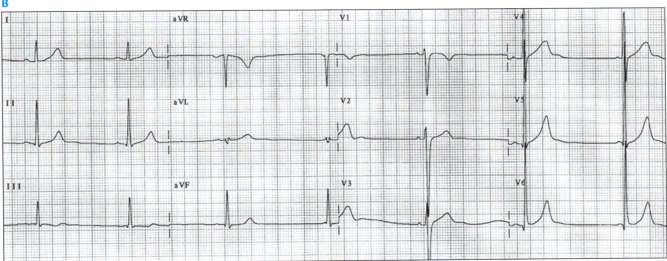

Figura 11.2 – **(A)** Bradicardia sinusal (Fc = 44 Bpm). **(B)** Bradicardia sinusal (Fc = 38 Bpm).

ARRITMIA SINUSAL

Da mesma forma que a bradicardia sinusal, a arritmia sinusal também é encontrada em atletas e em indivíduos jovens, sendo decorrente do tônus parassimpático. Acompanha o ciclo respiratório, sendo observada a diminuição do intervalo RR na inspiração e seu aumento na expiração. É considerada uma arritmia fisiológica.

As características eletrocardiográficas são: presença de ondas P positivas nas derivações DI, DII e AVF, variação cíclica dos intervalos RR, ondas P iguais ou muito semelhantes, bem como de intervalos Pr iguais em todos os batimentos (Figuras 11.3A e 11.3B).

PAUSA SINUSAL

Nessa situação, o nódulo sinusal deixa de gerar um estímulo, não sendo observada, portanto, uma despolarização atrial no momento esperado. A pausa sinusal é comumente encontrada em indivíduos portadores

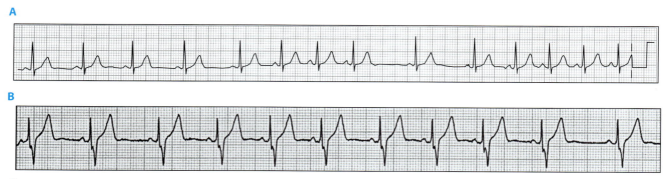

Figura 11.3 – (A e B) Arritmia sinusal.

da doença do nódulo sinusal, porém é também comum durante o sono (considerada fisiológica).

A característica eletrocardiográfica é a ausência de complexo P-QRS-T após batimento sinusal prévio (Figuras 11.4A e 11.4B).

Após uma pausa, dependendo do tempo de ocorrência da próxima despolarização do nódulo sinusal, podemos observar uma despolarização originada de outra localidade, como átrios (direito baixo, região lateral ou septal, átrio esquerdo alto ou baixo, lateral ou septal), nódulo AV e ventrículos. Esse fenômeno é denominado **batimento de escape** (Figura 11.5).

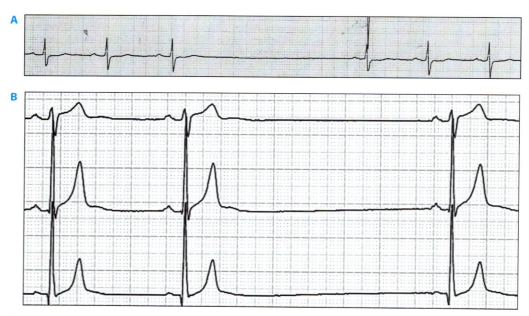

Figura 11.4 – (A e B) Pausa sinusal.

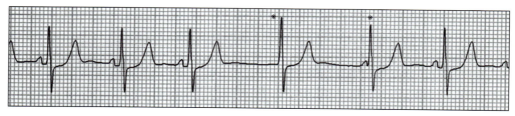

Figura 11.5 – Batimento de escape juncional.

As características eletrocardiográficas são: fenômeno sempre TARDIO; quando supraventricular pode ou não ser precedido de onda P (atrial ou nodal); quando ventricular, ausência de onda P, complexo QRS diferente do basal e orientação da onda T oposta à do ritmo de base.

ARRITMIAS QUE ENVOLVEM OS ÁTRIOS

Essas arritmias podem ocorrer no átrio direito e/ou no átrio esquerdo. Em sua maioria, há cardiopatia estrutural, como a miocardiopatia dilatada, o infarto do miocárdio, a doença de Chagas, no pós-operatório de cirurgia cardíaca (recente ou tardio) etc. São também encontradas em indivíduos portadores de doença pulmonar crônica, distúrbios hidroeletrolíticos, em vigência de quadros infecciosos, naqueles com idade acima de 65 anos, uso de drogas ilícitas e após grande ingestão de bebidas alcoólicas. Alguns casos ocorrem em indivíduos normais (menos frequente). A seguir, as seis arritmias que serão abordadas.

1. Ritmo ectópico atrial.
2. Ritmo atrial mutável.
3. Fibrilação atrial.
4. *Flutter* atrial.
5. Taquicardia atrial.
6. Taquicardia atrial multifocal.

RITMO ECTÓPICO ATRIAL

O ritmo ectópico atrial é diferente do ritmo sinusal, pois origina-se em algum lugar do átrio direito (evidentemente, não no nódulo sinusal) ou do átrio esquerdo. A frequência atrial tende a ser menor que um ritmo sinusal, portanto, abaixo de 60 bpm e, apesar de ser observado em indivíduos com doença do nódulo sinusal, também ocorre naqueles com elevado tônus parassimpático (fisiológico). Em ambos os casos, o mecanismo eletrofisiológico envolvido é o automatismo.

A característica eletrocardiográfica é a presença de ondas P precedendo todos os complexos QRS, mas **não positivas** nas derivações DI, DII e/ou AVF (Figuras 11.6A e 11.6B).

A
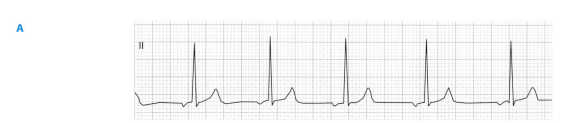

B
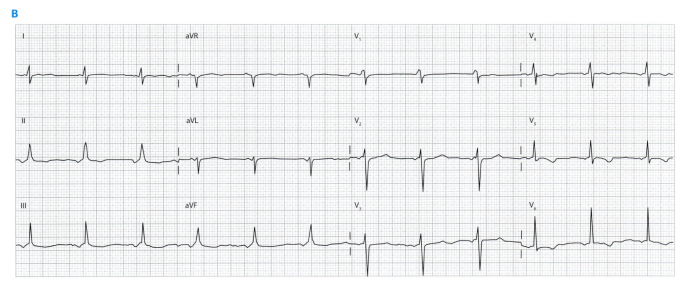

Figura 11.6 – **(A e B)** Ritmo ectópico atrial.

RITMO ATRIAL MUTÁVEL

O ritmo atrial mutável caracteriza-se por ser um ritmo de **suplência**, isto é, aparece em substituição ao ritmo sinusal, quando o nódulo sinusal não consegue assumir o ritmo cardíaco. Caracteriza-se, portanto, por ser um **ritmo lento**, e é gerado por três ou mais regiões, tanto do átrio direito como do átrio esquerdo. É observado em indivíduos com doença do nódulo sinusal. O mecanismo eletrofisiológico envolvido é o automatismo.

As características eletrocardiográficas são a presença de ondas P precedendo todos os complexos QRS com frequência atrial menor que 60 bpm, ao menos três ondas P com morfologias e intervalos Pr diferentes (Figura 11.7).

FIBRILAÇÃO ATRIAL

A Fibrilação Atrial (FA) é uma das arritmias cardíacas mais frequentes e apresenta um significativo aumento de sua prevalência nos indivíduos mais idosos. Do ponto de vista eletrocardiográfico observa-se uma total desorganização elétrica localizada nos átrios. Esse **caos elétrico atrial** faz com que, mecanicamente, a contração dos átrios fique prejudicada. Tal desorganização elétrica torna os átrios incapazes de gerar, ao eletrocardiograma, ondas P semelhantes e equidistantes. Como a frequência atrial é muito elevada, apenas alguns estímulos atriais chegam aos ventrículos. A FA pode ser observada em indivíduos com e sem cardiopatia estrutural. Denomina-se FA com alta resposta ventricular quando se observa frequência cardíaca maior ou igual a 100 bpm. O mecanismo eletrofisiológico envolvido é a microrreentrada.

As características eletrocardiográficas são a ausência de ondas P, presença de ondas f (350 a 650 bpm) e irregularidade dos complexos QRS (Figuras 11.8A e 11.8B).

FLUTTER ATRIAL

Diferentemente da fibrilação atrial, durante o *flutter* atrial há uma organização elétrica dos átrios, o que permite a visualização clara, ao ECG, da despolarização atrial. O *flutter* atrial é uma arritmia que utiliza estruturas localizadas no átrio direito – Istmo Cavotricuspídeo (ICT), septo interatrial, teto do átrio direito, parede lateral do átrio direito, retornando ao ICT (Figura 11.9) – determinando, assim, o mecanismo eletrofisiológico como uma macrorreentrada.

A perpetuação do *flutter* atrial, dependente do ICT, faz com que o *flutter* atrial seja chamado de *COMUM*. Quando essa ativação elétrica se faz no sentido descrito, denomina-se *flutter* atrial comum anti-horário (Figura 11.10A). Quando a ativação elétrica ocorre no sentido oposto, denomina-se *flutter* atrial comum horário ou reverso (Figura 11.10B).

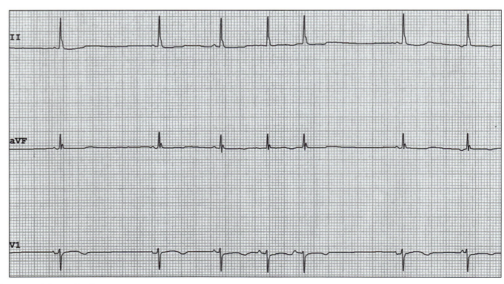

Figura 11.7 – Ritmo atrial mutável.

O ECG NAS ARRITMIAS SUPRAVENTRICULARES

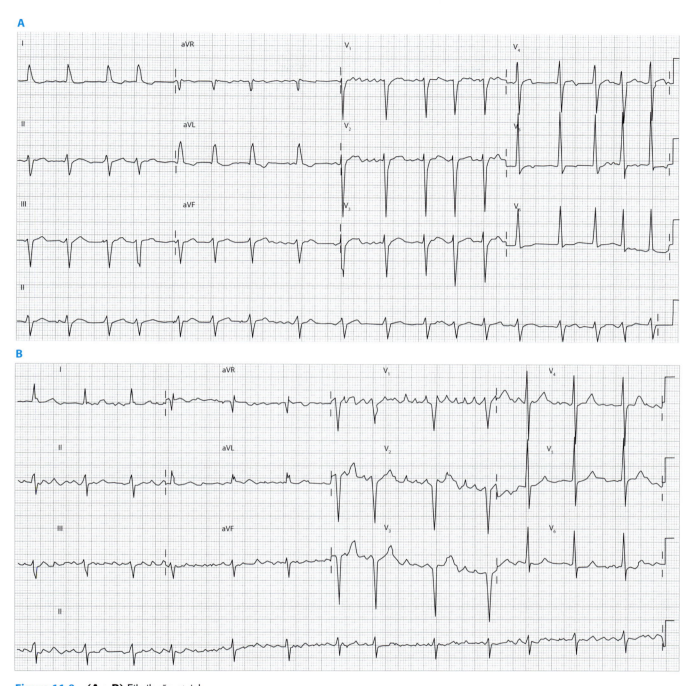

Figura 11.8 – **(A e B)** Fibrilação atrial.

Na maioria das vezes, essa arritmia apresenta característica eletrocardiográfica inconfundível, pois em 90% dos casos a rotação é anti-horária.

As características eletrocardiográficas são a ausência de ondas P, presença de ondas F (300 bpm) com aspecto serrilhado em *DII, DIII E AVF* (Figuras 11.11A e 11.11B).

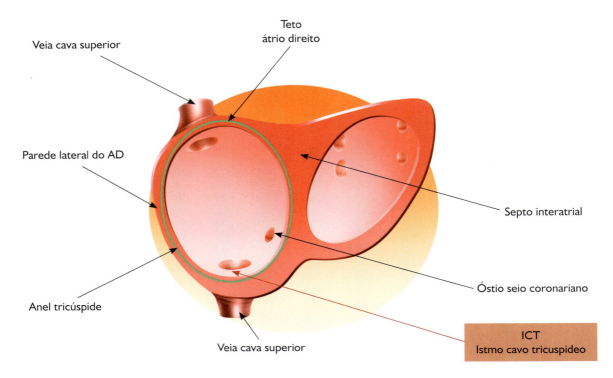

Figura 11.9 – Estruturas utilizadas pelo *flutter* atrial.

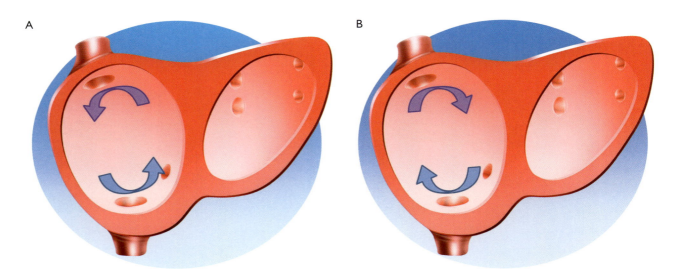

Figuras 11.10 – **(A)** *Flutter* atrial comum anti-horário. **(B)** *Flutter* atrial comum horário ou reverso.

Duas observações sobre o *flutter* atrial comum são muito importantes: a primeira delas é que a utilização de medicamentos antiarrítmicos pode modificar as frequências cardíacas clássicas do átrio (300 bpm) e do ventrículo (150 bpm), tanto para mais quanto para menos; e a segunda observação é sobre a resposta ventricular, a qual pode ser tanto **regular** quanto **irregular** (Figuras 11.12A e 11.12B).

O ECG NAS ARRITMIAS SUPRAVENTRICULARES

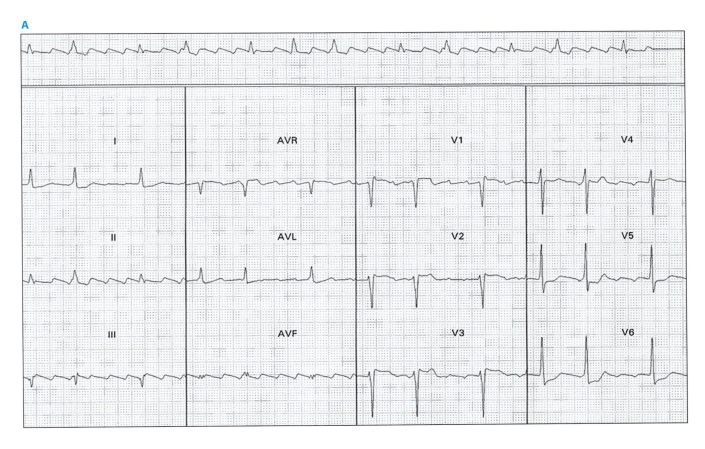

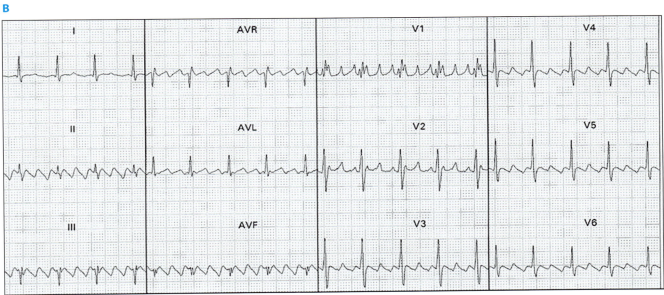

Figura 11.11 – **(A e B)** *Flutter* atrial – ondas F serrilhadas em DII, DIII e AVF.

A

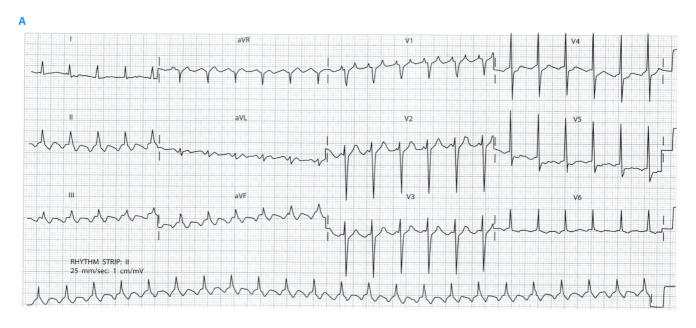

B

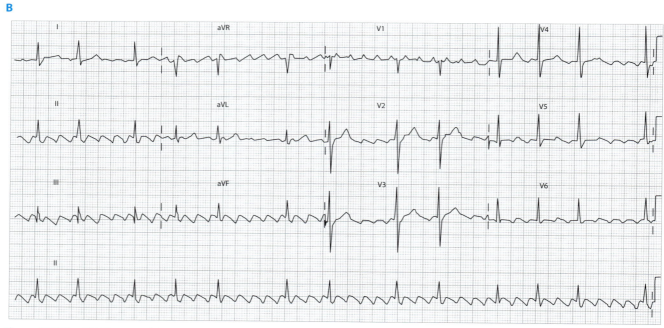

Figura 11.12 – **(A)** *Flutter* atrial com resposta ventricular regular. **(B)** *Flutter* atrial com resposta ventricular irregular.

Nos outros 10%, não é possível fazer o diagnóstico de certeza de *flutter* atrial comum horário, pois algumas taquicardias atriais esquerdas podem apresentar as mesmas características eletrocardiográficas (principalmente as originadas na veia pulmonar superior direita).

As características eletrocardiográficas são a ausência de ondas P, presença de ondas F (400 bpm) positivas em *DII, DIII E AVF* (Figura 11.13).

Além desses dois tipos de *flutter* atrial (comum e comum reverso), há também o denominado de *flutter* atrial incomum. Recebe essa denominação, pois a macrorreentrada não utiliza o istmo cavo-tricuspídeo. Eletrocardiograficamente também não é possível estabelecer esse diagnóstico e, assim, será apenas mencionado para fins didáticos.

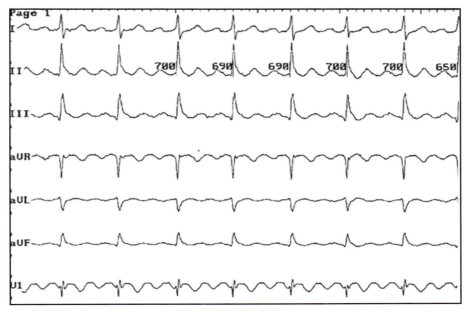

Figura 11.13 – *Flutter* atrial comum reverso – ondas ƒ positivas em p em DII, DIII e AVF.

TAQUICARDIA ATRIAL (TA)

A TA é uma arritmia que pode ser encontrada tanto no átrio direito como no átrio esquerdo. É frequentemente observada em indivíduos portadores de cardiopatia estrutural ou doença pulmonar, mas também em indivíduos normais. Nessa arritmia há uma organização elétrica atrial, e, portanto, na maioria das vezes é possível identificar claras ondas P ao eletrocardiograma precedendo os complexos QRS. A condução atrioventricular pode se apresentar com relação de 1:1, e nesse caso com intervalo RR regular. Isso significa que há uma onda P para cada complexo QRS. Nas situações de condução A-V diferente de 1:1, o intervalo RR pode ser tanto regular (padrão 2:1, 3:1) como irregular (tipo Wenckebach - progressivo aumento do intervalo Pr até o bloqueio da onda P). A TA pode ter diversos mecanismos eletrofisiológicos envolvidos, dentre eles o automatismo, a atividade deflagrada, a micro e macrorreentrada.

As características eletrocardiográficas são a presença de ondas P precedendo todos os complexos QRS, mas **não positivas** nas derivações DI, DII e/ou AVF, frequência cardíaca atrial entre 100 bpm e 250 bpm, ondas P iguais ou muito semelhantes em todos os batimentos, intervalos Pr iguais em todos os batimentos conduzidos. Quando o intervalo Pr variar, tentar caracterizar o padrão Wenckebach (Figuras 11.14A e 11.14B).

TAQUICARDIA ATRIAL MULTIFOCAL

A TA multifocal é uma arritmia frequentemente observada em indivíduos portadores de doença pulmonar exacerbada, muitas vezes com infecção associada, quadros de hipóxia e distúrbios hidroeletrolíticos, e em intoxicação por aminofilina/teofilina. Ao contrário da TA descrita anteriormente, nessa arritmia os átrios estão desorganizados eletricamente (em menor grau do que uma FA). Assim, apesar de se identificar claras ondas P ao eletrocardiograma precedendo os complexos QRS, estas são morfologicamente diferentes entre si e com intervalos Pr também diferentes. A condução A-V é 1:1, na maioria das vezes. O mecanismo eletrofisiológico envolvido é o hiperautomatismo normal.

As características eletrocardiográficas são a presença de (pelo menos) três ondas P, e intervalos Pr diferentes, condução A-V 1:1 e frequência cardíaca atrial entre 160 bpm e 250 bpm (Figuras 11.15A e 11.15B).

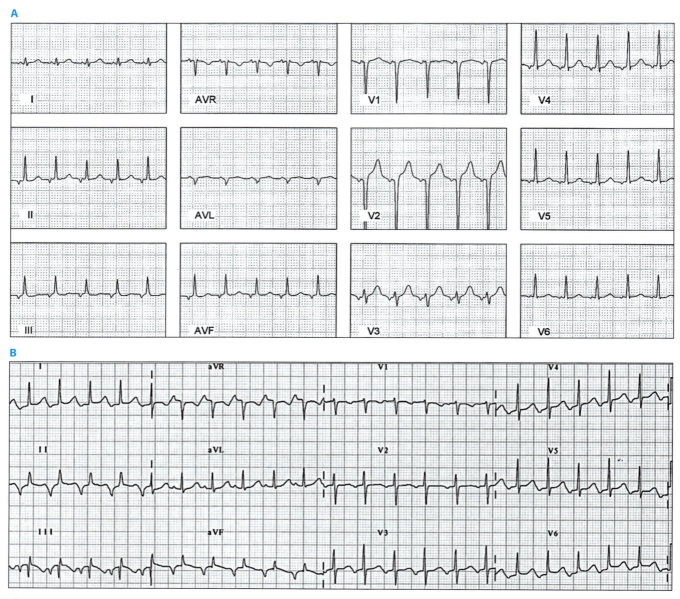

Figura 11.14 – (A e B) Taquicardia atrial.

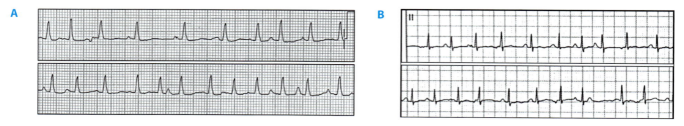

Figura 11.15 – (A e B) Taquicardia atrial multifocal.

ARRITMIAS QUE ENVOLVEM O NÓDULO AV

Essas arritmias são amplamente conhecidas como Taquicardia Paroxística Supraventricular (TPSV) ou, apenas, "taquissupra". Dependem do nódulo AV para a sustentação da taquicardia. Ocorrem em indivíduos com coração estruturalmente normal, muitas vezes jovens, e apresentam a característica clínica de início e término súbitos. Do ponto de vista eletrofisiológico, as TPSV têm como mecanismo a reentrada e podem ser divididas em dois tipos, como descritos a seguir. Eletrocardiograficamente apresentam algumas semelhanças e podem até ser confundidas entre si, pois como foi dito, o nódulo AV é parte integrante do circuito de ambas (Figuras 11.16A e 11.16B).

Na sua forma mais comum de apresentação eletrocardiográfica, devemos reconhecer os seguintes aspectos: taquicardia regular, complexo QRS estreito (na maioria das vezes), e ondas P retrógradas (quando visíveis, ondas P negativas em DII, DIII e AVF).

Quando estudadas do ponto de vista eletrofisiológico, as TPSV's podem ser divididas em dois tipos:

1. Taquicardia por reentrada nodal
   a) Comum.
   b) Incomum.
2. Taquicardia por reentrada atrioventricular (via anômala)
   a) Ortodrômica.
   b) Antidrômica.

A diferenciação dos tipos de TPSV será discutida a seguir, porém desnecessária, principalmente para os que não são cardiologistas ou até para aqueles cardiologistas que não são afeitos à especialidade. Na prática, devemos sempre lembrar que o diagnóstico diferencial eletrocardiográfico é feito entre a TRN comum e a TRAV ortodrômica. Já na TRN incomum, o diagnóstico diferencial é feito com as taquicardias atriais e a taquicardia de Coumel, e a TRAV antidrômica, com a taquicardia ventricular monomórfica.

Taquicardia por Reentrada Nodal (TRN) comum

A TRN ocorre na região do nódulo AV. Os indivíduos portadores de TRN apresentam a chamada dupla via nodal. Além da via rápida (presente em todos), esses pacientes apresentam também uma via de condução lenta. Durante a taquicar-

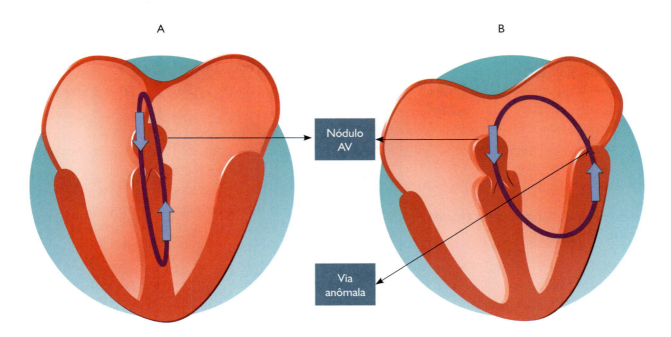

Figura 11.16 – **(A e B)** Mecanismo eletrofisiológico das taquicardias paroxísticas supraventriculares – observar o nódulo atrioventricular como estrutura comum.

dia, quando a condução do estímulo elétrico aos ventrículos se faz através da via lenta e o retorno do estímulo aos átrios é feito através da via rápida, denomina-se de TRN comum (90% dos casos) Figura 11.17.

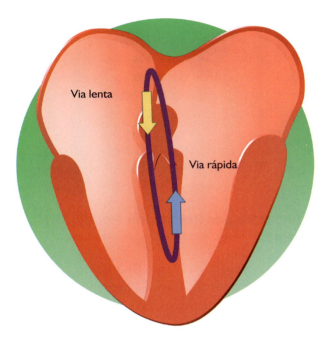

Figura 11.17 – Taquicardia por Reentrada Nodal (TRN) comum.

As características eletrocardiográficas são de uma taquicardia regular, complexo QRS estreito (maioria), e onda P retrógrada (dentro ou logo após o complexo QRS). Essas ondas P retrógradas podem simular uma onda s em DII, DIII e AVF (pseudo S) e/ou uma onda r em V_1 (pseudo r). Em raros casos, as ondas P são geradas tão rapidamente que se manifestam como uma pseudo-onda q nas derivações inferiores (Figuras 11.18A e 11.18B).

Taquicardia por Reentrada Nodal (TRN) incomum

Os mesmos indivíduos que possuem a dupla via nodal podem apresentar, durante a taquicardia, uma ativação elétrica no sentido inverso, isto é, a ativação ventricular se faz através da via rápida e a atrial pela via lenta. Quando isso acontece, a taquicardia é denominada de TRN incomum (10% dos casos) (Figura 11.19). Muitas vezes o complexo QRS é estreito, mas não é rara sua apresentação com QRS alargado ($\geq 0,12s$).

As características eletrocardiográficas são: uma taquicardia regular, complexo QRS estreito (maioria) e onda P retrógrada que precede o complexo QRS (Figuras 11.20A e 11.20B). Essa inscrição das ondas P, próximas ao QRS seguinte, deve-se ao fato da subida do estímulo elétrico aos átrios se dar pela via de condução lenta. Por esse motivo, não há como confundir, eletrocardiograficamente, uma TRN comum com uma TRN incomum. Na primeira, a onda P, quando visível, aparecerá logo após o complexo QRS, e, na segunda, a onda P aparecerá precedendo o complexo QRS. Outra forma (mais elegante) de descrever a localização das ondas P, nos dois tipos descritos de TRN, é em relação ao chamado intervalo RP/PR, isto é, o tempo (em milissegundos) entre o começo do complexo QRS e a onda P, e essa mesma onda P até o complexo QRS seguinte (Figura 11.21). Assim, podemos descrever uma taquicardia como tendo um intervalo RP curto (RP < PR) e uma taquicardia como tendo um intervalo RP longo (RP > PR). Com essa nova denominação, podemos dizer que a TRN comum é uma taquicardia com intervalo RP curto e a TRN incomum, longo.

Taquicardia por Reentrada Atrioventricular (TRAV) ortodrômica

Da mesma maneira que a TRN, a TRAV também utiliza o nódulo AV para se sustentar. A diferença é que, além deste, é fundamental e necessária a presença de uma via anômala para completar a reentrada. Essa via anômala possui condução elétrica rápida (sem condução decremental) e ocorre pelo feixe de Kent. Durante a taquicardia, quando a condução do estímulo elétrico aos ventrículos se faz através do nódulo AV e o retorno do estímulo aos átrios é feito por via anômala, denomina-se de TRAV ortodrômica (90% dos casos) Figura 11.22.

São características eletrocardiográficas: uma taquicardia regular, complexo QRS estreito (maioria), e ondas P retrógradas (após o complexo QRS), e negativas em DII, DIII e AVF. Essas ondas P retrógradas podem simular um infradesnivelamento

O ECG NAS ARRITMIAS SUPRAVENTRICULARES

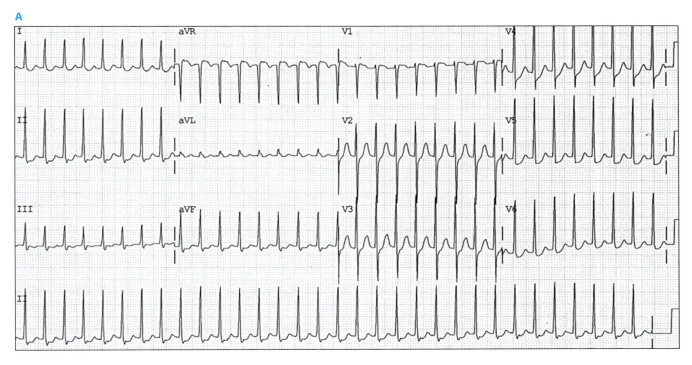

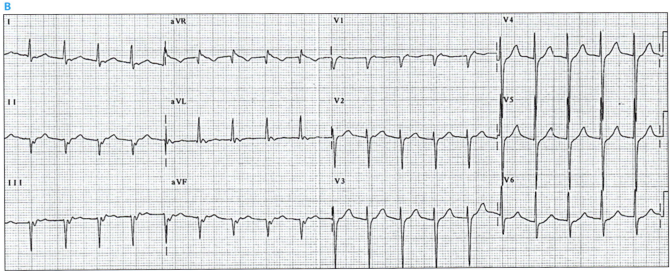

Figura 11.18 – **(A)** Taquicardia por Reentrada Nodal – pseudo-onda s nas derivações inferiores. **(B)** Taquicardia por Reentrada Nodal – pseudo-onda r em V_1.

do segmento ST em DII, DIII e AVF, DI e aVL, V_5 e V_6 (Figuras 11.23A e 11.23B).

Do mesmo modo que nas TRN's, é possível utilizar o intervalo RP/PR para descrever a TRAV. No caso das ortodrômicas, pelo fato de as ondas P aparecerem após o complexo QRS, teremos uma taquicardia com intervalo RP < PR, portanto, curto. Como rápida conclusão, a TRN comum sempre terá como diagnóstico diferencial a TRAV ortodrômica.

Mesmo não sendo o objetivo deste capítulo o aprofundamento das TPSV's, é possível diferenciar uma TRN comum de uma TRAV ortodrômica apenas utilizando o eletrocardiograma, especificamente, o intervalo RP. Para isto, é muito importante lembrarmos de como, e por onde, a ativação elétrica atrial acontece nas duas situações. Na TRN comum, pela via rápida (dentro do nódulo AV) e na TRAV ortodrômica, por

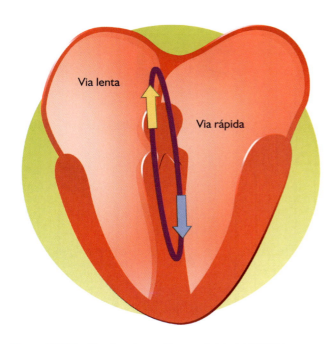

Figura 11.19 – Taquicardia por Reentrada Nodal (TRN) incomum.

uma via anômala (localizada em qualquer região dos anéis tricúspide ou mitral). Assim, numa TRN comum, ao passar pela via lenta em direção aos ventrículos, o estímulo elétrico quase concomitantemente chega à via rápida e sobe para os átrios. Portanto, devemos esperar um intervalo RP de até 80 ms. Por outro lado, numa TRAV ortodrômica, o estímulo elétrico precisa ativar todo os ventrículos para, só depois, chegar à via anômala e ativar os átrios. Neste caso, esperamos um intervalo RP maior que 80 ms. Devemos nos lembrar de que as vias anômalas localizadas nas regiões septais tendem a apresentar valores de RP próximos a 80 ms, podendo levar a um erro diagnóstico.

Taquicardia por Reentrada Atrioventricular (TRAV) antidrômica

Os mesmos indivíduos que possuem uma via anômala (feixe de Kent) podem apresentar, durante a taquicardia, uma ativação elétrica no sentido inverso, isto é, a ativação ventricular se faz através da via anômala, e a atrial pelo nódulo atrioventricular. Quando isso acontece, a taquicardia é denominada TRAV antidrômica (10% dos casos) (Figura 11.24). O fato de o estímulo elétrico iniciar ativação ventricular por uma via anômala faz com que o complexo QRS seja sempre alargado (não há sistema elétrico de condução especializado nessas regiões) e com aspecto de pré-excitação ventricular. Por esse motivo, a TRAV antidrômica não é um diagnóstico diferencial com a TRAV ortodrômica. Além da ortodrômica apresentar complexos QRS estreitos (grande maioria dos casos), nas situações em que eles se alargam, não têm o aspecto de pré-excitação ventricular.

As características eletrocardiográficas são uma taquicardia regular, complexo QRS alargado (com características de pré-excitação ventricular) e ondas P retrógradas (após o complexo QRS) e negativas (quando visíveis) em DII, DIII e AVF (Figuras 11.25A, 11.25B e 11.25C). Como toda taquicardia com complexo QRS alargado, é fundamental diferenciá-la de uma taquicardia de origem ventricular. Esse tema será abordado nos próximos capítulos.

Taquicardia por Reentrada Atrioventricular (TRAV) de Coumel

A taquicardia de Coumel possui três características importantes. Ocorre em crianças, é incessante, e utiliza uma via anômala com condução retrógrada exclusiva e decremental. Assim, durante a taquicardia, a condução do estímulo elétrico aos ventrículos se faz através do nódulo AV e o retorno do estímulo aos átrios é feito por via anômala "diferente". Essa diferença é devida à condução decremental. Ao atingir a via anômala, o estímulo elétrico tem sua velocidade reduzida, e, consequentemente, os átrios demoram para ser ativados (Figura 11.26). Utilizando o conceito do intervalo RP, teremos, neste caso, uma taquicardia com intervalo RP longo, da mesma forma que a taquicardia atrial e a taquicardia por reentrada nodal incomum.

As características eletrocardiográficas são uma taquicardia regular, complexo QRS estreito (maioria) e onda P retrógrada que precede o complexo QRS (Figura 11.27).

O ECG NAS ARRITMIAS SUPRAVENTRICULARES

A

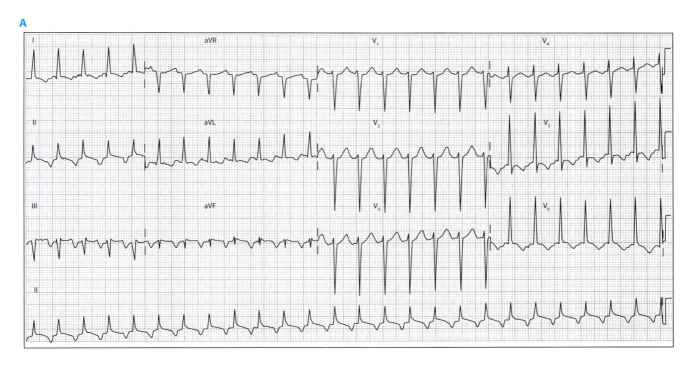

B

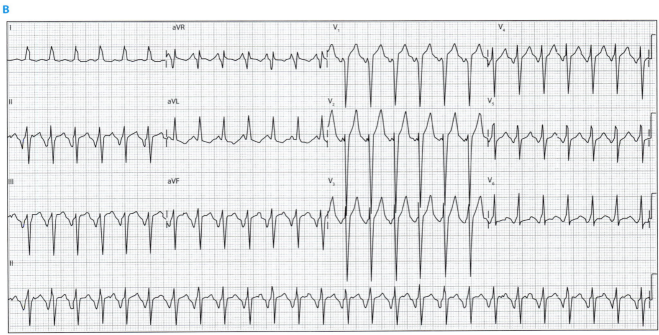

Figura 11.20 – **(A e B)** Taquicardia por Reentrada Nodal (TRN) incomum.

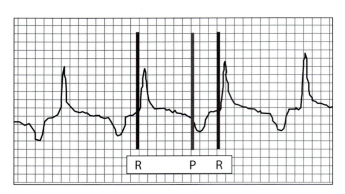

Figura 11.21 – Mensuração dos intervalos RP/PR.

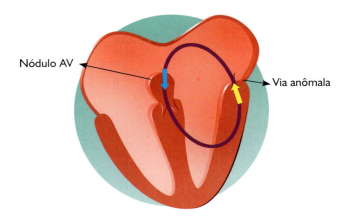

Figura 11.22 – Mecanismo eletrofisiológico da Taquicardia por Reentrada Atrioventricular (TRAV) ortodrômica.

A

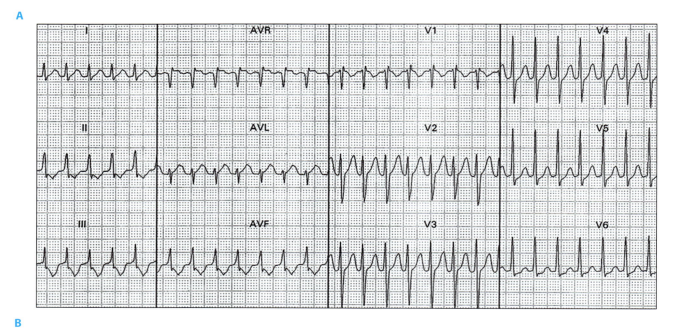

B

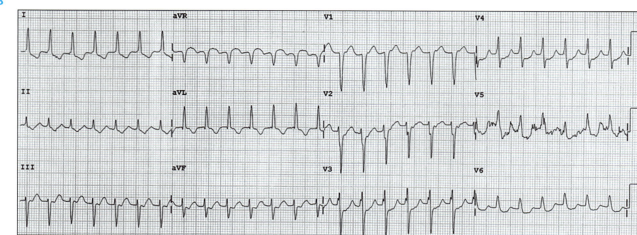

Figura 11.23 – (A e B) Taquicardia por Reentrada Atrioventricular (TRAV) ortodrômica.

O ECG NAS ARRITMIAS SUPRAVENTRICULARES

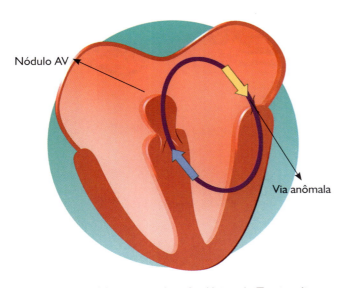

Figura 11.24 – Mecanismo eletrofisiológico da Taquicardia por Reentrada Atrioventricular (TRAV) antidrômica.

Figura 11.26 – Mecanismo eletrofisiológico da Taquicardia por Reentrada Atrioventricular (TRAV) de Coumel.

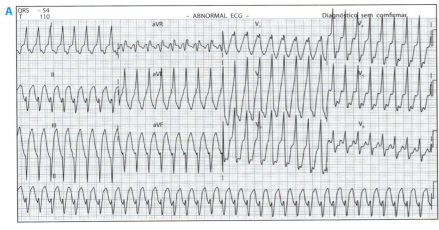

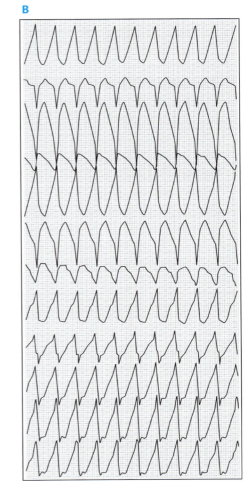

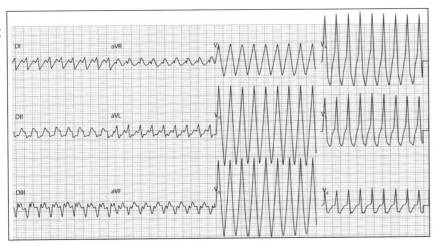

Figura 11.25 – **(A, B e C)** Taquicardia por Reentrada Atrioventricular (TRAV) antidrômica.

181

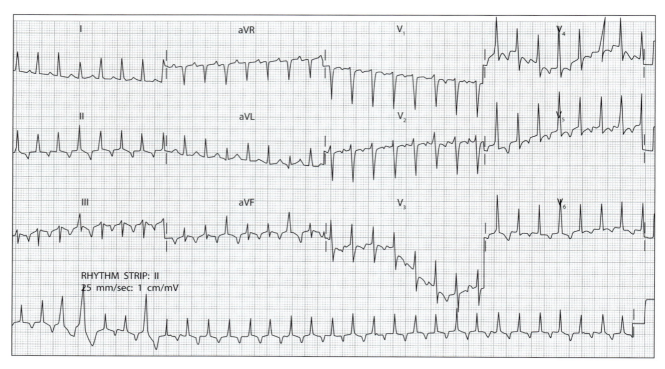

Figura 11.27 – Taquicardia por Reentrada Atrioventricular (TRAV) de Coumel.

REFERÊNCIAS BIBLIOGRÁFICAS

1. Bennett DH. Cardiac Arrhythmias: Practical Notes on Interpretation and Treatment. 7ª ed. London 2006.
2. Josephson ME. Clinical Cardiac Electrophysiology: Techniques and Interpretations. 4a ed. Philadelphia: Wolters Kluwer, Lippincott Williams & Wilkins, 2008.
3. Pastore CA, Pinho JA, Pinho C, Samesima N, Pereira-Filho HG, Kruse JCL, et al. III Diretrizes da Sociedade Brasileira de Cardiologia sobre Análise e Emissão de Laudos Eletrocardiográficos. Arq Bras Cardiol 2016; 106(4Supl.1):1-23.
4. Zipes DP, Jalife J. Cardiac Electrophysiology: From Cell to Bedside. 5ª ed. Philadelphia: Saunders Elsevier, 2009.
5. Zimetbaum PJ, Josephson ME. Practical Clinical Electrophysiology. Philadelphia: Wolters Kluwer, Lippincott Williams & Wilkins, 2009.

12

O ECG nas Taquicardias Ventriculares

Nelson Samesima

INTRODUÇÃO

Neste capítulo serão descritas as arritmias que se originam abaixo do nódulo atrioventricular, que podem estar relacionadas tanto ao ventrículo direito quanto ao ventrículo esquerdo.[1-4] Na grande maioria das vezes, as arritmias ventriculares geram complexos QRS alargados ($\geq$ 0,12s), frequentemente ocorrem em indivíduos com cardiopatia, e podem causar instabilidade hemodinâmica (hipotensão – PAS < 90 mmHg, diminuição do nível de consciência, edema agudo de pulmão e/ou infarto agudo do miocárdio). O mecanismo eletrofisiológico mais comum envolvido é a reentrada. A atividade deflagrada e o automatismo anormal também são responsáveis por determinadas arritmias ventriculares. A seguir encontram-se divididas as arritmias ventriculares, em dois tipos, para facilitar o entendimento e aumentar a fixação das caraterísticas de cada uma delas.

1. Arritmias ventriculares comuns
   a) Taquicardia ventricular monomórfica.
   b) *Flutter* ventricular.
   c) Taquicardia ventricular polimórfica.
   d) Fibrilação ventricular.
2. Arritmias ventriculares especiais
   a) TV da via de saída do ventrículo direito/esquerdo.
   b) TV fascicular.

   c) TV catecolaminérgica.
   d) TV ramo a ramo.

Taquicardia ventricular monomórfica

O adjetivo "monomórfica" deve nos remeter à grande possibilidade da existência de cicatriz. Como as regiões que possuem cicatriz são compostas de áreas com células vivas e áreas de fibrose (Figura 12.1), está formado o substrato ideal para a reentrada. Independentemente da causa da cicatriz (doença de Chagas, infarto do miocárdio, doença valvular, displasia do ventrículo direito e outras causas de miocardiopatia dilatada), espera-se que a provável arritmia a ser encontrada seja a taquicardia ventricular monomórfica, na maioria dos casos. A denominação monomórfica se dá pela morfologia dos complexos *QRS* que são iguais ou muito semelhantes numa mesma derivação. Importante salientar que indivíduos em vigência de uma TV monomórfica podem ou não apresentar instabilidade hemodinâmica e, portanto, esta não deve ser considerada como critério diagnóstico.

As características eletrocardiográficas são uma taquicardia regular, complexo QRS alargado ($\geq$ 0,12s), dissociação atrioventricular (às vezes) e frequência ventricular com até 220 bpm (Figuras 12.2A a 12.2F).

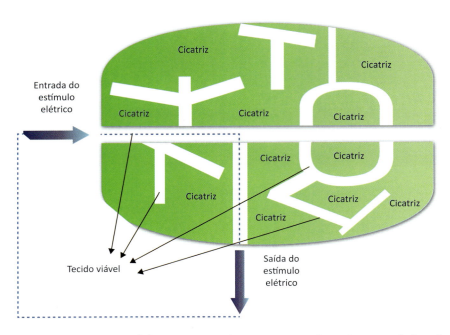

Figura 12.1 – Miocárdio ventricular com cicatriz. Substrato arritmogênico para a ocorrência de reentrada (ver discussão no texto).

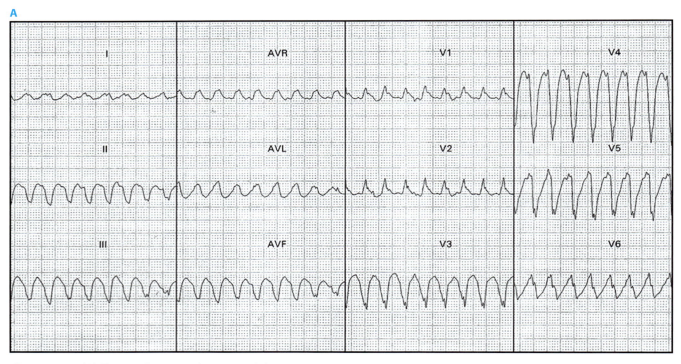

Figura 12.2 – **(A)** Taquicardia ventricular monomórfica.

B

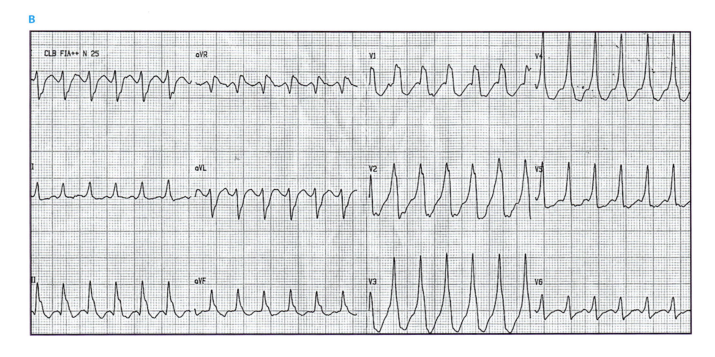

C

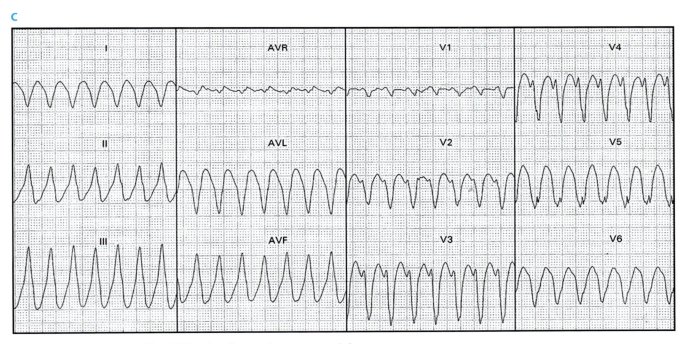

Figura 12.2 – *Continuação* (**B** e **C**) Taquicardia ventricular monomórfica.

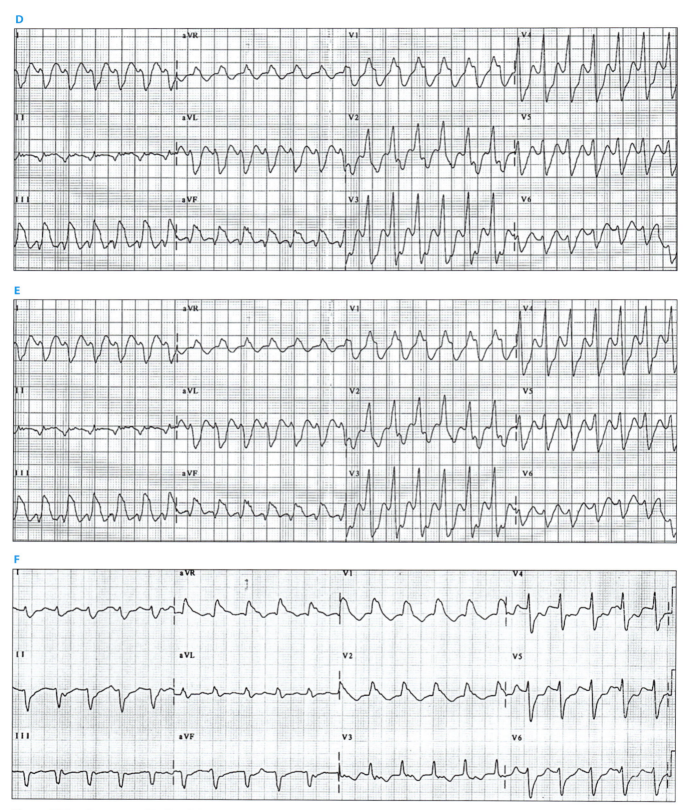

Figura 12.2 – *Continuação* (**D, E** e **F**) Taquicardia ventricular monomórfica.

Flutter ventricular

Muitos podem questionar a ordem em que descreveremos as arritmias ventriculares. É muito fácil perceber, do ponto de vista eletrocardiográfico, que a TV monomórfica e o *flutter* ventricular são extremamente parecidos e são considerados diagnósticos diferenciais entre si.

O *flutter* ventricular é um estado pré-fibrilatório, isto é, antecede uma fibrilação ventricular; a sístole ventricular é incipiente e é considerado (o *flutter* ventricular) uma parada cardíaca. Por outro lado, ao ECG, apresenta complexos QRS largos e muito semelhantes numa mesma derivação, como uma TV monomórfica.

As características eletrocardiográficas são uma taquicardia regular, complexo QRS alargado (≥ 0,12s) e frequência ventricular acima de 220 bpm (Figuras 12.3A a 12.3D).

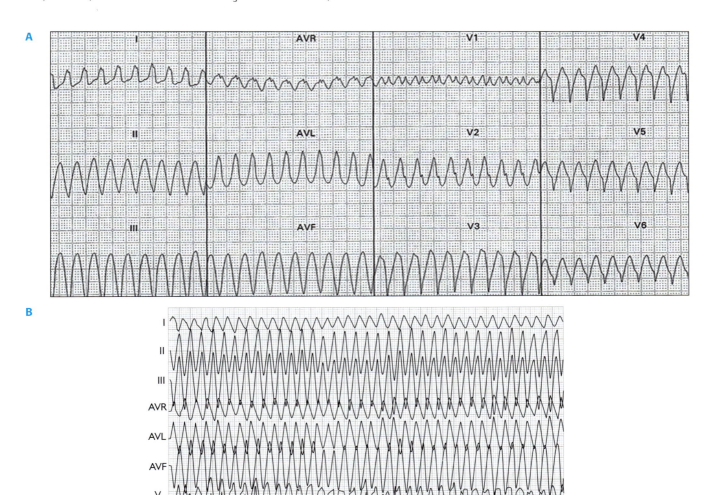

Figura 12.3 – **(A e B)** *Flutter* ventricular.

ELETROCARDIOLOGIA ATUAL

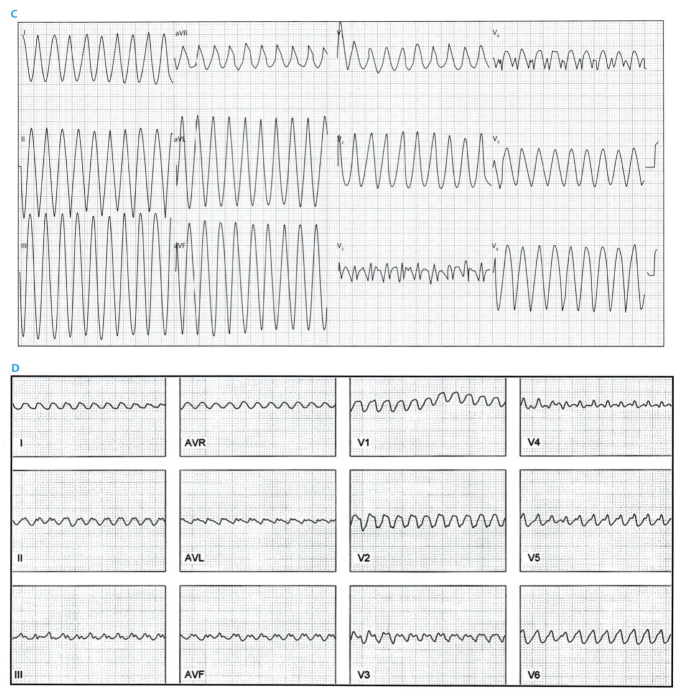

Figura 12.3 – *Continuação* (**C** e **D**) *Flutter* ventricular.

Taquicardia ventricular polimórfica

A TV polimórfica recebe este nome pois, ao contrário da TV monomórfica, os complexos QRS são muito diferentes numa mesma derivação. Clinicamente, a TV polimórfica pode apresentar-se está-vel ou instável hemodinamicamente. É considerado um quadro grave, pelo alto risco de morte súbita. Ao ECG é impossível confundir uma TV polimórfica com as duas anteriormente descritas (TV monomórfica e *flutter* ventricular). Dentre as principais causas de TV polimórfica temos: a síndrome do

QT longo (congênito ou adquirido), a síndrome do QT curto, a síndrome de Brugada. Apesar de todas essas causas serem abordadas num outro capítulo, é importante saber que a denominação *"torsades des pointes"* é dada apenas à TV polimórfica causada pelo aumento do intervalo QT.

As características eletrocardiográficas são uma taquicardia irregular, complexo QRS alargado (≥ 0,12s) e modificação cíclica da amplitude do complexo QRS, também denominado de torção das pontas e pode lembrar ondas com padrão sinusoidal (Figuras 12.4A a 12.4D).

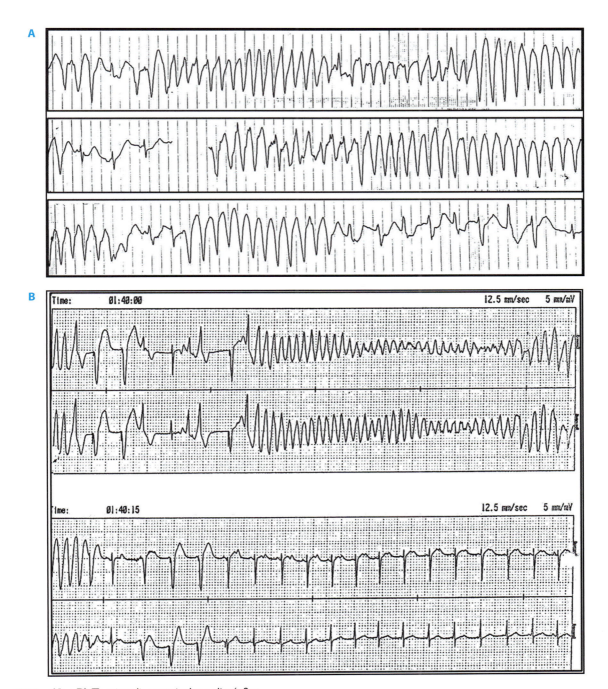

Figura 12.4 – **(A** e **B)** Taquicardia ventricular polimórfica.

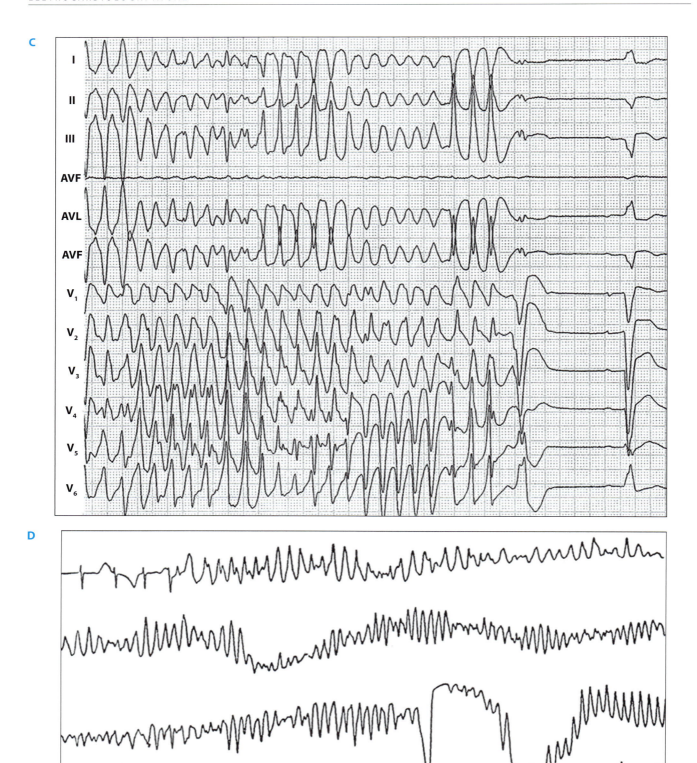

Figura 12.4 – *Continuação* (**C** e **D**) Taquicardia ventricular polimórfica.

Fibrilação ventricular

Da mesma forma que ocorre entre a TV monomórfica e o *flutter* ventricular, as características eletrocardiográficas encontradas tanto na TV polimórfica quanto na Fibrilação Ventricular (FV) podem ser bastante semelhantes, o que as tornam diagnósticos diferenciais entre si. A FV é considerada uma parada cardíaca, pois, da mesma forma que há um caos elétrico atrial durante uma fibrilação atrial, verifica-se o mesmo caos elétrico na FV, porém nos ventrículos.

As características eletrocardiográficas são uma taquicardia irregular, complexo QRS alargado (≥ 0,12s) e diferentes morfologias dos complexos QRS a cada batimento (Figuras 12.5A a 12.5E).

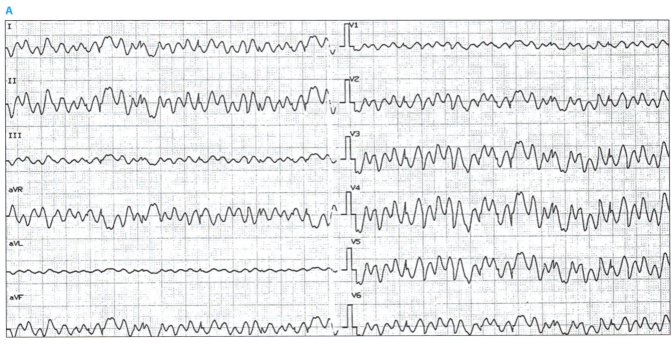

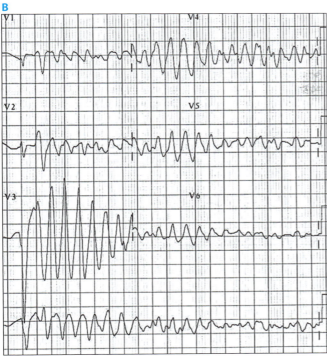

Figura 12.5 – **(A** e **B)** Fibrilação ventricular.

C

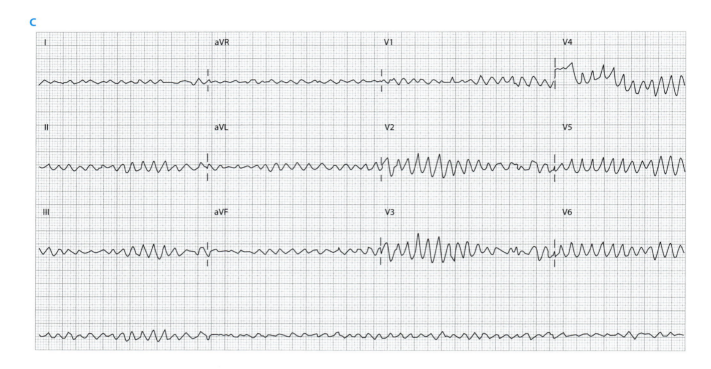

D

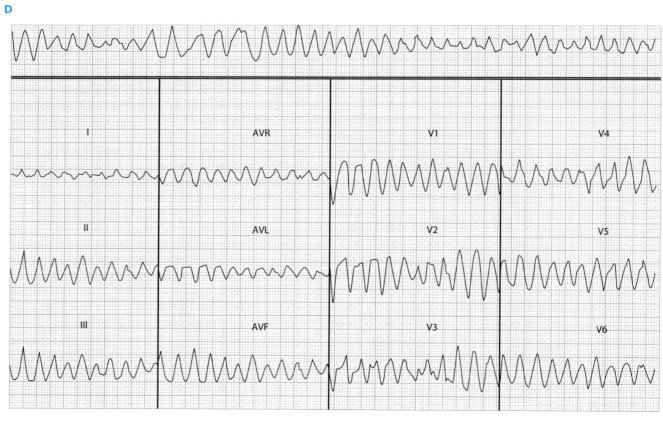

Figura 12.5 – *Continuação* (**D** e **E**) Fibrilação ventricular.

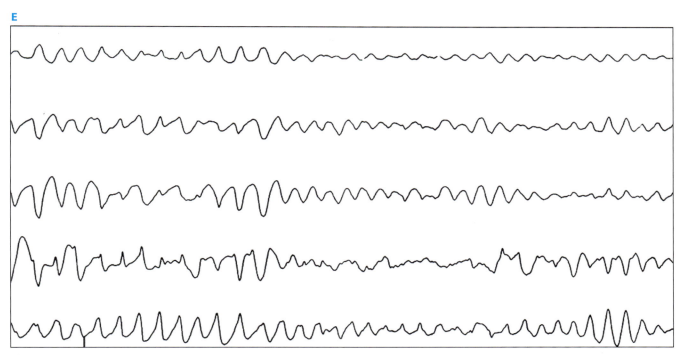

Figura 12.5 – *Continuação* **(E)** Fibrilação ventricular.

Taquicardia ventricular da via de saída do ventrículo direito/esquerdo

As taquicardias ventriculares originadas nas vias de saída, tanto do Ventrículo Direito (VD) quanto do Ventrículo Esquerdo (VE), em sua maioria, são consideradas automáticas, apesar de que outros mecanismos eletrofisiológicos, como a reentrada e a atividade deflagrada, também podem estar envolvidos. Os indivíduos habitualmente são jovens, sem cardiopatia estrutural, e muitas vezes oligossintomáticos/assintomáticos. Via de regra, as TV's das vias de saída não estão relacionadas a maior mortalidade. Por outro lado, a Displasia Arritmogênica do VD (DAVD) apresenta elevado potencial de morte súbita e acomete essas regiões das vias de saída. Por esse motivo, em indivíduos jovens com taquicardias ventriculares com morfologias de via de saída, a DAVD deve sempre ser investigada, apesar de rara.

As taquicardias ventriculares das vias de saída são passíveis de cura com a ablação com cateter (exceto as decorrentes da DAVD).

As características eletrocardiográficas são uma taquicardia regular, complexo QRS alargado ($\geq 0{,}12$s), em V_1, complexo QRS com morfologia de BRE (via de saída do VD) – Figuras 12.6A e 12.6B e de BRD (via de saída do VE) – Figuras 12.6C, 12.6D e 12.6E, e positivo em DII, DIII e aVF (onda R pura).

Taquicardia ventricular fascicular

A taquicardia ventricular fascicular recebe esse nome pois utiliza o sistema elétrico de condução para se sustentar. Como mecanismo eletrofisiológico há a descrição da atividade deflagrada, o automatismo anormal, e até a reentrada. Ela origina-se próxima ao fascículo posteroinferior, e, na maioria dos casos, o estímulo elétrico percorre esse fascículo para depois atingir o anterossuperior. Mais raramente, o caminho inverso pode ocorrer, isto é, o estímulo elétrico percorre o fascículo posteroinferior retrogradamente, e chega ao anterossuperior para ativá-lo anterogradamente (Figuras 12.7A e 12.7B). Muitos casos de TV fascicular foram descritos como sendo cálcio-dependentes, o que a torna uma das poucas, se não a única taquicardia ventricular que deve ser tratada com bloqueador de cálcio. A utilização do sistema elétrico de condução confere características eletrocardiográficas também únicas, tornando-as "inesquecíveis". Esta é uma das poucas taquicardias ventriculares passíveis de cura com a ablação com cateter.

As características eletrocardiográficas são uma taquicardia regular, complexo QRS relativamente alargado (o início do QRS é estreito, a ponto de não lembrar uma TV), em V_1, complexo QRS com morfologia de BRD (complexo qR) e, em DII, DIII e aVF, morfologia de BDAS (mais comum – Figuras 12.7A e 12.7B) ou BDPI (raro- Figuras 12.7C e 12.7D).

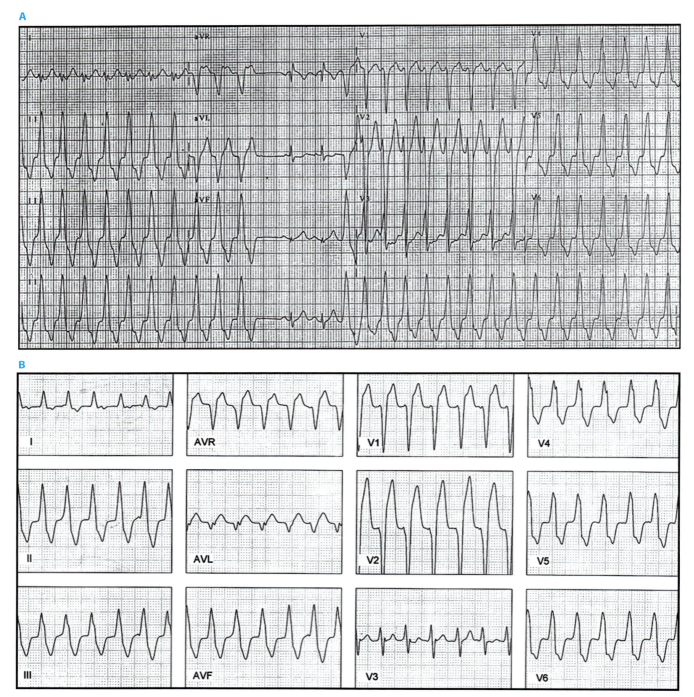

Figura 12.6 – (A e B) Taquicardia ventricular da via de saída do ventrículo direito.

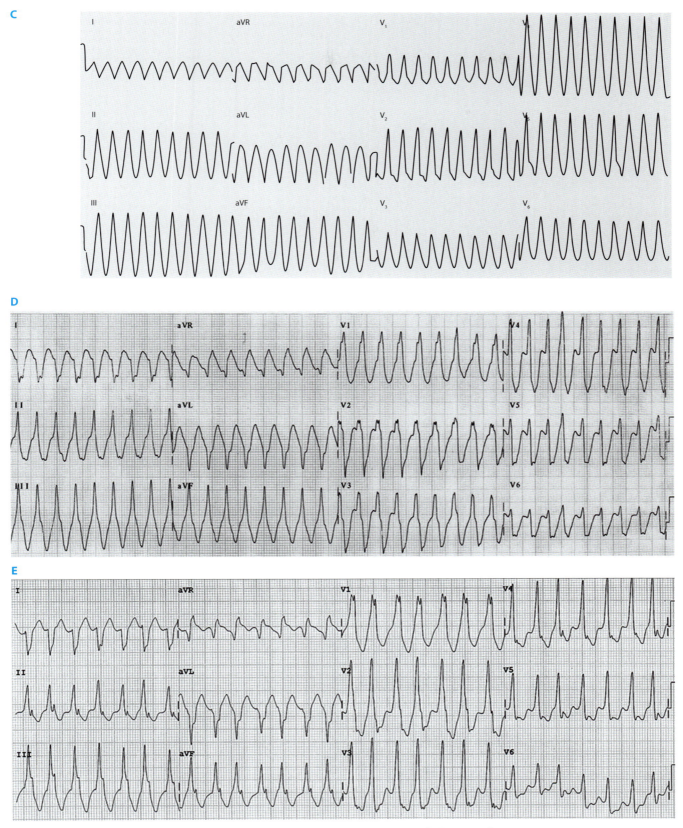

Figura 12.6 – *Continuação* (**C, D** e **E**) Taquicardia ventricular da via de saída do ventrículo esquerdo.

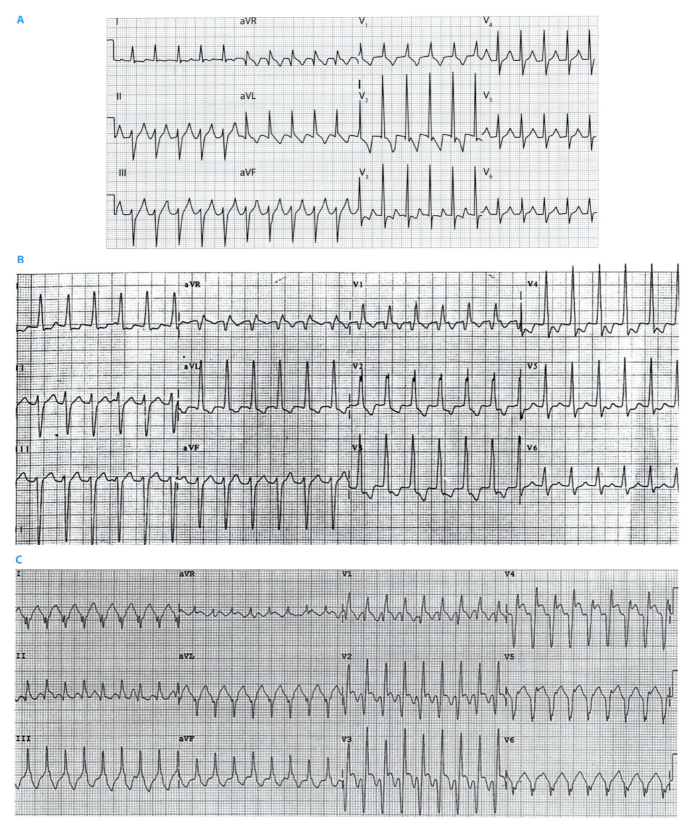

Figura 12.7 – **(A e B)** Taquicardia ventricular fascicular – padrão de BRD com BDAS. **(C)** Taquicardia ventricular fascicular – padrão de BRD com BDPI.

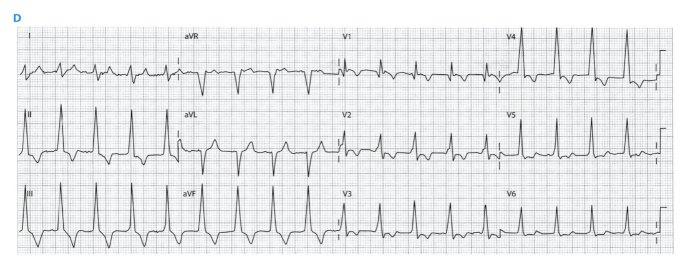

Figura 12.7 – *Continuação* **(D)** Taquicardia ventricular fascicular – padrão de BRD com BDPI.

Taquicardia ventricular catecolaminérgica

A taquicardia ventricular catecolaminérgica recebe este nome pois é desencadeada com a elevação das catecolaminas circulantes. É uma doença genética, com uma prevalência aproximada de 1:10 mil, em crianças (dez anos de idade), sem diferença entre os sexos e associada a síncope e morte súbita. Muitas vezes recebe o nome de TV bidirecional devido à morfologia dos complexos QRS, mas outras causas podem também propiciar esse achado eletrocardiográfico (intoxicação digitálica). No caso de intoxicação digitálica, os possíveis mecanismos eletrofisiológicos envolvidos são a atividade deflagrada e a reentrada.

As características eletrocardiográficas são uma taquicardia regular, complexo QRS alargado, o início da TV pode ser polimórfico, mas observa-se, após a estabilização da taquicardia, uma clara alternância da polaridade dos complexos QRS (positivo e negativo) numa mesma derivação (bidirecional) – Figuras 12.8A e 12.8B.

Taquicardia ventricular ramo a ramo

A taquicardia ventricular ramo a ramo está relacionada àqueles indivíduos com importante comprometimento miocárdico, incluindo o sistema His-Purkinje. O mecanismo eletrofisiológico envolvido é a reentrada, na qual, mais frequentemente, a ativação elétrica se faz entre o ramo direito (condução anterógrada), septo interventricular e um dos fascículos do ramo esquerdo (condução retrógrada). Apesar da gravidade clínica, esta é uma das poucas taquicardias ventriculares passíveis de cura com a ablação com cateter (eliminação do ramo direito).

As características eletrocardiográficas são: uma taquicardia regular, complexo QRS bastante alargado, morfologia do complexo QRS de BRE em V_1 e, frequentemente, eixo elétrico superior (complexo QRS negativo em DII, DIII e aVF) (Figuras 12.9A, 12.9B e 12.9C).

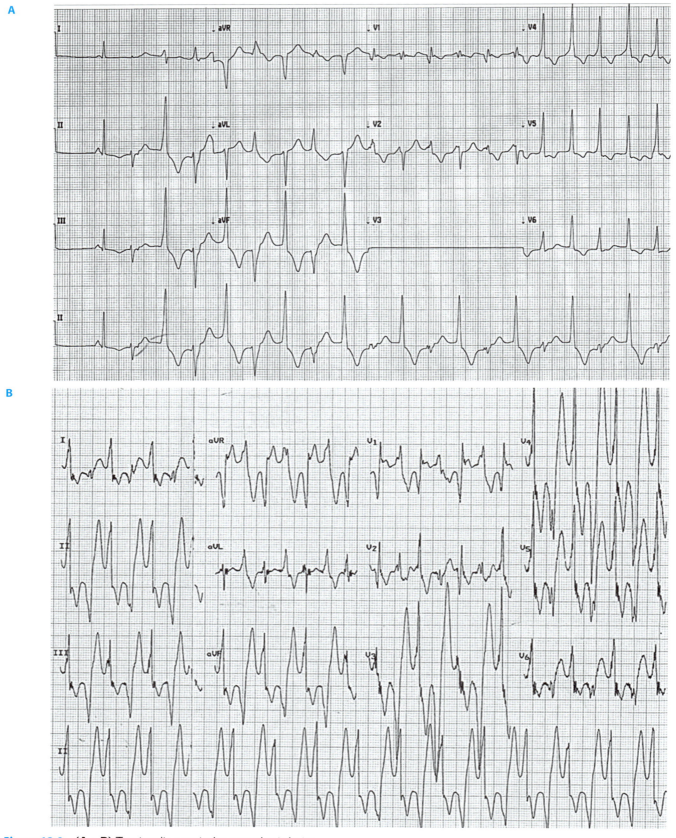

Figura 12.8 – **(A** e **B)** Taquicardia ventricular catecolaminérgica.

O ECG NAS TAQUICARDIAS VENTRICULARES

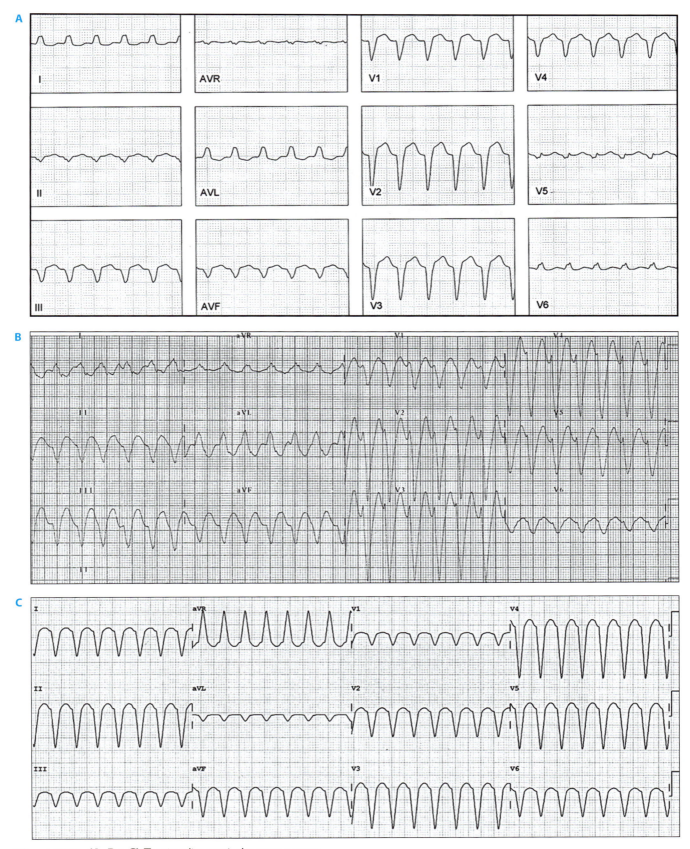

Figura 12.9 – **(A, B** e **C)** Taquicardia ventricular ramo a ramo.

REFERÊNCIAS BIBLIOGRÁFICAS

1. Josephson ME. Clinical Cardiac Electrophysiology: Techniques and Interpretations. 4a ed. Philadelphia: Wolters Kluwer, Lippincott Williams & Wilkins, 2008.
2. Pastore CA, Pinho JA, Pinho C, Samesima N, Pereira-Filho HG, Kruse JCL, et al. III Diretrizes da Sociedade Brasileira de Cardiologia sobre Análise e Emissão de Laudos Eletrocardiográficos. Arq Bras Cardiol 2016; 106(4Supl.1):1-23.
3. Zipes DP, Jalife J. Cardiac Electrophysiology: From Cell to Bedside. 5ª ed. Philadelphia: Saunders Elsevier, 2009.
4. Zimetbaum PJ, Josephson ME. Practical Clinical Electrophysiology. Philadelphia: Wolters Kluwer, Lippincott Williams & Wilkins, 2009.

13

Diferenciação das Taquicardias com Complexo QRS Largo

Nelson Samesima

INTRODUÇÃO

O diagnóstico eletrocardiográfico de uma taquicardia com QRS largo, isto é, duração do complexo QRS acima de 0,12s sempre foi e sempre será um desafio. Muitos autores não apenas questionam essa necessidade, como deixam claro que toda taquicardia com complexo QRS largo deve ser tratada como sendo ventricular. A explicação para essa conduta "radical" baseia-se na implicação do erro diagnóstico (e consequente conduta terapêutica), dos indivíduos que apresentam taquicardia ventricular e são tratados como tendo taquicardia supraventricular com alargamento do QRS. Nesta situação, há a possibilidade de deterioração da função ventricular, culminando com uma parada cardíaca.

Ainda assim, com o adequado treinamento e contínua discussão de traçados eletrocardiográficos é possível minimizar esse erro, tornando o profissional apto para essa diferenciação.

É importante salientar que as características hemodinâmicas e clínicas não são muito úteis, pois não são específicas de uma ou de outra origem, dando ampla margem a erro diagnóstico.

Antes de iniciarmos a discussão dos critérios eletrocardiográficos para o diagnóstico de uma taquicardia com origem ventricular, devemos nos lembrar das duas únicas maneiras de um complexo QRS apresentar-se alargado ao ECG. Na primeira, a atividade elétrica inicia-se no ventrículo; na

segunda, a atividade elétrica inicia-se acima do nódulo atrioventricular, portanto, denominada de supraventricular. Neste caso, sempre temos que ter em mente como um complexo QRS, originado nos átrios, pode mostrar-se alargado. Há apenas três maneiras de isso acontecer, sendo elas: a aberrância de condução, o bloqueio de ramo preexistente e a pré-excitação ventricular.

Na aberrância de condução ocorre o chamado bloqueio de fase 3 ou fenômeno de Ashman. A partir de determinada frequência cardíaca, em determinados indivíduos, o estímulo elétrico, após passar pelo nódulo atrioventricular, chega aos ramos direito e esquerdo, e um deles encontra-se refratário (fase 3 do potencial de ação). Esse fenômeno é considerado fisiológico e, habitualmente, acontece no ramo direito, pois este possui um período refratário mais longo que o ramo esquerdo. Desta forma, os complexos QRS gerados apresentam-se alargados e com morfologia de bloqueio de ramo (como dito, direito mais comum).

No bloqueio de ramo preexistente o transtorno de condução do estímulo elétrico por um dos ramos é permanente, isto é, não depende da frequência cardíaca. Assim, em vigência de uma taquicardia de origem supraventricular, os complexos QRS gerados apresentar-se-ão com a morfologia de bloqueio de ramo, como já ocorre em ritmo sinusal.

Na pré-excitação ventricular, alguns indivíduos portadores de uma via anômala têm a capacidade de conduzir o estímulo elétrico dos átrios para os ventrículos através deste feixe anômalo. Nos casos de arritmias supraventriculares, como a fibrilação atrial, o *flutter* atrial e a taquicardia atrial conduzidas pela via anômala, dá-se o nome de taquicardia pré-excitada. Já o nome taquicardia antidrômica é dado apenas quando há uma reentrada que utiliza a via nômala para ativar os ventrículos e o nódulo atrioventricular para ativar os átrios. Nesta situação, denomina-se Taquicardia por Reentrada Atrioventricular (TRAV) que será discutida em outro capítulo. Essa ativação ventricular gera complexos QRS alargados, e com a morfologia da onda delta ao eletrocardiograma.

A seguir serão discutidos três algoritmos que visam à diferenciação entre uma taquicardia ventricular e essas causas de alargamento do QRS de origem supraventricular.[1-12]

Durante muitos anos, uma série de características eletrocardiográficas (Quadro 13.1) eram utilizadas para diferenciar a origem de uma taquicardia com QRS largo; entretanto, aproximadamente em 10% dos ECG's permanecia a dúvida diagnóstica.

Atualmente, dentre os vários algoritmos publicados na literatura para esta diferenciação, três merecem ser conhecidos. No primeiro, publicado em 1991, foram estudados indivíduos portadores de 554 taquicardias com complexo QRS largo de ambas as origens (supra e ventricular). Dessas taquicardias, quatro critérios eletrocardiográficos (Quadro 13.2), denominados de passos, com elevada sensibilidade e especificidade, foram propostos para o correto diagnóstico de taquicardia ventricular. Para tal, apenas uma resposta afirmativa é suficiente, em qualquer um dos passos (1, 2 ou 3). Por outro lado, a cada resposta negativa, procura-se o passo seguinte, até se chegar ao morfológico (4º passo). Caso a taquicardia também não apresente critérios morfológicos de taquicardia ventricular, faz-se o diagnóstico de taquicardia supraventricular com QRS largo.

Ao utilizar esses quatro passos, os autores descrevem uma sensibilidade de 97,8% e uma especificidade de 96,5% para o diagnóstico de Taquicardia Ventricular (TV).

Quadro 13.1
Critérios eletrocardiográficos para a diferenciação entre taquicardia ventricular e taquicardia supraventricular com complexo QRS largo.

Sugerem taquicardia supraventricular	Sugerem taquicardia ventricular
Taquicardia iniciada por onda P prematura	Batimentos de fusão
Intervalo RP ≤ 100 milissegundos	Batimentos de captura
Relação dependente entre P e QRS (sugere ativação ventricular dependente da ativação atrial)	Dissociação atrioventricular
Derivação V_1 com morfologia rSR'	Pausa compensatória
Sequência de ciclo longo-curto	Desvio de eixo do QRS para cima e para a esquerda
	Duração do QRS >140 milissegundos

Quadro 13.2
Critérios de Brugada.

Passos	
I	Ausência de complexo RS em todas as derivações precordiais?
2	Duração do intervalo RS ≥ 100 ms em uma derivação precordial?
3	Dissociação atrioventricular?
4	Critérios morfológicos p/ TV presentes em ambas as derivações V_{1-2} e V_6?

Esse algoritmo considera que a taquicardia de origem supraventricular apresenta complexos QRS alargados devido à aberrância de condução ou bloqueio de ramo prévio.

A seguir estão descritas as características de cada um dos quatro passos desenvolvidos por Brugada e colaboradores.

Passo 1: Ausência de complexo RS nas derivações precordiais?

Para uma resposta afirmativa para o passo 1, observem as Figuras 13.1A e 13.1B, em que não há complexo RS em todas as derivações precordiais (V_1 a V_6). Faz-se, assim, o diagnóstico de TV. Por outro lado, ao evidenciarmos um eletrocardiograma como o da Figura 13.2, a resposta ao primeiro passo é negativa, e, assim, passamos ao segundo passo.

Passo 2: A duração do complexo RS é maior ou igual a 100 milissegundos (0,10s), em pelo menos uma derivação precordial?

Na Figura 13.2 identificamos complexos RS nas derivações V_2, V_3, V_4 e V_5, sendo que, nesta última, a medida do início da onda R ao ponto mais profundo da onda S é de 120 ms ou 0,12s. Dessa forma, também se faz o diagnóstico de TV.

Entretanto, se todas as medidas dos complexos RS existentes nas derivações precordiais não ultrapassarem 0,10 s, a resposta é não, como mostram as Figuras 13.3A, 13.3B e 13.3C.

Passo 3: Há dissociação atrioventricular?

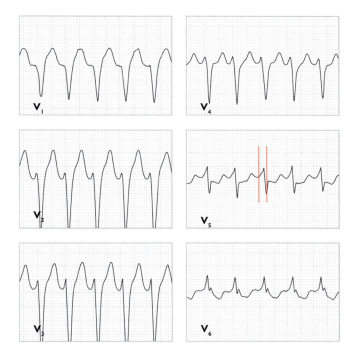

Figura 13.2 – Critérios de Brugada, passo 2: a duração do complexo rs é maior ou igual a 100 milissegundos (0,10s), em pelo menos uma derivação precordial?

A
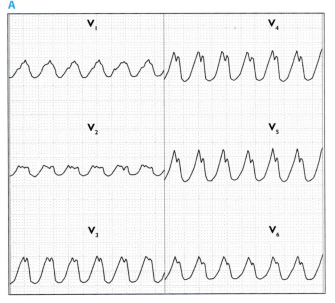

B
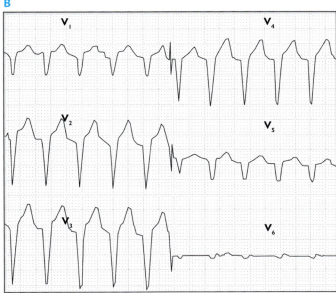

Figura 13.1 – **(A e B)** Critérios de Brugada, passo 1: ausência de complexo RS nas derivações precordiais?

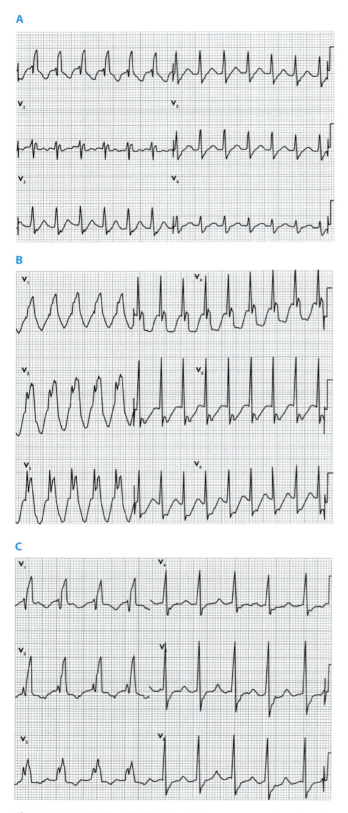

Figura 13.3 – **(A, B e C)** Critérios de Brugada, passo 2: a duração do complexo rs é maior do que 100 milissegundos (0,10s), em pelo menos uma derivação precordial?

A dissociação atrioventricular é, possivelmente, o achado mais difícil dos quatro passos propostos pelos autores. Além da elevada frequência ventricular, o pequeno tamanho da onda P pode dificultar sua identificação no traçado.

Um exemplo de dissociação atrioventricular pode ser visto nas Figuras 13.4A e 13.4B. Há, além de uma irregularidade da linha de base entre os complexos QRS, deformações nas porções terminais de alguns complexos QRS (e outros, não). Como a resposta ao passo 3 é afirmativa, faz-se o diagnóstico de TV.

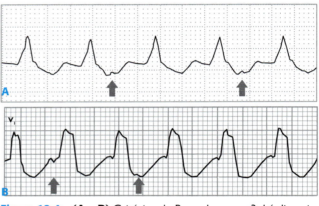

Figura 13.4 – **(A e B)** Critérios de Brugada, passo 3: há dissociação atrioventricular?

Por outro lado, devemos nos lembrar de que a maioria das taquicardias com complexo QRS largo apresenta condução ventriculoatrial presente, isto é, os estímulos ventriculares chegam aos átrios através do nódulo atrioventricular. Nesses casos, não é possível caracterizar a dissociação AV (Figuras 13.5A, 13.5B e 13.5C).

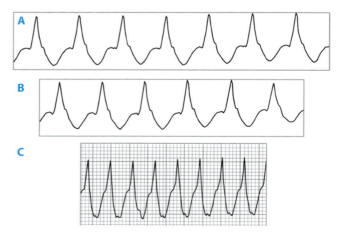

Figuras 13.5 – **(A, B e C)** Critérios de Brugada, passo 3: há dissociação atrioventricular?

Quando não se observa a dissociação AV, ou há dúvida sobre a presença desta, utiliza-se o quarto passo para a diferenciação das taquicardias.

Passo 4: Morfológico

Neste último passo, para determinar a origem da taquicardia, as morfologias dos complexos QRS são analisadas em duas derivações precordiais, V_1 e V_6. Em havendo concordância morfológica nessas duas derivações, como veremos a seguir, faz-se o diagnóstico de taquicardia ventricular.

Antes, determina-se, na derivação V_1, qual o padrão de QRS que está presente, isto é, uma taquicardia com padrão de bloqueio de ramo direito (BRD) ou com padrão de bloqueio de ramo esquerdo (BRE).

Os possíveis padrões, tipo BRD, que caracterizam taquicardia ventricular são:

- Onda R pura (Figura 13.6A).
- Complexo QR (Figura 13.6B).
- Complexo RS (Figura 13.6C).

Os possíveis padrões, tipo BRD, que caracterizam taquicardia supraventricular são:

- Complexo trifásico (Figuras 13.7A e 13.7B).

A outra possibilidade é a taquicardia apresentar um padrão de BRE em V_1. Quando isso acontecer, devemos memorizar os possíveis padrões que caracterizam taquicardia ventricular:

- Onda R com duração maior que 30 ms (Figura 13.8A)
- Duração RS (Nadir da onda S ou até o entalhe) maior que 60 ms (Figura 13.8B).

Como foi dito acima, chega-se à conclusão de taquicardia ventricular ao utilizar o passo morfológico, quando há concordância dos padrões eletrocardiográficos dos complexos QRS nas derivações V_1 e V_6. Assim, logo após a determinação da morfologia do complexo QRS em V_1, este deve ser caracterizado em V_6.

Quando a derivação V_1 caracteriza-se pelo padrão tipo BRD, as morfologias que caracterizam taquicardia ventricular em V_6 são:

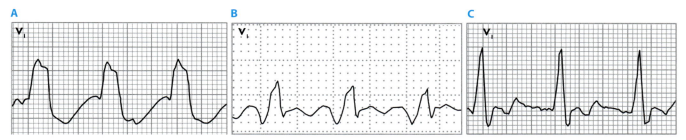

Figura 13.6 – **(A)** Critérios de Brugada, passo 4: morfologia de BRD em v₁ – onda r pura. **(B)** Complexo QR. **(C)** Complexo Rs.

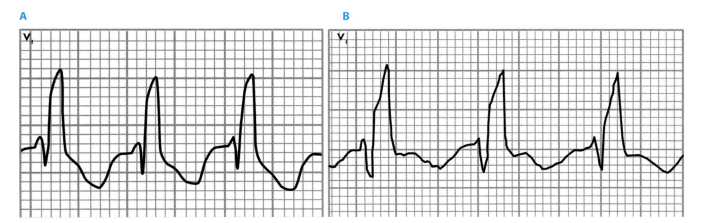

Figura 13.7 – **(A e B)** Critérios de Brugada, passo 4: morfologia de BRD em V_1 – Complexo trifásico rsR'.

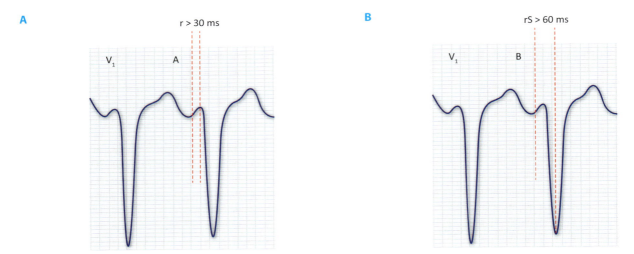

Figura 13.8 – (A) Critérios de Brugada, passo 4: morfologia de BRE em V_1 – onda R com duração maior que 30 ms. (B) Duração RS maior que 60 ms

- Relação R/S menor que 1 (Figura 13.9A).
- Complexo QS (Figura 13.9B).
- Complexo QR (Figura 13.9C).
- Onda R pura (Figura 13.9D).

Quando a derivação V_1 caracteriza-se pelo padrão tipo *BRE*, as morfologias que caracterizam taquicardia ventricular em V_6 são:

- Complexo QR (Figura 13.10A).
- Complexo QS (Figura 13.10B).

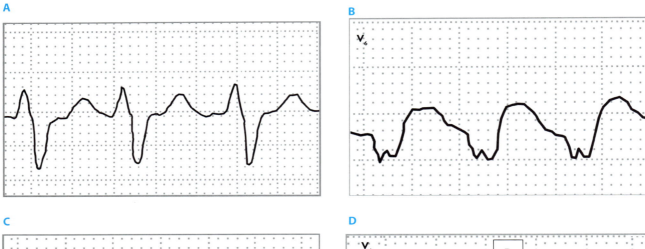

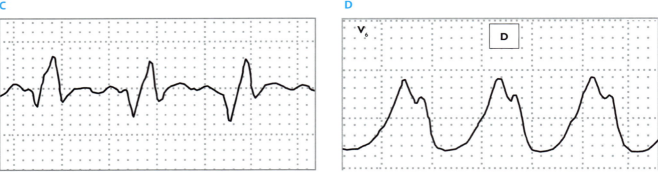

Figura 13.9 (A) Critérios de Brugada, passo 4: morfologia do complexo QRS em V_6 – Relação R/S menor que 1. (B) Complexo QS. (C) Complexo QR. (D) Onda R pura.

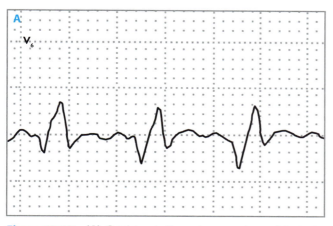
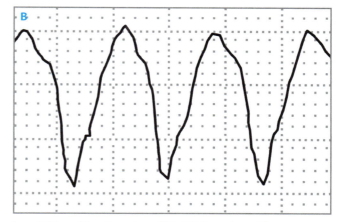

Figura 13.10 – **(A)** Critérios de Brugada, passo 4: morfologia do complexo QRS em V_6 – Complexo QR. **(B)** Complexo QS.

A discordância entre os achados em V_1 e em V_6, bem como a presença de complexo trifásico são muito sugestivos de taquicardia supraventricular.

Mais recentemente, Vereckei e colaboradores descreveram padrões do complexo QRS na derivação aVR, com boa acurácia para o reconhecimento das taquicardias com origem ventricular. Diferentemente dos critérios descritos por Brugada e colaboradores havia, dentre as taquicardias estudadas (483), taquicardias supraventriculares com aberrância (112) e pré-excitadas (20). As demais eram ventriculares.

Mais uma vez, uma sequência de quatro perguntas foi criada (Quadro 13.3), e a qualquer resposta afirmativa fazia-se o diagnóstico de taquicardia ventricular.

A seguir, os quatro passos de Vereckei.

Passo 1: Presença de onda R inicial (monofásica)?

Para uma resposta afirmativa para o passo 1, observem as Figuras 13.11A, 13.11B e 13.11C. Dentre todos os passos dos critérios existentes, este, sem dúvida, é o mais simples, rápido e fácil de ser identificado. Dessa forma, chega-se à conclusão de que o diagnóstico é uma TV.

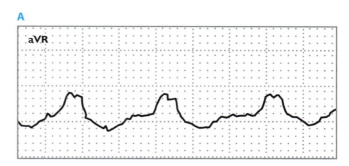
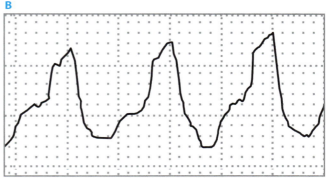
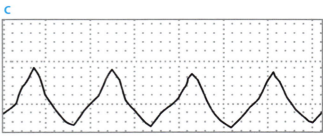

Figura 13.11 **(A, B e C)** Critérios de Vereckei (derivação aVR), passo 1: presença de onda r inicial (monofásica)?

Quadro 13.3
Critérios de Vereckei (derivação aVR).

Passos	
1	Presença de onda R inicial (monofásica)?
2	Duração de onda r ou q inicial maior ou igual a 40 ms?
3	Presença de entalhe na porção descendente de complexo QRS predominantemente negativo?
4	Relação da velocidade da ativação ventricular menor que 1?

Entretanto, complexos QRS em aVR, como os das Figuras 13.12A, 13.12B e 13.12C, remetem a uma resposta negativa ao passo 1.

A
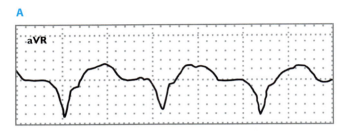

B
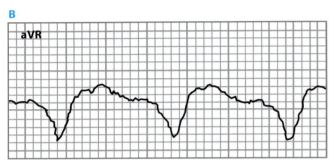

C
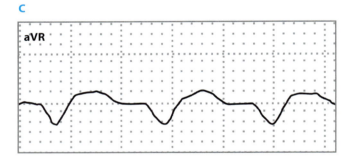

Figura 13.12 (A, B e C) Critérios de Vereckei (derivação aVR), passo 1: presença de onda r inicial (monofásica)?

Passo 2: Duração de onda r ou q inicial maior ou igual a 40 ms?

Se há uma resposta afirmativa para o passo 2, como nas Figuras 13.13A e 13.13B, o diagnóstico eletrocardiográfico é de taquicardia ventricular.

Por outro lado, os exemplos das Figuras 13.14A e 13.14B mostram como o passo 2 pode ter uma resposta negativa.

A
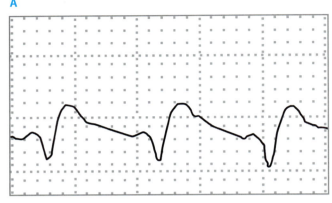

B
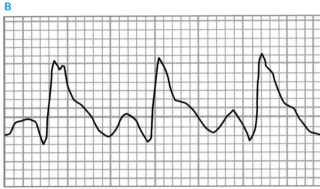

Figura 13.13 – (A e B) Critérios de Vereckei (derivação aVR), passo 2: duração de onda r ou q inicial maior ou igual a 40 ms?

A
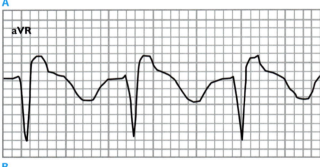

B
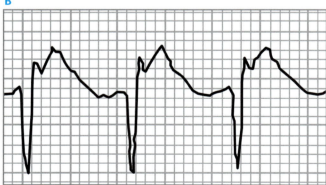

Figura 13.14 – (A e B) Critérios de Vereckei (derivação aVR), passo 2: duração de onda r ou q inicial maior ou igual a 40 ms?

Passo 3: Presença de entalhe na porção descendente de complexo QRS predominantemente negativo?

A resposta afirmativa para o passo 3 pode ser vista na Figura 13.15, que define a taquicardia como sendo ventricular.

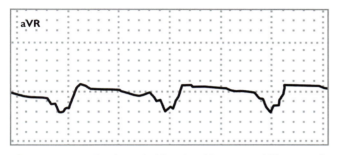

Figura 13.15 – Critérios de Vereckei (derivação aVR), passo 3: presença de entalhe na porção descendente de complexo QRS predominantemente negativo?

Já nas Figuras 13.16A e 13.16B, a resposta ao passo 3 é não.

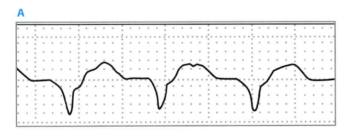

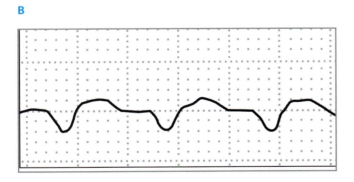

Figura 13.16 – **(A e B)** Critérios de Vereckei (derivação aVR), passo 3: presença de entalhe na porção descendente de complexo QRS predominantemente negativo?

Passo 4: Relação da velocidade da ativação ventricular menor que 1?

Nesse passo é feita uma avaliação da relação da velocidade de ativação ventricular inicial (Vi) em relação à velocidade de ativação ventricular terminal (Vt). Para tal, são feitas quatro marcações no complexo QRS, que são: o seu começo, o seu término, os primeiros 40 ms e os últimos 40 ms (Figura 13.17A). Daí mede-se em milivolts (verticalmente) a distância entre o começo e os primeiros 40 ms (denominada de Vi), e entre os últimos 40 ms até o final do complexo QRS (denominado de Vt) – Figura 13.17B. A observação de uma relação Vi/Vt menor ou igual a 1 define a taquicardia como sendo ventricular (Figura 13.17B).

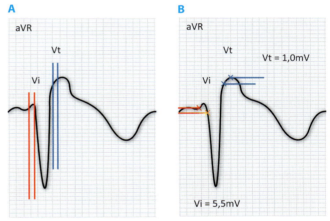

Figura 13.17 – **(A e B)** Medidas realizadas no complexo QRS para avaliar o passo 4 dos critérios de Vereckei (aVR).

A identificação de uma relação Vi/Vt maior que 1 classifica a taquicardia como supraventricular (Figuras 13.18A e 13.18B).

Em 1994, o algoritmo descrito por Steurer e colaboradores tinha como objetivo discriminar entre uma taquicardia ventricular e uma taquicardia supraventricular pré-excitada e, assim, com complexos QRS alargados. Esta é uma taquicardia atrioventricular denominada de antidrômica, e significa que o estímulo atrial chega ao ventrículo através de uma via anômala, e o estímulo ventricular chega aos átrios através do nódulo atrioventricular, fechando a reentrada. Para tal, os autores estudaram indivíduos portadores de 267 taquicardias regulares com

QRS alargado. Os mecanismos eletrofisiológicos envolvidos foram determinados após estudo eletrofisiológico (149 TV's e 118 taquicardias pré-excitadas), e assim, três passos diagnósticos foram elaborados (Quadro 13.4). Esse critério também utiliza uma sequência de perguntas com respostas de sim ou não, sendo que qualquer passo com resposta afirmativa estabelece a taquicardia como sendo de origem ventricular.

13.20A, 13.20B e 13.20C, passamos para o segundo passo.

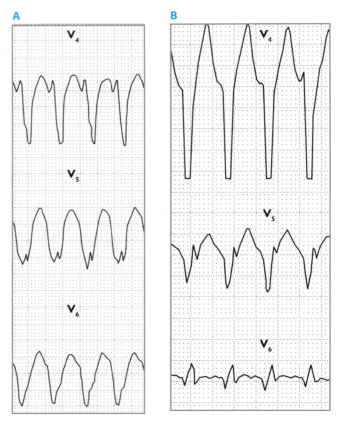

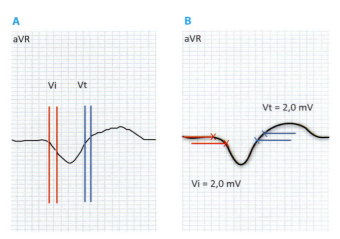

Figura 13.18 – **(A e B)** Critérios de Vereckei (derivação aVR), passo 4: relação da velocidade da ativação ventricular menor do que 1?

Figura 13.19 – **(A e B)** Critérios de Steurer, passo 1: há complexos QRS predominantemente negativos nas derivações V_4 a V_6?

Quadro 13.4
Critérios de Steurer (TV X taquicardia pré-excitada).

Passos	
1	Há complexos QRS predominantemente negativos nas derivações V_4 a V_6?
2	Há complexos QS em pelo menos uma derivação de V_2 a V_6?
3	A relação atrioventricular é diferente de 1:1?

A seguir estão descritas as características de cada um dos três passos desenvolvidos por Steurer e colaboradores.

Passo 1: Há complexos QRS predominantemente negativos nas derivações V_4 a V_6?

Observem que, nas Figuras 13.19A e 13.19B a resposta é afirmativa, portanto, estamos diante de uma TV. Em caso negativo, como nas Figuras

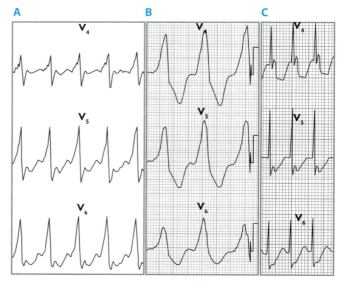

Figura 13.20 – **(A, B e C)** Critérios de Steurer, passo 1: há complexos QRS predominantemente negativos nas derivações V_4 a V_6?

Passo 2: Há complexos QS em pelo menos uma derivação de V_2 a V_6?

As Figuras 13.21A e 13.21B mostram que a resposta ao passo 2 é sim. Temos, desta forma, uma taquicardia de origem ventricular. Em caso de uma resposta negativa, isto é, há presença de complexos positivos de V_2 a V_6 (Figuras 13.22A e 13.22B), passamos para o terceiro e último passo.

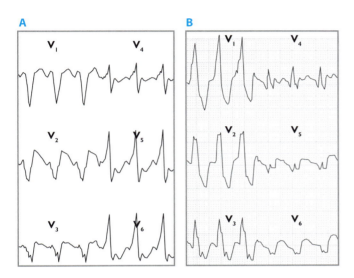

Figura 13.21 – (A e B) Critérios de Steurer, passo 2: há complexos QS em pelo menos uma derivação de V_2 a V_6?

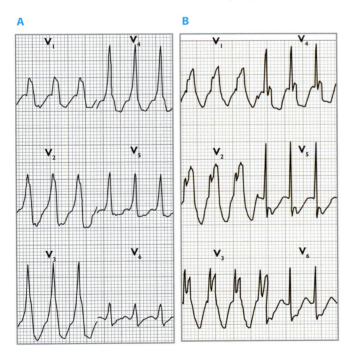

Figura 13.22 – (A e B) Critérios de Steurer, passo 2: há complexos QS em pelo menos uma derivação de V_2 a V_6?

Passo 3: A relação AV é diferente de 1:1?

Este último passo quer determinar se há dissociação atrioventricular. Como vimos anteriormente, em outro algoritmo, a presença da dissociação AV é diagnóstica de TV (Figuras 13.23A, 13.23B e 13.23C).

Como no algoritmo descrito anteriormente, a qualquer resposta positiva faz-se o diagnóstico de taquicardia ventricular. Neste, com especificidade de 100%. Caso todas sejam negativas, o autor ressalta que, apesar de 75% de especificidade para o diagnóstico de taquicardia supraventricular pré-excitada, 25% das taquicardias ventriculares seriam incorretamente diagnosticadas. Dessa forma, a sugestão é que se utilizem outros métodos diagnósticos (eletrocardiograma durante ritmo sinusal e o estudo eletrofisiológico), e que não se faça o diagnóstico da taquicardia supraventricular pré-excitada.

É muito importante ressaltar que todos os critérios anteriores são baseados em taquicardias com complexo QRS largos e intervalos R-R regulares. Os mecanismos eletrofisiológicos envolvidos em uma taquicardia ventricular monomórfica favorecem essa regularidade. Por outro lado, nas situações de irregularidade dos complexos QRS, devemos pensar em outras possibilidades diagnósticas, como a fibrilação atrial, o *flutter* atrial e a taquicardia atrial, associados a uma das causas de alargamento do

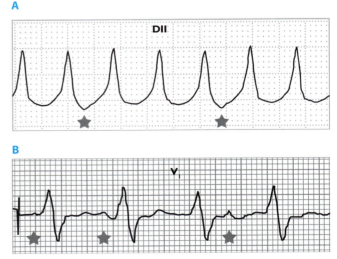

Figura 13.23 – (A e B) Critérios de Steurer, passo 3: a relação AV é diferente de 1:1?

QRS: aberrância de condução, bloqueio de ramo prévio ou pré-excitação.

Apesar de esses critérios apresentarem boas especificidades e sensibilidades para o diagnóstico eletrocardiográfico de taquicardia ventricular, não podemos nos esquecer de que esses resultados são observadores-dependentes. Assim, complicações terapêuticas podem ocorrer quando uma taquicardia ventricular é interpretada erroneamente como taquicardia supraventricular. Insistimos, para aqueles no início do treinamento ou sem a prática da especialidade de arritmias, em considerar as taquicardias com complexo QRS largo como de origem ventricular, sempre que houver dúvida.

REFERÊNCIAS BIBLIOGRÁFICAS

1. András Vereckei A, Duray G, Szénási G, et al. New algorithm using only lead aVR for differential diagnosis of wide QRS complex tachycardia. Heart Rhythm 2008; 5:89-98.
2. Alberca T, Almendral J, Sanz P, et al. Evaluation of the specificity of morphological electrocardigraphic criteria for the differential diagnoses of wide QRS complex tachycardia in patients with interventricular conduction defects. Circulation 1997; 96(10):3527-33.
3. Baunwald. Heart Disease: A Textbook of Cardiovascular Medicine. Philadelphia, Pennsylvania: W.B. Saunders Co, 1997.
4. Bayés de Luna A. Clinical Electrocardiography: A Textbook. Armonk, NY: Futura Publishing Co, 1998.
5. Motte G. Diagnostic criteria of ventricular tachycardia. Arch Mal CoerVaiss 1998; 91(1):7-14.
6. Brady WJ, Skiles J. Wide QRS complex tachycardia: ECG differential diagnosis. Am J Emerg Med 1999; 17(4):376-81.
7. Dassen WR, Karthaus VL, Talmon JL, et al: Evaluation of new self-learning techniques for the generation of criteria for differentiation of wide-QRS tachycardia in supraventricular tachycardia and ventricular tachycardia. ClinCardiol 1995; 18(2):103-108.
8. Brugada P, Brugada J, Mont L, et al. A new approach to the differential diagnoses of a regular tachycardia with a wide QRS complex. Circulation 1991; 83:1649-59.
9. Drew BJ, Scheinman MM. ECG criteria to distinguish between aberrantly conducted supraventricular tachycardia and ventricular tachycardia: practical aspects for the immediate care setting. PACE 1995; 18(12 pt 1):2194-2208.
10. Pollak ML, Chan TC, Brady WJ. Electrocardiographic Manifestations: Aberrant Ventricular Conduction. J Emerg Med 2000; 19(4):363-67.
11. Steurer G, Gürsoy S, Frey B, et al. The differential diagnoses on the electrocardiogram between ventricular tachycardia and preexcited tachycardia. Clin Cardiol 1994; 17:306-308.
12. Wellens HJ. Ventricular tachycardia: diagnosis of broad QRS complex tachycardia. Heart 2001; 86:579-85.

O ECG e as Extrassístoles

Horacio Gomes Pereira Filho

INTRODUÇÃO

O ritmo normal no eletrocardiograma define-se pela presença de onda P de origem sinusal, que é reconhecida por uma orientação de positividade em I, II e aVF, V_5 e V_6, permitindo que a onda P sinusal apresente seu eixo no plano frontal compreendido entre zero e +90 graus, do contrário, reconhecer-se-ia ritmo ectópico atrial.[1]

A atividade de marca-passo natural ou primário do nó sinusal, com frequência de impulsos de 60 a 90 bpm, inibe que outras regiões do sistema de condução e do coração deflagrem atividade elétrica (Figura 14.1).

Contudo, com frequência, ocorre o aparecimento de atividade elétrica precoce que pode resultar em uma nova sístole, com caráter precoce, o que resulta nas extrassístoles.[2] Podem se expressar na clínica por quadro variável, sendo arritmias frequentes, com prevalência de até 50% da população geral.[3]

DEFINIÇÃO

Extrassístoles são batimentos precoces que podem ter sua origem em qualquer ponto do sistema de condução e do coração. Podem ser de origem atrial ou juncional (nomeadas também como ex-

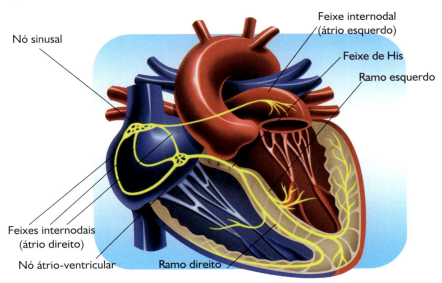

Figura 14.1 – Sistema de condução, com representação de suas principais estruturas. O nó sinusal, por suas propriedades de despolarização com maior frequência que outras estruturas, é o marcapasso natural do coração.

trassístoles supraventriculares) e, ainda, ventricular (Figura 14.2). São eventos também conhecidos como ectopias, batimentos ectópicos ou batimentos precoces.[4] Sua ocorrência no registro eletrocardiográfico de maneira tardia, após pausas, recebe a designação de batimentos de escape ou suplência, também classificados como atriais, juncionais ou ventriculares.[1-4]

MECANISMOS

As extrassístoles apresentam como mecanismos de arritmia a reentrada, automaticidade anormal e atividade deflagrada.[5] A reentrada constitui o mecanismo mais comum de Extrassístoles Ventriculares (EV), com um circuito anatômico ou funcional, com condução lenta e bloqueio unidirecional,[3,6] comumente observado em regiões de fibrose miocárdica ou infiltração gordurosa, permeadas por tecido são, como encontrado nas áreas de infarto antigo, na miocardiopatia chagásica crônica, e na displasia arritmogênica do ventrículo direito.

O automatismo normal é a característica da célula miocárdica em gerar estímulos elétricos, como observado nos marca-passos cardíacos naturais, por exemplo, o nó sinusal.[1] O automatismo anormal, por sua vez, ocorre quando determinada célula, grupo celular ou região do miocárdio apresenta uma excitabilidade precoce em relação ao marca-passo primário e, com isso, cria-se prematura despolarização neste local, culminando numa extrassístole cuja origem do estímulo, de maneira frequente, ocorre nas fibras de Purkinje.[4] Estão comumente associados ao automatismo anormal as situações de alterações eletrolíticas, isquemia aguda ou aumento dos níveis de catecolaminas circulantes.[7]

O mecanismo de atividade deflagrada também é frequente na gênese de ectopia,[8] com a presença de pós-potenciais precoces e tardios, com origem nas fibras de Purkinje e no miocárdio ventricular. Entretanto, sua ocorrência é dependente de vários fatores, tais como: a presença de hipocalemia, isquemia, hipercalcemia, toxicidade por drogas (em especial aquelas que aumentam o intervalo QT) etc.

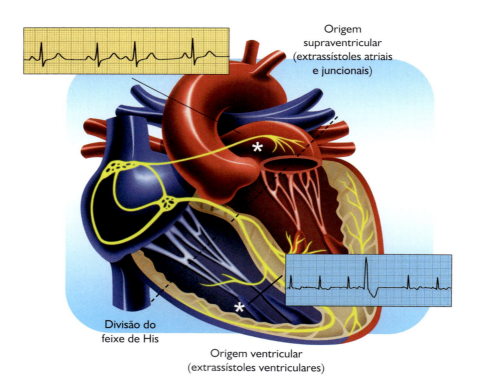

Figura 14.2 – A divisão do feixe de His é considerada como marcador para diferenciar as ectopias supraventriculares que nascem acima dela (que apresentam complexo QRS estreito) e das ectopias ventriculares, que se originam abaixo dela (que apresentam complexo QRS largo).

MANIFESTAÇÕES CLÍNICAS

Extrassístoles são causas comuns de ritmo irregular em indivíduos normais e cardiopatas.[1,2,5] A apresentação clínica varia de quadros assintomáticos ou com poucos sintomas, como observado na maioria dos pacientes, até instabilidade e comprometimento hemodinâmico.

Dentre os sintomas referidos destacam-se as queixas relacionadas a: palpitações, tonturas, lipotimia, desconforto torácico, sinais de taquicardiomiopatia e ansiedade relacionada à percepção da irregularidade do ritmo ou da pausa compensatória pós-extrassistólica.

Como condições relacionadas à ocorrência de extrassístoles destacam-se: tabagismo, etilismo, uso de cafeína, doença arterial coronária, estenose mitral, cardiomiopatia hipertrófica, insuficiência cardíaca, hipertensão arterial, doença pulmonar obstrutiva crônica, hipertensão pulmonar, síndrome de apneia obstrutiva do sono e quadros endócrinos (anormalidades da tireoide, adrenal e das gônadas).

FORMAS DE APRESENTAÇÃO

As extrassístoles são comumente classificadas em supraventriculares e ventriculares, conforme o local que se originam no coração.[1,2,5]

Extrassístoles supraventriculares

São chamadas de supraventriculares as ectopias que se originam acima da bifurcação do feixe de His. Classificam-se, ainda, como extrassístoles atriais e extrassístoles juncionais.

Extrassístoles atriais

Essa ectopia promove a ativação prematura dos átrios, também nomeada por complexo atrial prematuro, batimentos prematuros atriais ou extrassístoles atriais.[1] Ao eletrocardiograma, as extrassístoles atriais caracterizam-se pela presença de onda P cuja ocorrência é precoce, prematura, com morfologia e eixo diferente da onda P padrão no registro. O intervalo PR comumente também difere do habitual, podendo ser curto ou longo, conforme a região de origem da extrassístole atrial (Figura 14.3). Comumente, a onda P da extrassístole atrial inscreve-se conjuntamente à onda T do batimento anterior, levando ao registro de uma onda T apiculada ou com morfologia semelhante a uma "corcova de camelo".

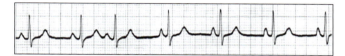

Figura 14.3 – O terceiro batimento se caracteriza por onda P que se antecipa temporalmente, seguida de complexo QRS estreito e após, pequena pausa compensatória, caracterizando uma extrassístole atrial.

Com relação à origem da extrassístole atrial, ela poderá ser determinada pela morfologia da onda P ectópica quando seu intervalo PR for curto, a origem da extrassístole é na região baixa do átrio direito, que pode ser confundida comumente com ectopias de origem juncional. O registro de ondas P negativas em II, III e aVF sugere origem atrial baixa, enquanto negatividade em I e aVL sugere origem no átrio esquerdo.[9] O intervalo PR da extrassístole atrial também é influenciado pelo local de origem da mesma, de modo que extrassístoles originadas no átrio esquerdo apresentam intervalo PR menor em comparação às originadas no átrio direito.

Extrassístoles atriais, de maneira diferente das extrassístoles ventriculares, são seguidas frequentemente por pausas compensatórias incompletas ou não compensatórias, de modo que sua duração é menor que o dobro do intervalo PP básico. De modo mais raro, poderá haver a ocorrência de extrassístoles atriais interpoladas, isto é, aquelas que não são seguidas por pausa, apresentando-se assim equidistantes entre dois complexos QRS normais, já que a ectopia atrial nessas situações não interfere sobre a gênese do impulso sinusal seguinte.

As extrassístoles atriais podem se apresentar de maneira isolada ou repetitiva. Formas isoladas revelam presença de única extrassístole atrial no traçado ou em forma de ciclos, como encontradas no bigeminismo, trigeminismo etc. (Figura 14.4). Formas repetitivas englobam as extrassístoles atriais pareadas (Figura 14.5), em salvas de três ou mais batimentos consecutivos, que podem, ainda, gerar taquicardias atriais sustentadas ou não sustentadas (Figura 14.6).[1,2,3,9,10]

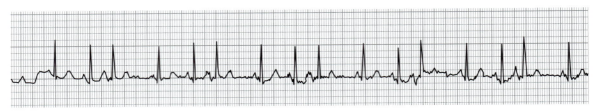

Figura 14.4 – Tira de ritmo com exemplo de extrassistolias atriais isoladas, com a presença de ciclos – os batimentos múltiplos de 3 no traçado são extrassístoles atriais (notem onda P de morfologia diferente e pausa compensatória após a ectopias), configurando situação de "trigeminismo supraventricular".

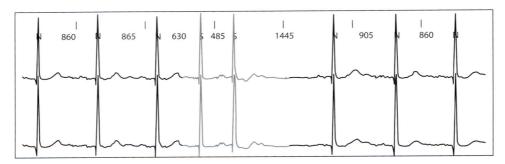

Figura 14.5 – Traçado de Holter em 2 canais, aonde observa-se que o quarto e quinto batimento apresentam caracter precoce, configurando assim extrassistolia supraventricular (atrial) pareada.

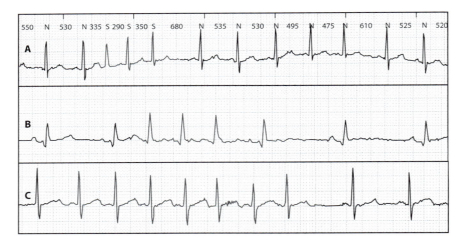

Figura 14.6 – Painel com exemplos de extrassístoles atriais de caráter repetitivo. **(A)** Os batimentos 3, 4 e 5 são ectopias, configurando o aspecto em salva ou Taquicardia Atrial Não-sustentada (TANS). **(B)** Presença de TANS com 4 batimentos (batimentos 3 a 6 da tira) e em C, TANS com 7 batimentos (batimentos 2 a 8 da série).

Outras possibilidades de apresentação das extrassístoles atriais são as formas bloqueadas, nas quais o estímulo precoce atinge o sistema de condução ainda no período refratário, de modo que não há propagação do estímulo aos ventrículos, gerando o registro de uma onda P precoce que não é seguida por complexo QRS (Figura 14.7).

E há, ainda, as extrassístoles atriais conduzidas com aberrância, gerando complexos QRS alargados, com morfologia de bloqueio de ramo direito, comumente, e duração inferior a 140 ms[11] (Figura 14.8).

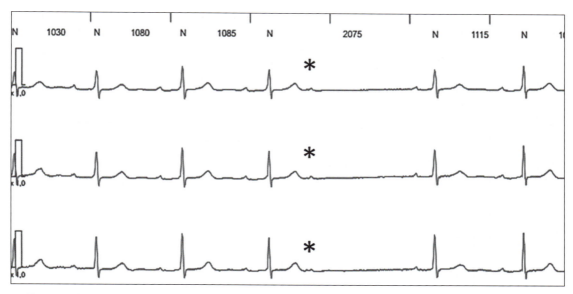

Figura 14.7 – Exame de Holter em 3 canais, com destaque para a presença de extrassístole atrial bloqueada (o asterisco indica a presença de onda P precoce, logo após a onda T do quarto batimento da série, que não promove despolarização ventricular, gerando a pausa de 2,0 segundos até novo batimento sinusal).

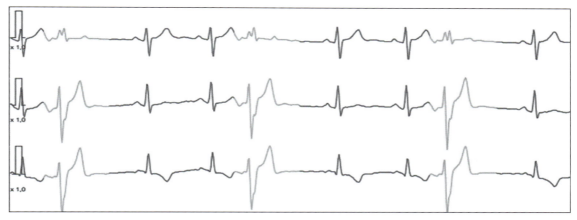

Figura 14.8 – Extrassístoles supraventriculares (atriais), que foram conduzidas de maneira aberrrante (complexos QRS alargados com 120 ms e morfologia de bloqueio de ramo direito).

Extrassístoles juncionais

As extrassístoles juncionais se caracterizam ao eletrocardiograma por batimentos prematuros, com complexos QRS normais, nos quais notam-se formas de apresentação ao eletrocardiograma em que há ondas P que precedem complexos QRS acompanhadas por intervalo PR muito curto (< 90 ms), ausência de ondas P ou a presença de ondas P inscritas na porção final dos complexos QRS, segmento ST ou, ainda, onda T, dependendo do grau de condução retrógrada gerada nesta última possibilidade.[12] O escape juncional ocorre quando do aparecimento tardio de um ritmo originado pela junção como suplência (Figura 14.9).

A interação entre as velocidades de condução anterógrada e retrógrada no sistema de condução, a partir do foco da extrassístole juncional, definem a apresentação eletrocardiográfica quando a condução retrógrada tiver velocidade de condução maior que a anterógrada, a onda P inscreve-se após o complexo QRS. Quando a condução anterógrada apresentar velocidade maior que a retrógrada, a onda P retrógrada precederá o complexo QRS,

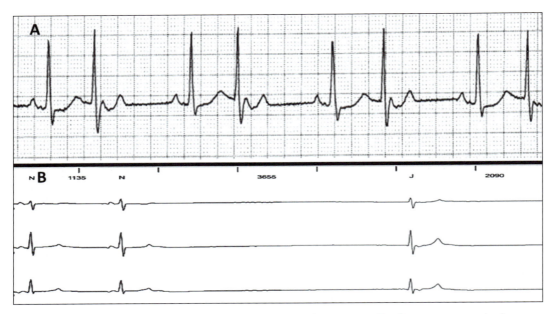

Figura 14.9 – Painel que evidencia as possibilidades de um estímulo originado na junção. Em **A**, nota-se extrassístole com complexo QRS estreito após cada batimento sinusal, com entalhe ao final do QRS, correspondendo à presença de onda P retrógrada (extrassístole juncional). Em **B**, exame de Holter em 3 canais que evidencia após o segundo batimento sinusal pausa de 3, 6 segundos, interrompida por um batimento de origem juncional (note a onda P retrógrada logo após o QRS), configurando assim escape juncional.

com intervalo PR curto. Quando ambas as velocidades forem iguais, a onda P superpõe-se ao QRS.

Podem ocorrer extrassístoles juncionais interpoladas. Aberrâncias de condução são raras e difíceis de diferenciar de ectopias ventriculares.

Extrassístoles ventriculares

As extrassístoles ventriculares têm sua origem abaixo da divisão do feixe de His e se caracterizam, ao eletrocardiograma, pela presença de complexos QRS precoces, de morfologia bizarra, e com duração superior a 120 ms, com presença de onda T de grande amplitude e em oposição à maior deflexão do complexo QRS, sem a presença de onda P que antecede o complexo QRS[13] (Figura 14.10).

Ocasionalmente, através de condução retrógrada, ocorre despolarização atrial e, com isso, inscrição de ondas P retrógradas sobre o segmento ST e onda T da extrassístole (Figura 14.11)

As extrassístoles ventriculares apresentam, com frequência, pausa compensatória, ou seja, um evento cujo intervalo de duração representa o dobro do intervalo PP padrão. A pausa pós-extrassistólica ocorre por um bloqueio retrógrado gerado pela extrassístole sobre o nó atrioventricular, que se torna refratário ao batimento sinusal que foi originado no tempo apropriado (Figura 14.12).

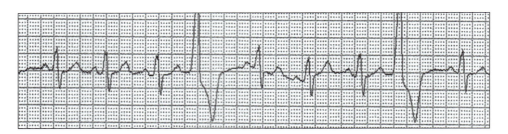

Figura 14.10 – Tira de ritmo que evidencia a presença de extrassístoles ventriculares isoladas. São características das extrassítoles ventriculares: QRS alargado (acima de 120 ms), padrão bizarro e diverso do complexo QRS de base (bloqueio de ramo), alterações da repolarização ventricular em relação ao padrão do ritmo sinusal, com oposição de ST/T ao retardo encontrado na extrassístole ventricular.

O ECG E AS EXTRASSÍSTOLES

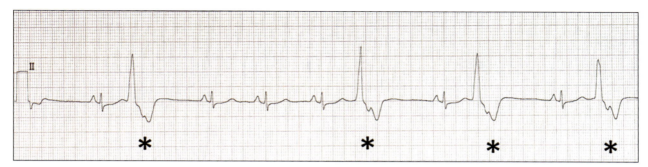

Figura 14.11 – Série em DII longo que evidencia a presença de ritmo sinusal e extrassístoles ventriculares isoladas, frequentes, com período de bigeminismo. Os asteriscos indicam a presença de onda P gerada pela ativação retrógrada dos átrios a partir das ectopias ventriculares.

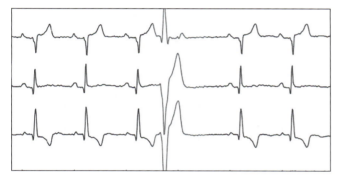

Figura 14.12 – Pausa extrassistólica. Neste exame de Holter feito em 3 canais, o quarto batimento da série é uma extrassístole de origem ventricular, ao qual se segue pausa compensatória.

Podem ocorrer formas de extrassístoles ventriculares interpoladas, geralmente quando a extrassístole ocorre com certa precocidade em um ciclo cardíaco básico longo, de modo que não há interferência sobre o batimento sinusal que se segue à extrassístole, não ocorrendo pausa compensatória[14] (Figura 14.13).

A ativação ventricular gerada em parte pelo batimento sinusal e em parte por uma extrassístole ventricular inscreve complexos QRS que recebem o nome de batimentos de fusão. Os batimentos de fusão constituem-se como híbridos entre o batimento sinusal normal e o gerado pela extrassístole, apresentando onda P que precede o QRS, intervalo PR curto e complexos QRS com duração intermediária entre o gerado pelo ritmo sinusal e o originado pelo foco ectópico[15] (Figura 14.14).

Sob o ponto de vista morfológico, as extrassístoles ventriculares podem ser classificadas em monomórficas ou polimórficas. Extrassístoles ventriculares monomórficas apresentam-se sempre com o mesmo padrão de sua forma, indicando origem de foco único ectópico. Já nas extrassístoles ventriculares polimórficas há mais de uma morfologia presente, indicando origem de diversos focos ventriculares (Figura 14.15)

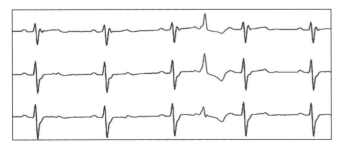

Figura 14.13 – Traçado em Holter de 3 canais, com o quarto batimento da série representando uma extrassístole ventricular interpolada entre 2 QRS normais, com ausência de pausa compensatória.

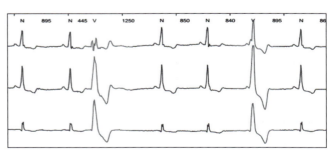

Figura 14.14 – Neste exemplo obtido em Holter de 3 canais, o terceiro batimento da série é uma extrassístole ventricular, enquanto o batimento de número 6 apresenta uma onda P que é imediatamente seguida por um complexo QRS, com morfologia híbrida entre o ritmo sinusal e a extrassístole ventricular, correspondendo a um exemplo de batimento de fusão.

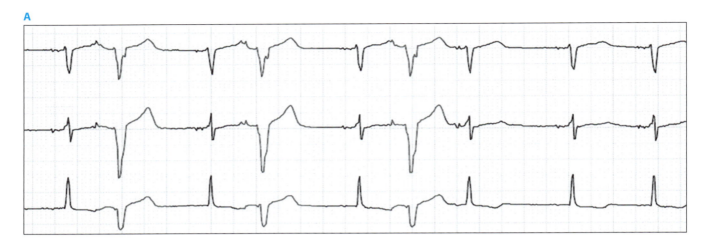

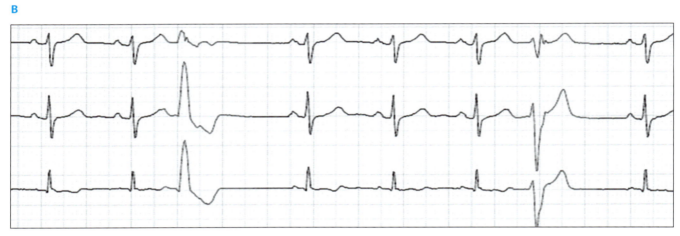

Figura 14.15 – **(A)** Nota-se presença de extrassístoles ventriculares isoladas e que tem a mesma morfologia (monomórficas). **(B)** Presença de extrassístoles com morfologia variada (polimórficas).

O padrão morfológico da extrassístole indica o local de sua origem. Assim, o padrão de bloqueio de ramo esquerdo indica presença do foco no ventrículo direito, e o padrão de bloqueio de ramo direito, origem no ventrículo esquerdo. Padrão de bloqueio de ramo direito e eixo para cima e esquerda indicam extrassístoles com origem no fascículo posteroinferior do ramo esquerdo, enquanto aquelas com desvio para baixo e direita têm origem no fascículo anterossuperior do ramo esquerdo. Extrassístoles originárias da via de saída geram complexos QRS positivos nas derivações inferiores, como observado nas extrassístoles de via de saída do ventrículo direito[16] (Figura 14.16).

No aspecto de relações, as extrassístoles ventriculares podem ser classificadas em isoladas ou repetitivas. Extrassístoles ventriculares isoladas podem ocorrer de forma única e isolada no registro ou apresentar-se agrupadas de maneira periódica ao ritmo próprio, como observado no bigeminismo (um batimento sinusal, um ectópico), trigeminismo (dois batimentos sinusais e o terceiro ectópico), e assim sucessivamente (Figura 14.17).

Os padrões repetitivos constituem as formas pareadas, com dois batimentos ectópicos, e as formas com três batimentos ou mais. As formas com três batimentos são também nomeadas como extrassístoles em "salva", "*triplet*" ou, comumente, Taquicardia Ventricular não Sustentada (TVNS)[17] (Figura 14.18). A definição de uma TVNS é a ocorrência de três ou mais batimentos de origem ventricular, com duração de até 30 segundos, ausência de instabilidade clínica e/ou hemodinâmica (do contrário, teríamos uma taquicardia ventricular sustentada).

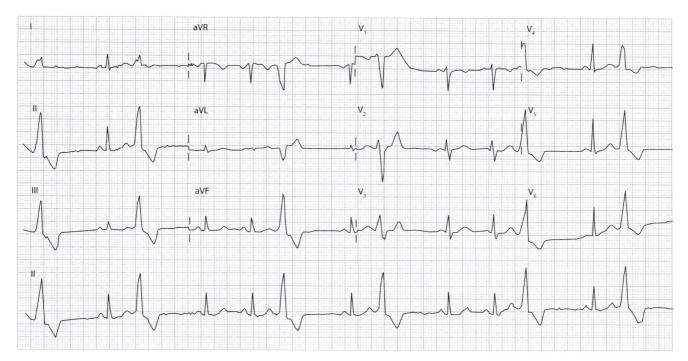

Figura 14.16 – Extrassístoles ventriculares isoladas, frequentes, com padrão de bloqueio de ramo esquerdo (morfologia rS em V_1 e V_2 e R puro em V_4-V_6), indicativo de sua origem no ventrículo direito. Apresenta ainda morfologia com positividade em II, III e aVF, indicando origem na via de saída do ventrículo direito (extrassístoles de via de saída do VD).

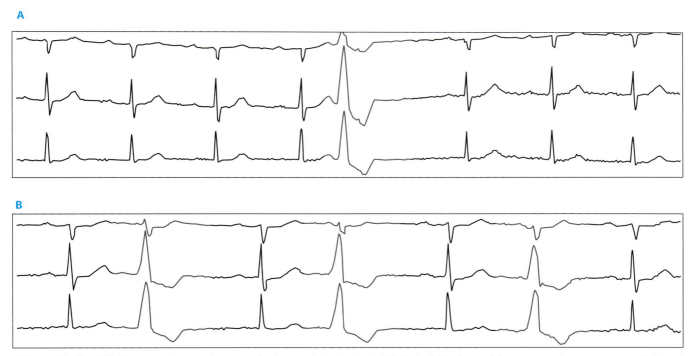

Figura 14.17 – **(A)** Nota-se presença de extrassístole ventricular isolada. **(B)** Periodicidade ou ciclo entre um batimento normal sinusal seguido por extrassístole ventricular (bigeminismo).

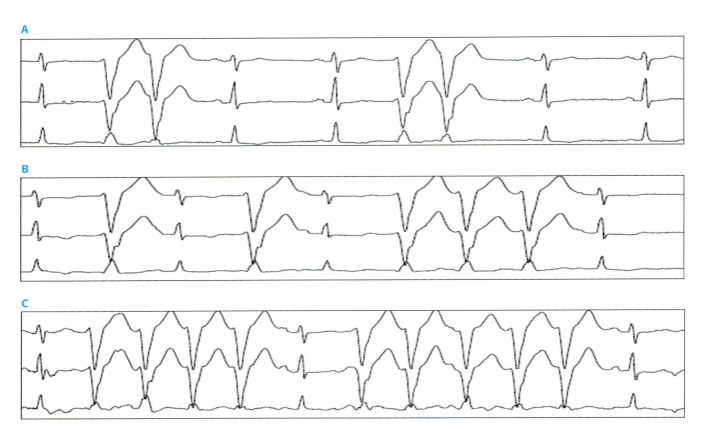

Figura 14.18 – Tiras de Holter de um mesmo paciente com quadro de palpitações taquicárdicas. **(A)** Nota-se a presença de extrassístoles ventriculares pareadas (2 episódios). **(B)** Após curto período de bigeminismo, segue sequência de 3 extrassístoles ventriculares (em salva, "triplet" ou taquicardia ventricular não sustentada, TVNS). **(C)** 2 episódios de TVNS, a primeira com 4 batimentos e a segunda com 5 batimentos.

Constitui uma variante a ocorrência do ritmo Idioventricular Acelerado (RIVA), que se caracteriza pela ocorrência de batimentos ectópicos de origem ventricular, três ou mais, diferenciado da TVNS pela frequência cardíaca menor, entre 60 a 100 bpm, sendo que sua ocorrência em frequências menores de 50 bpm constitui ritmo de suplência ou escape ventricular[18] (Figura 14.19).

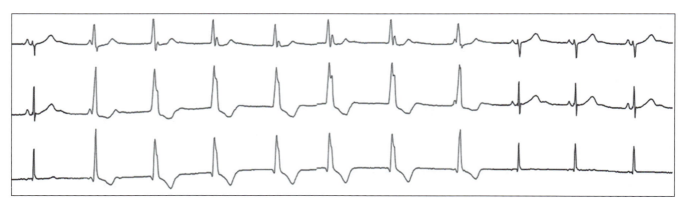

Figura 14.19 – Exame de Holter que evidencia presença de transição entre ritmo sinusal e Ritmo Idioventricular Acelerado (RIVA) com 7 batimentos, com retorno ao ritmo sinusal.

As taquicardias ventriculares classificam-se quanto ao padrão morfológico em monomórficas (origem de um único foco, mantendo a mesma morfologia) e polimórficas.[19] A taquicardia ventricular polimórfica mais frequente é a *Torsades de Pointes*, relacionada às síndromes do QT longo e que se caracterizam pela mudança sucessiva do eixo do QRS[20] (Figura 14.20).

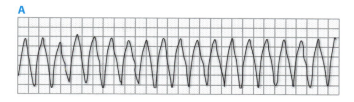

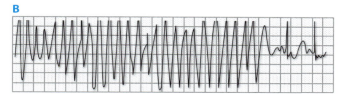

Figura 14.20 – **(A)** Exemplo de taquicardia ventricular monomórfica. **(B)** Exemplo de taquicardia ventricular polimórfica.

A classificação de Lown,[21] descrita para quadros relacionados às síndromes coronarianas agudas, infarto agudo do miocárdio e isquemia miocárdica propõem a divisão e categorização conforme o grau de complexidade, como pode ser observado na Tabela 141:

Tabela 14.1
Classificação de Lown para extrassístoles ventriculares.

Grau	Característica
0	Ausência de ectopias
I	EVs monomórficas e infrequentes, < 30 eventos/h
II	EVs monomórficas e frequentes, ≥ 30 eventos/h
III	EVs polimórficas
IV-A	EVs pareadas
IV-B	Ocorrência de salvas e TVNS
V	Fenômeno "R sobre T"

Outra forma de classificação leva em conta o momento em que surgem no ciclo cardíaco, e podem ser precoces ou tardias.[22] As extrassístoles ventriculares precoces surgem sobre a onda T (ápice), dando origem ao fenômeno "R sobre T", que ocorre em momento de maior vulnerabilidade da repolarização ventricular (fase 3 do potencial de ação), que propicia a formação de taquicardias ventriculares ou degeneração em fibrilação ventricular, assumindo importância quando consideramos populações de maior risco para morte súbita cardíaca, como nos pacientes portadores de infarto agudo do miocárdio, síndrome de Brugada, formas malignas de repolarização ventricular e fibrilação ventricular idiopática. Já as extrassístoles ventriculares tardias surgem no ciclo cardíaco após o término da inscrição da onda T e cursam com comportamento benigno se comparadas às ectopias precoces (Figura 14.21).

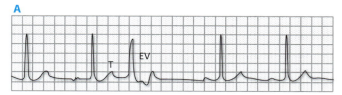

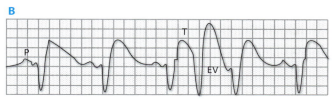

Figura 14.21 – **(A)** Exemplo de extrassístole ventricular com origem tardia dentro do ciclo cardíaco (terceiro batimento, EV). **(B)** O quarto batimento (EV), se caracteriza por origem precoce, sobre a onda T do batimento anterior, podendo desencadear fenômeno "R sobre T" e fibrilação ventricular.

PARASSÍSTOLE

A parassístole ventricular representa a presença de um ritmo ectópico de origem ventricular que compete com o ritmo sinusal. Esse foco, habitualmente, pode encontrar-se protegido da supressão de ritmos supraventriculares por um "bloqueio de entrada" originado pelo tecido circundante ao foco da parassístole. Tal cinturão de tecido apresenta condutividade diminuída e, com isso, o estímulo supraventricular não pode inibir ou modular o foco da parassístole.[23] Acredita-se que seus mecanismos sejam o automatismo ou a atividade deflagrada.

Ao eletrocardiograma nota-se presença de extrassístole ventricular com período de acoplamento variável, contudo, percebe-se uma relação de temporalidade entre as extrassístoles. Os intervalos interectópicos observados podem se apresentar como múltiplos de um intervalo interectópico mínimo no registro.

A parassístole pode assumir aspecto de bi ou trigeminismo no registro, o que pode dificultar em parte seu reconhecimento. Apesar do aspecto benigno, um batimento parassistólico pode ocorrer durante o período refratário da repolarização normal, gerando através de mecanismo "R sobre T" fibrilação ventricular.

REFERÊNCIAS BIBLIOGRÁFICAS

1. Pastore CA, Pinho JA, Pinho C, Samesima N, Pereira Filho HG, Kruse JCL, et al. III Diretrizes da Sociedade Brasileira de Cardiologia sobre Análise e Emissão de Laudos Eletrocardiográficos. Arq Bras Cardiol 2016; 106(4Supl.1):1-23.
2. Fagundes MLA, Maia IG. Extrassistolias e Parassistolias. In: Maia IG. ECG nas arritmias. Capítulo 9. Rio de Janeiro: Cultura Médica, 1989, p.172-244.
3. Barret PA, Peter CT, Swan HJ, Singh BN, Mandel WJ. The frequency and prognostic significance of electrocardiographic abnormalities in clinically normal individuals. Prog Cardiovasc Dis1981; 23(4):299-319
4. Conen D, Adam M, Roche F, et al. Premature atrial contractions in the general population: frequency and risk factors. Circulation 2012; 126:2302.
5. Diretrizes para avaliação e tratamento de pacientes com arritmias cardíacas. Arq Bras Cardiol 2002; 79: (suplemento V).
6. Wallace AG, Dagget WM. Re-excitation of the atrium. "The ECHO phenomenon" Am Heart J 1964; 68:611.
7. De Carvalho AP, de Mello WC, Hoffman BF. Electrophysiological evidence for specialized fiber types in rabbit atrium. Am J Physiol 1959;196:483.
8. Wit AL, Cranefield PF. Triggered and automatic activity in the canine coronary sinus. Circ Res 1977; 41:434.
9. Bayes de Luna A. Clinical Electrocardiography. Fourth Edition. Wiley-Blackwell, 2012.
10. Bayes de Luna. ECGs for Beginners. Wiley Blackwell, 2014.
11. Gulamhusein S, Yee R, Ko PT, Klein GJ. Electrocardiographic criteria for differentiating aberrancy and

ventricular extrasystole in chronic atrial fibrillation: validation by intracardiac recordings. *J Electrocardiol* Jan 1985;18(1):41-50.
12. Chan TC, Brady WJ, Harrigan RA, Ornato JP, Rosen P. ECG in Emergency Medicine and Acute Care. Elsevier Mosby, 2005.
13. Jouven X, Zureik M, Desnos M, et al. Long-term outcome in asymptomatic men with exercise-induced premature ventricular depolarizations. N Engl J Med 2000; 343:826.
14. Toivonen L. Spontaneous variability in the frequency of ventricular premature complexes over prolonged intervals and implications for antiarrhythmic treatment. Am J Cardiol 1987; 60:608.
15. Marriott HJL, Schwartz NL, Bix HH. Ventricular fusion beats. Circulation 1962; 26:880-84.
16. Lerman BB, Stein KM, Markowitz SM. Idiopathic right ventricular outflow tract tachycardia: a clinical approach. Pacing Clin Electrophysiol 1996; 19:2120-37.
17. Ataklte F, Erqou S, Laukkanen J, Kaptoge S. Meta-analysis of ventricular premature complexes and their relation to cardiac mortality in general populations. Am J Cardiol 2013; 112:1263.
18. Bonnemeier H, Ortak J, Wiegand UK, Eberhardt F, Bode F, Schunkert H, et al. Accelerated idioventricular rhythm in the post-thrombolytic era: incidence, prognostic implications, and modulating mechanisms after direct percutaneous coronary intervention. *Ann Noninvasive Electrocardiol* Apr 2005;10(2):179-87.
19. Kim RJ, Iwai S, Markowitz SM, et al. Clinical and electrophysiological spectrum of idiopathic ventricular outflow tract arrhythmias. J Am Coll Cardiol 2007; 49:2035.
20. Trinkley KE, Page RL, Lien H, Yamanouye K, Tisdale JE. QT interval prolongation and the risk of torsades de pointes: essentials for clinicians. Curr Med Res Opin 2013 Dec; 29(12):1719-26. doi: 10.1185/03007995.2013.840568. Epub 2013 Sep 23.
21. Lown B, Calvert AF, Armington R, Ryan M. Monitoring for serious arrhythmias and high risk of sudden death. Circulation1975; suppl III: 51-52, 189-98.
22. ngel R, Meister SG, Frankl WS. The "R-on-T" Phenomenon: An Update and Critical Review. Ann Intern Med 1978; 88:221-25.
23. Schmroth L. Ventricular Parasystole. In: The disorders of cardiac rhythm. 2. ed. Londres: Blackwell Scientific Publications, 1980. v. 1, Cap. 22, p. 98.

15

O ECG na Pré-excitação Ventricular

Raul José Pádua Sartini

INTRODUÇÃO

As vias acessórias ou vias anômalas são finos feixes de tecido miocárdico normal, com capacidade de condução elétrica, e que podem estar localizadas tanto no subendocárdio quanto no sub-epicárdio[1] e funcionam como um caminho Alternativo ao nó Atrioventricular (AV) para a condução do impulso elétrico.

Durante a embriogênese, o miocárdio atrial e ventricular é contínuo até que o anel fibroso se desenvolva e o isole. Defeitos na formação desse anel fibroso permitem que feixes de miocárdio mantenham a continuidade atrioventricular promovendo o substrato anatômico para a condução elétrica anormal entre átrios e ventrículos.

A via acessória conduz o impulso elétrico de forma muito mais rápida que o nó atrioventricular, ativando o ventrículo precocemente (pré-excitação) e encurtando o intervalo PR. Entretanto, como essa condução é feita diretamente de uma fibra muscular a outra, embora a excitação dos ventrículos seja mais precoce pela via acessória que pelo nó AV, a despolarização ventricular resultante é mais lenta que aquela pelo sistema His--Purkinje. Ocorre, então, a fusão entre o impulso transmitido do átrio ao ventrículo tanto pelo nó AV quanto pela via acessória, que se reflete no eletrocardiograma como um empastamento inicial do complexo QRS, chamado de onda delta[2] (Figura 15.1).

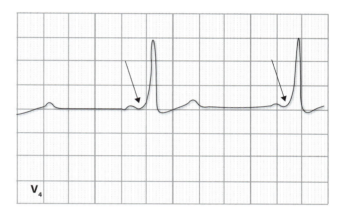

Figura 15.1 – Derivação de eletrocardiograma mostrando a presença de pré-excitação ventricular. As setas mostram a fusão entre a onda P e o complexo QRS. O empastamento inicial do complexo QRS pela presença da onda delta.

As vias acessórias podem estabelecer conexões atrioventriculares, atriofasciculares (Fibras de Mahaim), átrio-hissianas, nodoventriculares, nodofasciculares e fasciculoventriculares[1,2] e terem capacidade de condução bidirecional, quando tanto conduzem no sentido anterógrado (dos átrios para os ventrículos), quanto retrógrado (dos ventrículos para os átrios), mas também condução anterógrada exclusiva ou retrógrada exclusiva (não há pré-excitação detectável ao eletrocardiograma neste caso. São chamadas de vias acessórias ocultas).

A síndrome de Wolff-Parkinson-White (WPW) é a forma mais comum de pré-excitação ventricular. O termo síndrome só deve ser aplicado nos casos em que o paciente apresente o padrão de pré-excitação ventricular ao eletrocardiograma e clinicamente tenha crises paroxísticas de taquicardia.

O mecanismo das taquicardias associadas à síndrome WPW é a reentrada, em que um dos braços do circuito é próprio do sistema de condução normal e o outro é a via acessória. O eletrocardiograma mais típico dessas taquicardias é caracterizado pela presença de frequências habitualmente acima de 150 bpm, com complexos QRS estreitos e intervalo fixo entre as ondas R. Na maioria das vezes é possível observar um entalhe na onda T, pela presença da onda P retrógrada (P'), em uma distância entre o início da onda R e a onda P', que normalmente é maior ou igual a 120 ms (Figura 15.2). Essa forma de taquicardia é chamada de taquicardia por reentrada atrioventricular ortodrômica (o impulso desce pelo sistema de condução normal e sobe pela via acessória). Em pacientes assintomáticos deve-se apenas referir que seja portador de pré-excitação ventricular ou de padrão eletrocardiográfico de WPW, mas não da síndrome.

A síndrome de Lown-Ganong-Levine refere-se à presença de um intervalo PR curto ao eletrocardiograma, mas sem a presença de onda delta, em pacientes com episódios de taquicardia supraventricular. Foi por muito tempo associada à pré-excitação ventricular e supostamente decorreria de uma via acessória átrio-hissiana.[2] Entretanto, estudos como o de Brembilla-Perrot et al[3] evidenciaram que não havia a presença de variações anatômicas relacionadas ao intervalo PR curto, e que isso decorria apenas de uma aceleração da condução atrioventricular pelo próprio nó AV. Além disso, não houve diferença estatística para a ocorrência de taquiarritmias supraventriculares entre o grupo com PR curto e o grupo com PR normal. Portanto, não é uma síndrome com base anatômica comprovada e, sim, apenas uma característica eletrocardiográfica de alguns pacientes. Desta forma, o uso do termo síndrome de Lown-Ganong-Levine deve ser desestimulado e abandonado.[2]

As vias acessórias podem ser intermitentes, quando a condução anterógrada pela via acessória

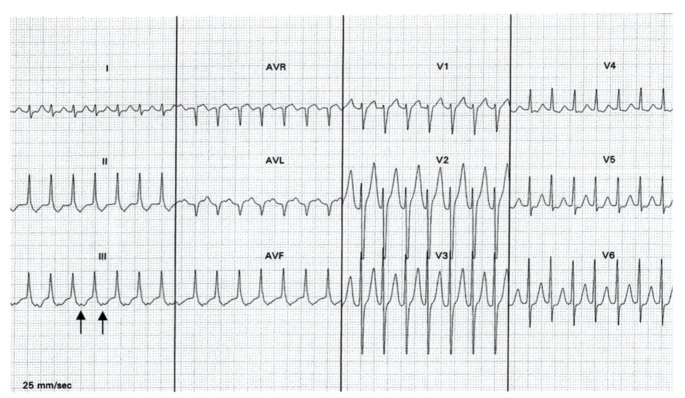

Figura 15.2 – Exemplo de taquicardia com complexo QRS estreito, intervalo RR regular, com intervalo RP'>P'R (onda P' retrógrada evidente da derivação DIII e indicada por setas), característica da chamada taquicardia por reentrada atrioventricular ortodrômica, típica da síndrome de Wolff-Parkinson-White.

desaparece repentinamente e o eletrocardiograma fica com padrão normal, inclusive com o intervalo PR sendo normal. Outras vezes, as vias acessórias podem se tornar inaparentes. Neste caso, quando a pré-excitação desaparece repentinamente, o intervalo PR torna-se até mais curto que o intervalo P-onda delta prévio.

Embora as vias acessórias se caracterizem normalmente pela condução muito mais rápida e não decremental do que aquela do nó AV, raras exceções existem. Cerca de 3 a 5% das vias acessórias possuem propriedades decrementais de condução, tanto no sentido anterógrado exclusivo quanto no sentido retrógrado.[2]

O termo fibras de Mahaim é utilizado de forma genérica para as vias acessórias que tenham propriedades eletrofisiológicas semelhantes às do nó AV.[2] Essas vias conduzem exclusivamente o impulso no sentido anterógrado. Desta forma, quando associadas à ocorrência de taquicardias atrioventriculares, o impulso é conduzido do átrio ao ventrículo por essas vias e do ventrículo para o átrio através do sistema His-Purkinje-nó AV. Essas taquicardias são chamadas de antidrômicas (conduzidas no sentido anterógrado pela via acessória, e no sentido retrógrado pelo sistema de condução normal). O eletrocardiograma durante uma dessas crises pode ser facilmente confundido com o de uma taquicardia ventricular, dado seu padrão com complexos QRS muito alargados e aberrantes devido à condução anterógrada pela via acessória.

Outras vias acessórias com propriedade decremental têm condução retrógrada exclusiva, ou seja, no eletrocardiograma em repouso não há evidência de pré-excitação ventricular e conduzem o impulso sempre dos ventrículos para os átrios. Essas vias estão associadas à ocorrência de taquicardias atrioventriculares ortodrômicas (conduzidas no sentido anterógrado pelo sistema de condução normal, e no sentido retrógrado pela via acessória, como dito anteriormente), de caráter incessante e podem levar à taquicardiomiopatia, tendo, porém, alta taxa de cura através da ablação por radiofrequência.[4] Classicamente são chamadas de taquicardias de Coumel (Figura 15.3), mas o termo correto é taquicardia reciprocante juncional permanente. Enquanto na maioria das vias acessórias a onda P' se inscreva habitualmente em um intervalo RP', que normalmente fica entre 120 e 180 ms, durante crises com condução retrógrada por vias decremen-

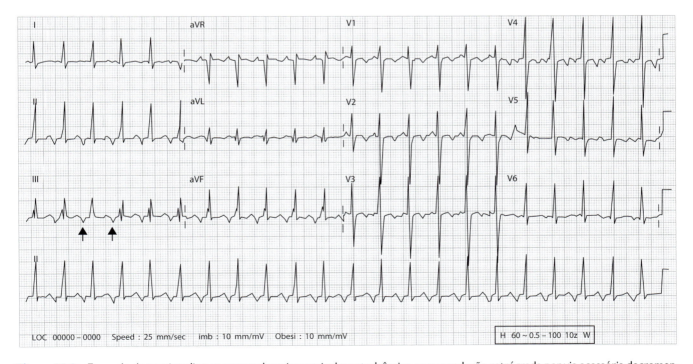

Figura 15.3 – Exemplo de taquicardia por reentrada atrioventricular ortodrômica, com condução retrógrada por via acessória decremental (taquicardia de Coumel). As setas indicam as ondas P retrógradas (P').

tais e que retardam o retorno do impulso elétrico ao átrio, esse intervalo será superior a 200 ms, ou seja, um RP' longo e maior que P'R. Nessas situações, o diagnóstico diferencial deve ser feito com outras taquiarritmias, como as taquicardias atriais e a taquicardia por reentrada nodal do tipo incomum.

EPIDEMIOLOGIA

A prevalência de pré-excitação ventricular, ou padrão de WPW ao eletrocardiograma, é estimada entre 0,1 e 3,1/1.000 pessoas. Entretanto, devido à possibilidade de pré-excitação intermitente em algumas pessoas, a prevalência pode estar subestimada. É duas vezes mais comum no sexo masculino e sua distribuição bimodal, com picos no primeiro ano de vida e no início da vida adulta.[5]

A incidência familiar WPW é de 34/1.000 pessoas entre pacientes com a presença de vias acessórias comprovadas através de estudo eletrofisiológico[6] e uma prevalência muito maior nesse grupo, do que na população geral, chegando a 5,5/1.000 pessoas. Vidaillet et al[6] concluíram, ainda, que pacientes com pré-excitação familiar estavam mais propensos a apresentar múltiplas vias acessórias, e provavelmente ao maior risco de morte súbita cardíaca. Entretanto, o risco de morte súbita entre pacientes com WPW é muito baixo, com incidência estimada de 1/1.000 pacientes/ano.[7] A morte súbita arrítmica associada ao paciente com WPW usualmente decorre da fibrilação atrial com resposta ventricular muito elevada devido à condução pela via acessória.[5]

Estima-se, ainda, que 7 a 20% dos pacientes com WPW tenham outras anomalias congênitas associadas, sendo a anomalia de Ebstein a mais comum, seguida por defeitos do septo interatrial e interventricular, divertículo do seio coronário, síndrome de Marfan e miocardiopatia hipertrófica.[1]

AVALIAÇÃO DE RISCO NO PACIENTE COM SÍNDROME WPW

A ocorrência espontânea de Fibrilação Atrial (FA) em pacientes com WPW (Figuras 15.4 e 15.5) varia entre 11 e 39%, e é mais comum em

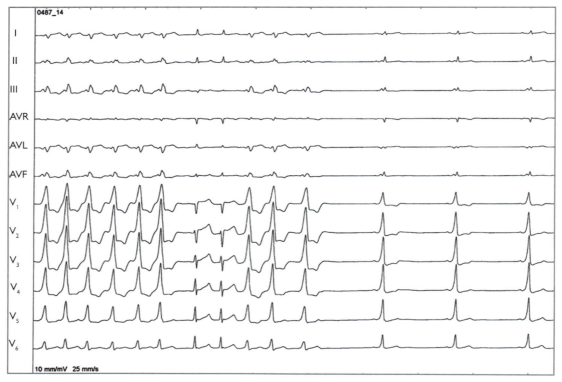

Figura 15.4 – Eletrocardiograma com episódio de fibrilação atrial até o 11º batimento, e então ritmo sinusal. Durante a FA observa-se batimento com pré-excitação ventricular, exceto nos 7º e 8º batimentos. Durante a FA com pré-excitação e em ritmo sinusal, os complexos QRS seguem a mesma morfologia, enquanto nos dois batimentos sem condução anterógrada, pela via acessória, são totalmente diferentes.

homens, naqueles com condução anterógrada pela via acessória, na presença de vias posterosseptais (Figura 15.6), nos que tenham apresentado taquicardia por reentrada atrioventricular antidrômica[8] ou que tenham múltiplas vias acessórias.[2]

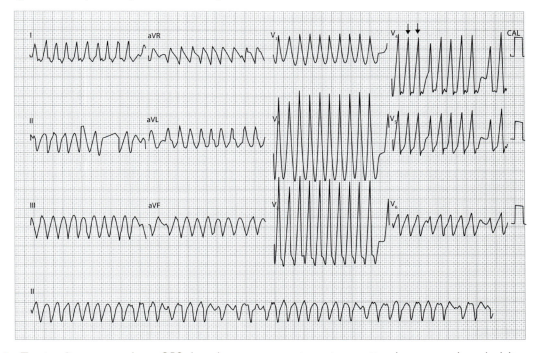

Figura 15.5 – Taquicardia com complexos QRS alargados e com empastamento sugestivo da presença de onda delta, mais evidente nas derivações V_4 e V_5, intervalo irregular entre as ondas R, sugerindo a presença de fibrilação atrial com pré-excitação ventricular. As setas em V_4 indicam o menor intervalo entre duas ondas R consecutivas e com pré-excitação ventricular, neste caso, aproximadamente 200 ms, sugerindo a presença de uma via acessória de alto risco para a ocorrência de morte súbita.[7] Pelo padrão negativo dos complexos QRS em parede inferior e totalmente positivos em V_1 e V_2, sugere a condução por via acessória posterior ou posteroseptal esquerda.

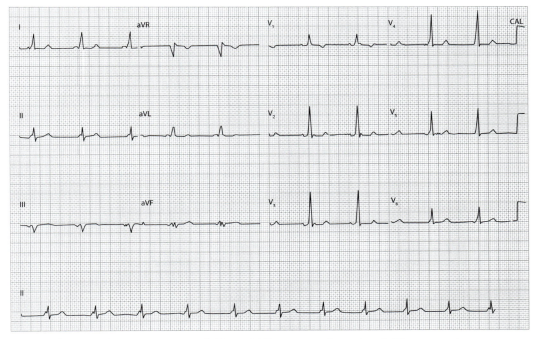

Figura 15.6 – Eletrocardiograma do mesmo paciente da Figura 15.5, agora em ritmo sinusal. Observa-se claramente a presença do intervalo PR curto e de onda delta, característicos da pré-excitação ventricular.

Por meio de métodos não invasivos é possível a avaliação de risco em assintomáticos, portadores do padrão de WPW, mas, embora tenham boa sensibilidade, apresentam especificidade muito baixa.

A presença de pré-excitação intermitente flagrada em eletrocardiograma de repouso ou em gravação de Holter de 24 horas pode sugerir condução anterógrada precária pela via acessória[5] e, portanto, baixo risco para ocorrência de morte súbita. Deve-se lembrar de que a intermitência significa o súbito desaparecimento da pré-excitação ventricular, acompanhado de prolongamento do intervalo PR e normalização do complexo QRS. Em um mesmo paciente a pré-excitação ventricular pode estar mais ou menos evidente, dependendo do grau de condução tanto pelo nó quanto pela via acessória. Por exemplo, durante aumento do tônus simpático pode haver favorecimento da condução pelo nó AV, diminuindo o grau de pré-excitação e levando à falsa impressão de intermitência. Por outro lado, manobras como a de Valsalva, que aumentem o tônus vagal, podem exacerbar o grau de pré-excitação ventricular ao reduzir a condução pelo nó AV, facilitando a condução anterógrada pela via acessória.

O Teste Ergométrico (TE) também pode ser utilizado com o objetivo de auxiliar na avaliação do paciente assintomático. Com a estimulação adrenérgica promovida pelo exercício há melhora da condução e encurtamento do período refratário tanto do nó AV quanto da via acessória. Durante o exercício, o desaparecimento repentino da pré-excitação ventricular pode sugerir que a via acessória tenha um período refratário longo e, portanto, baixo risco. O bloqueio da condução pela via acessória durante o TE, entretanto, ocorre em somente 10% dos casos e, assim, esse exame tem baixa sensibilidade.[2]

Em trabalho recente, Kubus et al[9] realizaram estudo eletrofisiológico em 85 jovens abaixo dos 18 anos de idade, portadores do padrão de WPW, ou seja, apresentavam pré-excitação ventricular persistente durante o teste ergométrico máximo, mas eram assintomáticos. Encontraram que, em 37,6% dos pacientes, as vias acessórias apresentavam-se como sendo de alto risco, ou seja, tinham período refratário anterógrado abaixo de 250 ms[7] (intervalo RR pré-excitado abaixo de 250 ms), o que denota a capacidade de condução anterógrada pela via, mesmo em frequências cardíacas tão elevadas quanto 240 bpm. Após infusão de isoproterenol, substância que aumenta a frequência cardíaca e altera as propriedades eletrofisiológicas do nó atrioventricular e da via acessória, mais 36,4% dos pacientes apresentaram comportamento considerado de risco.

Apesar do fato de que 1/3 dos indivíduos assintomáticos, que antes dos quarenta anos de idade descobrem serem portadores do padrão WPW ao eletrocardiograma, irão apresentar sintomas futuros,[7] a avaliação invasiva através de estudo eletrofisiológico nesse perfil de pacientes é controversa e não se justifica rotineiramente. Segundo as diretrizes americana e europeia,[10] em assintomáticos a recomendação de apenas realizar o acompanhamento clínico é Classe I, nível de evidência C, ou seja, há consenso de que na maioria das vezes nenhuma terapia ou investigação invasiva devam ser instituídas. Para esse mesmo perfil de pacientes, a ablação por cateter de radiofrequência é Classe IIa, nível de evidência B, ou seja, não há consenso, mas a terapia pode ser benéfica ao paciente. Naqueles que tenham profissão de risco como motoristas profissionais, pilotos ou atletas profissionais, por exemplo, mesmo que assintomáticos, a ablação por radiofrequência é a melhor forma de tratamento.

O ECG NA PRÉ-EXCITAÇÃO VENTRICULAR

A característica principal do eletrocardiograma com pré-excitação ventricular em ritmo sinusal é a presença de um intervalo PR curto ($< 0,12s$) e um complexo QRS prolongado ($> 0,12s$) à custa de um empastamento inicial, representado pela onda delta (Figura 15.1).

A observação atenta do ECG com WPW durante o ritmo sinusal permite inferir a localização da via acessória basicamente em uma de cinco regiões: lateral esquerda, lateral direita, posterosseptal, anterosseptal e mediosseptal. A definição de esquerda ou direita refere-se à presença de via acessória no anel mitral ou tricúspide, respectivamente. As demais referências indicam a posição de inserção da via nos anéis atrioventriculares (por exemplo: via lateral esquerda significa que ela se insere na região lateral do anel mitral).

A análise da polaridade da onda delta[11,12] ou do complexo QRS[13,14] tem implicações clínicas importantes, inclusive na escolha da conduta terapêutica. A observação de um padrão sugestivo da presença de uma via acessória anatomicamente distante do sistema de condução normal, como acontece com uma via acessória lateral esquerda (Figura 15.7), em um paciente com crises de taquicardia paroxística, facilita a indicação do tratamento através da ablação por radiofrequência. Por outro lado, se o padrão observado sugere a presença de uma via acessória para-hissiana (Figura 15.8), mesmo em um indivíduo com sintomas, pode sugerir que a terapia através do uso de medicação antiarrítmica pode ser mais adequada, uma vez que a ablação neste sítio pode estar associada ao maior risco de bloqueio atrioventricular total e subsequente necessidade do implante de marca-passo definitivo.

Durante episódios de fibrilação atrial, *flutter* atrial ou taquicardia atrial com alta frequência cardíaca, em que haja condução anterógrada preferencial pela via acessória, promove um grau maior de pré-excitação ventricular, facilitando a determinação de sua posição anatômica (Figura 15.5). Por outro lado, vias acessórias que tenham uma implantação mais distante do sistema de condução normal podem apresentar menor grau de pré-excitação, dificultando a determinação de sua localização através da análise do eletrocardiograma. Isso ocorre porque o impulso elétrico desce preferencialmente pelo sistema de condução normal e, mais tardiamente, pela via acessória, como acontece nas vias laterais esquerdas, distorcendo menos o complexo QRS.

Por fim, muitas vezes, o eletrocardiograma de WPW pode simular outras situações,[15] como áreas inativas (Figuras 15.9 e 15.10), ritmo idioventricular acelerado, ou mesmo extrassístoles ventriculares isoladas, por exemplo, quando há intermitência, batimento a batimento, mimetizando um bigeminismo ventricular (Figura 15.11).

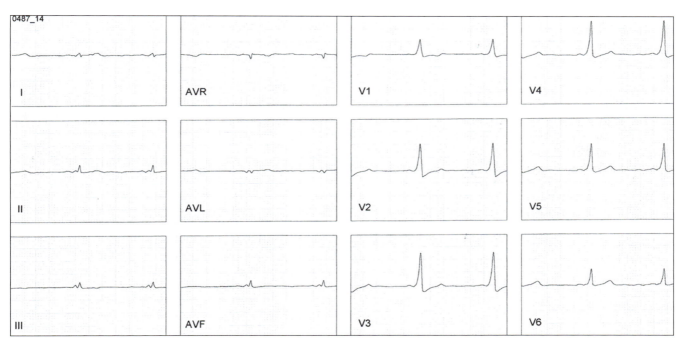

Figura 15.7 – Eletrocardiograma mostrando ritmo sinusal com pré-excitação ventricular e polaridade negativa da onda delta em DI e aVL, com polaridade positiva em V$_1$ e V$_2$, sugerindo uma via acessória em região lateral esquerda.

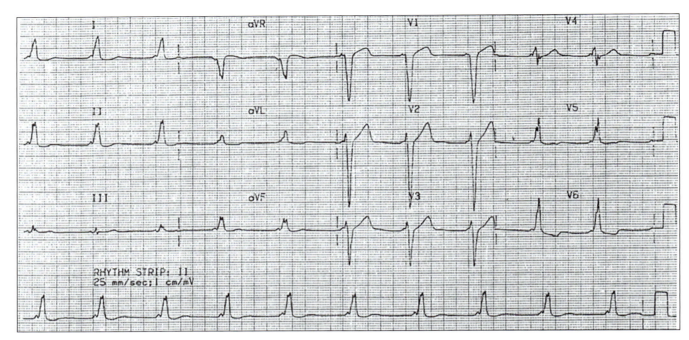

Figura 15.8 – Eletrocardiograma em ritmo sinusal com pré-excitação ventricular. Apesar da presença de pré-excitação ventricular, pode-se observar que o eixo do QRS em todas as derivações é idêntico ao que se pode esperar daquele visto em um eletrocardiograma normal. Esta sequência de ativação sugere que a via acessória esteja muito próxima ao sistema de condução normal, e, por este motivo, é chamada de para-hissiana.

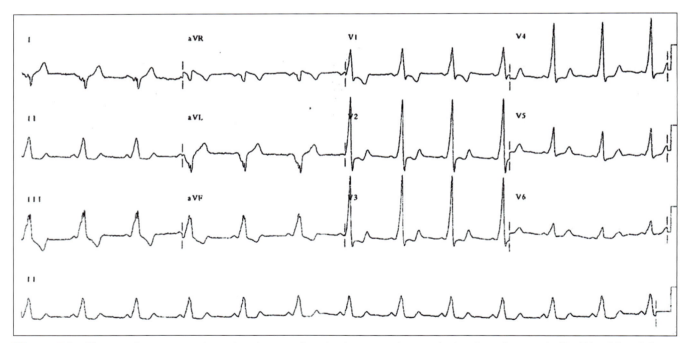

Figura 15.9 – Eletrocardiograma em ritmo sinusal com pré-excitação ventricular, provável via lateral esquerda. Em DI e aVL a deflexão negativa da onda delta e a negatividade do complexo QRS simulam a presença de um complexo QS, podendo levar ao diagnóstico equivocado de área inativa lateral.

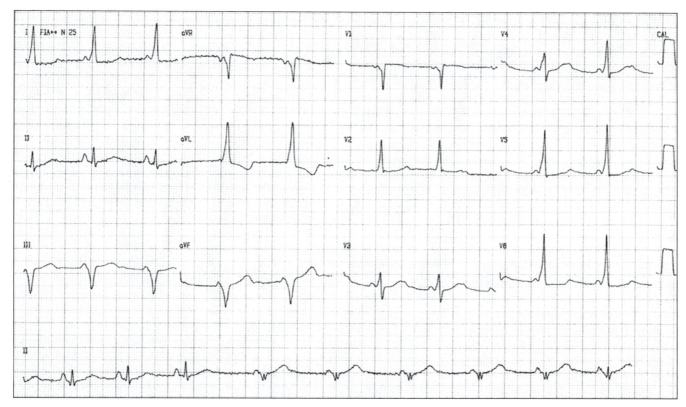

Figura 15.10 – Eletrocardiograma em ritmo sinusal com pré-excitação ventricular, e em DIII e aVF a deflexão negativa da onda delta, e a negatividade do complexo QRS simulam a presença de um complexo QS, podendo levar ao diagnóstico equivocado de área inativa inferior.

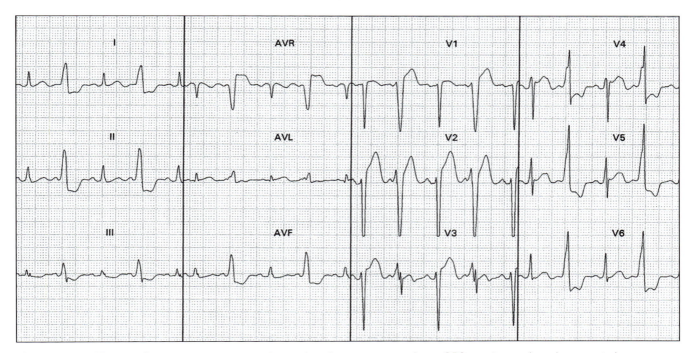

Figura 15.11 – Eletrocardiograma em ritmo sinusal com alternância entre complexos QRS estreitos e alargados, sugerindo a presença de bigeminismo ventricular. Observação mais atenta dos complexos QRS alargados, principalmente nas derivações V_2 e V_3, permite a identificação da onda delta, possibilitando o diagnóstico de pré-excitação ventricular intermitente. O diagnóstico foi confirmado durante estudo eletrofisiológico.

REFERÊNCIAS BIBLIOGRÁFICAS

1. Al-Khatib SM, Pritchett EL. Clinical features of Wolff-Parkinson-White syndrome. Am Heart J 1999 Sep; 138(3 Pt 1):403-13.

2. Issa ZF, Miller JM, Zipes DP. Electrophysiological mechanisms of cardiac arrhythmias: clinical arrhythmology and electrophysiology, a companion to Brawnwald's heart disease. Philadelphia: Saunders; 2009. p. 319-63.

3. Brembilla-Perrot B, Terrier De La Chaise A, Cherrier F, Pernot C. Short PR-normal, QRS syndrome, pre-excitation syndrome or a variant of normal conduction? Ann Cardiol Angiol (Paris) 1986 Jul-Sep; 35(7):373-6.

4. Meiltz A, Weber R, Halimi F et al. Permanent form of junctional reciprocating tachycardia in adults: peculiar features and results of radiofrequency catheter ablation. Europace 2006 Jan; 8(1):21-8.

5. Zardini M, Yee R, Thakur RK et al. Risk of sudden arrhythmic death in the Wolff-Parkinson-White syndrome: current perspectives. Pacing Clin Electrophysiol 1994 May; 17(5 Pt 1):966-75.

6. Vidaillet HJJr, Pressley JC, Henke E et al. Familial occurrence of accessory atrioventricular pathways (preexcitation syndrome). N Engl J Med 1987 Jul 9; 317 (2): 65-9.

7. Munger TM, Packer DL, Hammill SC, et al. A population study of the natural history of Wolff-Parkinson-White syndrome in Olmsted County, Minnesota, 1953-1989. Circulation 1993 Mar; 87(3):866-73.

8. Atié J, Brugada P, Brugada J, et al. Clinical and electrophysiologic characteristics of patients with antidromic circus movement tachycardia in the Wolff-Parkinson-White syndrome. Am J Cardiol 1990 Nov 1; 66(15):1082-91.

9. Kubuš P, Vít P, Gebauer RA, et al. Electrophysiologic profile and results of invasive risk stratification in asymptomatic children and adolescents with the Wolff-Parkinson-White electrocardiographic pattern. Circ Arrhythm Electrophysiol 2014 Apr; 7(2):218-23.

10. Blomström-Lundqvist C, Scheinman MM, Etienne M, et al. ACC/AHA/ESC Guidelines for the Management of Patients With Supraventricular Arrhythmias. Circulation 2003; 108:1871-909.

11. D'Ávila A, Brugada J, et al. A fast and reliable algorithm to localize accessory pathways based on the polarity of the QRS complex on the surface ECG during sinus rhythm. PACE 1995; 18: 1615-27.

12. Iturralde P, Araya-Gomez V, Colin LJ, et al. A new ECG algorithm for the localization of accessory pathways using only the polarity of the QRS complex. Electrocardiol 1996 Oct; 29(4): 289-99.

13. Chiang CE, Chen SA, Teo WS, et al. An accurate stepwise electrocardiographic algorithm for localization of accessory pathways in patients with Wolff-Parkinson-White syndrome from a comprehensive analysis of delta waves and R/S ratio during sinus rhythm. Am J Cardiol 1995 Jul 1; 76(1): 40-6.

14. Arruda MS, McClelland JH, Wang X et al. Development and validation of an ECG algorithm for identifying accessory pathway ablation site in Wolff-Parkinson-White syndrome. J Cardiovasc Electrophysiol 1998 Jan; 9(1): 2-12.

15. Wang K, Asinger R, Hodges M. Electrocardiograms of Wolff-Parkinson-White syndrome simulating other conditions. Am Heart J 1996 Jul; 132(1 Pt 1):152-5.

16

O Eletrocardiograma nas Canalopatias

Mirella Esmanhotto Facin

INTRODUÇÃO

As arritmias cardíacas são distúrbios na formação e na condução do impulso elétrico, que ocorrem mais frequentemente na presença de um substrato anatômico alterado. Embora a grande maioria dos casos de Morte Súbita Cardíaca (MSC) por Fibrilação Ventricular (FV) estejam associados à cardiopatia estrutural, particularmente à doença arterial coronariana, em 10 a 15% dos casos submetidos à necropsia, o coração é aparentemente normal.[1,2]

Nas últimas duas décadas, graças à evolução nos campos da ciência biomolecular e da genética, parte das causas de FV na ausência de cardiopatia aparente puderam ser elucidadas. Dentre elas, figuram as chamadas canalopatias cardíacas.

As canalopatias cardíacas são um grupo de doenças relacionadas ao mau funcionamento congênito ou adquirido dos canais iônicos responsáveis pelas diferentes fases do potencial de ação celular. A movimentação alterada dos íons através da membrana plasmática leva à mudança no padrão de ativação e de repolarização do miocárdio, predispondo a arritmias complexas e morte súbita.

Apesar de mostrarem alguma similaridade entre si, as canalopatias cardíacas apresentam diferentes características genéticas e clínicas, evidenciando padrões eletrocardiográficos heterogêneos e específicos.

Revisaremos aqui as principais síndromes arritmogênicas primárias hereditárias decorrentes de alterações genéticas das proteínas reguladoras do fluxo iônico transmembranoso: a síndrome do QT longo, a síndrome de Brugada, a síndrome do QT curto e a taquicardia ventricular polimórfica catecolaminérgica. Essas entidades serão abaixo descritas de maneira sucinta, com ênfase nos principais aspectos eletrocardiográficos presentes em cada uma delas.

A SÍNDROME DO QT LONGO

Desordem primária da repolarização miocárdica, a Síndrome do QT Longo (SQTL) foi a primeira das canalopatias a ser descrita e se caracteriza pelo prolongamento do intervalo QT associado ao aumento do risco de arritmias cardíacas e morte súbita.[3] Com prevalência de cerca de 1:2.000 nascidos vivos na população caucasiana,[4] acredita-se que essa síndrome arritmogênica hereditária represente a principal causa de morte súbita nos pacientes jovens com necropsia inconclusiva.[5]

São descritas duas formas principais da doença: uma que acomete basicamente o coração e tem transmissão autossômica dominante (a síndrome de Romano-Ward), e outra, autossômica recessiva, em que as manifestações cardiológicas se associam à surdez neurossensorial (a síndrome de Jervell e Lange-Nielsen).[6]

Os avanços da biologia molecular e o conhecimento acumulado desde o primeiro relato de síndrome do QT longo, em meados do século XIX, possibilitaram melhor compreensão sobre a relação entre genótipo-fenótipo e sua implicação nas manifestações clínicas, na estratificação de risco e na resposta terapêutica dos pacientes. Os primeiros três genes relacionados à síndrome foram identificados em 1995, e atualmente são conhecidas 13 formas genéticas diferentes de SQTL. Pacientes com SQTL1, SQTL2 e SQTL3 (com mutações envolvendo KCNQ1, KCNH2 e SCN5A, respectivamente) são responsáveis por 92% dos casos confirmados por análise genética.[7]

O quadro clínico é variável, com dois aspectos principais: alterações eletrocardiográficas e eventos arrítmicos. Os sintomas são, em geral, decorrentes de uma forma de taquicardia ventricular polimórfica conhecida como *"torsades de pointes"* (Figura 16.1) que, de acordo com sua duração, pode levar a palpitações, pré-síncope, síncope e parada cardiorrespiratória. As circunstâncias do episódio de arritmia tendem a ser específicas para cada forma genética de SQTL. Desta maneira, a maioria dos eventos arrítmicos em pacientes com SQTL1 ocorre durante estresse físico ou emocional, nos portadores de SQTL2, durante o repouso ou com barulhos repentinos e, naqueles com SQTL3, as arritmias surgem ao repouso ou mesmo durante o sono. Morte súbita pode ser a apresentação inicial em alguns pacientes.[7]

O prolongamento do intervalo QT corrigido (QTc) é o marco eletrocardiográfico da doença, embora possa estar ausente em até um terço dos pacientes, dependendo da forma genética envolvida.[7] Além disso, em um mesmo paciente, o valor do QTc pode variar em resposta a diversos fatores, tais como: ciclo circadiano, balanço hidroeletrolítico, tônus autonômico e drogas.

O intervalo QT reflete a soma dos tempos de despolarização (complexo QRS) e de repolarização (onda T) dos ventrículos, e deve ser medido do início do complexo QRS até o ponto em que uma tangente, desenhada na curva descendente da onda T, toca a linha de base (Figura 16.2). Como a maior parcela do intervalo QT é composta pela onda T, considera-se que alterações no comprimento desse intervalo reflitam anormalidades da fase de repolarização ventricular.

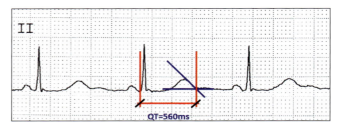

Figura 16.2 – Método de mensuração do intervalo QT – do início do complexo QRS até o ponto em que uma tangente, desenhada na curva descendente da onda T, toca a linha de base. O QT medido deve ser corrigido para a frequência cardíaca para que se obtenha o QTc. Aplicando-se a fórmula de Bazett, neste caso, calcula-se o QTc em 549 ms.

A duração do intervalo QT guarda relação inversa com a frequência cardíaca (FC) – quanto maior a FC, menor o intervalo QT e vice-versa. Diversas fórmulas foram criadas para ajustar o valor intervalo QT medido para determinada FC. Dentre elas, a mais utilizada é a fórmula de Bazett:[8]

$$QTc \text{ (em segundos)} = \frac{QT \text{ medido}}{\sqrt{R-R}}$$

É importante destacar que a acurácia da fórmula de Bazzet diminui em frequências cardíacas extremas (acima de 100 bpm ou abaixo de 50 bpm), levando à hipercorreção em FC mais altas e à hipocorreção nas FC mais baixas. O intervalo QTc normal em crianças é de até 0,44 segundos. Nos adultos, o valor normal vai até 0,44 segundos para homens e 0,45 segundos para mulheres.[9]

Além do prolongamento do intervalo QTc, o eletrocardiograma pode evidenciar outras al-

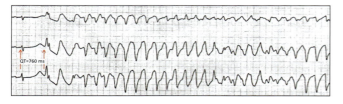

Figura 16.1 – *Torsades de Pointes* - forma de taquicardia ventricular polimórfica relacionada ao prolongamento do intervalo QTc, neste caso, calculado em 870 ms pela fórmula de Bazett. Observar a aparência de torsão das pontas do QRS, que ora tem polaridade positiva e ora negativa na derivação visualizada.

terações nos pacientes com SQTL. A onda T é frequentemente anormal, entalhada ou de padrão bifásico e sua morfologia pode ser correlacionada com genótipos específicos, apesar de alguma sobreposição (Figura 16.3). Enquanto na SQTL1 a onda T é ampla e larga ou de aparência normal e um pouco tardia, na SQTL2 ela possui baixa amplitude e morfologia bífida ou entalhada. Já nos pacientes com SQTL3, a onda T é apiculada e de aparecimento muito mais tardio.[10] A macro-alternância da onda T (alteração regular de amplitude e polaridade) é um dos padrões eletrocardiográficos mais característicos da doença e sinal de instabilidade elétrica cardíaca.[11] Dispersão do intervalo QT também pode ser observada. Além de arritmias ventriculares, os pacientes com SQTL têm maior propensão ao desenvolvimento de arritmias atriais, incluindo fibrilação atrial. Bradicardia e pausas sinusais não são infrequentes em pacientes com SQTL3.

O diagnóstico da síndrome do QT longo baseia-se em grande parte no intervalo QT prolongado, desde que se excluam causas secundárias como distúrbios hidroeletrolíticos e drogas. A probabilidade diagnóstica de SQTL pode ser acessada através do escore de Schwartz modificado, que leva em consideração a idade, os sintomas e a história médica e familiar do paciente, além de critérios eletrocardiográficos (Tabela 16.1). Assim, pacientes com pontuação ≤ 1 têm baixa probabilidade de SQTL; os com pontuação entre 1,5 e 3.0 têm probabilidade moderada; e os com escore ≥, 3,5, alta probabilidade da doença.[12,13]

Dentre os achados eletrocardiográficos, intervalos QTc muito prolongados (> 500 ms), ondas T entalhadas e macroalternância de onda T estão implicados em maior risco de eventos arrítmicos.[7]

Tabela 16.1
Escore de probabilidade diagnóstica de SQTL – escore de Schwartz modificado. Pacientes com pontuação ≤ 1 têm baixa probabilidade de SQTL, os com pontuação entre 1,5 e 3,0 têm probabilidade moderada, e os com escore ≥ 3,5, alta probabilidade da doença.

Achados eletrocardiográficos	Pontos
A) QTc	
▪ ≥ 480 ms	3
▪ 460-470 ms	2
▪ 450 ms em homens	1
B) QTc ≥ 480 ms no quarto minuto de recuperação após teste ergométrico	1
C) *Torsades de pointes* (na ausência de causas secundárias de prolongamento do QTc)	2
D) Macroalternância da onda T	1
E) Onda T entalhada em três derivações	1
F) Frequência cardíaca abaixo do segundo percentil para a idade (restrito para crianças)	0,5
História clínica	
A) Síncope	
▪ Relacionada ao estresse	2
▪ Sem relação com o estresse	1
B) Surdez congênita	0,5
História familiar	
A) Familiar com o diagnóstico de SQTL	1
B) História de morte cardíaca súbita em familiar de primeiro grau com menos de 30 anos de idade	0,5

A síndrome de Brugada

A síndrome de Brugada é uma cardiopatia genética, com padrão de herança autossômico dominante de penetrância variável. Descrita em 1992 pelos

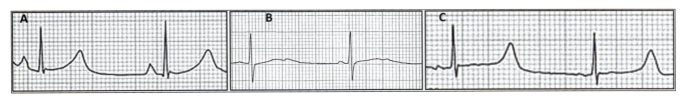

Figura 16.3 – Morfologias gene-específicas do segmento ST e da onda T. **(A)** Traçado eletrocardiográfico de paciente com SQTL1 mostrando onda T ampla, larga, e um pouco tardia. **(B)** Eletrocardiograma de uma paciente portadora de SQTL2, com ondas T de baixa amplitude e entalhadas. **(C)** Paciente com SQTL3. Note que a onda T é apiculada e de aparecimento muito mais tardio.

irmãos Brugada, caracteriza-se por achados anormais no eletrocardiograma de superfície associados ao risco aumentado de arritmias ventriculares malignas e morte súbita.[14] Dados sobre a epidemiologia da doença são escassos, porém sabe-se que sua prevalência é maior na Ásia, atingindo até 0,5-1:1.000 no sudeste asiático, onde é a segunda causa mais importante de morte em indivíduos do sexo masculino abaixo dos quarenta anos de idade.[15] A síndrome de Brugada é oito a dez vezes mais prevalente em homens do que em mulheres[16] e, geralmente, seu diagnóstico é feito entre a quarta e a quinta décadas de vida. As manifestações clínicas são em geral relacionadas a arritmias complexas e variam desde síncope e respiração agônica noturna à morte súbita cardíaca, que pode ser a apresentação inicial em até um terço dos pacientes. Palpitação é pouco frequente e pode ser referida na presença de fibrilação atrial. Esses sintomas ocorrem ao repouso, durante sono, estado febril ou condição vagotônica, e são raros durante a atividade física.

A primeira alteração genética vinculada à síndrome de Brugada foi publicada em 1998 – a mutação do gene SCN5A, que codifica a subunidade alfa do canal de sódio, levando-o à perda de função.[17] Embora identifique-se a mutação causativa em apenas 30% dos casos genotipados, 12 genes responsáveis já foram reportados.[18] Em todos os genótipos envolvidos, a diminuição do influxo de sódio e/ou cálcio, e/ou o aumento do efluxo celular de potássio estiveram associados à manifestação fenotípica da doença.

O eletrocardiograma na síndrome de Brugada revela uma forma de pseudobloqueio do ramo direito associado ao supradesnivelamento do segmento ST em V_1 e V_2. São descritos dois diferentes padrões de elevação do segmento ST (Figura 16.4), conforme o consenso de 2012:[19]

- **Brugada tipo 1**: caracterizado pelo supradesnivelamento do segmento ST (≥ 2 mm) com convexidade superior associado à inversão da onda T nas derivações V_1 e V_2.
- **Brugada tipo 2**: combinação dos padrões designados como tipos 2 e 3 em consenso prévio, apresenta onda r' de pelo menos 0,2 mV de amplitude, seguida da elevação convexa ou "em sela" do segmento ST (≥ 0,5 mm) e onda T positiva em V_2 e de morfologia variável em V_1.

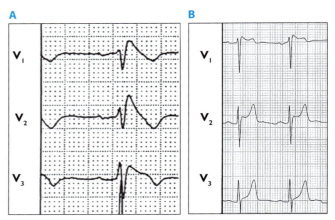

Figura 16.4 – Padrões eletrocardiográficos de Brugada tipo 1 **(A)** e tipo 2 **(B)**.

Duas hipóteses, não mutuamente exclusivas, são utilizadas para justificar esses achados eletrocardiográficos:

1. A hipótese da repolarização
   O miocárdio compõe-se de três camadas eletrofisiologicamente distintas: o epicárdio, as células M e o endocárdio. Na síndrome de Brugada ocorre um encurtamento do potencial de ação do epicárdio e das células M, graças à diminuição do influxo de sódio (afetando a fase 0 da despolarização ventricular) e ao aumento no efluxo de potássio (pelo favorecimento das correntes I_{to}). Essa alteração no potencial de ação poupa as células do endocárdio e, desta maneira, leva à dispersão da repolarização ventricular, com aparecimento de um gradiente de voltagem transmural. O fenômeno elétrico resultante, mais pronunciado no ventrículo direito, seria responsável pelo padrão eletrocardiográfico de Brugada e pela criação de substrato para a reentrada, predispondo a arritmias cardíacas.[20]
2. A hipótese da despolarização
   O eletrocardiograma característico da síndrome de Brugada seria resultante do atraso na condução do estímulo elétrico durante a fase final da despolarização ventricular[21] combinado a alterações morfológicas sutis do ventrículo direito.

Uma vez que os fenômenos elétricos descritos predominam no ventrículo direito, o padrão eletrocardiográfico de Brugada é mais bem visualizado nas derivações que avaliam essa cavidade (V_1, V_2) e a sua via de saída (as derivações direitas altas – V1H e V2H).[20,21] Obtém-se V1H através da colocação do eletrodo correspondente a V_1 nos espaços intercostais mais altos – no segundo ou no terceiro espaço intercostal direito. Analogamente, V2H é resultado da colocação do eletrodo correspondente a V_2 no segundo ou no terceiro espaço intercostal esquerdo[22,23] (Figuras 16.5A e 16.5B). Vários estudos concluíram que a sensibilidade do eletrocardiograma de superfície para o diagnóstico do padrão de Brugada é aumentada quando se utilizam as derivações precordiais direitas altas e, em muitos casos, o diagnóstico é feito somente através dessas derivações.

É importante lembrar que, apesar de típicas, as alterações eletrocardiográficas descritas podem se manifestar de maneira intermitente.[24] Manobras vagais, aumento do tônus alfa-adrenérgico, estado febril, libação alcoólica, alterações hidroeletrolíticas e drogas, principalmente as bloqueadoras dos canais de sódio, podem acentuar ou desmascarar o padrão de Brugada ao eletrocardiograma.

O diagnóstico da síndrome de Brugada, além da presença de sintomas, requer a manifestação do padrão eletrocardiográfico tipo I (espontâneo ou induzido por drogas) obtido em pelo menos uma derivação precordial direita colocada na posição padrão ou nos espaços intercostais superiores.[7] Pacientes assintomáticos com alterações eletrocardiográficas típicas, mas sem outros comemorativos

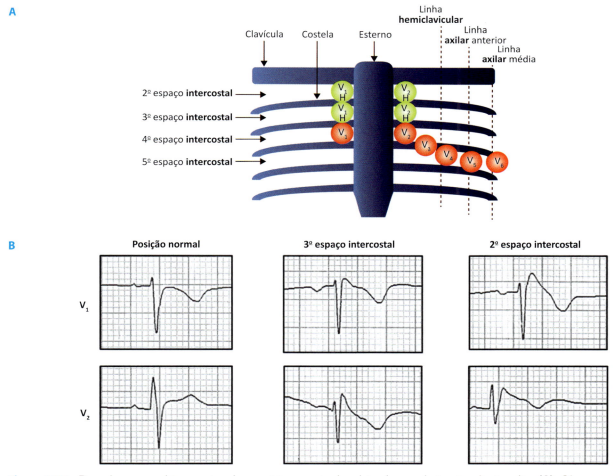

Figura 16.5 – Desenho esquemático mostrando o posicionamento dos eletrodos nas derivações direitas altas **(A)**. Observe a mudança do padrão eletrocardiográfico obtido pelo simples reposicionamento das derivações em um mesmo paciente **(B)**.

para o diagnóstico da doença, são denominados portadores do padrão de Brugada.

Algumas doenças ou condições clínicas podem levar a alterações eletrocardiográficas semelhantes ao padrão de Brugada e devem ser aventadas no diagnóstico diferencial, tais como: bloqueio do ramo direito, repolarização precoce, hipertrofia septal, displasia arritmogênica do ventrículo direito, alterações isquêmicas, tromboembolismo pulmonar, pericardite, acidente vascular encefálico, distrofias musculares, deficiência de tiamina, hipercalemia, hipercalcemia, hipotermia e *pectus excavatum*.[19,7]

A manifestação espontânea do padrão de Brugada tipo I em indivíduos sintomáticos está relacionada ao aumento do risco de eventos cardíacos arrítmicos. Fibrilação atrial pode ocorrer em 10 a 53% dos casos e mostra valor prognóstico, associando-se à maior incidência de síncope e taquicardia ventricular. Recentemente, a presença de fragmentação do complexo QRS foi descrita como estratificador de risco em pacientes com síndrome de Brugada.[7]

TAQUICARDIA VENTRICULAR CATECOLAMINÉRGICA

Distúrbio arritmogênico primário raro, a Taquicardia Ventricular Polimórfica Catecolaminérgica (TVPC) é caracterizada por episódios de taquicardia ventricular polimórfica ou bidirecional induzidos por descarga adrenérgica, como estresse físico ou emocional. Os pacientes afetados apresentam eletrocardiograma de repouso normal e exames cardiológicos de imagem sem alterações importantes, o que dificulta a determinação da real taxa de prevalência dessa doença.[7]

Os primeiros sintomas da TVPC geralmente ocorrem durante a infância e a adolescência, embora tenham sido relatados alguns casos de manifestação clínica tardia, ao redor da quarta década de vida.[25] Síncope é a apresentação inicial na maioria dos casos e a associação desta à atividade convulsiva pode levar erroneamente a um diagnóstico neurológico de epilepsia, muitas vezes atrasando o reconhecimento da TVPC e a instituição de terapêutica adequada. Além de arritmias ventriculares malignas (TV e FV) durante o esforço, as arritmias supraventriculares catecolamina-induzidas são forma comum de manifestação da doença. Trinta por cento dos pacientes têm história familiar positiva para síncope, convulsão ou morte súbita durante o esforço, o que pode contribuir para o diagnóstico.[7]

Até agora foram descritas duas variantes genéticas da síndrome. A primeira, conhecida como TVPC1, é a forma autossômica dominante da doença e decorre da mutação do gene codificante do Receptor de Rianodina (RYR2), responsável pela liberação de cálcio do retículo sarcoplasmático para o citoplasma do miócito cardíaco.[26] A segunda, a TVPC2, tem herança autossômica recessiva e está relacionada à mutação do gene da calsequestrina 2 (CASQ2), a principal proteína de armazenamento de cálcio do retículo sarcoplasmático.[27] Em ambos os casos, a sobrecarga de cálcio intracelular leva ao aparecimento de pós-potenciais tardios e atividade elétrica deflagrada, mecanismo responsável pela gênese das arritmias cardíacas.

O eletrocardiograma de repouso é normal, com eventual bradicardia. As arritmias surgem ao esforço e apresentam maior grau de complexidade à medida que a frequência cardíaca aumenta. Além de arritmias atriais, observam-se extrassístoles ventriculares mono ou polimórficas que, em maior carga de trabalho, são sucedidas por episódios de taquicardia ventricular bidirecional ou polimórfica (Figuras 16.6 e 16.7). A avaliação eletrocardiográfica durante o esforço físico, através do teste ergométrico e da eletrocardiografia dinâmica (Holter 24 horas e *Loop recorder*) é, portanto, peça fundamental da propedêutica armada para o diagnóstico da TVPC.[7]

Ocorrência de parada cardíaca antes do diagnóstico de TVPC, manifestação precoce da doença durante a infância, falta de instituição de terapia com betabloqueador e persistência de arritmias ventriculares complexas ao esforço mesmo após otimização da terapia farmacológica são fatores de risco para eventos cardíacos arrítmicos futuros.[7]

A SÍNDROME DO QT CURTO

A Síndrome do QT Curto (SQTC) é uma canalopatia hereditária de ocorrência rara, associada ao marcado encurtamento do intervalo QT, e risco aumentado de morte súbita em pacientes com coração estruturalmente normal.

O ELETROCARDIOGRAMA NAS CANALOPATIAS

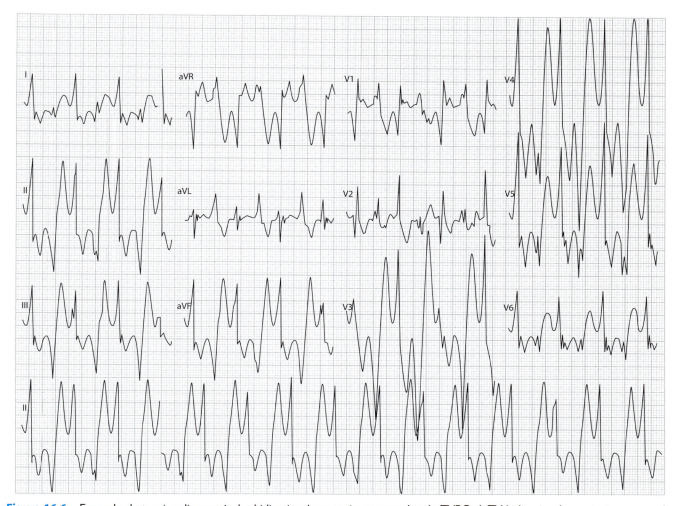

Figura 16.6 – Exemplo de taquicardia ventricular bidirecional em paciente portador de TVPC. A TV bidirecional caracteriza-se por alternância do eixo elétrico do QRS batimento a batimento, vista em pelo menos uma derivação eletrocardiográfica e presente na maioria dos episódios de taquicardia ventricular.

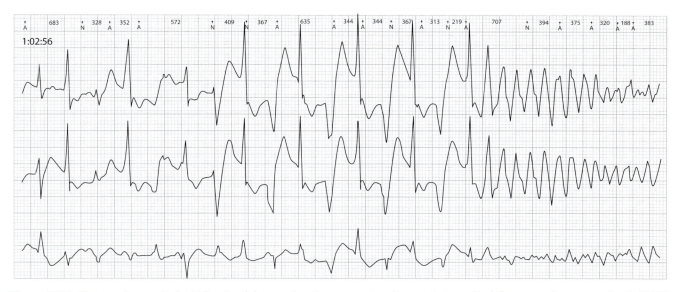

Figura 16.7 – Taquicardia ventricular bidirecional desencadeando uma taquicardia ventricular polimórfica em paciente portador de TVPC.

A primeira observação sobre encurtamento do intervalo QT e risco cardiovascular foi publicada em 1993, associando valores de QT corrigido (QTc) < 400 ms ao aumento em 2,4 vezes na taxa de morte súbita cardíaca.[28] Porém, a síndrome do QT curto foi somente reconhecida como entidade clínica no ano 2000, com a descrição de quatro pacientes que apresentavam intervalos QT extremamente curtos (< 300 ms) combinados à fibrilação atrial paroxística e morte súbita.[29] Desde então, mais de cem casos foram relatados, elucidando as bases fisiopatológicas da doença. Seis genes que codificam diferentes canais iônicos já foram relacionados à síndrome. As mutações genéticas identificadas foram descritas e nomeadas SQTC 1 a SQTC 6 de acordo com sua ordem cronológica de descobrimento.

O intervalo QT é determinado pela duração do potencial de ação ventricular que, por sua vez, depende do balanço entre as correntes iônicas ativas durante a fase de repolarização celular. A diminuição do influxo celular de cálcio I_{Ca} (SQTC 4-6) ou o aumento do efluxo de potássio I_{Kr} (STQC 1), I_{Ks} (SQTC 2) e I_{K1} (SQTC 3) levam ao encurtamento do potencial de ação dos miócitos cardíacos e à abreviação do QT, que pode ser medido no eletrocardiograma de 12 derivações.

Apesar de o limite superior da normalidade do QTc já estar bem estabelecido, seu limite inferior e o valor abaixo do qual existe risco de arritmia ainda são temas de discussão.[7] Existe uma sobreposição dos valores de QTc entre indivíduos afetados e pessoas aparentemente sadias, fato exemplificado por estudo finlandês, em que pacientes com intervalo QT curto (QTc < 340 ms) e muito curto (QTc < 320 ms) não apresentaram eventos cardíacos arrítmicos durante 29 anos de seguimento clínico.[30] Conforme registro americano, o intervalo QT curto (≤ 360 ms) está presente em até 2% da população em geral.[31]

Tendo em vista o exposto, Gollob *et al* propuseram um escore diagnóstico que, em analogia ao Escore de Schwartz utilizado para a síndrome do QT longo, leva em conta critérios clínicos e genéticos, com pontuação elevada para valores de QT abaixo de 330 ms.[32] Esse escore não foi amplamente aceito e, em recomendação atual, os especialistas propõem que o diagnóstico da síndrome do QT curto seja feito:[7]

1. Quando QTc ≤ 330 ms.
2. Se QTc ≤ 360 ms associado à presença de um ou mais dos seguintes fatores: mutação patogênica, história familiar de síndrome do QT curto, história familiar de morte súbita em idade ≤ 40 anos e nos sobreviventes de episódio de FV/TV na ausência de cardiopatia aparente.

O quadro clínico é variável e os sintomas, na síndrome do QT curto, variam de palpitação, síncope, fibrilação atrial e até morte súbita arrítmica, apresentação inicial em até 1/3 dos indivíduos afetados. Em muitos casos, os pacientes são assintomáticos.

O marco da síndrome do QT curto, como se infere pelo próprio nome, é a abreviação do intervalo QT, corrigido para determinada frequência cardíaca – (Figura 16.8). Para o cálculo do QTc, em geral, se utiliza a fórmula de Bazett (vide acima). A medição do QT deve ser realizada em frequência cardíaca normal, evitando-se períodos de taqui ou bradicardia, que podem sub ou superestimar os valores do QTc.

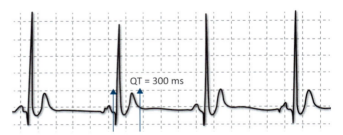

Figura 16.8 – Traçado eletrocardiográfico de um indivíduo portador de síndrome do QT curto – QTc neste caso calculado em 300 ms pela fórmula de Bazett.

Além do encurtamento do intervalo QTc (em geral < 360 ms), são típicos os seguintes achados eletrocardiográficos:

- Ausência do segmento ST.
- Ondas T altas e apiculadas nas derivações precordiais.
- Baixa adequação do intervalo QT à frequência cardíaca.
- Prolongamento do intervalo $T_{pico} - T_{término}$ e da taxa $T_{pico} - T_{término}/Q$.

Podem ocorrer, ainda, o infradesnivelamento do intervalo PQ, à semelhança do que ocorre na pericardite aguda e no infarto agudo do miocárdio,[33] e a associação ao padrão eletrocardiográfico de Brugada, nos casos de acometimento dos canais de cálcio (SQTC 4, 5 e 6).[34] Características eletrocardiográficas de repolarização precoce podem ocorrer em até dois terços dos casos de SQTC.

Apesar da raridade da doença e, portanto, da escassez de dados, observa-se alguma correlação entre genótipo e fenótipo. Nos casos de SQTC 1 e 2, os pacientes apresentam ondas T altas, apiculadas e simétricas. O eletrocardiograma na SQTC 3 evidencia ondas T assimétricas, com fase descendente mais rápida.[35] Nas formas SQTC 4, 5 e 6, a onda T é simétrica e de amplitude variável.

O diagnóstico diferencial deve ser feito com causas adquiridas de intervalo QT curto, tais como hipercalemia, hipercalcemia, hipertermia e aumento do tônus vagal.

REFERÊNCIAS BIBLIOGRÁFICAS

1. Chugh SS, Kelly KL, Titus JL. Sudden cardiac death with apparently normal heart. Circulation 2000; 102:649.
2. Wever EF, Robles de Medina EO. Sudden death in patients without structural heart disease. J Am Coll Cardiol 2004; 43:1137.
3. Moss AJ. Long QT Syndrome. JAMA 2003; 289(16):2041.
4. Schwartz PJ, Stramba-Badiale M, Crotti L, et al. Prevalence of Congenital Long QT Syndrome. Circulation 2009; 120(18): 1761-7.
5. Tester DJ, Ackerman MJ. Postmortem long QT syndrome genetic testing for sudden unexplained death in the young. J Am Coll Cardiol 2007; 49(2):240.
6. Chiang CE, Roden DM. The long QT syndromes: genetic basis and clinical implications. J Am Coll Cardiol 2000; 36(1):1.
7. Priori S, Wilde A, Horie M, et al. HRS/EHRA/APHRS expert consensus statement on the diagnosis and management of patients with inherited primary arrhythmia syndromes: document endorsed by HRS, EHRA, and APHRS in May 2013 and by ACCF, AHA, PACES and AEPC in June 2013. Heart Rhythm 2013 Dec; 10(12): 1932-63.
8. Bazett, HC. An analysis of the time-relations of electrocardiograms. Heart 1920; 7:353.

9. Moss AJ. Measurement of the QT interval and the risk associated with QTc interval prolongation: a review. Am J Cardiol 1993; 72(6):23B.
10. Zhang L, Timothy KW, Vincent GM, et al. Spectrum of ST-T-wave patterns and repolarization parameters in congenital long-QT syndrome: ECG findings identify genotypes. Circulation 2000; 102(23):2849.
11. Zareba W, Moss AJ, le Cessie S, Hall WJ. T wave alternans in idiopathic long QT syndrome. J Am CollCardiol 1994; 23(7):1541.
12. Schwartz PJ, Moss AJ, Vincent GM, Crampton RS. Diagnostic criteria for the long QT syndrome. An update. Circulation 1993; 88(2):782.
13. Schwartz PJ, Crotti L. QTc behavior during exercise and genetic testing for the long-QT syndrome. Circulation 2011 Nov; 124(20):2181-4.
14. Brugada P, Brugada J. Right bundle branch block, persistent ST segment elevation and sudden cardiac death: a distinct clinical and electrocardiographic syndrome. A multicenter report. J Am Coll Cardiol 1992; 20: 1391-6.
15. Nademanee K. Sudden unexplained death syndrome in Southeast Asia. Am J Cardiol 1997; 79:10.
16. Antzelevitch C, Brugada P, Borggrefe M, et al. Brugada Syndrome: report of the second consensus conference. Heart Rhythm, 2005; 2 (4): 429-40.
17. Chen Q, Kirsch GE, Zhang D, et al. Genetic basis and molecular mechanism for idiopathic ventricular fibrillation. Nature 1998; 392:293-6.
18. Mizusawa Y, Wilde A. Brugada Syndrome. Circ Arrhythm Electrophysiol 2012; 5(3):606-16.
19. Bayés de Luna A, Brugada J, Baranchuk A, et al. Current electrocardiografic criteria for diagnosis of Brugada pattern: a consensus report. J Electrocardiol 2012; 45:433.
20. Antzelevitch C, Fish J, Diego J. Cellular mechanisms underlying the Brugada syndrome. The Brugada syndrome: from bench to bedside. Oxford: Blackwell Futura;2004. 52-77.
21. Tukkie R, Sogaard P, Vleugels J, et al. Delay in right ventricular activation contributes to Brugada syndrome. Circulation 2004; 1272-7.
22. Antzelevitch C, Brugada P, Brugada J, Brugada R. The Brugada syndrome: from bench to bedside. Oxford: Blackwell Futura;2004. p 94.
23. Takagi M, Toda I, Takeuchi K, et al. Utility of right precordial leads at higher intercostal space positions to diagnose Brugada syndrome. Pacing Clin Electrophysiol 2002; 25:241-42.
24. Veltmann C, Schimpf R, Echternach C, et al. A prospective study on spontaneous fluctuations between

diagnostic and non-diagnostic ECGs in Brugada syndrome: implications for correct phenotyping and risk stratification. Eur Heart J 2006; 27:2544.

25. Priori SG, Napolitano C, Tiso N, Memmi M, Vignati G, Bloise R, et al. Mutations in the cardiac ryanodine receptor gene (hRyR2) underlie catecholaminergic polymorphic ventricular tachycardia. Circulation 2001; 103(2):196.

26. Lahat H, Pras E, Olender T, et al. A missense mutation in a highly conserved region of CASQ2 is associated with autossomal recessive catechol-amine-induced polymorphic ventricular tachycardia in Bedouin families from Israel. Am J Hum Genet, 2001. 69(6):1378-84.

27. Hayashi M, Denjoy I, Extraminiana F et al. Incidence and risk factors of arrhythmic events in catecholaminergic polymorphic ventricular tachycardia. Circulation 2009; 119(18):2426-34.

28. Algra A, Tijssen JG, Roelandt JR, et al. QT interval variables from 24 hour electrocardiography and the two year risk of sudden death. Br Heart J 1993; 70:43.

29. Gussak I, Brugada P, Brugada J, et al. Idiopathic short QT interval: a new clinical syndrome? Cardiology 2000; 94:99.

30. Anttonen O, Junttila M, Rissanen H, et al. Prevalence and prognostic significance of short QT interval in a middle-aged finnish population. Circulation 2007; 116:714.

31. Mason J, Ramseth D, Chanter D, et al. Electrocardiographic reference ranges derived from 79.743 ambulatory subjects. J Electrocardiol 2007; 40:228.

32. Gollob M, Redpath C, Roberts J. The short QT syndrome: proposed diagnostic criteria. J Am Coll Cardiol 2011; 57:802.

33. Tülümen E, Giustetto C, Wolpert C, et al. PQ segment depression in patients with short QT syndrome: a novel marker for diagnosing short QT syndrome? Hearth Rithm 2014; 11:1024.

34. Antzelevitch C, Pollevick G, Cordeiro J, et al. Loss-of-function mutations in the cardiac calcium channel underlie a new clinical entity characterized by ST-segment elevation, short QT intervals, and sudden cardiac death. Circulation 2007; 115:442.

35. Priori S, Pandit S, Rivolta I, et al. A novel formo f short QT syndrome (SQT3) is caused by a mutation in the KCNJ2 gene. Circ Res 2005; 96:800.

17

O Eletrocardiograma nas Síndromes da Onda J

Carlos Alberto Pastore

INTRODUÇÃO

A conhecida onda de Osborn,[1] descrita há mais de cinquenta anos em indivíduos em condições normais ou patológicas, está sendo atualmente descrita como onda J, quando surge logo após o complexo QRS no eletrocardiograma de repouso. Os mecanismos celulares e iônicos do aparecimento da onda J estão claramente descritos na publicação de Antzelevich e Yan.[2]

O significado clínico da onda J foi muito investigado e as publicações sugerem que a onda J tem como etiologia as correntes transitórias de saída (Ito), sendo o marcador eletrocardiográfico de algumas síndromes como repolarização precoce, Brugada e fibrilação ventricular idiopática. As referidas bases iônicas e celulares têm grande participação na morte súbita cardíaca desencadeada pelas patologias citadas, bem como nos infartos agudos com supra do segmento ST.

ONDAS J – EVIDÊNCIAS IÔNICAS E CELULARES

As explicações sobre a etiologia do aparecimento da onda J foram baseadas nas pesquisas anteriores[2] que sugeriram o gradiente entre epicárdio e endocárdio ventriculares nas fases 1 e 2 do potencial de ação. O epicárdio ventricular apresenta, habitualmente, na fase 1 de repolarização rápida do potencial de ação mediada pelos canais de potássio

$I_{to'}$ um entalhe mais proeminente que o endocárdio ventricular produzindo, assim, um gradiente de voltagem transmural responsável por uma elevação do ponto J ou uma onda J. Os trabalhos de Antzelevich e Yan, em preparados de ventrículos caninos perfundidos, mostram que a ativação se inicia no endocárdio e atravessa transmuralmente para o epicárdio ventricular. Desta forma, uma onda J pode ser vista no eletrocardiograma, coincidindo com o entalhe do potencial de ação do epicárdio. Alguns fatores que influenciam a dinâmica e a sequência da ativação ventricular, como o aumento da frequência cardíaca, a qual reduz a corrente Ito, podem lentificar a recuperação da inativação, resultando na diminuição do tamanho da onda J.

MECANISMOS IÔNICOS E CELULARES × ALTERAÇÕES NO ELETROCARDIOGRAMA E ONDA J

As bases iônicas e celulares, a elevação do segmento ST no eletrocardiograma e o desencadeamento de arritmias ligadas ao aparecimento da onda J estão relacionados com as seguintes modificações no potencial de ação: a presença da espícula e a cúpula no epicárdio (não no endocárdio) mediada pela corrente Ito, sendo representada no eletrocardiograma pela onda J. A possibilidade de perda completa da cúpula do epicárdio, pela presença de grande espícula e cúpula nesta camada, leva a um aumento da dispersão transmural da repolarização ventricular, a qual se apresenta como uma elevação do segmento ST no eletrocardiograma, servindo de substrato arritmogênico para taquicardia ou fibrilação ventricular. Na bradicardia a corrente Ito é mais ativa e, assim, há maior elevação do segmento ST e da onda J[3] (Tabela 17.1).

SÍNDROME DE BRUGADA

Essa síndrome foi descrita como uma entidade clínica pelos irmãos Brugada,[4] se caracterizando com sintomas como síncope recorrente e morte súbita cardíaca por fibrilação ventricular. No início foi descrita em pacientes do sexo masculino, asiáticos; hoje pode ser encontrada em indivíduos de qualquer região do mundo.

Os padrões eletrocardiográficos nos pacientes com a síndrome de Brugada mostram uma elevação do ponto J, criando uma onda J característica, bem como do segmento ST, observados nas derivações precordiais direitas, as quais observam melhor o epicárdio do ventrículo direito (onde predominam as correntes Ito).

A síndrome de Brugada, como uma das síndromes da onda J, exibe suas características clínicas e eletrocardiográficas devido ao mecanismo iônico e celular descrito para a formação da onda J. A elevação do segmento ST nessa síndrome é influenciada pela frequência cardíaca, pelo tônus autonômico e pela perda heterogênea do potencial de ação do epicárdio que se expressa tipicamente no eletrocardiograma em V_1, V_2 e V_3.

Embora as publicações anteriores relatem três padrões ECG, atualmente consideramos, no último consenso, a existência de apenas dois padrões ECG bem definidos, com imagens características em V_1-V_3 (Figura 17.1) (Bayés de Luna, 2012).[5]

Tabela 17.1
Síndromes da onda J.

	SRP	FV Idiopática	Síndrome de Brugada
Localização anatômica	Anterolateral esquerda	Inferoposterior	Ventrículo direito
Densidade da I_{to} no Epi	Pequena	Média	Grande
Amplitude da onda J	Pequena	Média	Grande
Elevação do ST	V_4-V_6	II, III e aVF	V_1-V_3
Dominância sexo	Homens	Homens	Homens

SRP – Síndrome de Repolarização Precoce. **FV** – Fibrilação Ventricular. **Epi** – Epicárdio.

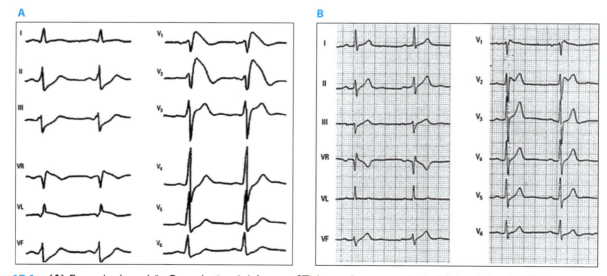

Figura 17.1 – **(A)** Exemplo de padrão Brugada tipo 1 (côncavo, ST descendente em relação à linha de base). **(B)** Exemplo de padrão Brugada tipo 2 ("em sela") tipo.

- Padrão eletrocardiográfico Brugada tipo 1 (de convexidade superior): apresenta ao fim do QRS e início do ST (QRS-ST) uma elevação do ponto J e do segmento ST ≥ 2 mm de convexidade superior, ou retilínea descendente seguida de T negativa simétrica. Pode parecer uma imagem de SCAEST, porém o paciente usualmente não apresenta dor. Esse padrão eletrocardiográfico tipo 1 possui maior risco de aparecimento de eventos TVP/FV.
- Padrão eletrocardiográfico Brugada tipo 2 ("em sela de montaria"): apresenta uma r' final (considerada por alguns como onda J) ≥ 2 mm de ângulo arredondado, seguida de uma rampa descendente de inclinação suave que dá lugar a uma ascensão do segmento ST de pelo menos 0,5 mm. O segmento ST é seguido de uma T positiva em V_2 e de morfologia variável em V_1.

SÍNDROME DA REPOLARIZAÇÃO PRECOCE

A síndrome é caracterizada por uma onda J ou uma elevação do ponto J, com um segmento ST côncavo (concavidade para cima), em geral nas derivações precordiais esquerdas (V_3, V_4 e V_5), com onda T positiva e de grande amplitude. Quando se registra nas derivações da parede inferior e o segmento ST está retificado e não ascendente, a síndrome é considerada benigna, podendo ser considerada de risco, isto é, associada a surtos de TV/FV. Pode ser mais encontrada em indivíduos da raça negra, jovens e atletas. Essa síndrome tem sido bastante estudada, pois apresenta algumas semelhanças com a de Brugada e com a fibrilação ventricular idiopática.

FIBRILAÇÃO VENTRICULAR IDIOPÁTICA

Essa síndrome, também conhecida como morte súbita noturna ou morte súbita inesperada, foi descrita em populações asiáticas, sem respostas para a etiologia dos eventos arrítmicos. Uma descrição posterior[6] (Otto e col.) descreveu a presença de elevação do segmento ST nas derivações inferiores, com uma onda J, em pacientes masculinos asiáticos considerados saudáveis, que apresentavam episódios recorrentes de fibrilação ventricular. Esta foi a primeira descrição dessa síndrome que foi associada à síndrome de Brugada.

RESUMO

Como vimos, a bradicardia aumenta a elevação do segmento ST, já a taquicardia leva à normalização do referido segmento.

Os mecanismos da síndrome de Brugada, da repolarização precoce e da fibrilação ventricular idiopática são expressões distintas de um mesmo mecanismo das bases iônicas celulares e genéticas. Desta forma, as características eletrocardiográficas dessas entidades podem acontecer numa mesma família ou indivíduo. A elevação do segmento induzida pela mutação SCN5A nas precordiais direitas e também nas derivações diafragmáticas ou inferiores foi descrita em várias publicações.

A diferença na densidade da corrente Ito de potássio e o tamanho da onda J associada parecem ser as únicas diferenças entre essas duas síndromes (Figura 17.2).

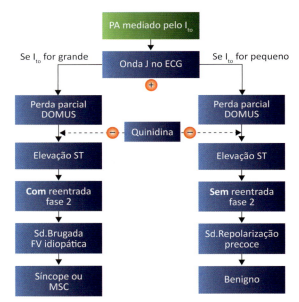

Figura 17.2 – Diagrama que mostra os mecanismos iônicos e celulares para a gênese da onda J, elevação do segmento ST e arritmogênese das síndromes da onda J.

REFERÊNCIAS BIBLIOGRÁFICAS

1. Osborn JJ. Experimental hypothermia: respiratory and blood pH changes in relation to cardiac function. Am J Physiol 1953; 175:389-98.
2. Yan GX, Antzelevitch C. Cellular basis for the electrocardiographic J wave. Circulation 1996; 93:372-79.
3. Yan GX, Antzelevitch C. Cellular basis for the Brugada syndrome and other mechanisms of arrhyth-

mogenesis associated with ST-segment elevation. Circulation 1999; 100:1660.

4. Brugada P, Brugada J. Right bundle branch block, persistent ST segment elevation and sudden cardiac death: a distinct clinical and electrocardiographic syndrome. A multicenter report. J Am Coll Cardiol 1992; 20: 1391.

5. Bayés de Luna A, Brugada J, Baranchuk A, Borggrefe M, Breithardt G, Goldwasser D, et al. J Electrocardiol 2012 Sep; 45(5):433-42. Current electrocardiographic criteria for diagnosis of Brugada pattern: a consensus report.

6. Otto CM, Tauxe RV, Cobb LA, Greene HL, Gross BW, Werner JA, et al. Ventricular fibrillation causes sudden death in Southeast Asian immigrants. Ann Intern Med 1984; 100:45-7.

18

O ECG no Intervalo QT, Dispersão do QT e Microalternância da Onda T

Horacio Gomes Pereira Filho
Euler de Vilhena Garcia
Carlos Alberto Pastore

INTRODUÇÃO

A repolarização ventricular e sua análise pormenorizada tem ocupado papel de destaque na Cardiologia nos últimos trinta anos, na medida em que cada vez mais objetiva-se identificar de maneira precoce indivíduos que apresentem alto risco de Morte Súbita Cardíaca (MSC).[1] Padrões específicos da repolarização ventricular associam-se de forma inequívoca à presença de entidades clínicas potencialmente fatais,[2] algumas recentemente descritas, como a miocardiopatia hipertrófica, as síndromes do QT longo e curto, a síndrome de Brugada, a displasia arritmogênica do ventrículo direito, as síndromes do ponto J etc.[3]

Essa análise detalhada da repolarização ventricular é feita pela verificação de padrões morfológicos típicos e específicos dessas entidades, mas também através da análise quantitativa de variáveis relacionadas à repolarização ventricular, nomeadas de "índices de repolarização ventricular",[4] dos quais são destacados neste texto o intervalo QT, sua dispersão (dQT) e a Microalternância de Onda T (MAOT).

BASES ELETROFISIOLÓGICAS DA REPOLARIZAÇÃO VENTRICULAR

O registro eletrocardiográfico correspondente à repolarização se caracteriza pelo segmento ST, onda T e pela determinação da duração do intervalo QT no Eletrocardiograma (ECG) de superfície.[1,2,4] Ela é a soma da repolarização que ocorre em todas as regiões e células do miocárdio, a nível celular, e é portanto dependente do potencial de ação intrínseco de cada célula; assim, pode-se entender a repolarização ventricular como o somatório de todos os potenciais de ação dos miócitos presentes no ventrículo[2,3] (Figura 18.1).

O potencial de ação, por sua vez, é o reflexo da atividade de diversos canais iônicos que se abrem, se fecham ou se inativam ao longo do tempo.[5] As principais correntes iônicas de despolarização são as de sódio ("canais rápidos"), que geram um aumento rápido da voltagem, despolarizando a célula, responsáveis pela fase 0 do potencial de ação; e as de cálcio ("canais de longa duração"), que permitem a entrada de cálcio para o interior da célula miocárdica, gerando a fase 2, em platô, do potencial de ação. Para a repolarização encontramos duas correntes principais, que são dependentes dos canais retificadores rápido e lento de potássio, os quais originam as fases 3 e 4 do potencial de ação. Assim, o balanço entre as correntes de despolarização e repolarização, com suas respectivas durações e voltagens, determina a duração e a forma do potencial de ação[5,6,7] (Figura 18.2).

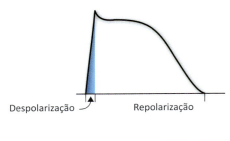

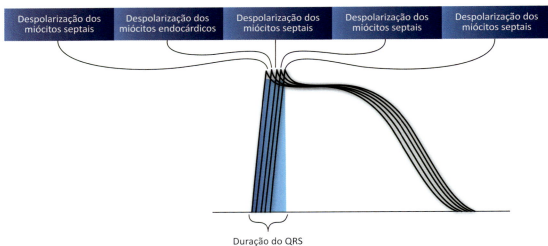

Figura 18.1 – Complexo QRS como representação da soma dos potenciais de ação de todas as regiões do miocárdio ventricular.

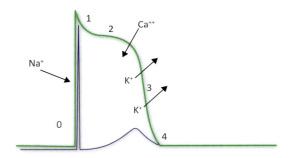

Figura 18.2 – Correntes iônicas principais que atuam na conformação do potencial de ação cardíaco: sódio (fase 1), cálcio (fase 2) e potássio (fases 3 e 4). Notar a relação do potencial de ação cardíaco (em verde) e o complexo QRS (em azul).

Sicouri e Antzelevitch, em 1991, demonstraram a heterogeneidade do potencial de ação em corações isolados de cães: conforme a região estudada — endocárdio, miocárdio, epicárdio — o potencial de ação assumia determinada forma e duração, influindo sobre a repolarização ventricular final (Figura 18.3). Com isso, podemos inferir que o segmento ST e a onda T refletem a dispersão transmural da repolarização ventricular.[1,2,5]

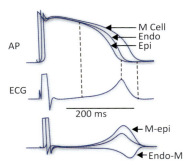

Figura 18.3 – Diferenças encontradas nas curvas do potencial de ação nas diferentes regiões do miocárdio e respectivos eletrocardiogramas obtidos.

AP – potencial de ação. **M Cell** – células M, **Endo** – endocárdio, **Epi** – Epicárdio. Adaptado de Yan e Antzelevitch, Circulation, 98:1928-1936; 1998.

As forças que atuam sobre a repolarização representam papel determinante na função normal do miocárdio e quando, por algum motivo ou condição clínica (distúrbios genéticos, infarto do miocárdio, distúrbios eletrolíticos, medicamentos, etc.) se apresentarem com alterações, haverá repercussão sobre o potencial de ação dos miócitos, o que por sua vez tornará a repolarização ventricular anormal, de tal modo que essas alterações[4] poderão tornar o indivíduo suscetível a arritmias graves e fatais.[5]

AVALIANDO A REPOLARIZAÇÃO VENTRICULAR: ÍNDICES DE REPOLARIZAÇÃO

A importância clínica e a compreensão deste complexo assunto propiciaram o desenvolvimento de técnicas avançadas na eletrocardiologia para a avaliação de diferentes aspectos da repolarização, seja por métodos diagnósticos invasivos e/ou não invasivos.

Dos principais métodos não invasivos da eletrocardiologia clínica, empregados na avaliação da gênese das arritmias e, desta forma, na análise da repolarização ventricular, destacamos:

- Eletrocardiograma de repouso.
- Vetorcardiograma.
- Teste ergométrico.
- Holter e Looper.
- ECG de alta resolução (onda P, QRS).
- Análise do segmento ST.
- Análise da variabilidade da frequência cardíaca.
- Tilt Test.
- Turbulência cardíaca (flutuação do ritmo sinusal pós-extrassistolia).

A análise da repolarização ventricular propriamente descrita também é obtida pelo uso de medidas e variáveis que estudam toda ou parte da repolarização, particularmente nomeadas de índices de repolarização ventricular.[4,8-11] São exemplos:

- Duração do intervalo QT.
- Dispersão do intervalo QT.
- Variabilidade do intervalo QT.
- Tempo de repolarização ventricular (intervalo JT e dispersão de JT).
- Início da repolarização ventricular (Qta – distância compreendida entre o início da onda q ao ramo ascendente da onda T).
- Final da repolarização ventricular (intervalo do pico de onda T – final da onda T).
- Ângulo QRS-T.
- Área de T/ Área total onda T.
- Alternância/Microalternância de onda T.

- Variabilidade de T.
- Eixo de onda T.
- Análise da onda U.

ELETROCARDIOGRAMA DE REPOUSO NA ANÁLISE DA REPOLARIZAÇÃO VENTRICULAR

O baixo custo e a grande acessibilidade ao ECG de repouso o tornam um atrativo método de rastreamento para o risco de arritmias e também uma forma de avaliação da repolarização ventricular.[12] Alterações eletrocardiográficas decorrentes das alterações da condução intraventricular (bloqueios divisionais e bloqueios de ramo), das sobrecargas ventriculares, da doença arterial coronariana e suas múltiplas apresentações (isquemia – corrente de lesão – necrose), dos distúrbios hidroeletrolíticos (potássio, cálcio), do uso de medicamentos e sua toxicidade, entre outras, constituem exemplos de alterações da repolarização ventricular facilmente analisadas pelo ECG de superfície. Nos últimos anos o eletrocardiograma constituiu-se pilar da investigação de entidades clínicas relacionadas a distúrbios genéticos que, por sua vez, estão associados a defeitos das proteínas constituintes dos canais iônicos da membrana celular, que resultam frequentemente em padrões de repolarização ventricular específicos e anormais, potencialmente fatais, como a síndrome de Brugada , a displasia arritmogênica do ventrículo direito, as síndromes do QT longo congênito e QT curto, a miocardiopatia hipertrófica, entre outros.[13,14,15]

DURAÇÃO DO INTERVALO QT

A medida do intervalo QT é indubitavelmente o mais simples método usado para a avaliação da repolarização ventricular (Figura 18.4). O intervalo QT é aferido do início do intervalo QRS até o final da onda T (do início da despolarização até o final da repolarização). Nas situações em que a repolarização ventricular está prolongada, associa-se com o aumento da propensão a arritmias por reentrada. O intervalo QT apresenta relação inversamente proporcional com a frequência cardíaca, como se observa nas diferentes fórmulas utilizadas para o cálculo do chamado QT corrigido (QTc).[16]

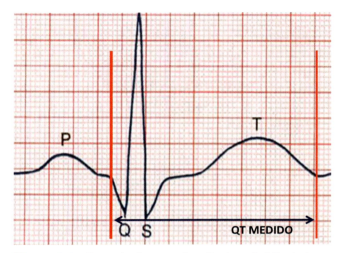

Figura 18.4 – Exemplo de como é realizada a aferição do intervalo QT.

A aferição simples do intervalo QT está muitas vezes sujeita a erros, uma vez que no traçado de 12 derivações podemos encontrar valores bem variados do intervalo QT em diferentes derivações. Alguns autores sugerem que a medida seja feita, por exemplo, em D_2, outros em V_2, e outros, ainda, postulam que o intervalo QT seja aferido na derivação em que o intervalo QT seja o maior. Cowan *et al.* demonstraram que o intervalo QT é usualmente de maior duração quando medido nas derivações V_2 e V_3.

Essa discussão ocorre pela dificuldade em se determinar exatamente o final da onda T e os limites desta com a onda U, de tal modo que, em 1952, Lepeshkin e Surawicz propuseram um algoritmo complexo para esta finalidade.[17] Reportam-se erros de mensuração de até 5%, tanto entre observadores diferentes como no mesmo observador. O desenvolvimento da informática e sua aplicabilidade atual na eletrocardiologia tem simplificado a avaliação da duração do intervalo QT.

A duração do intervalo QT está diretamente relacionada à frequência cardíaca, sendo necessária a correção do intervalo QT pela mesma. Em 1920, Bazett descreveu a associação curvilínea entre o intervalo QT e o intervalo RR, bem como a fórmula baseada em sua observação ($QTC = QT/RR^{1/2}$).[18] Porém a fórmula de Bazett tem suas limitações: superestima a duração da repolarização em situações de elevada frequência cardíaca e a subestima em situações em que a frequência cardíaca está diminuída.[19]

Assim sendo, várias fórmulas se seguiram ao pioneirismo de Bazett para a quantificação com menor erro do intervalo QT, sempre relacionando o intervalo QT ao intervalo RR. Alguns exemplos encontram-se na Tabela 18.1, na qual vemos fórmulas relativamente simples, como as de Bazett e Fridericia, e outras mais complexas, como as de Sarma, Rautaharju e Karjalainen.[20]

Mas as fórmulas apresentam limitações, e ainda incorrem em erro, o qual diminui a partir do momento em que se utilizam aquelas fórmulas mais complexas. De maneira geral, uma boa estimativa é obtida por meio dessas equações, quando a FC se encontra entre 55 e 75 bpm.

Tabela 18.1
Fórmulas para a obtenção do QT corrigido, segundo diversos autores.

Bazett (QT e RR em segundos): $QTc = QT/RR^{1/2}$
Fridericia (QT e RR em segundos): $QTc = QT/RR^{1/3}$
Framingham (QT e RR em segundos): $QTc = QT + 0,154 (1- RR)$
Hodges (QT em segundos): $QTc = QT + 1,75 (FC - 60)$
Sarma (QT em segundos): $QTc = QT - 0,0446 [1 - e^{2,7(1-RR)}]$
Rautaharju (QT em milissegundos): • Para mulheres e homens com idade <15 anos ou > 50 anos: $$QTc = QT (FC + 100)/656$$ • Para homens entre 15-50 anos: $QTc = 100 \times QT/[656/(1 + 0,01FC)] + 0,4 \times Idade - 25$
Karjalainen (QT e RR em milissegundos): • Para FC < 60 bpm: $QTc = (QT \times 392)/(0,0116RR + 277)$ • Para FC entre 60 e 99 bpm: $QTc = (QT \times 392)/(0,156RR + 236)$ • Para FC > 100 bpm: $QTc = (QT \times 392)/(0,384 RR + 99)$

Outros fatores, além da FC, podem alterar a duração do intervalo QT, incluindo variabilidade genética, alterações do tônus autonômico e bloqueios de ramo (que normalmente levam a aumento da duração do intervalo QT).

Não há diferenças para o intervalo QT entre os sexos durante a infância, porém em mulheres adultas encontramos duração aumentada para o QT, provavelmente causada pelo efeito dos esteroides sobre o miocárdio ventricular e pela densidade diferente dos canais de potássio entre os sexos. Assim, comumente, crianças e mulheres apresentam QTc maior que homens.[19,20] Na Tabela 18.2 constam os valores habituais do QTc conforme sexo e idade.

Tabela 18.2
Valores do QT corrigido segundo sexo e faixa etária.

QTc (ms)	Crianças (1-15 anos)	Homens	Mulheres
Normal	< 0,44	< 0,43	< 0,45
Intermediário	0,44-0,46	0,43-0,45	0,45-0,46
Aumentado	> 0,46	>0,45	> 0,46

Forma comum de erros na mensuração do intervalo QT dá-se com a inclusão da onda U, situação esta intensificada quando a onda U apresenta morfologias não habituais. O uso de algoritmos automáticos para a medida do intervalo QT, obtidos através de eletrocardiógrafos digitais e computadores, constitui maneira rápida de obtenção do intervalo QT, com diferentes metodologias.

A utilidade clínica da mensuração do intervalo QT encontra-se no risco aumentado para arritmias em portadores de QT aumentado (forma congênita ou secundária ao uso de drogas), no diagnóstico da síndrome do QT longo congênito e curto, ou no início e seguimento do tratamento com drogas antiarrítmicas, como as da classe III.[19] Para a determinação da síndrome do QT curto, além da ocorrência de fibrilação atrial de repetição, história familiar, sua presença pode ser sugerida a partir do encontro de intervalos QTc menores que 370 ms, sendo consenso para o diagnóstico efetivo valores iguais ou menores que 340 ms.[21]

Os estudos com pacientes portadores da síndrome do QT longo congênito demostraram aumento do risco de eventos arrítmicos com o prolongamento do intervalo QT, de tal modo que para cada 10 ms de aumento na duração do intervalo QT ocorrerá um aumento exponencial de 5% no risco de eventos cardíacos.[20]

Dispersão do intervalo QT (QTd)

A dispersão do intervalo QT é definida como a diferença entre o maior e o menor intervalo QT entre as 12 derivações do ECG (QTd = Qt máx – QT min), com valor obtido em milissegundos.[22] A dispersão do intervalo QT representaria a diferença da duração dos diferentes potenciais de ação encontrados nas várias regiões do miocárdio ventricular representando, na verdade, o aumento da heterogeneidade da repolarização ventricular. Estudos pioneiros dos anos de 1960 relacionam o aumento da dispersão da refratariedade ventricular como importante mecanismo para a gênese de arritmias por reentrada.[23]

A determinação da dispersão a partir da mensuração do intervalo QT também se dá pelo estabelecimento mais preciso possível do QT, levando-se em conta a análise de todas as derivações do eletrocardiograma. Alguns autores sugerem o uso de alguns critérios para a medida da dispersão do QT: uso da derivação D_2 e/ou aVL, a derivação que apresente a onda Q mais precoce, a que contenha a onda T em sua melhor definição, ou aquela com maior intervalo QT medido.[24]

A QTd é influenciada por fatores como a postura, fase do ciclo respiratório em que são obtidos os registros, frequência cardíaca e número de derivações empregadas para a análise (Figura 18.5).

A metodologia pode ser manual, que é mais sujeita a erros e com grande variação intra e interobservador, decorrente da dificuldade de caracterização correta do término do intervalo QT no final da onda T, devido à presença de baixa amplitude da onda T, morfologia variável da alça vetorcardiográfica de T, polimorfismo, dificuldade de diferenciar o final da onda T e presença ou não da onda U (por convenção, a onda U não deve ser utilizada no cálculo da QTd).[23,24]

Os algoritmos computadorizados são numerosos, basicamente diferindo entre si dos critérios adotados para consideração do término da onda T (aplicação de limiares, derivações, "slopes" a partir do pico ou da porção descendente da onda T).

Devido às sub e superestimações que ocorrem, dependendo da metodologia empregada, ao grande número de publicações com resultados conflitantes entre si, com pobre reprodutibilidade de resultados encontrados e inúmeras metodologias descritas, a aplicabilidade clínica do QTd foi questionada no passado e, com isso, outros índices de análise da repolarização foram desenvolvidos a partir dela,

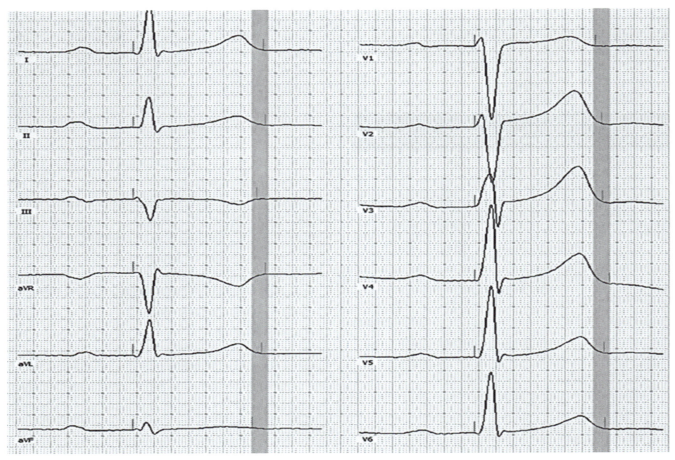

Figura 18.5 – Sequência de complexos QRS em uma análise da dispersão do intervalo QT. Observar a variação que ocorre do intervalo QT em cada derivação e a respectivo valor de dispersão (faixa) gerada pela diferença do maior e menor valor de QT.

como a avaliação do intervalo JT e sua dispersão, análise da alça morfológica da onda T, análise da onda T (morfologia, área da onda, área total de T, intervalo pico-final de T), para uma avaliação mais precisa do fenômeno da repolarização.[19,24]

Owen *et al.* demostraram que indivíduos normais apresentavam valor de dispersão do QT em torno de 50 ms, e que os indivíduos com histórico de infarto prévio apresentavam QTd em torno de 70 ms. Surawicz (1996) demonstrou que valores de QTd > 65 ms relacionavam-se a um aumento da incidência de arritmias ventriculares complexas. Galinier *et al.* (1988) encontraram aumento da taxa de morte súbita cardíaca a partir de QTd > 80 ms. Malik e cols. (2000) encontraram, para valores de QTd acima de 100 ms, associação com pior prognóstico. O aumento da dispersão do QT foi avaliado em diferentes condições clínicas, como na indução de taquicardias ventriculares, insuficiência cardíaca, no pós-infarto do miocárdio, na síndrome do QT longo e seguimento populacional, com resultados conflitantes. Apenas dois grandes estudos populacionais demonstraram QTd como marcador para morte súbita cardíaca, sendo necessário maior número de estudos em larga escala para determinar seu real papel na prática clínica.[24,25]

ALTERNÂNCIA/MICROALTERNÂNCIA DA ONDA T

A onda T alternante (também chamada de alternância de T ou da repolarização ventricular) é definida como flutuação ou variação repetitiva do segmento ST, onda T e onda U (ou seja, que ocorrem batimento a batimento), tanto da amplitude quanto da morfologia, podendo ocorrer em caráter episódico ou permanente.[26]

Essas alterações podem ser macroscópicas ao eletrocardiograma convencional (macroalternância), ou tão pequenas que necessitamos do auxílio de algoritmos computadorizados para sua análise (microalternância, que ocorre na faixa de microvolts) – Figura 18.6. Nas três últimas décadas, a implementação da medida da microalternância de onda T (MAOT), seu uso e emprego do seu valor prognóstico na prática clínica representaram uma mudança substancial na avaliação de risco não invasiva[27] em diversas situações clínicas.[28]

Desde 1909 (Hering), o fenômeno da alternância da onda T já é conhecido.[26] Kalter e Schwartz (1948), ao analisarem registros eletrocardiográficos de 6.059 pacientes, encontraram apenas 0,08% de incidência de alternância macroscópica da onda T, porém com aumento da mortalidade entre os portadores.[29] Devido à sua baixa incidência na população geral, a macroalternância foi tratada apenas como mera "curiosidade" eletrocardiográfica. Adam, em 1984, mostrou que oscilações de baixa amplitude que ocorrem durante a repolarização ventricular, vistas em alterações da onda T em cães submetidos à hipotermia, aumentavam a predisposição destes à fibrilação ventricular. Em 1994, Rosembaum e cols. publicaram o primeiro estudo prospectivo em humanos, que demonstrou forte associação entre a presença de microalternância da onda T e a indução de arritmia ventricular complexa.[30]

Após isso, a técnica evoluiu para tornar-se um importante estratificador de risco em pacientes cardiopatas com alta suscetibilidade de eventos cardiovasculares. Em 2006 foi publicada a primeira evidência clínica em cardiopatas de que pacientes portadores de taquicardia ventricular induzida e Microalternância de Onda T (MAOT) positiva possuem maior heterogeneidade da repolarização ventricular.[31]

A MAOT constitui, na atual prática clínica, uma forma de aferição da dispersão (alternância) dos Potenciais de Ação (PA) intracardíaco,[27,29,31,32] representando em suma uma dispersão da própria repolarização ventricular. Dentre os mecanismos envolvidos para a gênese da MAOT encontramos a dispersão espacial e temporal do potencial de ação intracardíaco, o metabolismo anormal do cálcio intracelular, a presença de substrato isquêmico, sendo que a interação desses fatores leva a um aumento (gradiente) da dispersão dos potenciais de ação intracardíacos, que levarão à alternância da repolarização ventricular, e poderá ser acessada pela técnica de microalternância (Figura 18.7). Tais alterações constituem o primeiro elo de uma sequência de eventos que, além das alterações da onda T, poderão evoluir para bloqueio unidirecional, reentrada e fibrilação ventricular.[33,34]

Em resumo, a presença de macro/microalternância de onda T denota a condição de risco de

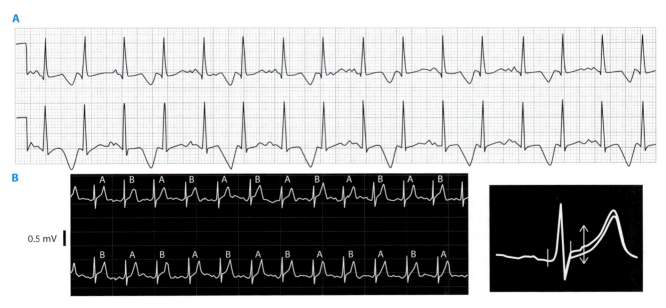

Figura 18.6 – Em **A**, série que evidência macroalternância de onda T, visível a olho nu, que se repete batimento a batimento. Em **B**, exemplo de microalternância de onda T, obtida através de análise computacional.

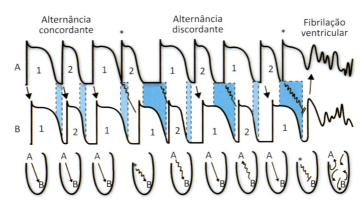

Figura 18.7 – Bases eletrofisiológicas da microalternância de onda T: Entre 2 regiões distintas do miocárdio, ocorrem potenciais de ação com alternância concordante, ou seja, com pequena dispersão (sucessão de PAS longos e curtos, que ciclam em fase e cuja variação temporal e espacial é mínima – dispersão normal). Inúmeros fatores podem alterar aspectos da morfologia do potencial de ação, sua duração e amplitude, levando a um aumento da dispersão dos mesmos levando à ocorrência de alternância discordante dos potenciais de ação, marcador de dispersão aumentada (anormal) dos potenciais de ação. Disto, pode seguir-se a formação de bloqueios unidirecionais e mecanismos de reentrada no miocárdio que propiciam o surgimento de fibrilação ventricular. Assim a técnica de MAOT constitui-se como uma a medida indireta e clínica da alternância dos potenciais de ação cardíacos.

arritmias a que o miocárdio está sujeito, como uma medida indireta desse substrato arritmogênico.

Diversos métodos foram descritos desde os anos 1980 para a análise de MAOT, porém atualmente dois deles são os mais utilizados: método de análise espectral e média móvel modificada.

Método de Análise Espectral (MAE)

Divulgado originalmente em 1988, ainda é o mais disseminado e padronizado, com critérios de análise e interpretação bem definidos. Faz uso de eletrodos especiais para otimizar a remoção de artefatos e maximizar a relação sinal-ruído durante o registro. Devido às características próprias da tecnologia empregada, necessita de dados amostrados em regime estacionário, o que implica na elevação controlada e estabilização da frequência cardíaca, através de estimulação artificial controlada (*pacing*) ou exercício físico (em bicicleta ou esteira),[26,27,29] nem sempre com sucesso – o que aumenta o número de testes indeterminados.

A partir de 128 batimentos em sequência (descartados os ectópicos ou rejeitados por ruído), o MAE mede a flutuação ao longo do tempo em 128 pontos igualmente espaçados do traçado ST-T. Em outras palavras, cria uma série temporal para cada um desses 128 pontos ou, ainda, são 128 tacogramas similares aos utilizados na análise de variabilidade da frequência cardíaca (Figura 18.8). A partir de cada tacograma, então, é computado o espectro de frequência através da Transformada de Fourier. O espectro de frequência indica quais as frequências disponíveis em cada tacograma, bem como qual a contribuição (potência) de cada uma delas (Figura 18.9).[26,27,29]

Em seguida, é feita a média dos 128 espectros de frequência, resultando em um único gráfico chamado de espectro composto, em que são analisadas a ocorrência de sobreposição ou não das frequências respiratória e/ou de pedalada (caso os testes sejam realizados em bicicleta) na frequência da MAOT (Figura 18.10).

A frequência da MAOT é sempre de 0,5 ciclos por batimento (cpb) ou metade da frequência cardíaca atual, pois a amplitude alternante se repete a cada dois batimentos. O nível de ruído presente é medido na faixa de frequência de 0,44 – 0,49 cpb. No laudo, o valor de MAOT divulgado é igual à raiz quadrada do valor medido na frequência da MAOT menos o nível de ruído medido, dividido pela duração da onda T (em amostras, não em ms).[26,27,29] A análise é realizada através dos eletrodos ortogonais de Frank (X, Y e Z), e eletrodos precordiais. A magnitude da microalternância obtida por esta técnica e considerada anormal são os valores superiores a 1,9 mV, sustentados. A avaliação da MAOT pelo MAE gera resultados considerados negativos,

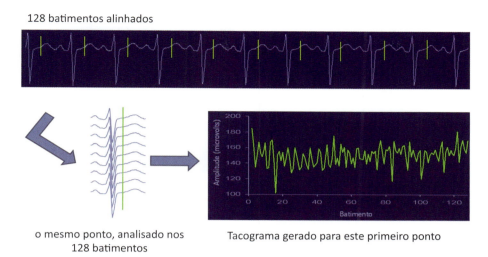

Figura 18.8 – Análise de MAOT pela técnica do método de análise espectral (MAE): 128 batimentos válidos são alinhados e o segmento ST/onda T dividido em 128 partes iguais. Um primeiro ponto em todos os batimentos é analisado, gerando seu respectivo tacograma.

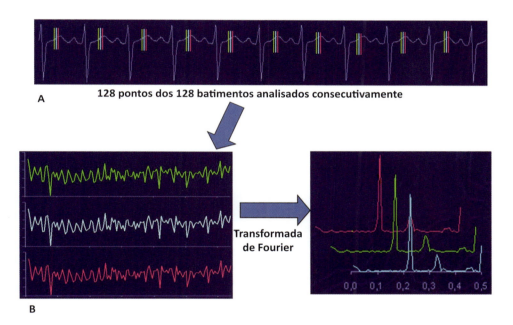

Figura 18.9 – Sequência de análise de MAOT pelo MAE. Todos os 128 pontos (A) de todos os batimentos são analisados e convertidos, cada um, ao seu respectivo tacograma (B), o qual é convertido através da Transformada de Fourier, gerando 128 espectros de frequência (C).

positivos ou indeterminados. Um teste por esta técnica é positivo quando:

- Ocorrer MAOT sustentada por 2 minutos > 1,9 μV ao repouso.
- Ocorrer MAOT sustentada por 2 minutos > 1,9 μV em frequência cardíaca inferior a 110 ms.
- Razão de alternância ou Score K > 3,0 (razão entre a raiz quadrada da alternância obtida em 0,5 ciclo/batimento e o desvio-padrão do ruído).

Média Móvel Modificada (MMM)

Publicado inicialmente em 2000, baseia-se em técnicas de análise no domínio do tempo.[25,37,38] Após a remoção de flutuações da linha de base, artefatos e batimentos ectópicos, são criados iterativamente dois padrões a partir da média dos batimentos restantes. Isso acontece em várias etapas. Primeiramente, de uma sequência de batimentos com onda T alternante (Figura 18.11) são separa-

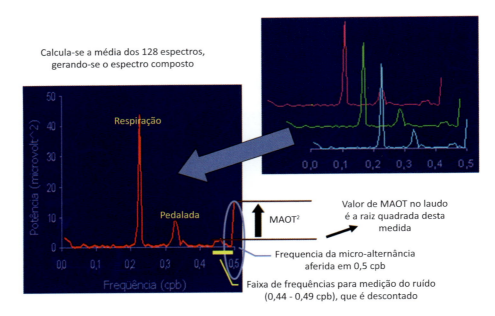

Figura 18.10 – Final da análise de MAOT por MAE: os 128 espectros gerados são reunidos em um espectro composto, sendo obtido o valor de MAOT na faixa de 0,5 cpb, descrescido do valor do ruído.

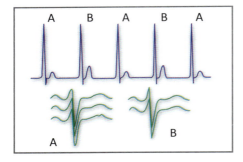

Figura 18.11 – Análise de MAOT pela técnica de média móvel modificada (MMM): os batimentos em uma janela de 15 segundos são classificados inicialmente em 2 grupos, A e B.

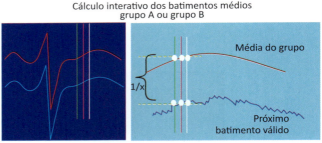

Figura 18.12 – Análise de MAOT pela técnica de MMM: a seguir cada novo batimento da série, categorizado como grupo A ou B, será comparado em relação a média do respectivo grupo através da análise de pontos igualmente espaçados entre o segmento ST e onda T. A contribuição deste novo batimento à média será limitada pelo fator ou fração X (8, 16, 32 ou 64). Quanto menor o incremento, maior a influência deste batimento na média final do grupo.

dos os batimentos válidos em dois grupos: ímpares (grupo A) e pares (grupo B).[37,38]

Em seguida, o procedimento é o mesmo para cada uma das duas médias a serem computadas. Seja a média dos batimentos pares ou ímpares, as próximas etapas estão representadas na Figura 18.12. Ao longo de pontos igualmente espaçados do trecho ST-T, são medidos a diferença entre a média atual e o traçado do próximo batimento considerado válido. Neste ponto, é possível fazer um ajuste de sensibilidade do algoritmo da média móvel modificada. Essa diferença média-batimento é dividida em X partes iguais, onde X pode ter valor de 8, 16, 32 ou 64. Quanto menor o valor de X, maior a sensibilidade para a detecção de micro-alternância, porém maior a suscetibilidade do algoritmo a ruídos e artefatos.

Assim, o valor de X é ajustado conforme o compromisso necessário entre sensibilidade, especificidade e confiabilidade das medidas. Recentes estudos recomendaram que seja utilizado apenas o fator 1/8 para análise de MAOT pela técnica de MMM. A medida de MAOT disponível no laudo é quantificada como a máxima diferença entre as duas médias obtidas a cada 15 segundos.[34,39] Os resultados dessa abordagem são geralmente considerados de mais fácil interpretação visual (Figura 18.13). A magnitude da MAOT obtida por esta técnica é maior do que a vista no método espectral, sendo considerado que valores de MAOT ≥ 47 microvolts podem indicar risco relativo de morte súbita cardíaca de 2,9, e para valores superiores a 60 microvolts tal relação chega a 7,4, correspondendo a alto risco de eventos.[40]

Ambas as metodologias, MAE e MMM, foram avaliadas em amostra de 42 indivíduos com disfunção do ventrículo esquerdo. Os resultados obtidos indicaram performances clínicas similares, ainda que as magnitudes dos valores de MAOT medidos fossem bastante diferentes entre os métodos. Comparativamente, a principal vantagem da MMM é o menor rigor necessário no controle da frequência cardíaca durante o exame, permitindo que:

- Não sejam necessários eletrodos especiais específicos para a redução de ruído.
- Protocolos consagrados de teste ergométrico em esteira e bicicleta sejam utilizados.

- Incorporação e análise da MAOT em registros de ECG ambulatorial/Holter.

O uso do ECG ambulatorial permite a análise da MAOT sob várias estimulações fisiológicas distintas, presentes em atividades da vida diária: flutuações neurogênicas, variações circadianas, estresse físico ou mental. Patologias cuja manifestação dos sintomas se dá em manobras de estimulação vagal, e não simpática, também poderiam ser acompanhadas pelo Holter. Em resumo, o MMM possui maior flexibilidade para diferentes protocolos clínicos, ainda que atualmente o MAE possua mais estudos publicados (Tabela 18.3).

A microalternância de onda T constitui-se poderosa ferramenta na atualidade para estratificação não invasiva do risco cardíaco, tendo sido comparada com técnicas não invasivas e invasivas (estudo eletrofisiológico) para avaliação do risco cardíaco. A MAOT tem sido melhor preditor das arritmias graves e morte súbita que outros métodos não invasivos, sendo superior ao eletrocardiograma de alta resolução e à dispersão do QT, sendo que o MACE

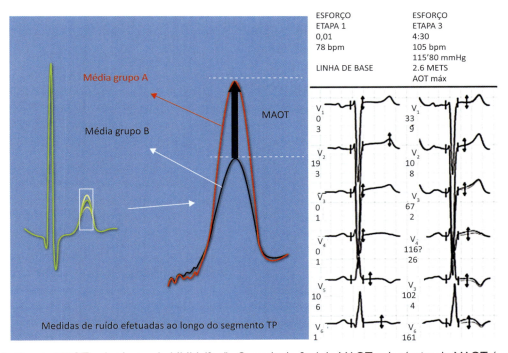

Figura 18.13 – Análise de MAOT pela técnica de MMM (final). O resultado final de MAOT pela técnica de MAOT é o valor direto da diferença das médias obtidos entre os grupos de batimentos A e B, sendo o ruído aferido ao longo do segmento TP, mas não decrescido do valor de MAOT. A direita, aspecto de exame de MAOT realizado durante teste de esforço, com registro do momento de ocorrência, frequência cardíaca e valores de MAOT e ruído obtidos.

Tabela 18.3
Protocolos descritos e validados para as técnicas de avaliação de microalternância de onda T, MAE e MMM.

Metodologia de análise	Adaptabilidade a diferentes protocolos	Protocolos clínicos com estudos já realizados		
Método de Análise Espectral (MAE)	Estimulação artificial ECG de estresse	Estimulação artificial	Atrial Ventricular Atrial e ventricular	
		Estresse por exercício	Bicicleta Esteira	
		Estresse farmacológico		
Média Móvel Modificada (MMM)	Estimulação artificial ECG de estresse ECG ambulatorial (Holter)	Estimulação artificial ECG ambulatorial (Holter) ECG de estresse em bicicleta		

STUDY de 2010[38] colocava a MAOT como melhor preditora para desfechos clínicos em pacientes pós-angioplastia primária. E, ainda, encontramos que a microalternância é equiparável ao estudo eletrofisiológico como preditor de sobrevida livre de arritmias.

Cronologicamente, os primeiros estudos de estratificação de risco compararam os resultados do teste eletrofisiológico (indução ou não de taquicardia ou fibrilação ventriculares) com os resultados do exame de MAOT (positivo, negativo ou indeterminado). Os valores de sensibilidade-especificidade obtidos foram próximos a 70-80% nesses casos (por exemplo, 81-84%; 88-78%; 78-73%).[41,42,43] Esses valores sempre foram acompanhados por alto valor preditivo negativo e maior risco relativo de eventos cardíacos para indivíduos com teste de MAOT positivo. Gold e colaboradores, por exemplo, obtiveram em uma amostra com 313 pacientes, acompanhada por 14 meses, um valor preditivo negativo de 98%, com risco relativo de 10,9 e p = 0,002.[41]

A segunda fase dessa cronologia engloba os trabalhos que se utilizaram da MAOT como preditor de eventos arrítmicos em pacientes com cardiomiopatia isquêmica. Nesses casos, geralmente a sensibilidade (92-93%) é bastante superior à especificidade (59-61%).[44,45] Foi nessa fase que a pesquisa com MAOT ganhou maior impulso, ao se comprovar que, dos 177 pacientes de perfil semelhante ao estudo MADIT-II (pós-infarto, fração de ejeção abaixo de 30%), aqueles com exame negativo para MAOT possuíam maior sobrevida livre de eventos após dois anos de acompanhamento. Essas evidências conseguiram reduzir de 16 para 7 o número de cardiodesfibriladores implantados necessários para salvar uma vida.[35,36]

A MAOT é atualmente um indicador não invasivo altamente promissor de suscetibilidade a MSC e arritmias malignas, o qual foi investigado em vários estudos com populações diferentes:

- **Ikeda e cols. (2006)** avaliaram 1.041 pacientes duas semanas após o infarto agudo do miocárdio, realizando avaliação pelo método espectral, encontrando sensibilidade de 81%, valor preditivo negativo de 99,6%.[44,45]
- **Estudo ABCD** (*Alternans Before Cardio Defibrilator*). Em 566 pacientes (idade média de 65 anos, 84% do sexo masculino), de perfil semelhante ao estudo MADIT-I (pós-infarto, com fração de ejeção abaixo de 40% e documentação de taquicardia ventricular não sustentada no Holter), foi avaliada a ocorrência de terapia apropriada ou morte súbita cardíaca durante dois anos, entre os grupos de estudo eletrofisiológico positivo e/ou exame de MAOT positivo, e estudo eletrofisiológico negativo e/ou exame de MAOT negativo. O grupo com testes positivos teve eventos em 12,6% dos pacientes, enquanto o outro em apenas dois pacientes, 3% da amostra. MAOT teria um valor preditivo negativo de 95%.[46]
- **TWA In CHF** (*T wave alternans in Congestive Heart Failure*). Foram avaliados 549 pacientes (idade média de 56 anos, 71% do sexo masculino, 49% com cardiomiopatia isquêmica, e 51% com car-

diomiopatia não isquêmica), acompanhados em relação à mortalidade por dois anos. Os indivíduos com teste anormal para MAOT tiveram *hazard ratio* de 6,5 em comparação àqueles com testes normais.

- ■ **ALPHA** (*T-Wave Alternans in Patients with Heart Failure*). Cerca de 446 indivíduos (idade média de 59 anos, 78% do sexo masculino), portadores de cardiomiopatia idiopática com fração de ejeção média de 29% e classe funcional II ou III, divididos em dois grupos (MAOT positiva e MAOT negativa). Foi avaliada a ocorrência ou não de morte cardíaca ou arritmia complexa, com eventos em 6,5% dos indivíduos com teste positivo para MAOT, e 1,6% naqueles com teste negativo (p = 0,01). MAOT possuiu um valor preditivo negativo de 97% nesta população.[47]

Entretanto, ainda são poucos os estudos focados na prevalência da MAOT em indivíduos saudáveis, mesmo considerando o método espectral. Testes positivos, segundo os critérios atuais, realizados em 48 voluntários saudáveis com idades entre 21-53 anos foram registrados em apenas um indivíduo (2,1%).[37,38] Contudo, a MAOT foi observada de forma sustentada em dois (4,2%), e de forma episódica em cinco voluntários (10,4%). Esses resultados diferem um pouco do outro estudo semelhante feito com 110 voluntários em uma faixa mais ampla de idade, de 20-75 anos, cujos resultados são de cinco (5%) testes positivos, 98 (88%) testes negativos, e sete (6%) indeterminados.[37,38]

Utilizando o algoritmo da MMM, em 2007 foi publicado um estudo da MAOT registrada em 1.037 indivíduos, isquêmicos ou não isquêmicos, com alguma indicação clínica para teste ergométrico (e.g., diagnóstico de doença coronariana, vulnerabilidade a arritmias durante exercício, avaliação da capacidade funcional, adequação ao tratamento medicamentoso atual, pós-infarto ou pré-operatório). Cerca de 950 indivíduos (91,6%) apresentaram MAOT abaixo dos limiares de positividade predefinidos e 978 (94,3%) não apresentaram eventos após 44 ± 7 meses de acompanhamento.[40]

O trabalho de Nieminen e colaboradores também apresentou resultados da estratificação de risco por MAOT. Em particular, esse trabalho tem alta relevância por ser, até hoje, o mais amplo estudo de MAOT executado sob a metodologia da MMM, e por executar uma estratificação de risco na população em geral, e não apenas em indivíduos de alto risco.[40]

Medicamentos, em especial betabloqueadores e antiarrítmicos, são capazes de diminuir a magnitude da MAOT, conforme demonstram vários autores, e essa característica deve ser considerada durante a condução da análise.[38]

Após diversos trabalhos publicados, a MAOT se estabelece em definitivo como ferramenta de risco de arritmias classe I pelas atuais diretrizes americanas e europeias, equiparando-se em portadores de cardiopatia isquêmica e outras condições ao estudo eletrofisiológico, reforçado pelo seu excelente desempenho prognóstico pelo alto valor preditivo negativo.

REFERÊNCIAS BIBLIOGRÁFICAS

1. Antzelevitch C, Sicouri S, Litovsky SH, et al. Heterogeneity within the ventricular wall: Electrophysiology and pharmacology of epicardial, endocardial and M cells. Circ Res 1991; 69:1427-49.
2. Conrath CE, Opthof T. Ventricular repolarization: An overview of (patho) physiology, sympathetic effects and genetic aspects. Progress in Biophysics & Molecular Biology 2006 Nov; 92(3):269-307.
3. Talib AK, Sato N, Kawabata N, Sugiyama E, Sakamoto N, Tanabe Y, et al. Repolarization characteristics in early repolarization and Brugada syndromes: insight into an overlapping mechanism of lethal arrhythmias J Cardiovasc Electrophysiol 2014 Dec; 25(12):1376-84. doi: 10.1111/jce.12566. Epub 2014 Nov 17.
4. Piccirillo G, Rossi P, Mitra M, et al. Indexes of Temporal Myocardial Repolarization Dispersion and Sudden Cardiac Death in Heart Failure: Any Difference? Ann Noninvasive Electrocardiolol 2013; 18(2):130-39.
5. Antzelevitch C, Zygmunt AC, Dumaine R. Electrophysiology and Pharmacology of Ventricular Repolarization. In: Gussak I, Antzelevitch C, eds. Cardiac Repolarization Bridging Basic and Clinical Science, 1st ed. Totowa, New Jersey; Humana Press, 2003. p.63-89.
6. Nerbonne JM, Kass RS. Physiology and Molecular Biology of Ion Channels Contributing to Ventricular Repolarization. In: Gussak I, Antzelevitch C, eds. Cardiac Repolarization Bridging Basic and

Clinical Science, 1st ed. Totowa, New Jersey: Humana Press, 2003. p. 25-62.

7. Moffa PJ, Sanches PCR. Noções de Eletrofisiologia Celular. In: Moffa PJ, Sanches PCR (editors). Eletrocardiograma normal e patológico. 7ª ed., São Paulo: Roca, 2001. p.1-26.

8. Erikssen G, Liestol K, Gullestad L, et al. The Terminal Part of the QT interval (T peak to T end): A predictor of Mortality after Acute Myocardial Infartion. Ann Noinvasive Electrocardiol 2012; 17(2): 85-94.

9. Khandoker AH, Iman MH, et al. QT variability index changes with severity of cardiovascular autonomic neuropathy. IEEE Transaction on Information Technology in Biomedicine, 2012 September; 16:5.

10. Cardoso CRL, Leite NC. Factors associated with abnormal T-wave axis and increased QRS-T angle in type 2 diabetes. Acta Diabetol 2013; 50: 919-25.

11. Goldberguer JJ, Subacius H, Patel T, Cunnane R. Sudden Cardiac Death Risk Stratification in Patients with Nonisquemic Dilated Cardiomyopathy. JACC 2014; 63:1879-89.

12. Engel G, Beckerman JG, Froelicher VF, et al. Electrocardiographic Arrhythmia Risk Testing Curr Probl Cardiol July 2004; 365-416.

13. Grupi CJ, Lima M. Exames complementares na avaliação diagnóstica das arritmias cardíacas. In: Nobre F, Serrano CV (editores), 1ª ed. São Paulo: Manole, 2005. p.1165-74.

14. Corrado D, Fontaine G, Marcus FI, et al. Arrhythmogenic right ventricular dysplasia/cardiomyopathy; need for an international registry. Study Group on Arrhythmogenic Right Ventricular Dysplasia/Cardiomyopathy of the Working Groups on Myocardial and Pericardial Disease and Arrhythmias of the European Society of Cardiology and Scientific Council on Cardiomyopathies of the World Heart Federation. Circulation 2000; 101:E101-06.

15. Bayes de Luna A, Brugada J, Baranchuk A, et al. Current electrocardiographic criteria for diagnosis of Brugada pattern: a consensus report. Journal of Electrocardiology 2012; 45:433-42.

16. Kautzner J. QT Interval Measurements. Cardiac Electrophysiology. Review 2002; 6:273-77.

17. Lepeschkin E, Surawicz B. The measurement of the QT interval of the electrocardiogram. Circulation 1952; 6:378-88.

18. Bazett HC. An analysis of the time relations of electrocardiograms. Heart 1920; 7:353-70.

19. Nemec J, Hammill S, Shen WK. Evaluation of Ventricular Repolarization. In: Gussak I, Antzelevitch C, eds. Cardiac Repolarization Bridging Basic and Clinical Science. 1st ed. Totowa, New Jersey: Humana Press, 2003. p. 255-89.

20. Zareba W, Moss A. QT interval and its drug-induced prolongation. In: Gussak I, Antzelevitch C, eds. Cardiac Repolarization Bridging Basic and Clinical Science, 1st ed. Totowa, New Jersey: Humana Press, 2003. p. 311-27.

21. Michael GH, MD, Calum RJ, et al. The Short QT Syndrome – Proposed Diagnostic Criteria. J Am Coll Cardiol 2011; 57:802-12.

22. Day CP, McComb JM, Campbell RW. QT dispersion: an indication of arrhythmia risk in patients with long QT intervals. Br Heart J 1990; 63(6):342-44.

23. Han J, Millet D, Chizzonitti B, Moe GK. Temporal dispersion of recovery of excitability in atrium and ventricle as a function of heart rate. Am Heart J 1966; 71:481-87.

24. Bloomfield D, Magnano A, Bigger JT. Heart rate variability, signal-averaged, electrocardiography QT dispersion and T wave alternans. In: Podrid PJ, Kowey Peter R, ed. Cardiac Arrhythmia Mechanisms, Diagnosis & Management, 2nd ed. Philadelphia: Lippincott Williams & Wilkins, 2001. p. 195-230.

25. Batchvarov V, Malik M. Measurement and interpretation of QT dispersion. Prog Cardiovasc Dis 2000 Mar/Apr; 42:325-44.

26. Bloomfield D, Hohnloser SH, Cohen RJ. Interpretation and Classification of Microvolt T Wave Alternans Tests. J Cardiovascular Electrophysiology 2002; 13 (5):503-14.

27. Hohnloser SH. T wave alternans. In: Zipes D, Jalife J, eds. Cardiac Electrophysiology, 6th ed. Philadelphia, PA; Elsevier, 2013; 665-76.

28. Merchant FM, Armoundas AA. Role of substrate and triggers in the genesis of cardiac alternans, from myociyte to the whole heart. Circulation 2012; 125: 539-49.

29. Hagjoo M, Arya A, Sadr-Ameli MA. Microvolt T-wave alternans: A review of techniques, interpretation, utility, clinical studies and future perspective. Int J Cardiol 2006 May 24; 109(3):293-306.

30. Rosenbaum DS, Jackson LE, Smith JM, Garan H, Ruskin JN, et al. Electrical alternans and vulnerability to ventricular arrhythmias. New Engl J Med 1994; 330:235-41.

31. Chauhan VS, Downar E, Nanthakumar K, Parker JD, Ross HJ, Chan W, et al. Increased ventricular repolarization heterogeneity in patients with ventricular arrhythmia vulnerability and cardiomyopa-

thy: a human in vivo study Am J Physiol Heart Circ Physio. 2006; 290(1):H79-H86.

32. Pham Q, Quan KJ, Rosenbaum DS. T-Wave alternans: Marker, Mechanism, and Methodology for predicting sudden cardiac death. Journal of Electrocardiology 2003; 36 (suppl):75-81.

33. Pastore JM, Girouard SD, Laurita KR, Akar FG, Rosenbaum DS. Mechanism linking T-wave alternans to the genesis of cardiac fibrillation. Circulation 1999; 99:1385-94.

34. Nearing BD, Verrier RL. Progressive increases in complexity of T-wave oscillations herald ischemia-induced ventricular fibrillation. Circ Res 2002; 91:727-32.

35. Adachi K, Ohnishi Y, Shima T, et al. Determinant of microvolt-level T-wave alternans in patients with dilated cardiomyopathy. J Am Coll Cardiol 1999; 34:374-80.

36. Bloomfield DM, Steinman RC, Namerow PB, et al. Microvolt T-wave alternans distinguishes between patients likely and patients not likely to benefit form implanted cardiac defibrillator therapy. Circulation 2004; 110:1885-89.

37. Garcia EV, Pastore CA,Samesima N, Pereira Filho HG. T-wave alternans: Desempenho clínico, Limitações, Metodologias de Análise. Arq Bras Cardiol 2011; 96 (3): e53-e61.

38. Verrier R, Klingenheben T. Microvolt T Wave Alternans: Physiological Basis, Methods of Mensurement, and Clinical Utility - Consensus Guideline by International Society for Holter and Noninvasive Electrocardiology. JACC 2011; 58 (13):1309-24.

39. Nearing BD, Verrier RL. Modified moving average analysis of T-wave alternans to predict ventricular fibrillation with high accuracy. J Appl Physiol 2002; 92:541-49.

40. Nieminen T, Lehtimäki T, Viik J, Lehtinen R, Nikus K, Kööbi T, et al. T-wave alternans predicts mortality in a population undergoing a clinically indicated exercise test. Eur Heart J 2007; 28(19):2332-37.

41. Gold MR, Bloomfield DM, Anderson KP, El-Sherif NE, Wilber DJ, Groh WJ, et al. A comparison of T-wave alternans, signal averaged electrocardiography and programmed ventricular stimulation for arrhythmia risk stratification. J Am Coll Cardiol 2000; 36:2247-53.

42. Narayan SM, Smith, JM. Exploiting rate hysteresis in repolarization alternans to optimize the sensitivity and specificity for ventricular tachycardia. J Am Coll Cardiol 2000; 35:1485-92.

43. Narayan SM, Smith JM. Differing rate dependence and temporal distribution of repolarization alternans in patients with and without ventricular tachycardia. J Cardiovasc Electrophisiol 1999; 10(1):61-71.

44. Ikeda T, Saito H, Tanno K, Shimizu H, Watanabe J, Ohnishi Y, et al. T-wave alternans as a predictor for sudden cardiac death after myocardial infarction. Am J Cardiol 2002; 89(1):79-82.

45. Ikeda T, Sakata T, Takami M, Kondo N, Tezuka N, Nakae T, et al. Combined assessment of T-wave alternans and late potentials used to predict arrhythmic events after myocardial infarction. A prospective study. J Am Coll Cardiol 2000; 35(3):722-30.

46. Costantini O, Rosenbaum DS, Hohnloser SH, Kirk M, Lerman B, Baker II J, et al, for the ABCD Investigators. The Alternans Before Cardioverter Defibrillator (ABCD) Trial: A noninvasive strategy for primary prevention of sudden cardiac death using T-wave alternans. Late-breaking clinical trial abstracts from the American Heart Association's Scientific Sessions 2006. Circulation 2006; 114:2426.

47. Salerno-Uriarte JA, De Ferrari GM, Klersy C, Pedretti RF, Tritto M, Sallusti L, et al. ALPHA Study Group Investigators. Prognostic value of T-wave alternans in patients with heart failure due to nonischemic cardiomyopathy: results of the ALPHA Study. J Am Coll Cardiol 2007; 50(19):1896-904.

19

O ECG na Morte Súbita Cardíaca

Nelson Samesima
Marco A. M. Rangel Junior

DEFINIÇÃO, EPIDEMIOLOGIA E GENÉTICA

A Morte Súbita Cardíaca (MSC) pode ser definida como um evento que leva à morte biológica, de causa natural, em menos de uma hora do início dos sintomas, em indivíduos com ou sem doença cardíaca preexistente, sendo que o tempo e o modo da morte são inesperados. Além disso, há que se excluir todas as causas violentas de óbito e, assim, concluir como uma morte súbita não esperada e não traumática testemunhada. Ademais, ainda existem os casos de morte súbita abortada, como as paradas cardíacas súbitas em que os pacientes foram ressuscitados e sobreviveram a esta.

No Brasil, dados de 2009 mostram que cerca de 212 mil pessoas morrem anualmente dessa causa, das quais 90% de causa arrítmica.

Os indivíduos mais acometidos são os do sexo masculino, com idade entre 45 e 75 anos, sendo a Doença Arterial Coronariana (DAC) a mais relacionada à MSC. Não podemos nos esquecer de que o tabagismo, a hipertensão arterial sistêmica e o diabetes também elevam o risco de MSC.

Nesse contexto, o eletrocardiograma de repouso de 12 derivações é rápido, barato e amplamente disponível. O uso dessa ferramenta fornece uma enorme quantidade de informações sobre a estrutura cardíaca e suas propriedades elétricas. O ECG pode indicar alterações, mesmo antes de mudanças estruturais no coração poderem ser diagnosticadas por outros métodos e, por isso, configura-se como importante exame complementar para a avaliação e a prevenção da morte súbita cardíaca.

Discutiremos, neste capítulo, os aspectos eletrocardiográficos que conferem maior risco de morte súbita. Esses aspectos serão divididos em dois grupos, apenas para fins didáticos. No primeiro, abordaremos aqueles considerados inespecíficos, isto é, que podem estar presentes em diversas situações clínicas. Já no segundo grupo, a alteração eletrocardiográfica é característica ou bastante sugestiva de determinada condição clínica.

Alterações inespecíficas do ECG relacionadas à MS

A disfunção ventricular esquerda avançada (fração de ejeção abaixo de 30%), tanto nos pacientes portadores de miocardiopatia isquêmica quanto nos com cardiomiopatia não isquêmica, confere elevado risco de morte súbita. Como reflexo dessa disfunção ventricular, ao eletrocardiograma, temos o prolongamento do complexo QRS (devido a bloqueio do ramo esquerdo ou distúrbio de condução intraventricular), e o Bloqueio da Divisão Anterossuperior do Ramo Esquerdo (BDAS), que estão associados a um risco aumentado de morte por arritmia.

Vários estudos já demonstraram que o aumento na duração do QRS, independentemente de outros fatores, relaciona-se a um maior número de hospitalização e mortalidade em geral. Aseem e colaboradores demonstraram que pacientes com duração do QRS maior que 130 ms possuíam quase duas vezes mais risco de morte cardiovascular em comparação com aqueles com a duração do QRS de 110 ms ou menos. Da mesma forma, indivíduos com bloqueio de ramo (esquerdo ou direito) e complexo QRS acima de 150 ms têm maior risco de morte cardíaca.

O Bloqueio de Ramo Esquerdo (BRE), quando associado ao infarto do miocárdio, torna o prognóstico mais desfavorável em virtude do incremento de risco de morte súbita, como observado nos estudos de Framinghan e Tecumseh.

A incidência de BRE na cardiopatia isquêmica primária ou associada à hipertensão arterial é muito elevada. Já na cardiomiopatia hipertrófica, o BRE incide em aproximadamente 26% dos casos. Na forma dilatada, em 24%, sem incluir os bloqueios divisionais.

Dentre os bloqueios divisionais, o BDAS é o mais frequente e apresenta incidência aumentada na cardiopatia isquêmica, na hipertensão arterial, nas cardiomiopatias e na estenose aórtica.

O próprio Distúrbio de Condução Intraventricular (DCIV) já colabora para o aumento de hospitalizações e mortalidade. Em pacientes com insuficiência cardíaca constatou-se pior sobrevida naqueles com DCIV. Shenkman e colaboradores comprovaram relação direta entre DCIV e redução da fração de ejeção do ventrículo esquerdo nesses pacientes.

Em um trabalho com o uso de losartana em hipertensos para diminuição de eventos cardíacos, foram estudadas inúmeras variáveis, sendo que apenas a duração do QRS e do intervalo QT (ajustado pela frequência cardíaca) foram preditores independentes de morte súbita cardíaca.

Outros achados eletrocardiográficos relacionados à MSC são as anormalidades da repolarização ventricular como o prolongamento do intervalo QT adquirido e a onda T alternante.

Ainda sobre os achados inespecíficos devemos nos lembrar da doença de Chagas, que apresenta alta prevalência nos países da América Latina, em especial no Brasil. Na fase crônica da doença de Chagas é alta a incidência de bloqueios bifasciculares e trifasciculares envolvendo a porção terminal do feixe de His, demonstrando alta prevalência do bloqueio do ramo direito associado ao BDAS. Com a evolução da doença podemos ter uma substituição das fibras de condução por tecido fibroso, tanto na porção terminal do feixe de His como na origem dos ramos direito e esquerdo, levando a um bloqueio atrioventricular total.

A doença de Chagas é causa frequente de morte súbita, podendo esta ser decorrente da cardiomiopatia dilatada (insuficiência cardíaca), dos distúrbios de condução ou das arritmias ventriculares.

Alterações características do ECG relacionadas à MS

Nesse grupo falaremos de achados eletrocardiográficos que permitem estabelecer o diagnóstico de determinada doença relacionada ao maior risco de morte súbita. Na maioria dos casos observa-se um caráter genético e/ou congênito, e/ou uma anormalidade estrutural cardíaca. Além destes, incluiremos nesse grupo os indivíduos com síndrome coronariana aguda, uma vez que o eletrocardiograma também permite esse diagnóstico.

DOENÇA ARTERIAL CORONARIANA (DAC)

A morte súbita cardíaca ocorre como primeira manifestação clínica em 20 a 25% dos doentes portadores de DAC. O infarto agudo do miocárdio é responsável por mais de 30% das mortes súbitas, sendo que este pode ser identificado em aproximadamente 75% desses pacientes, que morrem subitamente.

Do ponto de vista eletrocardiográfico, a estratificação de risco de um paciente que teve um Infarto Agudo do Miocárdio (IAM) deve avaliar a presença do supradesnivelamento do segmento ST, em especial a quantidade de derivações acometidas, bem como a magnitude do supra de ST. Esses achados caracterizam a extensão (soma do desvio absoluto do segmento ST) e gravidade da isquemia na síndrome coronária aguda (evidência de infarto prévio, a frequência cardíaca acima de 84 bpm e duração do QRS – largura acima de 100 ms, nos infartos da parede anterior). Outra situação associada à maior mortalidade é a presença de bloqueio de lesão. Observa-se um alargamento do complexo

QRS com elevação do ponto J acima da metade da sua amplitude (Figura 19.1).

Já naqueles com síndrome coronariana aguda, sem elevação de segmento ST, a característica eletrocardiográfica que parece prever um resultado pior é a depressão do segmento ST ante a inversão da onda T. Da mesma forma que ocorre com o supradesnivelamento do segmento ST, a maior magnitude e extensão da depressão do segmento ST relaciona-se à pior evolução clínica.

SÍNDROME DE WOLFF-PARKINSON-WHITE (WPW)

A síndrome de Wolff-Parkinson-White, descrita em 1930 pelos autores que lhe atribuíram o nome, caracteriza-se pelos achados eletrocardiográficos de um intervalo PR curto e a onda delta (Figuras 19.2A e 19.2B) e pela presença de taquicardia por reentrada atrioventricular. Há estudos que sugerem um caráter genético a essa síndrome, que é observada aproximadamente em 1:3.000 indivíduos. O fenômeno elétrico é decorrente da presença de uma ou mais vias anômalas que conectam eletricamente os átrios aos ventrículos. Essas vias são feixes musculares remanescentes do período embrionário e recebem o nome de feixe de Kent. Do ponto de vista eletrofisiológico, o feixe de Kent não possui a propriedade decremental como o nódulo atrioventricular. Como consequência, o estímulo elétrico que lá chega pode passar imediatamente aos ventrículos ou ser bloqueado (o feixe anômalo encontra--se refratário). Esse comportamento é denominado de condução "tudo ou nada". O risco de morte súbita nos portadores de pré-excitação ventricular aumenta na relação inversa com o período refratário da via anômala, isto é, nas vias anômalas com um período refratário curto. É consenso que, naquelas abaixo de 250 ms, o risco de fibrilação ventricular é maior. Além disso, os indivíduos portadores de múltiplas vias anômalas (< 5%) são mais predispostos à MSC. O exemplo de risco aumentado de MS é a documentação eletrocardiográfica de fibrilação atrial pré-excitada (Figuras 19.3A, 19.3B e 19.3C).

CARDIOMIOPATIA HIPERTRÓFICA (CMH)

A Cardiomiopatia Hipertrófica (CMH) é uma doença cardíaca genética mais frequente na população (1:500). Trata-se de doença cardíaca primária, autossômica-dominante, definida pela presença de hipertrofia do ventrículo esquerdo, sem dilatação ventricular em sua fase precoce, função ventricular hiperdinâmica e disfunção diastólica que ocorre na ausência de qualquer outra doença cardíaca ou sistêmica suficiente para justificar a hipertrofia miocárdica.

Tem sua classificação baseada na presença e na localização (medioventricular ou do trato de saída) da obstrução intraventricular, sendo descrita como obstrutiva ou não obstrutiva. Além disso, pode ser descrita de acordo com a presença e a distribuição da hipertrofia no septo e nas demais paredes: hipertrofia septal assimétrica, espessamento desproporcional do septo superior (basal), hipertrofia assimétrica apical e outras.

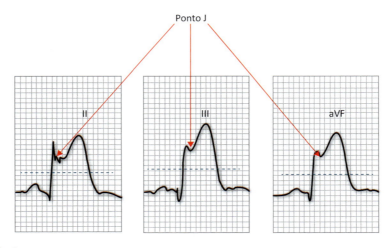

Figura 19.1 – Bloqueio de lesão.

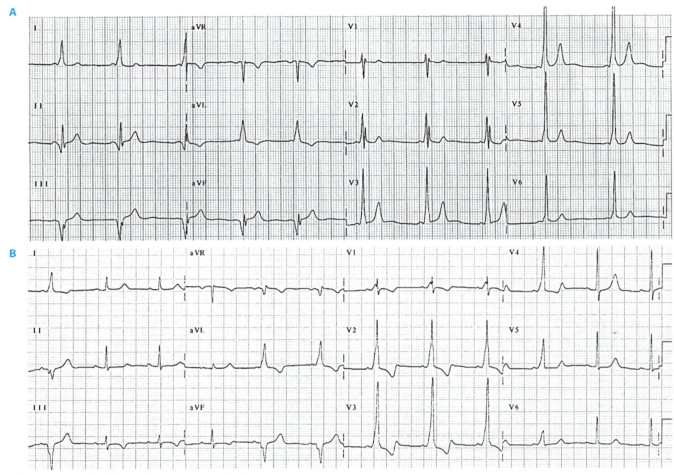

Figura 19.2 – (A e B) A pré-excitação ventricular.

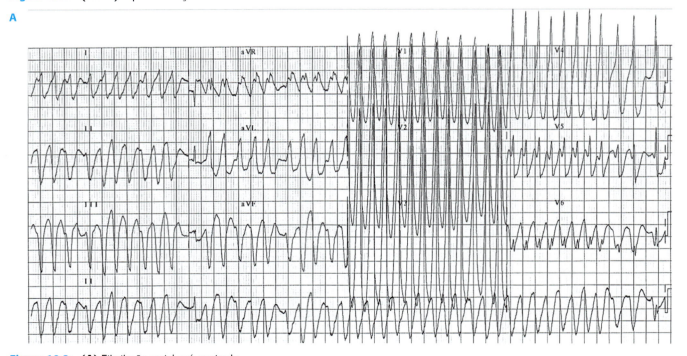

Figura 19.3 – (A) Fibrilação atrial pré-excitada.

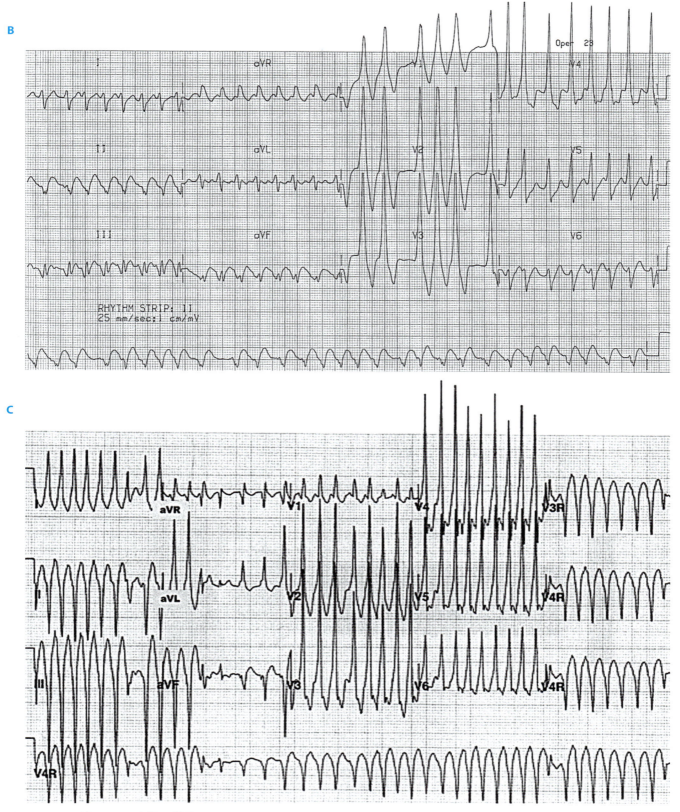

Figura 19.3 – (*Continuação*) **(B** e **C)** Fibrilação atrial pré-excitada.

Evidências morfológicas da CMH são encontradas em aproximadamente 25% dos familiares de primeiro grau desses pacientes, às vezes de forma mais discreta, sem gradiente pressórico ou menor grau de hipertrofia.

A morte súbita relacionada à CMH tem sido muito estudada. A presença de fibrose miocárdica é um dos marcadores de pior prognóstico; entretanto, Maron e colaboradores mostraram que a presença de apenas um marcador já aumenta significativamente esse risco. Os marcadores considerados são a taquicardia ventricular não sustentada, a espessura do septo acima de 30 mm, a síncope, a história familiar de morte súbita, e a hipotensão arterial durante o teste ergométrico.

O ECG, alterado em 75% dos casos, demonstra sinais de hipertrofia ventricular esquerda, forças septais salientes, amplitude aumentada em derivações precordiais e infradesnivelamento do segmento ST com inversão de onda T. As alterações mais marcantes são ondas Q de grande amplitude (paredes inferior e lateral), ondas R proeminentes em V_1 e significativa alteração da repolarização ventricular, com importante infradesnivelamento do segmento ST, associados a ondas T profundas e negativas (Figuras 19.4A, 19.4B e 19.4C). Em virtude da grande diversidade de comprometimento miocárdico, a apresentação eletrocardiográfica também é distinta.

SÍNDROME DE BRUGADA

A síndrome de Brugada, também descrita no capítulo das canalopatias, é uma doença genética, autossômica-dominante (mutação do gene SCN5A) associada à morte súbita cardíaca decorrente de taquicardia ventricular polimórfica/fibrilação ventricular. Essas variações das correntes iônicas entre o endocárdio e o epicárdio (canal Ito) são a gênese para formação de gradiente transmural e base para arritmias sustentadas.

A síndrome é definida pela presença do padrão eletrocardiográfico tipo I associada a arritmias ventriculares malignas.

A anormalidade característica do ECG (Figuras 19.5A e 19.5B) é descrita como uma elevação do ponto J nas derivações precordiais direitas (V_1 e V_2) associada a uma inclinação descendente lenta do segmento ST à linha de base, dando a falsa impressão de bloqueio de ramo direito. O bloqueio atrioventricular de primeiro grau também pode ser observado nesses pacientes.

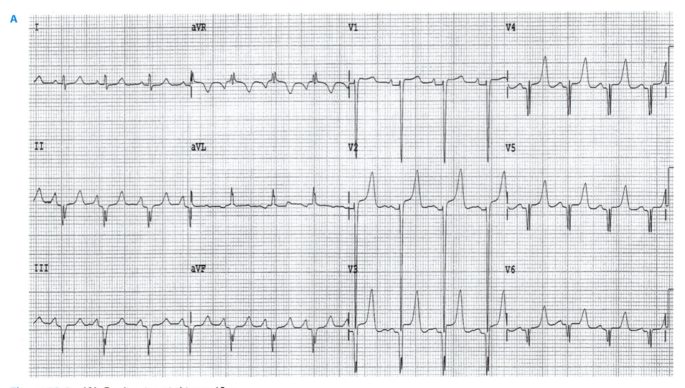

Figura 19.4 – (A) Cardiomiopatia hipertrófica.

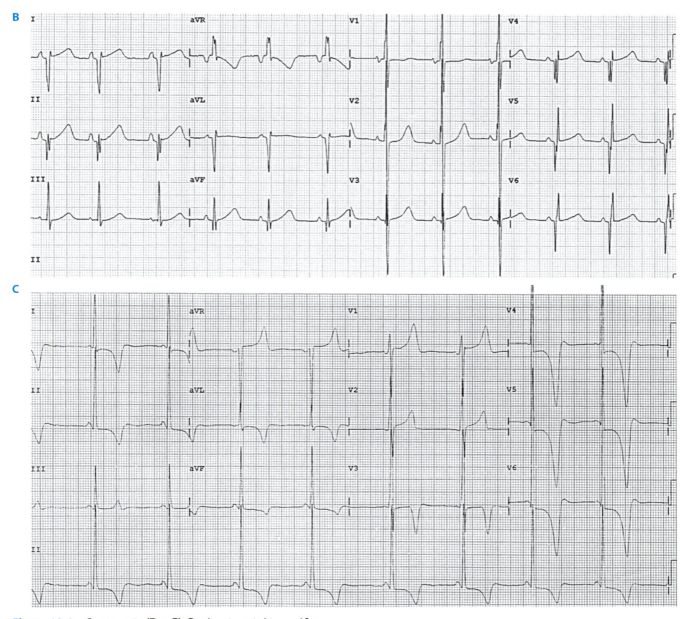

Figura 19.4 – *Continuação* **(B e C)** Cardiomiopatia hipertrófica.

As alterações eletrocardiográficas podem ser transitórias em alguns pacientes, e evidenciadas com a administração de um bloqueador de canal de sódio como a ajmalina, a procainamida e a flecainida.

Pacientes sem história de arritmias, mas com alterações eletrocardiográficas características, são denominados portadores do padrão eletrocardiográfico de Brugada.

O reconhecimento do padrão tipo 2 (Figura 19.6) baseia-se na presença de um segmento ST chamado "em sela", com inclinação negativa inicial e seguida por uma recuperação na onda T.

REPOLARIZAÇÃO PRECOCE

Durante muitos anos, a repolarização precoce foi considerada uma alteração eletrocardiográfica benigna (Figuras 19.7A e 19.7B). Após a publicação de Haïssaguerre e colaboradores em 2008, relacionando indivíduos recuperados de Parada Cardíaca (PCR) com o achado de repolarização

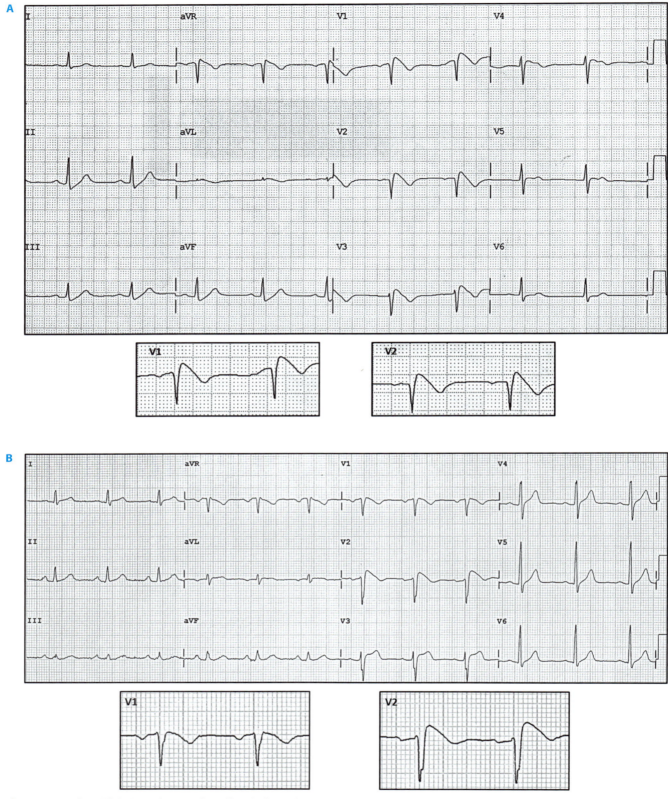

Figura 19.5 – **(A** e **B)** Padrão eletrocardiográfico de Brugada tipo 1.

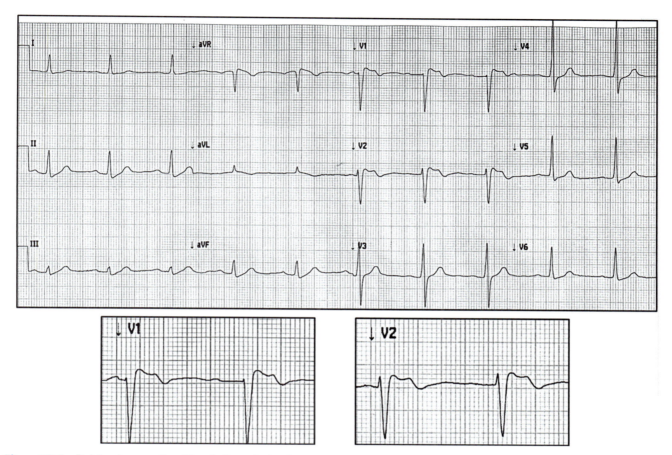

Figura 19.6 – Padrão eletrocardiográfico de Brugada tipo 2.

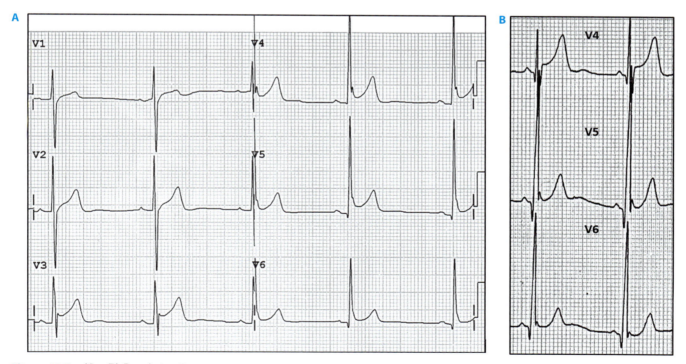

Figura 19.7 – **(A** e **B)** Repolarização precoce.

precoce (ECG pós-PCR), muito se tem estudado sobre essa característica eletrocardiográfica. Muito do interesse deve-se à incidência de repolarização precoce na população geral que, apesar de bem variável, dependendo do grupo estudado, é alta (até 22% em determinados estudos). Ainda não estão claros os mecanismos envolvidos que tornam uma repolarização precoce maligna. Dentre os fatores de maior risco para arritmias ventriculares e morte súbita estão a síncope sem pródromos, a história familiar de morte súbita, e o segmento ST horizontal/descendente ao ECG de 12 derivações (Figuras 19.8A e 19.8B). A pior evolução clínica foi identificada por Tikkanen e colaboradores em 2011, que mostraram esse padrão eletrocardiográfico horizontal/descendente nas paredes inferior e lateral. Há, também, estudos correlacionando a pior evolução clínica quando a repolarização precoce é evidenciada na vigência de uma síndrome coronariana aguda com supradesnivelamento do segmento ST.

Antzelevitch, em 2010, propôs uma classificação da síndrome da repolarização precoce em três subtipos:

- **Tipo 1**: padrão de repolarização precoce predominante em derivações precordiais esquerdas. Esta ocorre em atletas saudáveis do sexo masculino e está associada a baixo risco para eventos arrítmicos.
- **Tipo 2**: padrão de repolarização precoce predominante em derivações inferiores e ínferolaterais. Está associado a um moderado risco de eventos arrítmicos malignos.
- **Tipo 3**: padrão de repolarização precoce global (inferior, lateral e precordiais direitas). Está associado a arritmias ventriculares malignas e tempestades de fibrilação ventricular.

Essa condição apresenta preponderância no sexo masculino. Ainda descreve que a síndrome de Brugada seria uma variante (tipo 4) desta classificação, com padrão limitado a precordiais direitas.

SÍNDROME DO QT LONGO

A síndrome do QT longo (também descrita em outro capítulo) é um distúrbio da repolarização ventricular que gera um tempo anormalmente longo do intervalo QT (acima de 450 ms, 470 ms e 460 ms em homens, em mulheres e em crianças, respectivamente) Figuras 19.9A e 19.9B.

Esse prolongamento do intervalo QT está associado a uma forma específica de taquicardia ventricular polimórfica, chamada de *Torsades de pointes* (Figuras 19.10A e 19.10B).

A síndrome pode ser congênita ou adquirida, sendo a primeira associada a sete diferentes mutações do gene dos canais de sódio e de potássio. As síndromes do QT longo tipo 1, tipo 2 e tipo 3 apresentam alterações eletrocardiográficas características, como mostram as Figuras 19.11A, 19.11B e 19.11C.

Já a segunda pode ser vista em indivíduos com distúrbios hidroeletrolíticos, em vigência de isquemia coronariana, em uso de determinadas medicações, portadores de bradicardias, idosos etc.

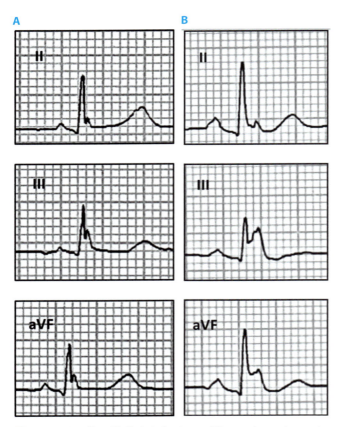

Figura 19.8 – **(A e B)** Padrão horizontal/descendente da repolarização precoce.

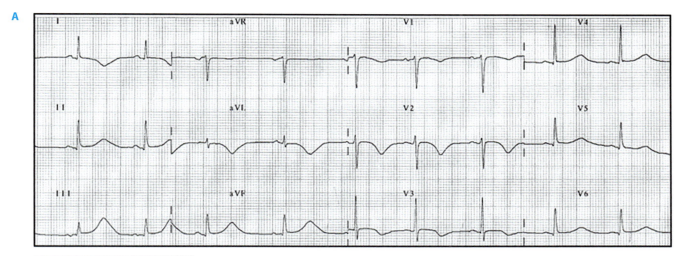
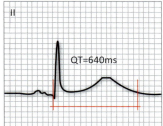
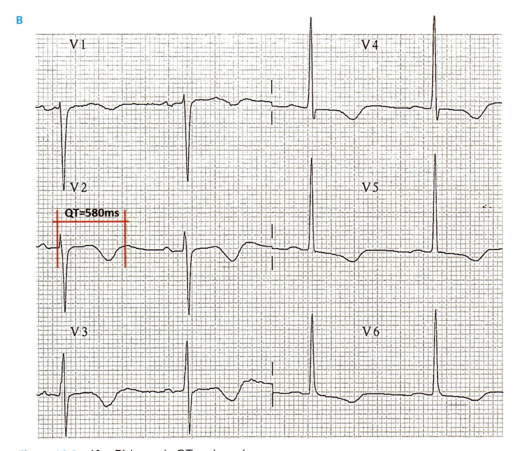

Figura 19.9 – **(A** e **B)** Intervalo QT prolongado.

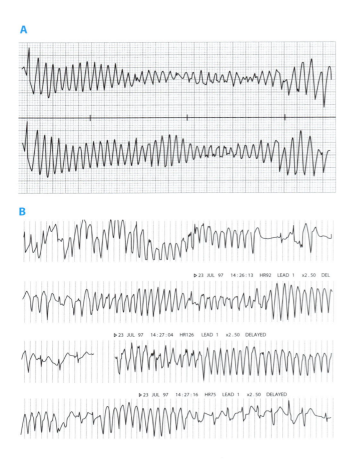

Figura 19.10 – (A e B) Taquicardia ventricular polimórfica denominada de *Torsades de Pointes*.

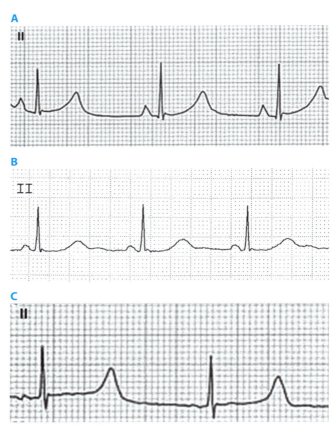

Figura 19.11 – (A) QT longo tipo 1. (B) QT longo tipo 2. (C) QT longo tipo 3.

SÍNDROME DO INTERVALO QT CURTO

A síndrome do QT curto é uma doença elétrica primária cardíaca, hereditária, descrita em 1999. É caracterizada pela identificação, ao eletrocardiograma, de um intervalo QT considerado curto (Figura 19.12), isto é, menor que 300 ms, e está associada à fibrilação atrial e morte súbita cardíaca. Há mais de uma mutação genética descrita associada ao fenótipo. A alteração dos canais de potássio (aumento da função) tem duas implicações eletrofisiológicas:

1. Encurtamento do período refratário efetivo atrial e ventricular; e
2. Aumento da dispersão da repolarização.

Esses dois fenômenos são os prováveis substratos para a ocorrência de reentrada e fibrilação (atrial e ventricular).

DISPLASIA ARRITMOGÊNICA DO VENTRÍCULO DIREITO (DAVD)

A displasia arritmogênica do ventrículo direito é uma doença genética, autossômica-dominante, relativamente rara (1:5.000). Caracteriza-se pela substituição do miocárdio do ventrículo direito por tecido fibro-gorduroso e, assim, forma-se o substrato para o aparecimento de arritmias ventriculares malignas e morte súbita.

Apesar de pouco frequente, a chamada onda épsilon, complexo QRS em V_1 com baixa voltagem e grande duração, é característica da doença (Figuras 19.13A e 19.13B).

Apesar de até 50% dos pacientes afetados poderem exibir um ECG normal, quase todos terão pelo menos um dos seguintes achados, dentro de seis anos, de apresentação da doença: duração do

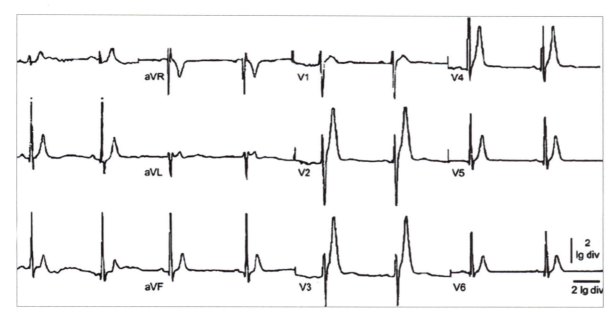

Figura 19.12 – QT curto.

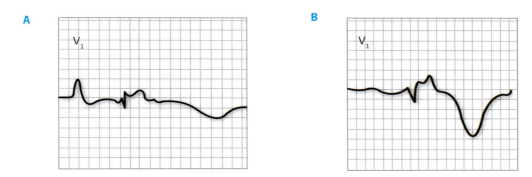

Figura 19.13 – **(A)** Onda épsilon, complexo QRS em V$_1$, com baixa voltagem e grande duração. **(B)** Onda épsilon – displasia arritmogênica do ventrículo direito.

QRS acima de 0,11 ms, atraso final de condução, onda épsilon ou inversão de onda T nas precordiais direitas. Além disso, a presença de potenciais tardios, no eletrocardiograma de alta resolução, e fibrose, na ressonância magnética cardíaca, predizem maior risco de arritmias malignas. Alguns trabalhos já demonstraram que quase todos os pacientes com MSC por DAVD apresentaram arritmias ventriculares sustentadas.

BIBLIOGRAFIA CONSULTADA

1. Aizawa Y, Jastrzebski M, Ozawa T, et al. Characteristics of electrocardiographic repolarization in acute myocardial infarction complicated by ventricular fibrillation. J Electrocardiol 2012; 45:252-9.
2. Assessment of QT Dispersion for Prediction of Mortality or Arrhythmic Events After Myocardial Infarction – Results of a Prospective, Long-term Follow-up Study. Markus Zabel, Thomas Klingenheben, Michael R. Franz, Stefan H. Hohnloser, Circulation.1998; 97: 2543-2550doi: 10.1161/01.CIR.97.25.2543
3. Aseem D. Desai, Tan Swee Yaw, Takuya Yamazaki, Amir Kaykha, Sung Chun, Victor F, et al. Prognostic Significance of Quantitative QRS Duration - The American Journal of Medicine 2006; 119, 600-606.
4. Bjerregaard P, Gussak I. Short QT syndrome. ANE 2005; 10(4):436-40.

5. Castellanos A, Zarman L, Luceri RM, et al. Unstable intraventricular conduction disorders. Cardiol Clin 1987; 5:489-97.

6. Charles Antzelevitch, FACC, Gan-Xin Yan, FACC, Sami Viskin. Masonic Medical Research Laboratory, Utica, NY - Rationale for the Use of the Terms J Wave Syndromes and Early Repolarization – J Am Coll Cardiol 2011 April 12; 57(15): 1587-90. doi:10.1016/j.jacc.2010.11.038.

7. Gussak I, Brugada P, Brugada J, et al. Idiopathic short QT interval: a new clinical syndrome? Cardiology 2000; 94:99-102.

8. Golob MH, Redpath CJ, Roberts JD. The Short QT Syndrome – Proposed Diagnostic Criteria. J Am Coll Cardiol 2011; 57:802-12.

9. Hayashi M, Murata M, Satoh M, et al. Sudden nocturnal death in young males from ventricular flutter. Jpn Heart J, 1985; 26:585-91.

10. Haïssaguerre M, Derval N, Sacher F, et al. Sudden cardiac arrest associated with early repolarization. N Engl J Med, 2008; 358:2016-23.

11. H.-R. Arntz1, S. N. Willich2, C. Schreiber1, T. Bru¨ggemann1, R. Stern1 and H.-P. Schultheiß1 - Diurnal, weekly and seasonal variation of sudden Death – Population-based analysis of 24 061 consecutive cases. European Heart Journal 2000; 21:315-20.

12. Marcus FI, et al. Diagnosis of arrhythmogenic right ventricular cardiomyopathy/dysplasia. Proposed Modification of the Task Force Criteria. European Heart Journal 2010; 31:806-14.

13. Morte Súbita Cardíaca no Brasil: Análise dos Casos de Ribeirão Preto (2006-2010) Sudden Cardiac Death in Brazil: A Community-Based Autopsy Series (2006-2010) Maria Fernanda Braggion-Santos1, Gustavo Jardim Volpe1, Antonio Pazin-Filho2, Benedito Carlos Maciel1, José Antonio Marin-Neto1, André Schmidt. Divisão de Cardiologia do Departamento de Clínica Médica - Hospital das Clínicas da Faculdade de Medicina de Ribeirão Preto da Universidade de São Paulo1, Ribeirão Preto, SP; Divisão de Emergências Clínicas do Departamento de Clínica Médica - Hospital das Clínicas da Faculdade de Medicina de Ribeirão Preto da Universidade de São Paulo. Ribeirão Preto, SP. Arq Bras Cardiol 2014; [online].ahead print, PP.0-0

14. McLaughlin MG1, Zimetbaum PJ. Electrocardiographic predictors of arrhythmic death. Ann Noninvasive Electrocardiol 2006 Oct; 11(4):327-37.

15. Peters S, Trqmmel M, Koehler B, Westermann KU. The value of different electrocardiographic depolarization criteria in the diagnosis of arrhythmogenic right ventricular dysplasia/cardiomyopathy. Journal of Electrocardiology 2007; 40:34-37.

16. Rajat Deo, MTR, Christine M. Albert. Epidemiology and Genetics of Sudden Cardiac Death Circulation 2012; 125: 620-37 doi: 10.1161/CIRCULATIONAHA.111.023838

17. Reis, LM, et al. Análise da prevalência de morte súbita e os fatores de riscos associados: estudo em 2.056 pacientes submetidos a necropsia • J Bras Patol Med Lab agosto 2006; (42) 4: 299-303.

18. Paulo Ginefra, Eduardo Corrêa Barbosa, Alfredo de Souza Bomfim, Ricardo Luiz Ribeiro, Paulo Roberto Benchimol Barbosa, Sílvia Helena Cardoso Boghossian, et al. Distúrbios da Condução Intraventricular Parte 2. Revista da SOCERJ set/out 2005.

19. SudhirKurl Timo H, Mäkikallio, Pentti Rautaharju, Vesa Kiviniemi, Jari A. Laukkanen. Duration of QRS Complex in Resting Electrocardiogram Is a Predictor of Sudden Cardiac Death in Men. Circulation May 21 2012; 125:2588-2594.

20. Shinohara T, Takahashi N, Saikawa T, Yoshimatsu H. Characterization of J wave in a patient with idiopathic ventricular fibrillation. Heart Rhythm 2006; 3:1082-4.

21. Shlomo Stern. Electrocardiogram: Still the Cardiologist's Best Friend. Circulation 2006; 113:753-56.

22. Tikkanen JT, Wichmann V, Junttila MJ, et al. Association of EarlyRepolarization and Sudden Cardiac Death during an Acute Coronary Event. Circ Arrhythm Electrophysiol 2012.

23. Tikkanen JT, Junttila MJ, Anttonen O, et al. Early repolarization: electrocardiographic phenotypes associated with favorable long-term outcome. Circulation 2011; 123:2666-73.

24. Zimetbaum PJ, Buxton AE, Batsford W, Fisher JD, Hafley GE, Lee KL, et al. Electrocardiographic predictors of arrhythmic death and total mortality in the multicenter unsustained tachycardia trial. Circulation 2004 Aug 17; 110(7):766-9. Epub 2004 Aug 2.

20

O ECG no Atleta

Patricia Alves de Oliveira
Amanda Gonzales Rodrigues
Maria Janieire Nunes Alves

INTRODUÇÃO

Alterações cardiovasculares estruturais e elétricas em atletas são respostas adaptativas, consideradas "fisiológicas", decorrentes da sobrecarga hemodinâmica, determinadas pelo treinamento físico regular.[1]

Entre 20 e 40%[2] dos atletas apresentam alterações eletrocardiográficas, que independem das alterações morfológicas e podem estar relacionadas à população avaliada, à etnia, ao gênero, à modalidade esportiva e ao treinamento.

Entretanto, em muitos casos, essas alterações podem ser confundidas com as alterações expressas em doenças cardíacas consideradas de alto risco para morte súbita em atletas competitivos.

Apesar da morte súbita no esporte ser relativamente rara, trata-se de um evento com grande repercussão na mídia e na sociedade, pois os atletas são tidos como "exemplos de saúde".

As principais causas de morte súbita até os 35 anos de idade são as causas congênitas cardiovasculares, como a miocardiopatia hipertrófica, displasia arritmogênica de ventrículo direito e coronária anômala.[3]

Na tentativa de se reduzir as possibilidades de mortes causadas por doenças cardiovasculares, têm-se estudado e discutido a respeito de formas de avaliação pré-participação esportiva, com o me-

lhor custo-efetividade, considerando-se principalmente os países onde há um número muito grande de participantes de esportes competitivos.

Nos Estados Unidos, a avaliação pré-participação é realizada somente através de história clínica e exame físico (PAR-Q). Entretanto, os europeus, seguindo principalmente a escola italiana, incluíram na avaliação pré-participação, além da história clínica e do exame físico, o eletrocardiograma de repouso de 12 derivações (ECG) e demonstraram, com isso, uma redução de 89% nas mortes súbitas no esporte, pelo fato de o ECG poder excluir até 90% das causas cardiovasculares de morte súbita em atletas jovens.[4]

O ECG foi incluído, portanto, como uma ferramenta eficiente e de baixo custo para rastreio de doenças potencialmente fatais na avaliação pré-participação em atleta.

Com o intuito de auxiliar cardiologistas e médicos do esporte na diferenciação de alterações eletrocardiográficas merecedoras de complementação diagnóstica, foram criadas algumas diretrizes, resumidas na Tabela 20.1, para avaliação dos ECG na tentativa de aumentar a especificidade do exame e diferenciar alterações com risco para morte súbita durante o esporte competitivo, das alterações consideradas "próprias de atletas", diminuindo assim o número de falsos-positivos e as investigações desnecessárias.[5,6]

CLASSIFICAÇÃO DAS ALTERAÇÕES ELETROCARDIOGRÁFICAS

ECG discretamente alterado ou normal

Esse subgrupo consiste em ECG normal e/ou com discretas alterações que têm sido consistentemente relatadas em atletas treinados e que são considerados parte do "coração de atleta", não necessitando, portanto, de avaliação diagnóstica complementar (Figura 20.1).

1. Bradicardia sinusal

   Um dos marcadores cardiovasculares mais expressivos do grau de adaptação ao treinamento físico é a frequência cardíaca de repouso. Quanto mais treinado um indivíduo, mais baixa é a sua frequência cardíaca de repouso. Esse ajuste no funcionamento cardíaco foi inicialmente atribuído a um aumento do tônus vagal e diminuição do tônus simpático. Estudos posteriores mostraram que a redução da frequência cardíaca de repouso é uma consequência da associação entre o tônus vagal e menor frequência cardíaca intrínseca, ou seja, do marca-passo cardíaco.[7,8]

   Recentemente, Azevedo e colaboradores mostraram que o grau de bradicardia de repouso e os mecanismos envolvidos nesse ajuste da frequência cardíaca podem ser influenciados pelo grau de treinamento físico e pelo tipo de modalidade esportiva. Em investigação envolvendo atletas de elite verificaram que a bradicardia de repouso é mais intensa em corredores de elite que ciclistas de elite.[9] Além disso, o efeito vagal e a frequência cardíaca intrínseca são mais elevados em corredores do que em ciclistas, apesar de não haver diferença em relação à modulação simpática entre esses atletas.[9]

2. Bloqueio Atrioventricular (AV) de 1º grau e de 2º grau Mobitz tipo I (Wenkebach)

   Esses bloqueios são comuns em 35 e 10%, respectivamente, dos ECG de atletas treinados, pelo aumento do tônus parassimpático e/ou diminuição do simpático.[10] ECG com bloqueio AV de 2º grau Mobitz tipo II são raros, e, portanto, nunca devem ser aceitos como resultado adaptativo do treinamento.

3. Padrão de sobrecarga ventricular somente por critérios de voltagem (Sokolov-Lyon)

   Hipertrofia ventricular esquerda fisiológica em atletas treinados normalmente se manifesta como um aumento isolado de amplitude QRS, sem desvio do eixo do QRS, com padrões normais de ativação atrial e ventricular, e alteração de repolarização ventricular (Figura 20.2).

Tabela 20.1

Classificação das alterações eletrocardiográficas nos atletas.

ECG alterado	ECG pouco alterado	ECG "normal"
R ou S > 35 mm	R ou S 29 – 34 mm	Bradicardia sinusal
Ondas Q > 4 mm	Ondas Q 2 – 3 mm	Aumento intervalo PR
Ondas T invertidas > 2,0 mm	Ondas T retificada ou invertidas < 1,5 mm	Aumento da voltagem como critério isolado para SVE ("Sokolov")
BRE	BRD	Bloqueio incompleto RD
–30 < QRS > + 110	SAE/SAD	BAV 2º Grau Mobitz I
Intervalo QT curto ou longo		
Padrão similar "Brugada"		
Wolff-Parkinson-White	PR curto < 0,12s	Repolarização precoce

Adaptada das recomendações europeias para avaliação de ECG 12 derivações em atletas.

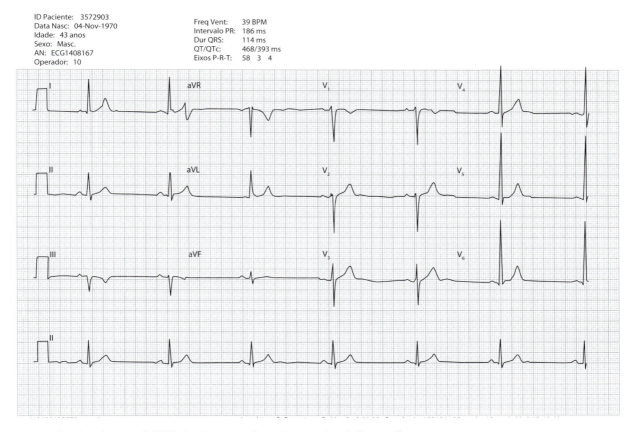

Figura 20.1 – Bradicardia sinusal. ECG de atleta com alteração considerada "normal".

A alta prevalência de ECG, que cumpre critérios de voltagem para sobrecarga ventricular esquerda por critérios de Sokolow-Lyon, tem sido consistentemente relatada em atletas treinados. Já os critérios de ECG para hipertrofia ventricular esquerda, desconsiderando o índice de voltagem, como aumento de átrio esquerdo (Morris), desvio do eixo para a esquerda, alteração da repolarização ventricular com padrão *"strain"* ou deflexão intrinsecoide (que são incorporados no sistema de pontuação ponto Romhilt-Estes), são raros em atletas.[11]

4. Padrão de "atraso de condução" ou bloqueio incompleto do ramo direito (padrão trifásico RSR´ em V_1 e V_2 com duração do QRS ≥ 110 ms < 0,12s de duração)

Foi estimado entre 35 a 50% dos atletas em comparação com menos do que 10% dos jovens saudáveis, padrão frequentemente observado em atletas envolvidos em esportes de resistência, com predomínio do sexo masculino[11] (Figura 20.3). É atribuído, provavelmente, ao tamanho da cavidade do ventrículo direito por sobrecarga volêmica, aumento do débito cardíaco e massa muscular, e o consequente aumento do tempo de condução, em muitos casos, reversíveis com o destreinamento.

5. Repolarização precoce.

A alteração de repolarização ventricular com padrão de "repolarização precoce" é a regra e não a exceção entre os atletas altamente treinados, relatada em alguns estudos em 50-80% dos ECG em repouso.[12]

Nesses casos, o ECG mostra elevação da junção QRS-ST (Ponto J) de pelo menos 0,1 mV a partir da linha de base, associado a "entalhe" inicial do complexo QRS e que pode variar em grau, localização e morfologia.

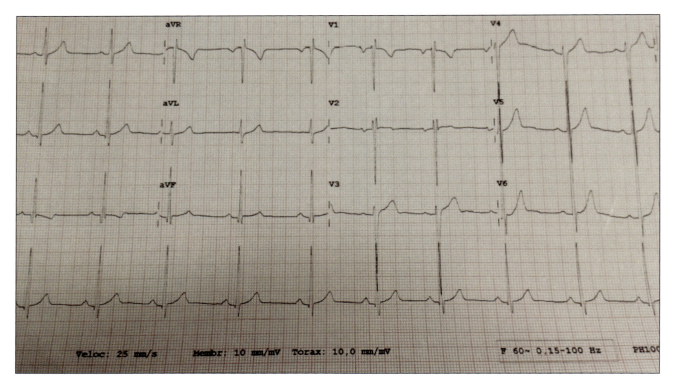

Figura 20.2 – Padrão de sobrecarga de ventrículo esquerdo, considerando-se somente critérios de voltagem, associados a atraso final da condução.

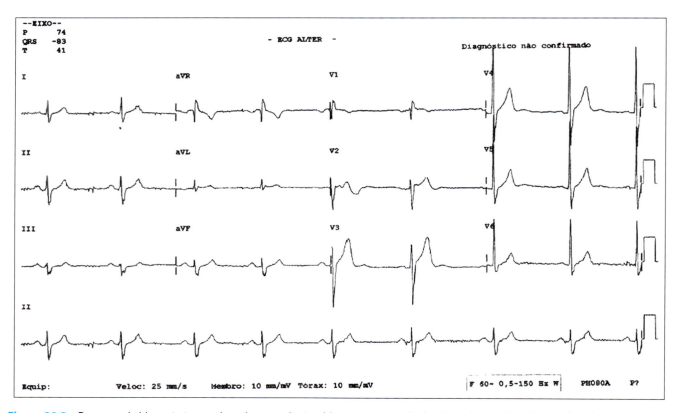

Figura 20.3 – Presença de bloqueio incompleto do ramo direito. Neste caso, atenção às alterações em V_1 e V_2 para diagnóstico diferencial dos diferentes tipos de "Brugada".

Essas alterações são frequentemente localizadas nas derivações precordiais, com a maior elevação do segmento ST nas derivações V_3 e V_4, mas que também podem ser vistas nas derivações laterais (V_5, V_6, DI, e aVL), inferiores (DII, DIII, e aVF) ou menos comumente nas anteriores ($V_2 - V_3$).

O padrão morfológico mais comum visto em indivíduos caucasianos é a elevação do segmento ST, com uma concavidade para cima, terminando com onda T positiva ("pico alto").

Em atletas, aventa-se a hipótese de que a alteração de repolarização ventricular com padrão de repolarização precoce reflete o desenvolvimento de uma hipervagotonia, reversíveis com o destreinamento[9,10] (Figura 20.4).

Entretanto, alguns estudos recentes têm revelado que indivíduos com história de fibrilação ventricular idiopática apresentam maior prevalência do padrão de repolarização precoce, em particular quando aparecem nas derivações inferiores e ínfero-laterais, confirmando a relação entre essas alterações e risco de morte por arritmias cardíacas.

Essa associação caracteriza a "síndrome do ponto J", na qual ocorre elevação do ponto J de ≥ 1 mm em ≥ 2 derivações inferiores e/ou laterais contíguas de um ECG de 12 derivações diagnosticado em pacientes ressuscitados de fibrilação ventricular ou taquicardia ventricular polimórfica com padrão de ECG compatível com repolarização precoce.[12]

Em atletas treinados essas alterações não aumentam o risco de eventos cardíacos adversos, incluindo a morte súbita ou taquiarritmias ventriculares, haja vista que o padrão de repolarização precoce em atletas é normalmente associado a outras alterações eletrocardiográficas, como bradicardia sinusal, alargamento do intervalo PR, aumento da voltagem de QRS, elevação do segmento ST, bem como alterações ecocardiográficas, como o remodelamento das câmaras cardíacas, sugerindo que

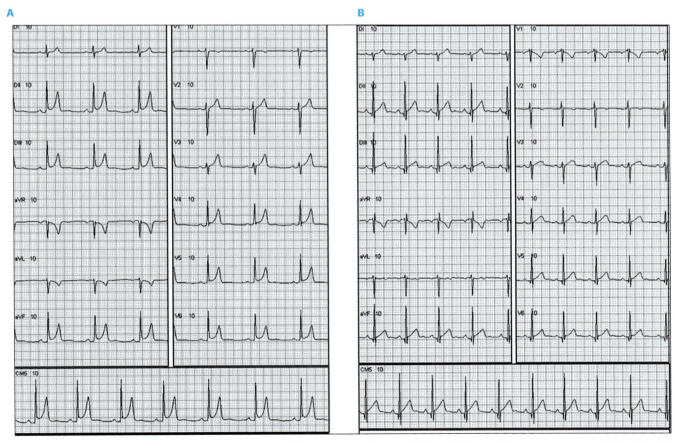

Figura 20.4 – Alteração da repolarização ventricular, tipo "Repolarização Precoce" (RP). **(A)** Padrão RP em atleta negro. **(B)** Padrão RP em atleta branco.

provavelmente representa uma outra expressão benigna e fisiológica do coração do atleta.[13]

Nos casos que apresentam dificuldade ou dúvida no diagnóstico diferencial deve ser utilizado o vetocardiograma como ferramenta fundamental e complementar.

ECG MODERADAMENTE ALTERADO

Alterações eletrocardiográficas com as quais deve ser realizada investigação complementar na dependência dos antecedentes pessoais, familiares e avaliação clínica[6] (Figura 20.5).

1. Aumento da voltagem de onda R ou S em 30 a 34 mm, em qualquer derivação.
2. Presença de ondas Q com 2 a 3 mm de profundidade em pelo menos duas derivações contíguas.
3. Alteração de repolarização ventricular com ondas T invertidas de 1,0 a 1,5 mm, em pelo menos duas derivações contíguas.
4. Progressão anormal da onda R nas derivações precordiais anteriores.
5. Bloqueio de ramo direito (padrão RSR´ > 0,12 s em V_1 e V_2).
6. Sobrecarga de átrio direito (pico > 2,5 mm nas derivações DII, DIII ou V_1).
7. Sobrecarga de átrio esquerdo (SAE). Padrão de SAE segundo critério de Morris, com onda P em V_1 ≥ 0,1 mV em profundidade e ≥ 0,04 s de duração.
8. Intervalo PR curto sem onda delta (< 0,12 s).

ECG MUITO ALTERADO OU INCOMUM

Alterações expressivas ao eletrocardiograma, fortemente compatíveis com doença cardiovascular, merecem investigação complementar. São também denominadas de eletrocardiogramas "incomuns"[6] (Figura 20.6).

1. Aumento da voltagem de onda R ou S > 35 mm em qualquer derivação.
2. Presença de ondas Q profundas, > 4 mm ou ondas q de profundidade > 25% da R que a segue em pelo menos duas derivações contíguas.
3. Alteração da repolarização ventricular, com onda T invertida > 2 mm em pelo menos duas derivações contíguas.
4. Bloqueio incompleto ou completo de ramo esquerdo.

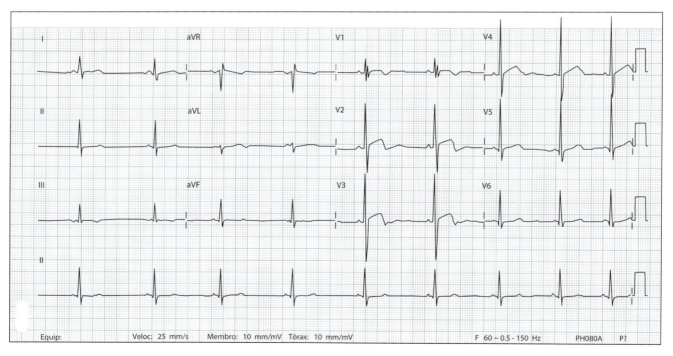

Figura 20.5 – Eletrocardiograma de atleta, moderadamente alterado, com intervalo PR curto, alteração da repolarização ventricular, com ondas T invertidas e distúrbio de condução pelo ramo direito.

5. Desvio do eixo de QRS ≥ +120° ou −30° a −90° ou no quadrante superior direito entre + −180° a −90°.
6. Intervalo QT longo ou curto: QTc > 0,44 s em homens > 0,46 s em mulheres. Ou QTc ≤ 360 ms.
7. Presença de FA ou *flutter* atrial.
8. Bloqueio AV de terceiro grau ou de segundo grau tipo Mobitz II.
9. Padrão de Wolff-Parkinson-White.

DIAGNÓSTICO DIFERENCIAL

Etnia

Nos Estados Unidos, a principal causa cardiovascular de morte súbita em atletas é a miocardiopatia hipertrófica, a qual apresenta alterações eletrocardiográficas sugestivas, na dependência da sua expressão fenotípica. Trata-se do principal diagnóstico diferencial das alterações eletrocardiográficas no atleta e acarreta implicações importantes, haja vista que o diagnóstico de miocardiopatia hipertrófica pode representar a base para a desqualificação dos atletas para os esportes competitivos.[14]

Os afro-americanos são responsáveis por um número desproporcional de morte súbita no esporte devido à miocardiopatia hipertrófica, sugerindo que o diagnóstico depende, muitas vezes, não só do gênero, da raça e do treino, mas também do nível socioeconômico do atleta, o que permite maior entendimento. e investigação complementar mais detalhada.

Nessa mesma população, alguns estudos mais recentes verificaram que os atletas africanos (negros), do sexo masculino, apresentam alterações eletrocardiográficas mais marcantes, principalmente na fase de repolarização, e exibem maior magnitude das sobrecargas e Hipertrofia Ventricular Esquerda (HVE) em relação a atletas do sexo masculino brancos, com idade, composição corporal e modalidade esportiva semelhantes.[15]

Acredita-se que essas alterações sejam determinantes genéticos étnicos de uma remodelação cardiovascular mais proeminente, seja estrutural ou neuro-autonômica, em resposta ao treinamento físico, por diferentes polimorfismos da enzima conversora da angiotensina ou de angiotensinogênio.[16]

Aproximadamente 25% de atletas negros exibem alterações sugestivas de sobrecarga ventricular que se confundem com miocardiopatia hipertrófica.[17]

Essas observações são relevantes para as recentes recomendações para o rastreio de doenças cardiovasculares entre os atletas de elite, especialmente em países como os Estados Unidos, o Reino Unido e o Brasil, onde os atletas negros representam uma fração substancial dos participantes de competições nacionais e internacionais.[18]

Na Itália, onde a displasia arritmogênica de ventrículo direito é a principal causa de morte súbita em atletas, atenção especial deve ser dada para os atletas que apresentam alterações eletrocardiográficas compatíveis com Bloqueio de Ramo Direito incompleto em associação com inversão de onda T de V_2 até V_3 e V_4 ou na presença de extrassístoles ventriculares com morfologia de Bloqueio de Ramo Esquerdo.[19]

Apesar das alterações descritas, considerar que o ECG é "anormal" em grande parte dos atletas é a principal crítica em relação ao uso generalizado do ECG na avaliação pré-participação dos atletas.

Gênero

Grande parte dos estudos revela que somente pequena proporção de atletas do sexo feminino apresenta alterações significativas ao eletrocardiograma. Dados estes, compatíveis com a reduzida prevalência de alterações cardíacas anatômico-estruturais em mulheres, ou seja, com "coração de atleta". Este fato era explicado, "em parte", pelo menor volume e intensidade dos treinos das mulheres, assim como sua menor competitividade e participação em esportes com maior componente estático. Entretanto, apesar das hipertrofias septais e de parede posterior acima de 13 milímetros ou inversões profundas da onda T nas derivações inferiores e laterais serem raras nas mulheres, merecendo investigações adicionais quando comparamos as mulheres atletas negras das brancas (caucasianas), das mesmas modalidades esportivas, encontramos diferenças significativas em relação às alterações de repolarização e hipertrofia.[20]

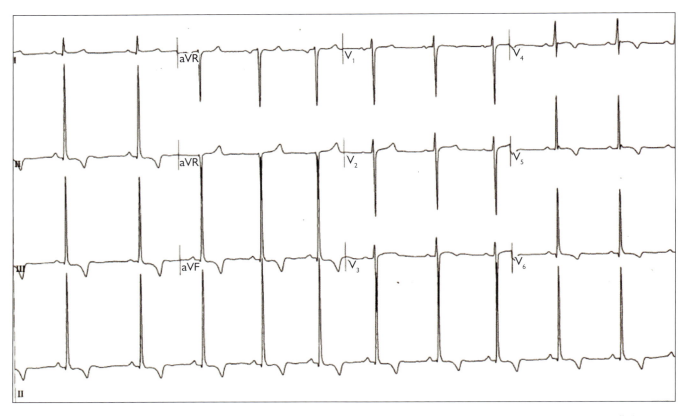

Figura 20.6 – Eletrocardiograma de atleta negro, velocista, considerado muito alterado, pela presença de alterações "incomuns". Aumento significativo da voltagem de QRS e alteração da repolarização ventricular, com padrão "*strain*".

Modalidade esportiva

Alterações eletrocardiográficas nos atletas, assim como outras alterações adaptativas do sistema cardiovascular, também estão diretamente relacionadas às diferentes modalidades esportivas. Alterações mais expressivas estão relacionadas às modalidades com maior componente estático, ou seja, resistidos, onde se tem contrações isotônicas das fibras musculares, levando a um aumento da pressão intracavitária cardíaca, com aumento da pressão diastólica final, e aumento da resistência vascular sistêmica, como no caso do ciclismo, remo, *cross-country*, rúgbi e halterofilismo.[21]

CONCLUSÃO

Apesar da alta prevalência de alterações eletrocardiográficas nos atletas, devemos considerar que as alterações mais expressivas se configuram como exceções e não regras.

O uso isolado do eletrocardiograma para avaliação pré-participação esportiva deve ser criterioso, pela alta prevalência de falsos-positivos, o que pode, entretanto, ser minimizado quando o ECG é avaliado em associação com a história clínica e familiar, considerando-se os critérios de "atenção".

A adequada avaliação eletrocardiográfica tem como principal objetivo oferecer critérios para a distinção dos diferentes tipos de eletrocardiograma, na tentativa de se identificar o fisiológico do potencialmente patológico.

Essa abordagem tem importantes implicações para a avaliação cardiovascular do atleta, incluindo o rastreio pré-participação, o diagnóstico clínico e o risco/estratificação. De acordo com os critérios propostos, essa avaliação é limitada ao pequeno subconjunto de atletas com incomuns alterações eletrocardiográficas e que não se correlacionam com a modalidade esportiva, tempo, volume ou intensidade do treinamento, e que pode refletir uma doença cardíaca potencialmente letal.

Pelo contrário, alterações no ECG devido à adaptação cardíaca ao esforço físico, comumente observado nos atletas treinados, devem fornecer garantias para a continuidade dos esportes competitivos sem a necessidade de investigações adicionais.[22]

O uso dos critérios de interpretação eletrocardiográfica nos atletas melhorou a precisão dos ECG, resultando em menor proporção de resultados positivos e falso-positivos.

Os programas de rastreio para prevenção da morte súbita cardíaca no atleta devem continuar, com esforços para melhor entendimento da base científica e interpretação do ECG em relação aos padrões eletrocardiográficos de diferenciação entre o coração de atleta e doenças cardiovasculares.

REFERÊNCIAS BIBLIOGRÁFICAS

1. Baggish AL, Wood MJ. Athlete's heart and cardiovascular care of the athlete: scientific and clinical update. Circulation. 2011;123(23):2723-35.
2. Lawless CE1, Best TM. Electrocardiograms in athletes: interpretation and diagnostic accuracy. Med Sci Sports Exerc. 2008;40(5):787-98.
3. Maron BJ, Doerer JJ, Haas TS, et al. Sudden deaths in young competitive athletes: analysis of 1,866 deaths in the US, 1980–2006. Circulation 2009;119:1085–92.
4. Corrado D1, Basso C, Pavei A, Michieli P, Schiavon M, Thiene G. Trends in sudden cardiovascular death in young competitive athletes after implementation ofpreparticipation screening program. JAMA. 2006;296(13):1593-601.
5. Zorzi A, El Maghawry M, Corrado D. Evolving interpretation of the athlete's electrocardiogram:From European Society of Cardiology and Stanford criteria,to Seattle criteria and beyond.J Electrocardiol. 2015 [Epub ahead of print]
6. Corrado D, Pelliccia A, Heidbuchel H, Sharma S, Link M, Basso C, Biffi A, et al. Section of Sports Cardiology European Association of Cardiovascular Prevention and Rehabilitation. Recommendations for interpretation of 12-lead electrocardiogram in the athlete. Eur Heart J. 2010;31(2):243-59.
7. Negrao CE, Moreira ED, Santos MC, Farah VM, Krieger EM. Vagal function impairment after exercise training. Appl Physiol 1992; 72(5):1749-53.

8. Negrão CE, Janot de Matos LD, Braga VA, Coote JH, Souza HD.J Appl Physiol Commentaries on Viewpoint: Is the resting bradycardia in athletes the result of remodeling of the sinoatrial node rather than high vagal tone. J Appl Physiol 2013;114(9):1356-7
9. Azevedo LF, Perlingeiro PS, Hachul DT, Gomes-Santos IL, Brum PC, Allison TG, Negrão CE, DE Matos LD. Sport modality affects bradycardia level and its mechanisms of control in professional athletes. Int J Sports Med. 2014;35(11):954-9.
10. Pelliccia A, Maron BJ, Culasso F, Di Paolo FM, Spataro A, Biffi A, Caselli G, Piovano P. Clinical significance of abnormal electrocardiographic patterns in trained athletes. Circulation 2000;102:278–284.
11. Gibbons L, Cooper K, Martin R, Pollock M. Medical examination and electrocardiographic analysis of elite distance runners. Ann N Y Acad Sci 1977;301:283–296.
12. Kalla H, Yan GX, Marinchak R. Ventricular fibrillation in a patient with prominent J (Osborn) waves and ST-segment elevation in the inferior electrocardiographic leads: a Brugada syndrome variant? J Cardiovasc Electrophysiol 2000;11:95–8.
13. Pelliccia A, Quattrini FM. Clinical significance of J-wave in elite athletes. J Electrocardiol. 2015 Mar 12 [Epub ahead of print]
14. Maron BJ, Ackerman MJ, Nishimura RA, Pyeritz RE, Towbin JA, Udelson JE. Task Force 4: HCM and other cardiomyopathies, mitral valve prolapse, myocarditis, and Marfan syndrome. J Am Coll Cardiol. 2005;45(8):1340-5.
15. Papadakis M, Carre F, Kervio G, Rawlins J, Panoulas VF, Chandra N, et al. The prevalence, distribution, and clinical outcomes of electrocardiographic repolarization patterns in male athletes of African/Afro-Caribbean origin. Eur Heart J 2011;32:2304–13.
16. Alves GB, Oliveira EM, Alves CR, Rached HR, Mota GF, Pereira AC, Rondon MU, Hashimoto NY, Azevedo LF, Krieger JE, Negrão CE. Influence of angiotensinogen and angiotensin-converting enzyme polymorphisms on cardiac hypertrophy and improvement on maximal aerobic capacity caused by exercise training. Eur J Cardiovasc Prev Rehabil. 2009;16(4):487-92.
17. Sheikh N, Papadakis M, Ghani S, Zaidi A, Gati S, Adami PE, Carré F, Schnell F, Wilson M, Avila P, McKenna W, Sharma S. Comparison of electrocardiographic criteria for the detection of cardiac abnormalities in elite black and white athletes. Circulation. 2014;129(16):1637-49

18. Maron BJ1, Pelliccia A. The heart of trained athletes: cardiac remodeling and the risks of sports, including sudden death. Circulation. 2006 10;114(15):1633-44.

19. Corrado D1, Basso C, Rizzoli G, Schiavon M, Thiene G. Does sports activity enhance the risk of sudden death in adolescents and young adults? J Am Coll Cardiol. 2003; 42(11):1959-63.

20. Rawlins J1, Carre F, Kervio G, Papadakis M, Chandra N, Edwards C, Whyte GP, Sharma S. Ethnic differences in physiological cardiac adaptation to intense physical exercise in highly trained female athletes. Circulation. 2010;121(9):1078-85

21. Mitchell J, Haskell WL, Raven PB. Classification of sports. J Am Coll Cardiol 1994;24:864–866.

22. Corrado D, McKenna WJ. Appropriate interpretation of the athlete's electrocardiogram saves lives as well as money. Eur Heart J. 2007 Aug;28(16):1920-2.

21

O ECG em Doenças Não Cardíacas

Antonio Américo Friedmann

INTRODUÇÃO

Há uma miscelânea de doenças não cardíacas e de condições patológicas diversas em que o eletrocardiograma apresenta alterações peculiares que permitem suspeitar e, às vezes, confirmar o diagnóstico. Entre elas incluem-se os distúrbios eletrolíticos, a hipotermia, o hipotireoidismo, a doença pulmonar obstrutiva crônica, a embolia pulmonar, a injúria cerebral aguda, e algumas distrofias musculares, que serão estudadas neste capítulo.

Muitas doenças sistêmicas, como por exemplo as doenças difusas do tecido conectivo, causam comprometimento cardíaco diverso, mas as alterações no ECG são inespecíficas, porque dependem do tipo de agressão da doença ao coração, se no miocárdio, no pericárdio, nas valvas ou nas artérias coronárias. Tais situações serão abordadas em outros capítulos.

Considerando que o ECG é um exame de metodologia simples, de execução rápida e de interpretação acessível a médicos não cardiologistas e até a outros profissionais da área da saúde, não é difícil imaginar as aplicações do reconhecimento de alterações eletrocardiográficas causadas por doenças não cardíacas encontradas no hospital geral.

DISTÚRBIOS ELETROLÍTICOS

Os desequilíbrios eletrolíticos determinam alterações da repolarização ventricular e outras repercussões no ECG. Como muitas vezes os distúrbios são mistos, envolvendo mais de um eletrólito, outros parâmetros bioquímicos, como o pH e efeitos de medicamentos, além de cardiopatias preexistentes, as alterações no ECG nem sempre são características.

Os principais eletrólitos, cujas variações na concentração sanguínea produzem alterações típicas no ECG, são o potássio e o cálcio. Variações acima ou abaixo da faixa de concentração normal desses íons influenciam fases diversas do potencial de ação das células cardíacas, determinando modificações específicas no ECG.

Variações dos níveis de magnésio e de outros eletrólitos também alteram o ECG, mas as alterações são menos específicas.

Hiperpotassemia

O aumento dos níveis plasmáticos de potássio determina uma sequência de modificações no ECG. De forma prática podemos considerar que, em geral, a partir do nível de 6 mEq/L aumenta a amplitude da onda T, acima de 7 mEq/L o QRS se alarga e, em níveis de potássio acima de 8 mEq/L verifica-se diminuição da amplitude da onda P.

Aumento de amplitude da onda T

É a primeira alteração que surge no ECG quando os níveis de potássio sérico começam a se elevar.

A onda T aumenta de amplitude tornando-se alta, pontiaguda e simétrica, com base estreita, inferior a 0,20s. Essa morfologia característica é classicamente descrita como padrão "em tenda" (Figura 21.1). Sua eletrogênese[1] parece estar relacionada ao aumento da velocidade da fase 3 do potencial transmembrana, que também acarreta diminuição do intervalo QT na fase inicial da hiperpotassemia, antes do alargamento do QRS.

É frequente a ocorrência de hiperpotassemia em portadores de insuficiência renal crônica com hipertensão arterial e hipertrofia ventricular esquerda. Nos pacientes que apresentam inversão da onda T (padrão *strain*), a onda T pode tornar-se positiva (pseudonormalização) e, muitas vezes, exibir difasismo peculiar com formato *minus-plus* em alguma derivação.

Alargamento do complexo QRS

Quando os níveis de potássio estão elevados verifica-se alargamento do QRS, que simula bloqueio de ramo. Se a concentração de potássio continua subindo, o QRS se alarga ainda mais, adquirindo aspecto bizarro, semelhante aos QRS de origem idioventricular, como os das extrassístoles e taquicardias ventriculares, fundindo-se com a onda T de amplitude aumentada, configurando aberração característica (Figura 21.2).

Desaparecimento da onda P

Com o aumento dos níveis de potássio, a onda P diminui gradativamente de amplitude até desaparecer. Apesar de cessar a despolarização atrial, a origem do estímulo continua sendo sinusal, porque as células do nó sinusal são mais resistentes à hiperpotassemia do que as do miocárdio atrial. Neste caso, o ritmo é denominado sinoventricular,[2] e no ECG encontramos inscrição de complexos QRS, com intervalos geralmente regulares, e ausência das ondas P, indistinguíveis do ritmo juncional.

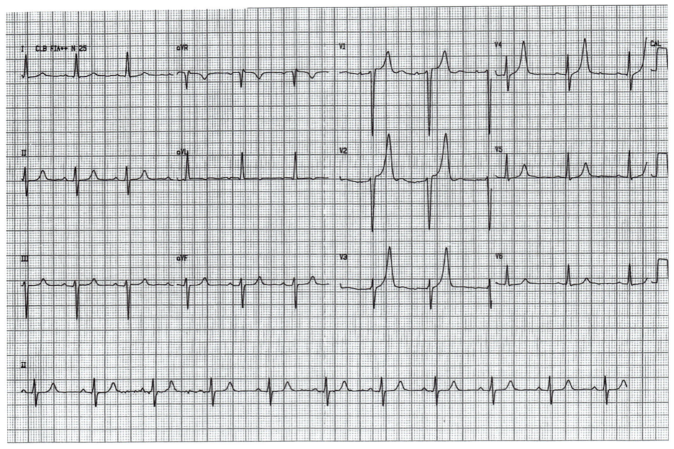

Figura 21.1 – Hiperpotassemia leve (K+ = 6,3 mEq/L): ondas T altas, simétricas, pontiagudas e de base estreita (morfologia "em tenda").

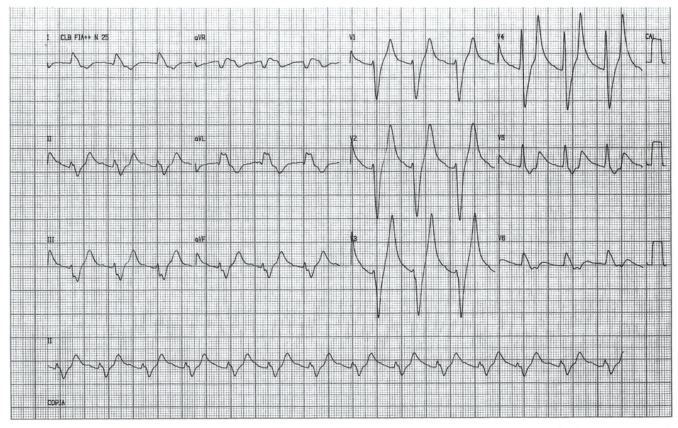

Figura 21.2 – Hiperpotassemia acentuada ($K^+ = 8,3$ mEq/L): QRS muito alargado, ondas T pontiagudas com amplitude muito aumentada nas derivações precordiais, ondas P com acentuada diminuição de voltagem e bloqueio atrioventricular de 1º grau.

Supradesnivelamento do segmento ST

Ocorre em fase avançada de hiperpotassemia e pode simular infarto agudo do miocárdio. O desvio do segmento ST é provavelmente causado por repolarização não homogênea em diferentes regiões do miocárdio.

Bradiarritmias

São consequentes a distúrbios da condução atrioventricular ou sinoatrial. Nas fases iniciais é comum o aumento do intervalo PR, que pode evoluir para bloqueio atrioventricular de segundo ou terceiro graus. Quando a onda P desaparece, o diagnóstico preciso da bradiarritmia é impraticável.

Entretanto, na insuficiência renal aguda com hiperpotassemia associada a quadros sépticos ou com instabilidade hemodinâmica verifica-se aumento da frequência cardíaca. Nessas situações, a taquicardia com ausência de onda P e alargamento do QRS simula taquicardia ventricular.[3]

Fibrilação ventricular ou parada cardíaca

São as arritmias fatais decorrentes da hiperpotassemia não controlada.

Hipopotassemia

A diminuição da concentração de potássio produz também alterações gradativas no ECG, algumas praticamente inversas às da hiperpotassemia.

Alterações da onda T

A amplitude diminui gradualmente, devido à redução da velocidade da fase 3 do potencial de ação transmembrana, até a onda T tornar-se achatada, e mais raramente negativa, às vezes acompanhada de infradesnivelamento do segmento ST. Essas alterações, embora frequentes, são bastante inespecíficas.

Proeminência da onda U

Em contraste com o esmaecimento da onda T, a onda U aparece e se torna proeminente. Frequentemente se observa onda U muito próxima e de maior amplitude que a onda T (Figura 21.3). Ao contrário da isquemia do miocárdio, que pode determinar uma onda U negativa, na hipopotassemia ela é positiva.

Acredita-se[1] que a maior amplitude da onda U decorra do aumento da duração da repolarização ventricular provocada pela hipopotassemia, permitindo que a repolarização das fibras de Purkinje (responsável pela gênese da onda U) se manifeste com maior nitidez.

O intervalo QT pode estar aumentado. Todavia, na hipopotassemia a onda T se achata e pode se fundir com a onda U. Assim, na maioria das vezes, observa-se intervalo QU longo e não necessariamente QT prolongado.

Arritmias

São comuns na hipopotassemia, principalmente em pacientes sob ação digitálica. Extrassístoles e taquicardias atriais e/ou ventriculares são mais frequentes.

Mais raramente podem ocorrer bloqueios AV de primeiro ou de segundo graus.

Hipocalcemia

A hipocalcemia aumenta a duração da fase 2 do potencial de ação transmembrana. Como consequência verifica-se aumento do intervalo QT, à custa do prolongamento do segmento ST. No ECG aparece com evidência a linha de base isoelétrica, separando o QRS da onda T (Figura 21.4).

A causa mais comum de hipocalcemia é a insuficiência renal crônica. Como cálcio e potássio influenciam fases distintas do potencial de ação da célula cardíaca, é possível diagnosticar associação de hiperpotassemia com hipocalcemia, quando se encontra o segmento ST bastante prolongado seguido da onda T alta e simétrica, com o aspecto em tenda. Tal associação, não rara nesses doentes, acrescida ou não de sobrecarga ventricular esquerda pela hipertensão arterial, é considerada[4] padrão de ECG característico do renal crônico (Figura 21.5).

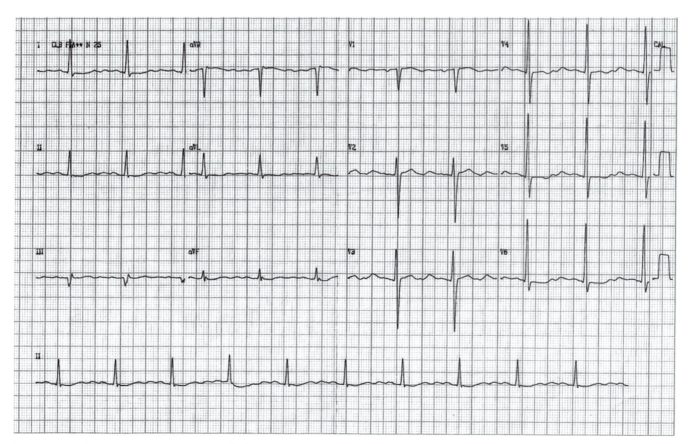

Figura 21.3 – Hipopotassemia (K^+ = 2,3 mEq/L): segmento ST infradesnivelado, ondas T de baixa voltagem, e ondas U proeminentes, com maior amplitude que as ondas T.

O ECG EM DOENÇAS NÃO CARDÍACAS

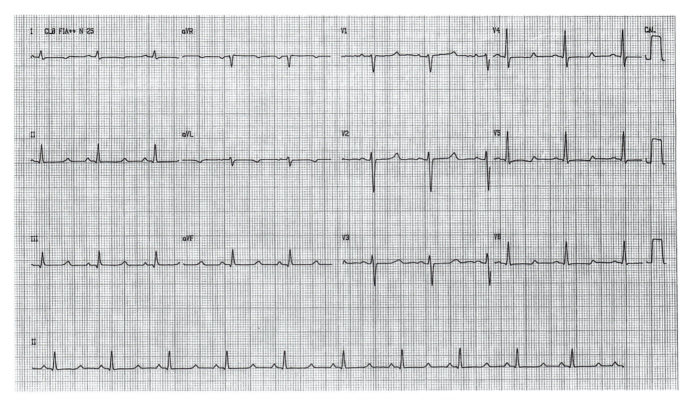

Figura 21.4 – Hipocalcemia: segmento ST retificado e aumentado, e QT prolongado (520 ms).

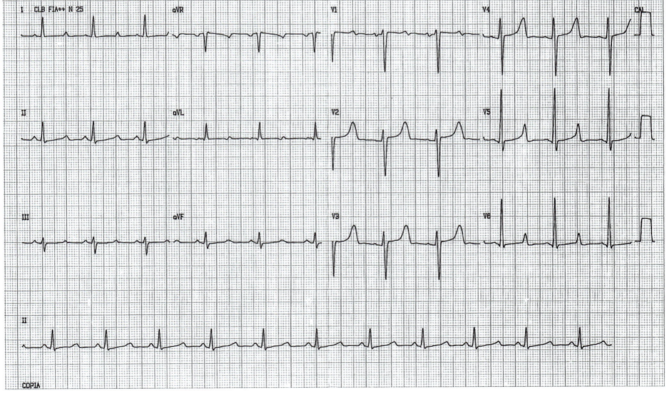

Figura 21.5 – Insuficiência renal crônica (Ca^{++} = 7,9 mg/dL e K^+ = 6,0 mEq/L): segmento ST retificado e prolongado pela hipocalcemia; ondas T "em tenda" (amplas, pontiagudas e de base estreita) e morfologia minus-plus em aVL, características de hiperpotassemia.

293

Hipercalcemia

No ECG observa-se diminuição do intervalo QT, à custa de encurtamento do segmento ST. O QRS e a onda T aparecem caracteristicamente muito próximos entre si (Figura 21.6).

O encurtamento do potencial de ação da célula cardíaca na hipercalcemia pode predispor ao aparecimento de deflexão no ponto J (onda J).[5]

Alterações da magnesemia

As alterações das concentrações sanguíneas do magnésio são raramente reconhecidas no ECG porque, em geral, estão mascaradas por outros distúrbios eletrolíticos associados, envolvendo os íons potássio e cálcio.

Na hipomagnesemia pode haver diminuição da voltagem da onda T, depressão do segmento ST e predisposição a arritmias cardíacas, semelhante ao que ocorre na hipopotassemia.

A infusão de magnésio por via venosa encurta o intervalo QT.

HIPOTERMIA

Quando a temperatura corpórea diminui a níveis abaixo de 35 °C, surgem três alterações características no ECG: ondas J, aumento do intervalo QT e bradicardia sinusal.

Onda J ou onda O (de Osborn)

Consiste no aparecimento de um entalhe final no ponto J, entre o término do QRS e o início do segmento ST, com sentido positivo nas derivações que apontam para o ventrículo esquerdo. Embora descrita pela primeira vez por Tomaszewski[6] em 1938, ficou conhecida como onda O devido ao trabalho experimental sobre hipotermia de Osborn[7] e o prestígio deste na American Heart Association.

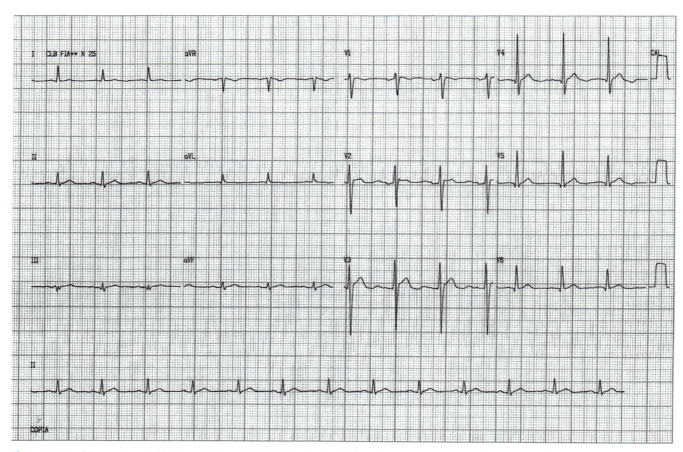

Figura 21.6 – Hipercalcemia (Ca^{++} = 19,5 mg/dL): QT diminuído (320 ms) por encurtamento do segmento ST (compare com a Figura 21.4).

Demonstrou-se[8] que o surgimento de um entalhe na fase 1 do potencial de ação, devido ao encurtamento de sua duração, ocorrendo nas células epicárdicas, mas não nas endocárdicas, determina o aparecimento da onda J no ECG. Essa anormalidade do QRS, embora típica de hipotermia, pode também ser encontrada em outras condições, como na hipercalcemia, em lesões do SNC, e até mesmo no ECG de indivíduos sadios com repolarização precoce. Na hipotermia, entretanto, sua amplitude varia inversamente com a temperatura corporal.

Bradicardia sinusal e prolongamento do intervalo QT

A diminuição da frequência cardíaca e o aumento do intervalo QT concomitantes com o aparecimento das ondas J tornam o ECG patognomônico de hipotermia (Figura 21.7) e, mais ainda, quando essas alterações são acompanhadas de miopotenciais por tremor muscular devido ao frio.

HIPOTIROIDISMO

É a disfunção endócrina que determina alterações mais características no ECG.

Baixa voltagem de P, QRS e T

O efeito dielétrico, ou baixa voltagem generalizada no ECG, é causado pelo mixedema, e eventualmente agravado por derrame pericárdico, comum nessa síndrome. Consideram-se[9] critérios para baixa voltagem a amplitude dos complexos QRS igual ou menor que 0,5 mV nas derivações do plano frontal, e igual ou menor que 1,0 mV nas derivações do plano horizontal.

Bradicardia sinusal

Ao contrário do derrame pericárdico com tamponamento cardíaco de outras etiologias, que causa taquicardia, no hipotiroidismo a diminuição da amplitude é acompanhada de bradicardia. Assim, a

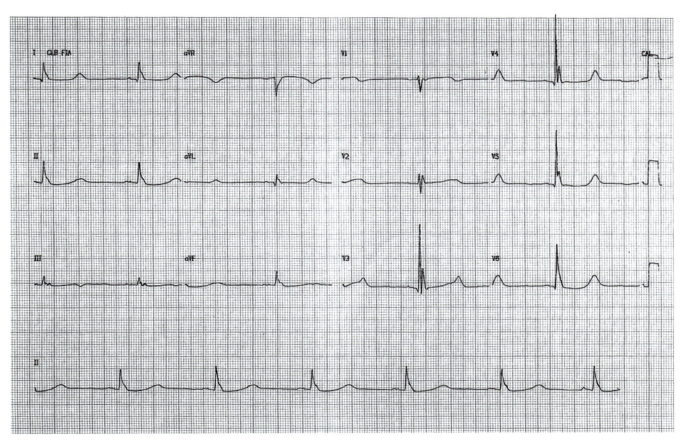

Figura 21.7 – Hipotermia: bradicardia sinusal FC de 38 bpm), QT prolongado (720 ms) e ondas J de grande amplitude alargando o QRS.

frequência cardíaca é o melhor critério para o diagnóstico diferencial do ECG nessas duas condições.

Outros achados menos específicos são distúrbios de condução atrioventricular e intraventricular, alterações de ST-T e aumento do intervalo QT.

DOENÇAS PULMONARES

As doenças pulmonares podem aumentar a resistência arterial pulmonar, determinando hipertensão na pequena circulação e sobrecarga das câmaras direitas do coração. O encontro de Sobrecarga do Ventrículo Direito (SVD) no ECG geralmente indica aumento da pós-carga do ventrículo direito, que pode ser decorrente de obstrução da via de saída do ventrículo direito (estenose pulmonar infundibular ou valvar) ou de hipertensão pulmonar. A presença de sopro sistólico caracteriza a estenose pulmonar, enquanto a ausência de sopro cardíaco é condizente com hipertensão pulmonar.

Hipertensão pulmonar

Como o diagnóstico clínico de hipertensão pulmonar é difícil, porque não há um achado expressivo ao exame físico, ela é suspeitada pelo encontro de hipertrofia ventricular direita no ECG. Assim, a SVD típica no adulto é também denominada padrão de hipertensão pulmonar (Figura 21.8).

Doença pulmonar obstrutiva crônica

A Doença Pulmonar Obstrutiva Crônica (DPOC) associada ao enfisema pulmonar acarreta grande alteração estrutural da caixa torácica. A hiperinsuflação pulmonar diminui a voltagem dos potenciais elétricos cardíacos captados na superfície do tórax. O abaixamento do diafragma e o aumento do diâmetro anteroposterior do tórax deslocam o coração para baixo, em posição mais vertical, e causam rotação horária em torno do seu eixo lon-

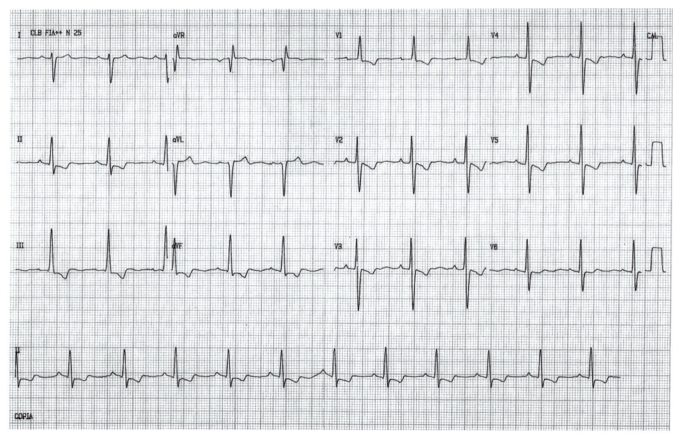

Figura 21.8 – Hipertensão pulmonar: QRS desviado para a direita (+120°) e para a frente (ondas R em V_1) e ondas T invertidas, compatíveis com hipertrofia ventricular direita acentuada.

gitudinal. Tais fenômenos, por si sós, determinam grandes desvios do eixo elétrico do coração, além da diminuição da amplitude dos vetores cardíacos. Com o advento da hipertensão pulmonar e sobrecarga das câmaras direitas do coração, o ECG se modifica mais ainda, exibindo peculiaridades[2,10] próprias da DPOC.

Alterações da onda P

A onda P desvia para a direita, além de $+60°$ graus, tornando-se negativa em aVL, e apresentando maior amplitude em D_2, D_3 e aVF. Em V_1 ela pode ser negativa devido ao deslocamento do coração para baixo.

A verticalização da onda P é característica da doença pulmonar crônica, por este motivo também denominada de onda P *pulmonale*. Em outras doenças que acarretam sobrecarga das câmaras direitas, como na hipertensão pulmonar primária e nas cardiopatias congênitas, habitualmente não ocorre desvio para a direita, apenas para a frente.

A onda P *pulmonale* não implica necessariamente sobrecarga do átrio direito. Quando esta ocorre, a amplitude de P aumenta. Entretanto, a amplitude da onda P pode ser subestimada devido à diminuição de voltagem decorrente do enfisema pulmonar.

Em tabagistas de longa duração, sem outros antecedentes de pneumopatia, é comum verificar-se onda P negativa em aVL, como achado único no ECG.

Alterações do QRS

A amplitude do QRS diminui, mas a baixa voltagem não é tão acentuada como nos casos de derrame pericárdico ou de mixedema.

A sobrecarga ventricular direita na DPOC determina rotação horária do QRS no plano frontal, mas no plano horizontal verificam-se complexos do tipo rS ou ondas S presentes de V_1 a V_6. Desaparecem, portanto, as ondas R em V_1, podendo até mesmo ser observados complexos QS em V_1 e V_2 simulando área inativa septal (Figura 21.9). Tais alterações são devidas ao deslocamento do coração pelo abaixamento do diafragma. Esse mecanismo pode ser comprovado em alguns pacientes com tórax enfisematoso e ECG com complexos rS em V_1, posicionando-se os eletrodos 10 cm abaixo da posição original, registram-se ondas R nas precordiais direitas.[11]

Nos outros casos de cardiopatia pulmonar crônica por hipertensão arterial pulmonar, mas sem a presença de enfisema, também se encontra sobrecarga ventricular direita, mas com ondas R em V_1 (SVD típica ou padrão de hipertensão pulmonar).

Arritmias

São comuns em pacientes com DPOC, encontrando-se extrassístoles, FA, *flutter* atrial e taquicardia atrial. Menos comum, porém mais específica, é a taquicardia atrial multifocal, não rara após medicação broncodilatadora com teofilina ou agonistas beta-adrenérgicos.

Tromboembolismo pulmonar

O Tromboembolismo Pulmonar (TEP) determina hipertensão pulmonar e dilatação aguda do ventrículo direito. Na maioria das vezes, as alterações são inespecíficas, mas o conjunto delas é altamente sugestivo de embolia pulmonar. O ECG é importante para excluir outros diagnósticos, como infarto agudo do miocárdio, e também porque, na embolia pulmonar o exame físico e o raio X de tórax são geralmente pouco esclarecedores.

As principais alterações no ECG são descritas a seguir.

Taquicardia sinusal

É o achado mais frequente.[12,13]

Alterações inespecíficas da onda T

As mais comuns[14] são inversão da onda T em D_3 e aVF, e de V_1 a V_4, secundárias à sobrecarga aguda do ventrículo direito (*strain* de VD). Alterações do segmento ST ocorrem raramente, mas podem simular insuficiência coronária aguda.

Padrão S1Q3T3

Consiste no aparecimento de ondas S em D_1 e de ondas Q e ondas T negativas em D_3.[15] Decorre do desvio do eixo do QRS para a direita, que em geral é discreto e raramente ultrapassa $+90°$, ao contrário do que ocorre na hipertrofia do VD por

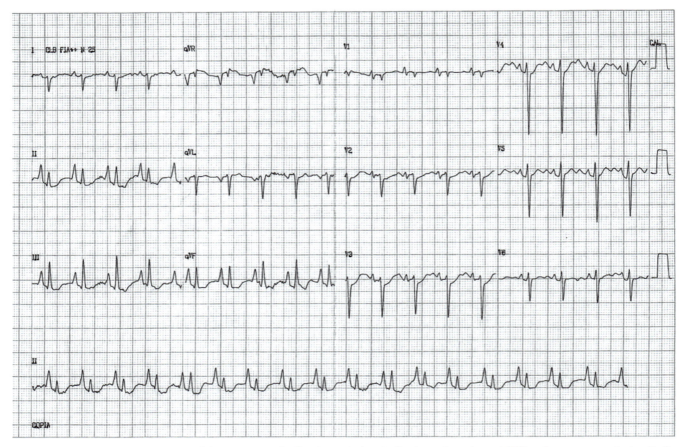

Figura 21.9 – DPOC: sobrecarga atrial direita com ondas P pulmonale (verticalizadas, orientadas a + 75°), sobrecarga ventricular direita com ausência de ondas R em V_1 (morfologia QS).

hipertensão pulmonar de longa duração. Entretanto, um pequeno desvio para a direita, quando comparado com ECG prévio, é altamente sugestivo de TEP.

Distúrbio de condução do ramo direito

Graus variáveis de distúrbio do ramo direito são comuns,[16] determinando o aparecimento de ondas r' em V_1 (Figura 21.10). Em casos mais graves pode surgir bloqueio completo do ramo direito.

Na embolia pulmonar, quanto maior a quantidade de alterações do ECG, mais grave é o prognóstico. Um estudo prospectivo europeu[17] de 508 pacientes com embolia pulmonar maciça mostrou que a ocorrência de arritmias atriais, bloqueio completo do ramo direito e elevação ou depressão do segmento ST nas precordiais foi significativamente mais frequente nos doentes com mortalidade precoce (trinta dias).

LESÕES AGUDAS DO SISTEMA NERVOSO CENTRAL

O AVC hemorrágico e o traumatismo craniano frequentemente determinam anormalidades no ECG relacionadas à disfunção autonômica e à maciça liberação de noradrenalina nos receptores adrenérgicos cardíacos. As alterações mais características são na repolarização ventricular, sendo mais frequentes na hemorragia subaracnoidea, mas podem ocorrer também em outras doenças neurológicas como acidente vascular isquêmico, tumores, infecções do SNC e durante a neurocirurgia.

Ondas T cerebrais

As assim chamadas "ondas T cerebrais" são ondas T negativas gigantes,[18] maiores que 1 mV em uma ou mais derivações, sempre difusas, e muitas vezes acompanhadas de desnivelamento do segmento ST (Figura 21.11). O diagnóstico diferen-

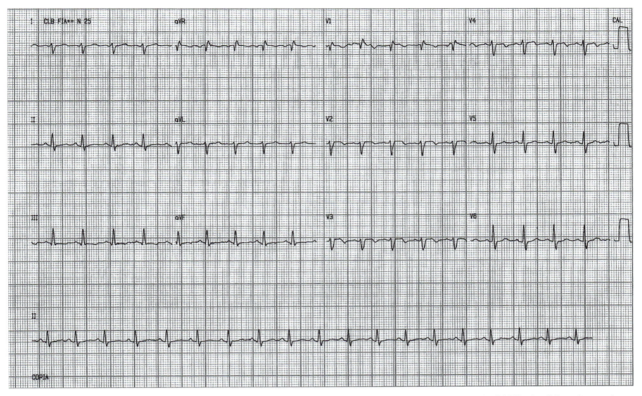

Figura 21.10 – TEP: taquicardia sinusal (FC 125 bpm), QRS desviado para a direita com morfologia S1Q3T3, distúrbio de condução do ramo direito evidente em V_1, ondas T negativas de V_1 a V_4.

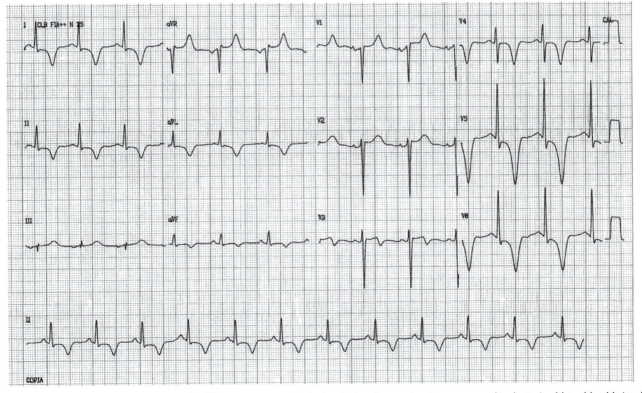

Figura 21.11 – Hemorragia cerebral: ondas T negativas, na maioria das derivações, e gigantes, com amplitude > 1 mV em V_5 e V_6 (ondas T cerebrais).

cial deve ser feito com isquemia miocárdica aguda decorrente de doença arterial coronária, e com alterações da repolarização secundárias à hipertrofia miocárdica (*strain*), como as encontradas na cardiomiopatia hipertrófica apical (doença de Yamaguchi). Alterações da onda T devidas à intensa estimulação catecolaminérgica não são exclusivas da lesão cerebral aguda, podendo ocorrer também no feocromocitoma e em casos de estresse emocional intenso (síndrome de Takotsubo).

Prolongamento do intervalo QT

É também um achado característico na injúria cerebral aguda, decorrente da disfunção autonômica e predispõe à ocorrência de arritmias ventriculares malignas e morte súbita.

Além das alterações de ST-T descreveu-se[19] também surgimento transitório de ondas Q na ausência de necrose (síndrome de miocárdio atordoado), com elevação dos marcadores de lesão miocárdica. Estudos anatomopatológicos[15] revelaram miocitólise focal em alguns casos, e também miocardiopatia isquêmica aguda na ausência de obstrução coronária.

Arritmias diversas podem ocorrer, habitualmente bradicardia ou taquicardia sinusal, dependendo do predomínio da estimulação simpática ou parassimpática, e também extrassístoles e taquiarritmias supraventriculares e ventriculares.

DISTROFIAS MUSCULARES

São doenças neuromusculares hereditárias devidas a anormalidades genéticas, em que as alterações do ECG são geralmente os primeiros sinais do comprometimento cardíaco. O ECG é um marcador do prognóstico, uma vez que o óbito decorre das complicações cardíacas nesses doentes. O início da manifestação dos sintomas varia desde a infância até a segunda ou terceira décadas. O comprometimento do coração é heterogêneo nesse grupo de doenças. Em algumas encontra-se cardiomiopatia pseudo-hipertrófica, em outras, atrofia de miofibrilas, fibrose intersticial e miocardiopatia dilatada. Consequen-

temente, no ECG os achados são diversos: sinais sugestivos de hipertrofia ou de fibrose, arritmias supraventriculares e ventriculares, e distúrbios de condução intraventriculares e atrioventriculares.

Apesar da heterogeneidade do comprometimento cardíaco nessas doenças, na distrofia muscular progressiva de Duchenne o ECG é bastante característico.[20] Devido à distrofia miocárdica predominante nas paredes posterobasal e lateral do ventrículo esquerdo, verificam-se ondas R em V_1 com relação R/S maior que 1, e ondas Q em D1, aVL, V_5 e V_6 (Figura 21.12). Estudos de necrópsias[21] confirmam alterações ultraestruturais à microscopia eletrônica e fibrose predominantes nessas regiões.

OUTRAS CONDIÇÕES NÃO CARDÍACAS

Afecções torácicas não cardíacas podem causar modificações no ECG. O pneumotórax e os processos expansivos do mediastino podem deslocar o coração e desviar o eixo do QRS. A dextroposição cardíaca resultante dessas condições característicamente aumenta a amplitude da onda R nas derivações precordiais direitas. O derrame pleural esquerdo pode acusar diminuição de voltagem nas derivações laterais por efeito dielétrico.

Entre as afecções do sistema digestório, as do esôfago, principalmente a doença do refluxo gastroesofágico, podem determinar dor retroesternal e alterações de ST-T no ECG, que simulam insuficiência coronária, mas há controvérsias[22] quanto à fisiopatologia dessas anormalidades no ECG.

As doenças difusas do tecido conectivo, causando miocardite, pericardite, arterite coronária, fibrose e hipertensão pulmonares determinam alterações eletrocardiográficas decorrentes dessas complicações. Vale ressaltar o bloqueio atrioventricular total congênito, que é uma ocorrência característica em recém-nascidos de mães lúpicas.

Na doença de Parkinson, o tremor somático determina miopotenciais no eletrocardiograma que podem simular *flutter* atrial e até taquicardia ventricular.

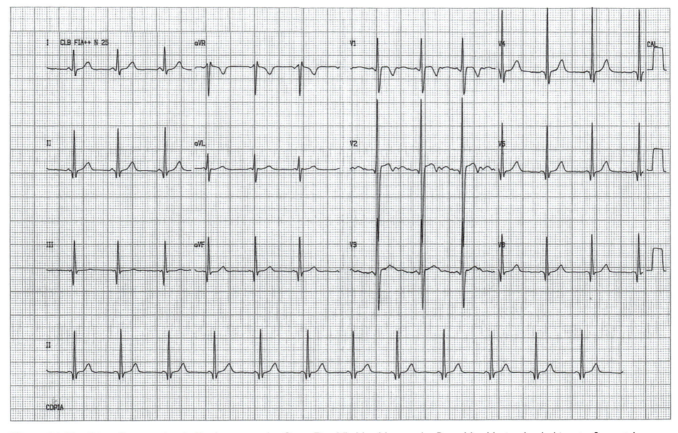

Figura 21.12 – Distrofia muscular de Duchenne: ondas Q em D$_1$, aVL, V$_5$ e V$_6$, e ondas R em V$_1$ e V$_2$ simulando hipertrofia septal.

REFERÊNCIAS BIBLIOGRÁFICAS

1. Sanches PCR, Moffa PJ. O eletrocardiograma nos distúrbios eletrolíticos. In: Moffa PJ, Sanches PCR. Eletrocardiograma normal e patológico. São Paulo: Roca, 2001. p. 652-55.
2. Friedmann AA. ECG no Hospital Geral. In: Friedmann AA. Eletrocardiograma em 7 aulas: temas avançados e outros métodos. Barueri-SP: Manole, 2010, p. 95-120.
3. Nishizawa WAT, Friedmann AA, Grindler J, Oliveira CARAA. Alargamento do QRS simulando taquicardia ventricular. Diagn Tratamento 2004; 9(3):128-9.
4. Rodrigues MJ, Grindler J. Friedmann AA. Alteração expressiva do ECG em renal crônico. Diagn Tratamento 2002; 7(1):36-7.
5. Mieghem CV, Sabbe M, Knockaert D. The clinical value of the ECG in noncardiac conditions. Chest 2004; 125:1561-76.
6. Tomaszewski W. Changements électrocardiographiques chez un homme mort de froid. Arch Mal Coeur 1938; 31:525-8.
7. Osborn JJ. Experimental hypothermia: respiratory and blood pH changes in relation to cardiac function. Am J Physiol 1953; 175:389-98.
8. Yan GX, Antzelevitch C. Cellular basis for the electrocardiographic J wave. Circulation 1996; 93:372-9.
9. Friedmann AA, Grindler J, Oliveira CAR, Nishizawa WAT. Baixa voltagem no eletrocardiograma. Diagn Tratamento 2004; 9(1):32-3.
10. Sanches PCR, Moffa PJ. Cor pulmonale agudo e crônico. In: Moffa PJ & Sanches PCR. Eletrocardiograma normal e patológico. São Paulo: Roca, 2001. p. 704-7.
11. Friedmann AA, Grindler J, Rodrigues MJ. Sobrecarga ventricular direita peculiar do enfisematoso. Diag Tratamento 2001; 6(4):44-5.
12. Pastore CA, et al. Diretriz de interpretação de eletrocardiograma de repouso. Arq Bras Cardiol 2003; 80(Supp. II): 1-17.
13. Diretriz de embolia pulmonar. Arq Bras Cardiol 2004; 83(Supl. 1):2-24.

14. Ferrari E, et al. The ECG in pulmonary embolism: prospective value of negative T waves in precordial leads - 80 case reports. CHEST 1997; 111:357-43.

15. McGinn S, White PD. Acute cor pulmonale resulting from pulmonary embolism. It's clinical recognition. JAMA 1935; 104:1473.

16. Friedmann AA, Grindler J, Oliveira CAR, Fonseca AJ. Eletrocardiograma no diagnóstico de tromboembolismo pulmonar. Diagn Tratamento 2013; 18(4):155-6.

17. Geibel A, Zehender M, Kasper W, et al. Prognostic value of the ECG on admission in patients with acute major pulmonary embolism. Eur Respir J 2005; 25(5):843-8.

18. Friedmann AA, Grindler J, Fioraneli AA. Ondas T negativas gigantes. Diagn Tratamento 2002; 7(2):35-6.

19. Ohtsuka T, Hamada M, Kodama K, et al. Neurogenic stunned myocardium. Circulation 2000; 101(17):2122.

20. Friedmann AA, Grindler J, Oliveira CAR, Fonseca AJ. Eletrocardiograma de doente com distrofia muscular. Diagn Tratamento 2013; 18(3):122-3.

21. Nishioka SAD, Martinelli Filho M, Marie S, Pedrosa AAA. Aplicações do eletrocardiograma nas doenças neuromusculares. Rev Soc Cardiol Est S Paulo 1999; 9:375-89.

22. Ferreira BMA, Pastore CA. Aplicações do eletrocardiograma nas afecções digestivas. Rev Soc Cardiol Est de S Paulo 1999; 9:350-4.

22

O ECG nos Distúrbios Metabólicos

Nelson Samesima
Marco A. M. Rangel Junior

INTRODUÇÃO

O Eletrocardiograma (ECG) é uma ferramenta indispensável quando há suspeita de doenças do coração. Este é um exame acessível, de baixo custo, ágil, e de simples execução, que pode fornecer ao médico, e até a outros profissionais da área de saúde, indícios precoces de transtornos cardíacos primários e secundários com elevada morbi-mortalidade. O reconhecimento dessas alterações, associado ao tratamento específico imediato, pode salvar vidas.

Neste capítulo abordaremos condições não cardíacas, com importantes repercussões cardíacas, passíveis de serem reconhecidas ao eletrocardiograma.[1-22]

1. Alterações eletrolíticas
   a. Hiperpotassemia
   b. Hipopotassemia
   c. Hipercalcemia
   d. Hipocalcemia
   e. Hiper/Hipomagnesemia
2. Alterações relacionadas à tireoide
   a. Hipotireoidismo
   b. Hipertireoidismo
3. Alterações relacionadas à hipotermia
4. Alterações relacionadas ao sistema nervoso central

ALTERAÇÕES ELETROLÍTICAS

Dentre as doenças extracardíacas com repercussão cardíaca, os distúrbios eletrolíticos são as desordens mais comuns. As oscilações da concentração sanguínea (para mais e para menos) dos íons *potássio* e *cálcio* são as que geram alterações típicas no ECG. Com frequência, essas alterações estão presentes na insuficiência renal e serão abordadas a seguir.

Hiperpotassemia

Também conhecida como hipercalemia, nesse distúrbio metabólico é possível relacionar o achado eletrocardiográfico com a concentração sérica do potássio. Inicialmente, com valores entre 6 e 7 mEq/l, observa-se o aumento de amplitude da onda T com base estreita e morfologicamente simétrica. Esta é a primeira alteração eletrocardiográfica descrita como padrão *"apiculado"* ou *"em tenda"* (Figura 22.1). Na sua concepção, sugere-se que há maior velocidade de saída de potássio da célula, devido a um mecanismo ainda aparentemente paradoxal, já que, nessa eventualidade, há diminuição do gradiente químico desse íon entre os meios intra e extracelular. Essa maior velocidade determina, também, maior velocidade de inscrição da fase 3, com evidente redução desse tempo de inscrição. Por conseguinte, ocorre uma diminuição da duração total do potencial transmembrana de ação e a onda T será de base estreita, ampla, simétrica e "em tenda". Pelo mesmo mecanismo, o intervalo QT será menor.

Com a elevação dos níveis séricos do potássio (entre 7 e 8 mEq/l), observam-se alterações no complexo QRS. Isso se dá porque, com o potencial transmembrana próximo de zero, há redução da velocidade de entrada de sódio para a célula e, dessa forma, da velocidade de ascensão do potencial durante a fase zero. Isso resulta em *alargamento do QRS* (Figura 22.2).

Numa terceira fase, com concentrações entre 8 a 9mEq/l de potássio, pelos mecanismos já descritos, a hipercalemia institui uma diminuição da condutibilidade no sistema His-Purkinje, com atenuação da velocidade de condução sinoventricular e, assim, *aumento do intervalo PR* (Figura 22.3).

No quarto e último "estágio" da hiperpotassemia (níveis acima de 10 mEq/l), há uma progressiva diminuição da amplitude da onda P, até seu desaparecimento, denominado de *ritmo sinoventricular* (Figuras 22.4A e 22.4B). Nessa fase ocorre um bloqueio da

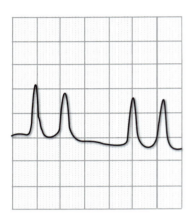 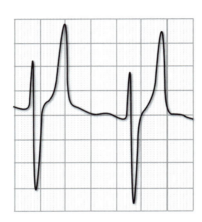 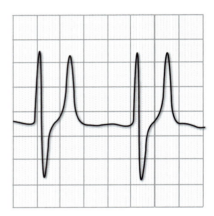

Figura 22.1 – Hiperpotassemia – onda T apiculada e simétrica.

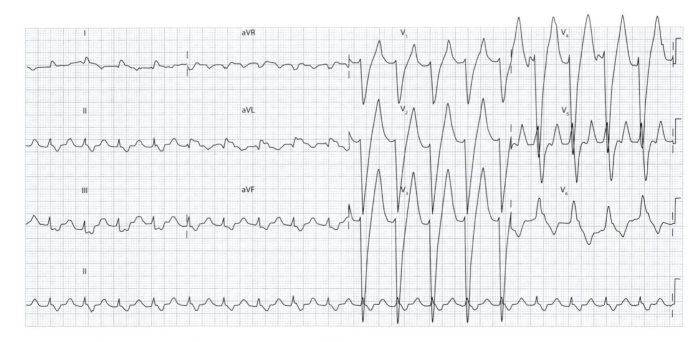

Figura 22.2 – Hiperpotassemia – alargamento do complexo QRS.

O ECG NOS DISTÚRBIOS METABÓLICOS

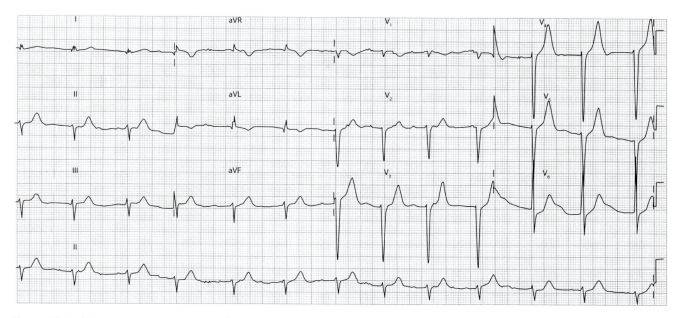

Figura 22.3 – Hiperpotassemia – aumento do intervalo Pr.

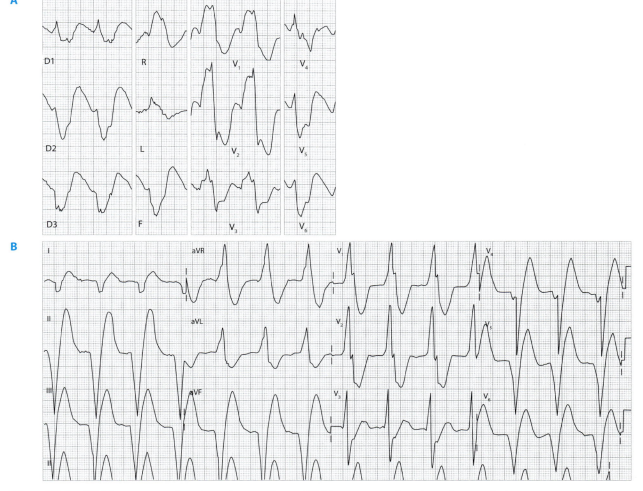

Figura 22.4 – **(A)** Hiperpotassemia – ritmo sinoventricular. **(B)** Hiperpotassemia – ritmo sinoventricular.

condução sinoatrial, com minguamento da voltagem, incremento da duração e, por último, desaparecimento da onda P. A explicação para isso é que há maior sensibilidade das células atriais à hipercalemia, comparadas às células sinusais, e então a fonte do estímulo continua sendo o nó sinusal e, neste caso, o ritmo é denominado sinoventricular. O ECG, no entanto, apresenta-se com inscrição de QRS com intervalos regulares e sem onda P, não sendo possível diferenciá-lo do ritmo juncional ou idioventricular, se a bradiarritmia é sinusal, ou se é devida a um bloqueio atrioventricular ou, ainda, a um bloqueio sinoatrial, apesar da origem do estímulo continuar no nódulo sinusal (Figura 22.5). Além disso, podem aparecer arritmias variadas, evoluindo com fibrilação ventricular caso o distúrbio não seja corrigido. A relação entre alteração do potencial de ação e do ECG está na Figura 22.6.

Hipopotassemia

Também conhecida como hipocalemia, que é a diminuição da aceleração de saída de potássio do meio intra para o extracelular, devido a menor concentração de potássio neste último ocorre uma redução da velocidade da fase 3, com consequente atraso no tempo de sua inscrição. Observa-se,

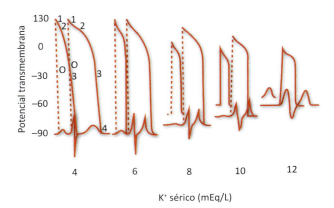

Figura 22.6 – Aumento da concentração sérica de potássio e sua influência no potencial de ação e no complexo QRS/onda T.

assim, uma diminuição da amplitude da onda T, com aumento de sua duração (alteração inversa à da hiperpotassemia). Além disso, existe uma depressão do segmento ST, com infradesnivelamento do ponto J, provavelmente em virtude do aumento da velocidade de inscrição da fase 2. Essas alterações, embora frequentes, são inespecíficas (Figuras 22.7A, 22.7B e 22.7C).

Com a duração da repolarização ventricular aumentada, a onda U aparece com maior clareza, devido à possibilidade de manifestação da repolarização das fibras de Purkinje (responsável pela gênese da

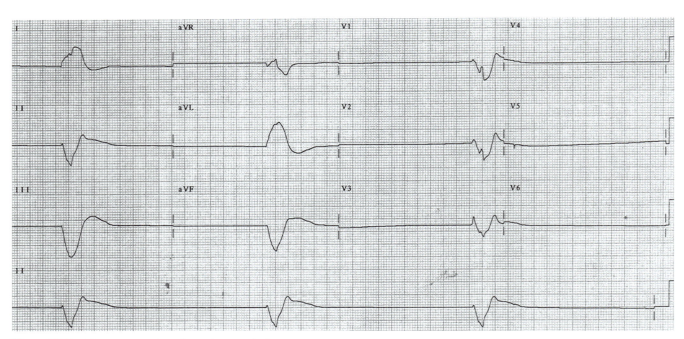

Figura 22.5 – Hiperpotassemia – ritmo sinoventricular.

O ECG NOS DISTÚRBIOS METABÓLICOS

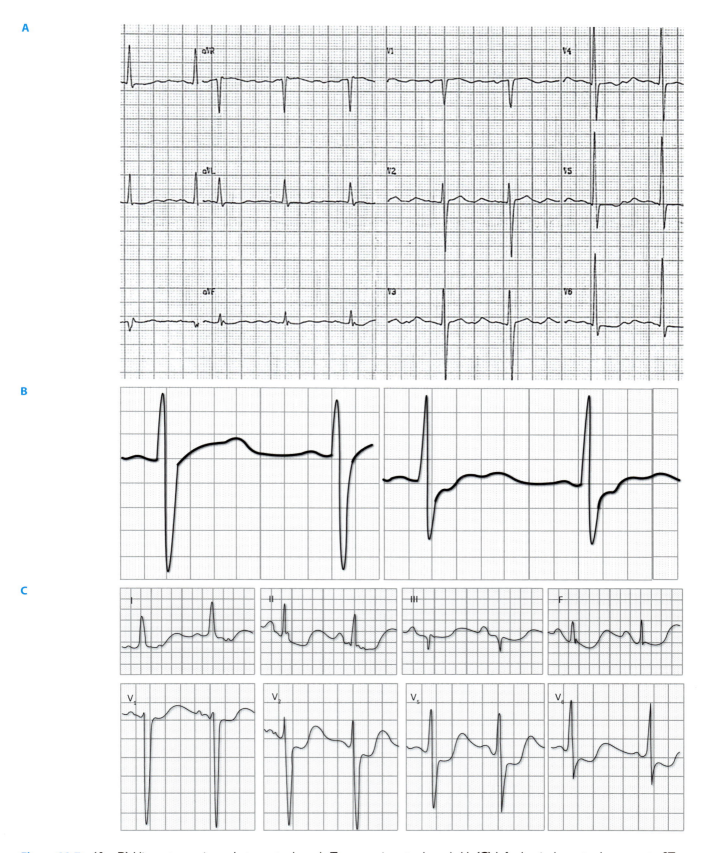

Figura 22.7 – **(A** e **B)** Hipopotassemia – achatamento da onda T e aparecimento da onda U. **(C)** Infradesnivelamento do segmento ST.

onda U). Atenção maior deve ser dada à medida do intervalo QT, já que existe diminuição da amplitude da onda T e aparecimento de uma onda U, que pode às vezes ter amplitude maior que a da onda T.

Com os níveis de potássio (K^+) reduzidos, evidencia-se um aumento da relação K^+ intracelular/K^+ extracelular, levando o potencial transmembrana de repouso para níveis mais afastados de zero. Por este motivo, a presença de um aumento da amplitude do complexo QRS é percebida com frequência. A hipopotassemia também tende a aumentar a amplitude da onda P (Figura 22.8).

Arritmias, principalmente em pacientes em uso de digitálico, são frequentes devido ao atraso na velocidade da fase 3 resultando em longo período de excitabilidade, predispondo ao aparecimento de extrassístoles e taquicardias atriais e/ou ventriculares. Em menor grau, podem aparecer bloqueio atrioventricular de primeiro ou segundo graus.

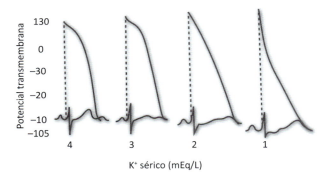

Figura 22.8 – Diminuição da concentração sérica de potássio e sua influência no potencial de ação e no complexo QRS/onda T.

Hipercalcemia

A hipercalcemia estabelece a diminuição da duração da fase 2 do potencial de ação transmembrana. A alteração eletrocardiográfica apresentada é o desaparecimento ou diminuição do segmento ST e, por consequência, o encurtamento do intervalo QT (Figura 22.9).

Irrefutavelmente, existe aumento da duração do QRS e da amplitude da onda U. Pelo encurtamento do potencial de ação transmembrana, também pode haver o surgimento da onda J (deflexão no ponto J) (Figura 22.10).

Além disso, pode ser apresentada bradicardia ou outras arritmias graves, principalmente se o paciente estiver em uso de digitálicos.

A hipercalcemia é um dos distúrbios metabólicos paraneoplásicos mais comuns das neoplasias intratorácicas, especialmente as broncogênicas. A confusão mental, associada à náusea e anorexia, podem ser justificadas pelos altos níveis séricos de cálcio revelados em diversas aferições.

Hipocalcemia

Ao contrário da hipercalcemia, a hipocalcemia determina aumento da duração da fase 2 do potencial de ação transmembrana. Desta forma, o eletrocardiograma mostra prolongamento da duração do segmento ST, com linha de base isoelétrica e sem desvios. O intervalo QT aumenta à custa do segmento ST (Figuras 22.11A, 22.11B e 22.11C).

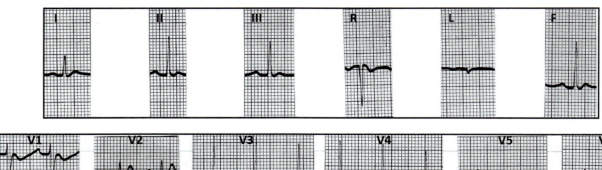
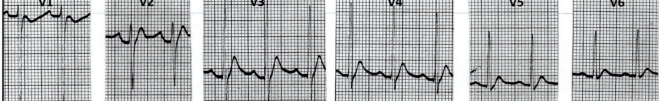

Figura 22.9 – Hipercalcemia – encurtamento do intervalo QT.

O ECG NOS DISTÚRBIOS METABÓLICOS

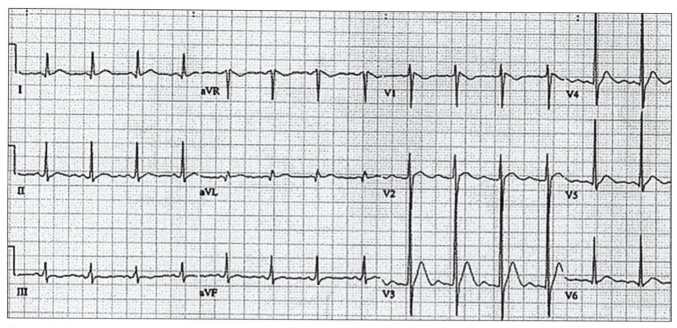

Figura 22.10 – Hipercalcemia – encurtamento do intervalo QT e aparecimento da onda J.

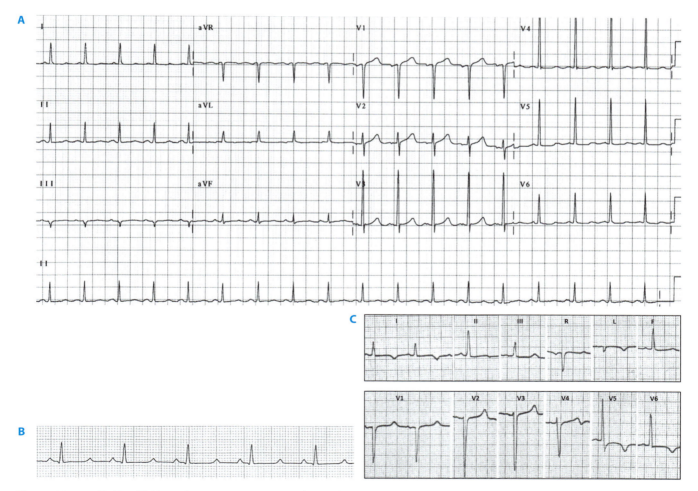

Figura 22.11 – **(A, B e C)** Hipocalcemia – aumento do intervalo QT.

309

A onda T apresenta-se, geralmente, de voltagem algo diminuída, positiva, e com duração normal. Fortuitamente, a onda T pode estar ampliada, aparentando hiperpotassemia, ou mesmo pela associação desta desordem eletrolítica, visto que a causa mais comum de hipocalcemia é a insuficiência renal crônica, onde é frequente a associação dessas alterações (Figura 22.12).

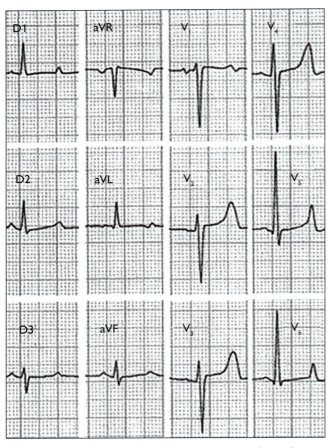

Figura 22.12 – Associação entre hiperpotassemia e hipocalcemia.

Alterações do magnésio

Os pesquisadores Alain Larcan e Claude Huriet demonstraram que as modificações eletrocardiográficas são muito discretas ou inespecíficas, mesmo na presença de alterações elevadas nas concentrações sanguíneas do magnésio. Em tais casos, o que existe, habitualmente, são alterações de outros íons, que então alteram o ECG, principalmente cálcio e potássio.

A hipomagnesemia geralmente está associada à depleção de potássio e à presença de alterações eletrocardiográficas, que são aquelas em consequência da hipocalemia (maior predisposição a arritmias cardíacas, infradesnivelamento do segmento ST. e diminuição da amplitude da onda T). O magnésio é essencial para o controle da concentração intracelular de potássio e, assim, contribui para a manutenção da estabilidade elétrica da célula cardíaca. O seu potencial antiarrítmico é bem estabelecido no tratamento de *Torsades de Pointes*.

ALTERAÇÕES DA TIREOIDE
Hipotireoidismo

O hipotireoidismo é, dentre as disfunções endócrinas, a que mais causa alterações no ECG. Por outro lado, essas alterações não são específicas.

Em consequência ao mixedema, eventualmente intensificado pelo derrame pericárdico, a presença do efeito dielétrico é corriqueira nesta condição. Segundo as diretrizes de interpretação do eletrocardiograma, o efeito dielétrico é a presença de baixa voltagem do QRS em todo o traçado (< 0,5 mV nas derivações do plano frontal e < 1,0 mV nas derivações precordiais). Todavia, este pode se apresentar por outras causas, como o derrame pericárdico volumoso, o derrame pleural, a DPOC, a obesidade mórbida, a anasarca e as doenças infiltrativas cardíacas (Figura 22.13). Em pacientes com

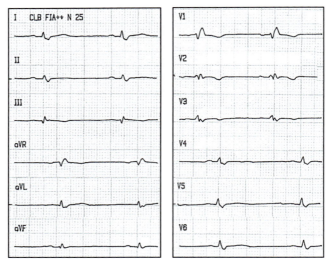

Figura 22.13 – Hipotireoidismo – baixa voltagem dos complexos QRS, bloqueio AV de 1º grau e bloqueio de ramo direito.

cardiopatia, os bloqueios atrioventriculares e os bloqueios de ramo também podem ocorrer.

Hipertireoidismo

As alterações eletrocardiográficas observadas no hipertireoidismo mais frequentes são as taquiarritmias atriais. A sensibilidade do átrio é maior aos efeitos da triiodotironina, principalmente. A arritmia sustentada mais frequente é a fibrilação atrial (Figura 22.14), apesar de inúmeras arritmias atriais já terem sido descritas, como a taquicardia sinusal, a taquicardia atrial multifocal, o *flutter* atrial, as extrassístoles atriais.

Além dos ritmos atriais, ainda podemos encontrar extrassístoles ventriculares, alterações não específicas do segmento ST e onda T, e amplitude aumentada das deflexões eletrocardiográficas.

HIPOTERMIA

Nos países nórdicos, durante os meses de inverno, a hipotermia acidental é frequente. Um estudo escocês demonstrou que a hipotermia provavelmente é responsável por 4 mil internações/ano e aproximadamente mil mortes/ano naquele país. No Brasil, mesmo com temperaturas não tão baixas, não é infrequente a presença de moradores de rua com hipotermia, nos pronto-socorros. Os idosos são a população particularmente de maior risco, já que muitas vezes vivem sozinhos em condições inadequadas.

A onda de Osborn, também conhecida como a onda J (ou onda O), é a alteração eletrocardiográfica mais característica da hipotermia e aparece nos indivíduos com temperatura central abaixo de 32 °C. É um entalhe com sentido positivo entre o complexo QRS e o início do segmento ST descrito como *"hump-like"* (corcunda). A amplitude e a duração da onda J se elevam com a diminuição da temperatura corporal. A onda J é mais proeminente nas derivações que apontam para o ventrículo esquerdo e nas inferiores (Figuras 22.15A e 22.15B). Com o reaquecimento do paciente, há diminuição da amplitude, porém a onda J pode persistir de 12 a 24 horas após a restauração da temperatura corporal. A origem eletrofisiológica da onda J é causada por um gradiente de voltagem transmural criado pela presença de um entalhe na fase 1 do potencial de ação nas células do epicárdio, mas não no endocárdio. A configuração entalhada (*notch*) do potencial de ação é explicada pela maior saída transitória da corrente de potássio nas camadas epicárdicas, em comparação com as do endocárdio.

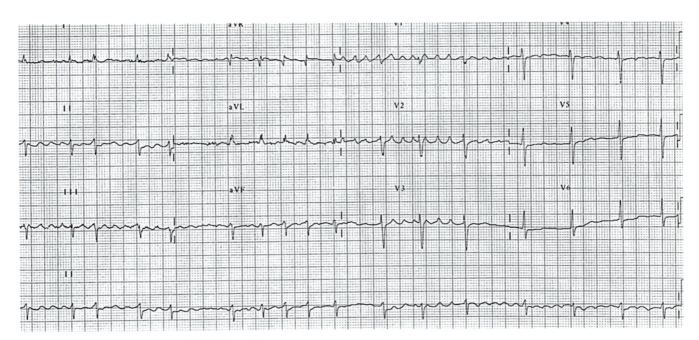

Figura 22.14 – Hipertiroidismo – fibrilação atrial.

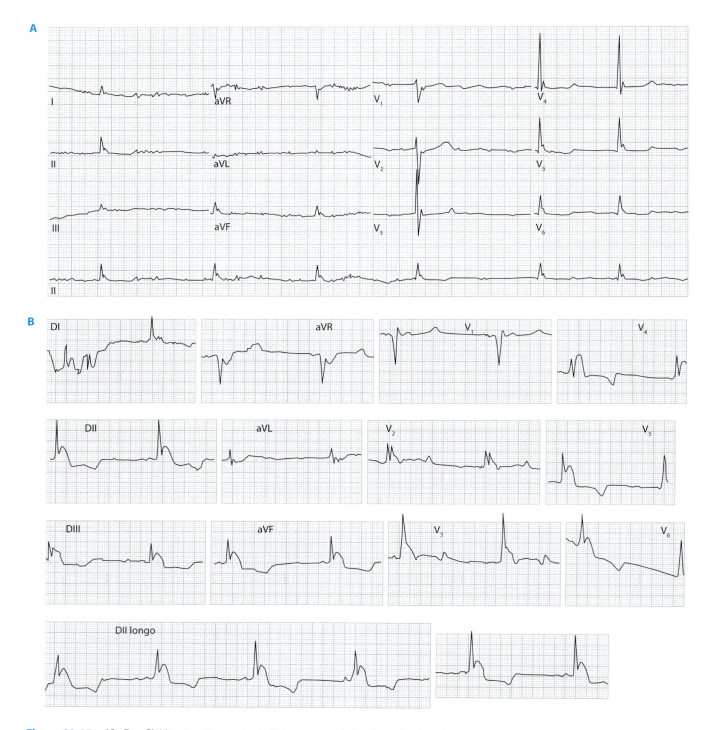

Figura 22.15 – (A, B e C) Hipotermia – onda de Osborn ou onda J, e ritmo bradicárdico.

A onda de Osborn não é específica para hipotermia e pode ser vista na hipercalcemia, em certas lesões do sistema nervoso central, particularmente do hipotálamo.

Outras características de ECG de hipotermia incluem tremores artefactuais (tremor muscular que pode não ser evidente clinicamente), bradicardia sinusal, alargamento do QRS e prolongamento dos intervalos PR e QT.

Com a diminuição da temperatura corporal, as arritmias são motivo de preocupação. A fibrilação atrial é comum abaixo de 32 °C, e o risco de fibrilação ventricular é elevado quando a temperatura do corpo for inferior a 28 °C.

ALTERAÇÕES DO SISTEMA NERVOSO CENTRAL

A associação de alterações eletrocardiográficas específicas com doença intracraniana é reconhecida há mais de cinquenta anos. A maior ocorrência se dá em pacientes com hemorragia subaracnoidea, todavia também têm sido descritos casos de acidente vascular cerebral isquêmico, hemorragia intracraniana, traumatismo craniano, procedimentos neurocirúrgicos, meningite aguda, tumores cerebrais e epilepsia.

Doenças cerebrovasculares podem, essencialmente, causar anormalidades na repolarização ventricular. Os achados mais comuns são as ondas T negativas gigantes, simulando isquemia subepicárdica (*ondas T cerebrais*) e aumento do intervalo QT, além de onda U proeminente (Figuras 22.16A e 22.16B). Menos frequentemente, pode ser observado o supradesnivelamento do segmento ST, de difícil diferenciação de um evento coronariano obstrutivo agudo (Figura 22.17).

As alterações eletrocardiográficas mais marcantes são normalmente associadas com Hemorragia Subaracnoidea (HSA). A prevalência de alterações eletrocardiográficas nesse grupo de pacientes varia de 50 a 90%. As anormalidades de ST-T e ondas Q são ambas frequentemente transitórias, mas podem persistir por até oito semanas.

Além de mudanças na morfologia, podem ocorrer taquiarritmias e bradiarritmias. Na sua maioria, essas alterações do ritmo cardíaco são benignas e incluem taquicardia sinusal. Fibrilação atrial de início recente foi relatada em até um terço dos pacientes com Acidente Vascular Cerebral (AVC) agudo, embora nem sempre seja evidente se a fibrilação atrial associada a um acidente vascular cerebral é uma causa ou efeito deste.

A fisiopatologia dessas alterações eletrocardiográficas não está totalmente clara, e vários mecanismos têm sido propostos. Há evidência substancial de

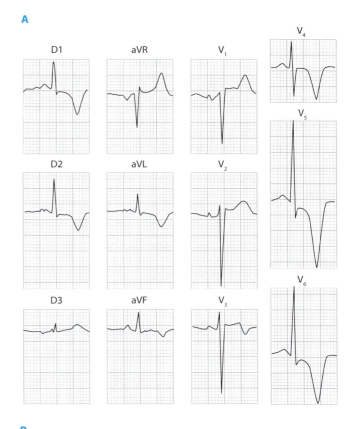

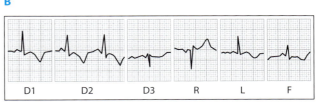

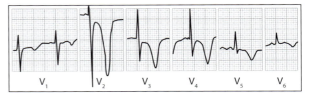

Figura 22.16 – **(A)** Onda T cerebral (gigante e negativa). **(B)** Onda T cerebral (gigante e negativa).

que as alterações no ECG são resultado de lesão miocárdica. Estudos anatomopatológicos pós-necrópsia e, posteriormente, em relatórios de ecocardiografia bidimensional e ventriculografia demonstraram a presença de alterações regionais do músculo cardíaco, dando prova definitiva de dano miocárdico.

ELETROCARDIOLOGIA ATUAL

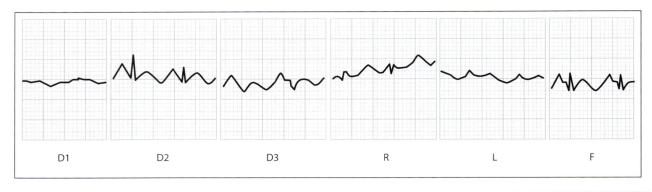
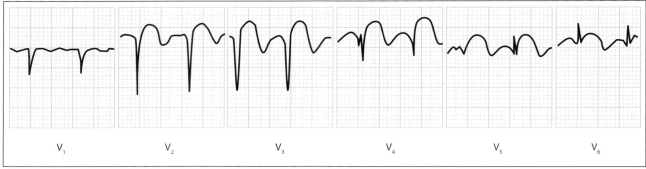

Figura 22.17 – Onda T cerebral – supradesnivelamento do segmento ST.

A hipótese maior é que a lesão do sistema nervoso central pode resultar em elevação excessiva do tônus simpático e produção aumentada de catecolaminas. Associada a isso, em pacientes com AVC, nos quais a probabilidade de doença arterial coronária é alta, é plausível que um aumento catecolaminérgico leve a aumento da demanda de oxigênio e, portanto, dano do miocárdio.

BIBLIOGRAFIA CONSULTADA

1. Friedmann AA, Grindler J, Rodrigues de Oliveira CA, Fonseca AJ. Encurtamento do intervalo QT. Diagn Tratamento 2012; 17(4):192-4.
2. Burashnikov E, Pfeiffer R, Barajas-Martinez H, Delpon E, Hu D, Desai M, et al. Mutations in the cardiac L-type calcium channel associated J wave-sydnrome and sudden cardiac death. Heart Rhythm 2010; 7:1872-82. [Pub Med: 20817017]
3. Mieghem CV, Sabbe M, Knockaert D. The Clinical Value of the ECG in Noncardiac Conditions* CHEST 2004; 125:1561-76.
4. Pastore CA, Moffa PJ. Eletrocardiograma Convencional. Rev. Bras. Marca-passo e Arritmia 1993; 6(2):119.
5. Slovis C, Jenkins R. Conditions not primarily affecting the heart. BMJ 2002; 324:1320-3.
6. Antzelevitch C. J Wave Syndromes: Molecular and Cellular Mechanisms. Electrocardiol 2013; 46(6): doi:10.1016/j.jelectrocard.2013.08.006.
7. Davis PJ, Davis FB. Nongenomic actions of thyroid hormone on the heart. Thyroid. 2002; 12:459-66.
8. Dessertenne F. Ventricular tachycardia with two variable opposing foci. Arch Mal Coeur Vaiss 1966; 59:263-72.
9. Friedmann AA. ECG no Hospital Geral. In: Friedmann AA, editor. Eletrocardiograma em 7 aulas: temas avançados e outros métodos. São Paulo: Manole, 2010. p. 95-120.
10. Barcellos GA, Barcellos PT. Manifestações eletrocardiográficas de doenças não cardíacas. Revista da Sociedade de Cardiologia do Estado do Rio Grande do Sul. Jan/fev/mar/abr 2011; XIX:21.
11. Hohnloser SH. Polymorphic ventricular tachycardia, including torsade de pointes. In: Podrid PJ, Kowey PR, eds. Cardiac arrhythmia: mechanisms, diagnosis and management. 2nd ed. Philadelphia, PA: Lippincott Williams &Wilkins, 2001. p. 603-20.
12. Klein I, Danzi S. Thyroid Disease and the Heart. Circulation 2007; 116:1725-35.

13. Kahaly GJ, Dillman WH. Thyroid hormone action in the heart. Endocr Rev 2005; 26:704-28.
14. Martucci O, Loureiro G, Teixeira CO, Barone TMA. Caso 2/2002 - Homem de 60 anos, normotenso, apresentando confusão mental, dor torácica e alargamento de mediastino - (Hospital e Maternidade Celso Pierro/Grupo de Estudo em Correlação Anatomoclínica (GECAC)/Pontifícia Universidade Católica - Campinas, SP). Arq Bras Cardiol 2002; 78: (4), 420-3.
15. Pastore CA, Pinho JA, Pinho C, Samesima N, Pereira-Filho HG, Kruse JCL, et al. III Diretrizes da Sociedade Brasileira de Cardiologia sobre Análise e Emissão de Laudos Eletrocardiográficos. Arq Bras Cardiol 2016; 106(4Supl.1):1-23.
16. Borini P, Terrazas JHI, Ferreira Júnior A, Guimarães RC, Borini SB. Mulheres Alcoolistas. Alterações Eletrocardiográficas e Distúrbios Metabólicos e Eletrolíticos Associados. Arq Bras Cardiol 2003; 81: (nº 5), 506-11.
17. Sanches PCR, Moffa PJ. Modificações do eletrocardiograma provocadas por distúrbios eletrolíticos e drogas. In: Sanches PCR, Moffa PJ, editores. Eletrocardiograma. Uma abordagem didática. São Paulo: Roca, 2010. p. 177-90.
18. Rhee SS, Pearc EN. The Endocrine System and the Heart: A Review - Rev Esp Cardiol 2011; 64(3):220-31.
19. Surks MI, Ortiz E, Daniels GH, Sawin CT, Col NF, Cobin RH, et al. Subclinical thyroid disease: scientific review and guidelines for diagnosis and management. JAMA 2004; 291:228-38.
20. Volzke H, Alte D, Dorr M, Wallaschofski H, John U, Felix SB, et al. The association between subclinical hyperthyroidism and blood pressure in a population-based study. J Hypertens 2006; 24:1947-53.
21. Watanabe H, Nogami A, Ohkubo K, Kawata H, Hayashi Y, Ishikawa T, et al. Electrocardiographic characteristics and SCN5A mutations inidiopathic ventricular fibrillation associated with early repolarization. Circ Arrhythm Electrophysiol 2011; 4:874-81. [PubMed: 22028457]
22. Walsh JP, Bremner AP, Bulsara MK, O'Leary P, Leedman PJ, Feddema P, et al. Subclinical thyroid dysfunction and blood pressure: a community-based study. Clin Endocrinol 2006; 65:486-91.

23

Bases para Interpretação do Eletrocardiograma de Portadores de Marca-passo

Silvana Angelina D'Orio Nishioka
Ricardo Alkmim Teixeira
Martino Martinelli Filho

INTRODUÇÃO

O Marca-Passo (MP) é um dispositivo eletrônico implantável que estimula os batimentos cardíacos por meio da emissão de energia elétrica numa frequência programável. O sistema é composto por um gerador de pulsos conectado a um ou mais eletrodos, cujas extremidades distais habitualmente são alocadas, via venosa (cefálica, subclávia, jugular ou femoral), no interior do coração, em íntimo contato com o endocárdio. Eventualmente, o acesso epicárdico via toracotomia lateral esquerda ou por cateterização do seio coronário, restrito a situações especiais, também pode ser utilizado. Todas as câmaras cardíacas podem ser estimuladas e a escolha da modalidade e do local de estimulação depende de alguns fatores, principalmente do tipo de doença que acometeu o sistema de condução.[1]

Graficamente, a emissão de energia pelo gerador de pulsos é identificada ao eletrocardiograma de superfície (ECG) pelo reconhecimento de "espículas" que provocam artificialmente a despolarização das câmaras cardíacas onde o cabo-eletrodo foi posicionado[2,3] (átrio, ventrículo ou ambos - Figuras 23.1A, 23.1B e 23.1C). Desta forma, sintomas de baixo fluxo cerebral, insuficiência cardíaca e até morte súbita relacionados às bradiarritmias podem ser prevenidos.

A interpretação do ECG de portadores de MP vai muito além da identificação das espículas e depende de alguns conceitos essenciais. É importante que o eletrocardiologista siga uma sequência de análise, a fim de captar todas as informações contidas no traçado eletrocardiográfico. O acesso às informações relacionadas ao sistema de estimulação implantado, sua programação e também o diagnóstico que resultou na indicação de estimulação cardíaca artificial podem facilitar bastante esta tarefa. Entretanto, tais dados técnicos raramente são acessíveis.[4]

Observar atentamente o ritmo de base, buscando segmentos do traçado em que não haja espícula, deve ser sempre o primeiro passo.[2] A partir daí, procura-se estabelecer possíveis associações entre os sinais elétricos intrínsecos e aqueles proporcionados pela estimulação artificial.

A ausência de ritmo próprio entre as espículas ocorre quando o paciente é totalmente dependente do MP, ou quando a frequência da estimulação é superior à espontânea. Sempre que se identifica a presença de onda P e QRS, é importante pesquisar a existência de condução atrioventricular intrínseca, já que os bloqueios da junção AV são alterações frequentemente tratadas com o implante de MP.[5,6]

Identificando-se a presença de estimulação artificial, devem-se estabelecer quantas espículas ocorrem em cada intervalo R-R e qual o seu resultado,

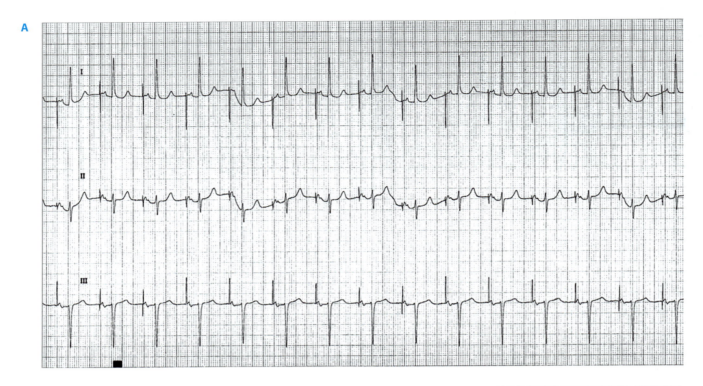

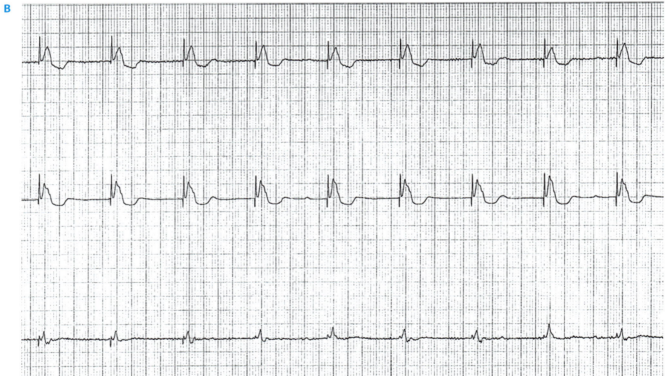

Figura 23.1 – **(A)** MP AAI (cabo-eletrodo posicionado no átrio direito). **(B)** MP VVI (cabo-eletrodo posicionado no ventrículo direito).

(Continua)

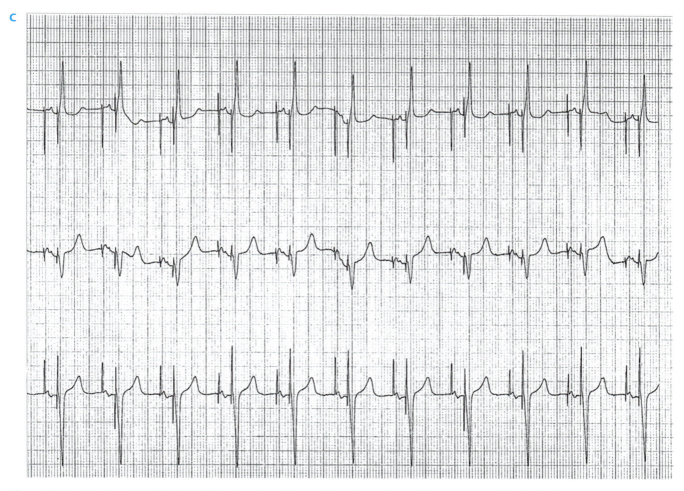

Figura 23.1 – (*Continuação*) **(C)** MP DDD (cabos-eletrodos posicionados no átrio direito e no ventrículo direito).

ou seja, se as despolarizações atrial (P) ou ventricular (QRS) se iniciam a partir daquele artefato.

Em razão do desenvolvimento tecnológico, os recursos dos MP atuais são inúmeros e de complexidade variável. Apesar disso, algumas características básicas e universais devem ser do conhecimento do cardiologista não especialista.[5,6]

Diversos parâmetros eletrônicos podem ser programados por meio de telemetria. Uma das propriedades elementares programáveis é a sensibilidade. Com esse recurso acionado e adequadamente ajustado, o MP terá a capacidade de reconhecer eventos elétricos espontâneos (batimentos próprios).

O primeiro sistema de estimulação desenvolvido era unicameral (estimulava apenas o ventrículo), com frequência de estimulação fixa e modo assíncrono (sem circuito de sensibilidade). Neste caso, a emissão da espícula, que representa o momento em que o gerador emite um pulso elétrico ocorre em intervalo fixo (intervalo básico), independentemente da presença de ritmo cardíaco próprio[2] (Figuras 23.2A e 23.2B).

Com a incorporação da sensibilidade, os sistemas de estimulação tornaram-se capazes de reconhecer o ritmo próprio do paciente (MP de demanda). Esse circuito de sensibilidade, ao identificar um batimento espontâneo, inibe-se e reinicia a contagem do intervalo básico (Figura 22.3). A propriedade do MP de inibir a estimulação a partir do reconhecimento do ritmo próprio pode ser caracterizada ao ECG de superfície, identificando-se a ausência de espícula quando da ocorrência espontânea da onda P (inibição atrial) ou do QRS (inibição ventricular).[6]

ELETROCARDIOLOGIA ATUAL

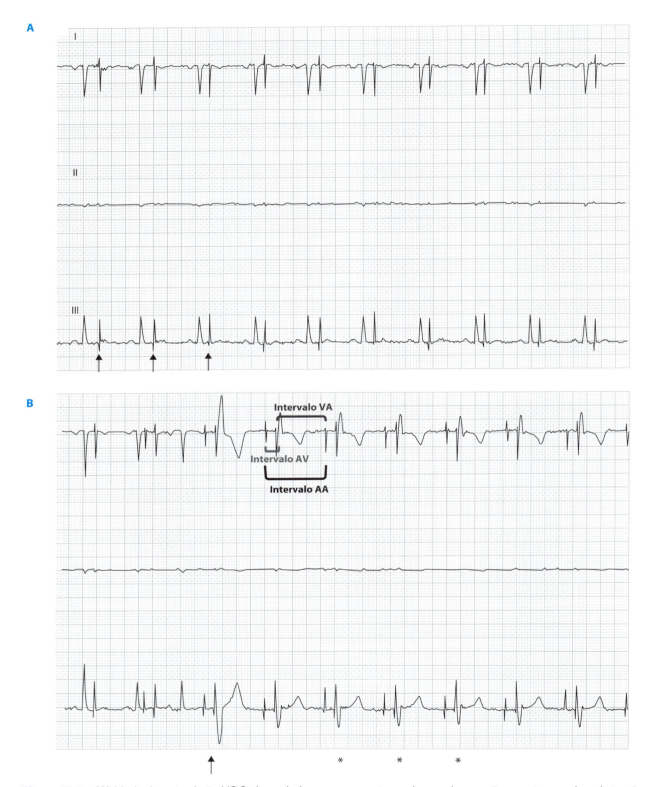

Figura 23.2 – **(A)** Modo de estimulação VOO. As espículas ocorrem em intervalos regulares e não respeitam as despolarizações espontâneas (assíncrono). Neste exemplo, não existe "falha de captura", uma vez que as espículas que não são capazes de gerar despolarização (setas) ocorrem no período refratário ventricular. **(B)** ECG de marca-passo atrioventricular. Os intervalos básicos AV, VA, e AA estão assinalados. Neste exemplo, o modo de estimulação é DOO: as espículas com captura atrial e ventricular intermitente ocorrem em intervalos regulares e não respeitam as despolarizações espontâneas (assíncrono). A "competição" entre a despolarização espontânea e o MP ocorre em ambas as câmaras. Note a presença de batimentos de fusão (*) e despolarização por estimulação artificial atrioventricular (seta).

BASES PARA INTERPRETAÇÃO DO ELETROCARDIOGRAMA DE PORTADORES DE MARCA-PASSO

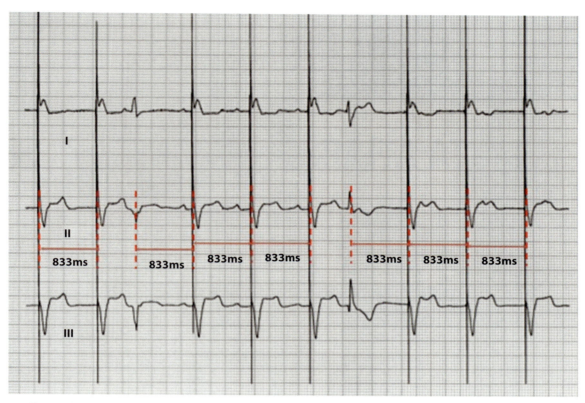

Figura 23.3 – Dois estímulos artificiais (espículas) provocam despolarização ventricular na frequência básica (intervalo básico). Em seguida, ocorre um evento espontâneo ventricular (EV - extrassístole ventricular), que é sentido e reinicia o contador de tempo (reset) do marca-passo. A seguir, ocorre um novo estímulo ventricular semelhante aos dois iniciais.

Ao considerarmos a sequência lógica de despolarização atrioventricular do coração normal, observamos que os sistemas de estimulação dupla-câmara são projetados para respeitar essa sequência, ou seja, primeiro ocorre despolarização dos átrios e, após um intervalo atrioventricular, ocorre despolarização dos ventrículos. Portanto, deve ocorrer uma despolarização atrial (espontânea ou estimulada) sincronizada à despolarização ventricular.[6]

Durante um ciclo cardíaco, o circuito de sensibilidade pode incorrer no erro de reconhecer várias vezes a mesma despolarização, espontânea ou estimulada. Isso resultaria em inadequado reinício da contagem do intervalo básico inúmeras vezes (por exemplo, reconhecendo o mesmo QRS várias vezes ao longo de sua deflexão). Para prevenir esse comportamento, existe um período curto de insensibilidade em cada canal imediatamente após a espícula ou à despolarização espontânea, chamado de período refratário ventricular ou atrial. Além disso, para prevenir que o canal atrial "sinta" onda P retrógrada ocasionada pela emissão da espícula ventricular, estabeleceu-se um segundo período refratário atrial, pós-ventricular (PVARP). O reconhecimento desses períodos no traçado de ECG de superfície é importante para que se entenda que os sinais ocorridos nessas fases do ciclo serão ignorados. Isso não significa que exista disfunção do sistema, mas sim o atendimento adequado desses parâmetros programáveis[6] (Figuras 23.4A e 23.4B).

Em sistemas dupla-câmara (atrioventricular), esses intervalos de tempo, que foram incorporados, podem ser identificados ao ECG: variações observadas na frequência, intervalos, refratariedade e modo de estimulação. Nesse sistema, os circuitos de sensibilidade do canal atrial e do canal ventricular são independentes.[5,6]

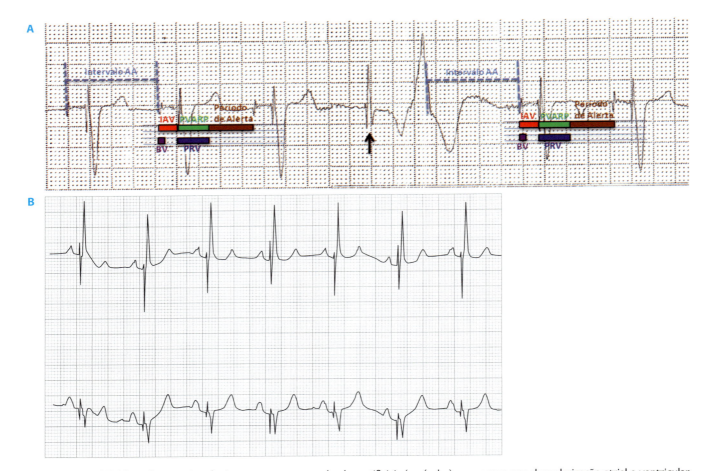

Figura 23.4 – (A) Nos três primeiros batimentos ocorrem estímulos artificiais (espículas), que provocam despolarização atrial e ventricular intervaladas por um período de tempo fixo, o Intervalo Atrioventricular (IAV). Em seguida, ocorre uma onda P espontânea, que provoca uma despolarização ventricular também espontânea, porém simultânea ao estímulo ventricular artificial (pseudofusão ventricular – seta), seguida de uma Extrassístole Ventricular (EV), que reinicia a contagem de tempo (intervalo AA). Então, ocorrem dois batimentos com as mesmas características dos primeiros. Note que: a) a partir da espícula atrial inicia-se a contagem do IAV e do *Blanking* Ventricular (BV), período em que a sensibilidade ventricular está desativada; b) a espícula ventricular ou um evento ventricular espontâneo marcam o início de três importantes intervalos de tempo: PVARP (Período Refratário Atrial Pós-Ventricular), PRV (Período Refratário Ventricular) e CLF (Canal Limitador de Frequência); c) o Período de Alerta (PA) corresponde ao intervalo de tempo em que o marca-passo está funcionalmente apto a operar. **(B)** ECG de marca-passo atrioventricular operando em modo VAT (estimula o ventrículo, a partir de sensibilidade no canal atrial – onda P – e deflagra estimulação ventricular a partir dessas sensibilidades). Os intervalos básicos AV, VA, AA e VV são sempre respeitados. Neste exemplo, o modo de estimulação é DDD e o modo de operação, VAT. A frequência cardíaca é determinada pela frequência atrial.

Dentre as variações observadas na frequência, citamos:

1. **Operação magnética**: aplicação do ímã causando estimulação assíncrona a uma frequência definida.
2. **Frequência máxima**: operação em modo pseudo-Wenckebach, que causará uma flutuação na frequência, e resposta ao sensor, que causa uma aceleração ou desaceleração da frequência, dependendo da atividade física desenvolvida.
3. *Rate drop response*: algoritmo indicado nos casos de síncope neurocardiogênica (forma cardioinibitória) e que causa uma estimulação em alta frequência quando ocorre queda abrupta da frequência do indivíduo pela inibição no batimento cardíaco.
4. **Frequência de sono**: função programada para um determinado período do dia (horário regular de sono do indivíduo); alguns dispositivos ciclam a frequência de sono baseada naquela determinada pelo sensor, o que significa que essa frequência mais baixa pode ocorrer em outros horários de repouso do indivíduo, que não só no período de sono.

BASES PARA INTERPRETAÇÃO DO ELETROCARDIOGRAMA DE PORTADORES DE MARCA-PASSO

5. **Função PMT:** conhecida como função antitaquicardia mediada pelo marca-passo é projetada para interromper as taquicardias que ocorrem por condução retrógrada ventrículo-atrial (pós-extras-sístole ventricular com condução retrógrada VA presente, ou quando ocorre perda de captura atrial num sistema dupla-câmara).

Dentre as variações observadas nos intervalos ou refratariedade AV, citamos:

1. **Intervalo A-A e intervalo V-V:** a frequência varia com a ocorrência de onda P sinusal presente, condução ventricular própria, e ainda com condução AV espontânea.
2. *Blanking* **ventricular:** curto intervalo de tempo que se inicia com a emissão da espícula atrial, que proporciona inativação da sensibilidade ventricular, cuja primordial função é impedir o fenômeno de *crosstalk.*
3. *Safety pace*: é uma função que tem por finalidade prevenir a inibição da estimulação ventricular causada por interferências eletromagnéticas. É acionada sempre que ocorrer ativação da função de sensibilidade ventricular após espícula atrial. Ao término de um determinado intervalo de tempo, é emitido um estímulo ventricular correlacionado à espícula atrial que não sofre qualquer tipo de inibição.
4. **Extensão da Refratariedade Atrial (ERA) após EV:** após uma extrassístole ventricular, o PVARP é estendido para evitar que uma possível onda P retrógrada (pós-EV) seja sentida e desencadeie uma PMT.
5. **Variação nos intervalos ou refratariedade AV:** intervalo AV adaptativo e PVARP adaptativo sofrem encurtamento conforme ocorre aumento da frequência cardíaca.

Dentre as variações observadas no modo de estimulação, citamos:

1. **Reversão assíncrona:** causa estimulação à frequência indicada pelo sensor (modos responsivos) e estimulação à frequência básica (modos não responsivos), devido à sensibilidade repetitiva dentro do período refratário.

2. *Mode switching*: função exclusiva de sistemas dupla-câmara sincronizados, que têm por objetivo a proteção contra taquiarritmias supraventriculares paroxísticas. Trata-se de um algoritmo que, após detecção da arritmia, promove a mudança automática de um modo de estimulação sincronizado para não sincronizado.

Habitualmente, quando se coloca um ímã sobre o gerador de pulsos, o MP altera seu modo de estimulação para o modo assíncrono ("desliga" o circuito de sensibilidade). Ainda como resultado desse procedimento, habitualmente a frequência (chamada frequência magnética) e a energia de estimulação se alteram para valores fixos e não programáveis. No caso de MP dupla-câmara, geralmente o Intervalo Atrio-Ventricular (IAV) também se encurta, com o objetivo de garantir a despolarização ventricular artificial. Essa alteração pode persistir durante todo o período em que o ímã permanece sobre o gerador ou, então, em alguns casos, apenas por alguns batimentos até que se retome a programação original. Esse comportamento é utilizado como um dos parâmetros de avaliação de integridade da bateria, podendo também ser útil para tornar o marca-passo insensível a interferências eletromagnéticas (como no caso do uso de bisturi elétrico para aqueles sistemas que permanecem continuamente assíncronos) e também para interromper taquiarritmias mediadas pelo MP.[6,7]

A resposta do MP dupla-câmara frente à sensibilidade pode ser inibir-se na presença de um batimento espontâneo (atrial ou ventricular) ou deflagrar uma despolarização ventricular, ou seja, utiliza o ritmo próprio atrial do paciente como disparador (*Trigger*) do estímulo ventricular. Neste caso, haverá emissão de espícula ventricular sempre que houver a detecção de despolarização atrial espontânea. Em sistema dupla-câmara, a presença da despolarização atrial funciona como a referência a partir da qual o marca-passo contará um intervalo AV para estimular o ventrículo, simulando o intervalo PR. Assim, a emissão da espícula ventricular será deflagrada em função da presença da onda P (Figura 23.5). Em outras palavras, a função de *trigger* será responsável pelo sincronismo atrioventricular elétrico e mecânico do coração.[6,7]

323

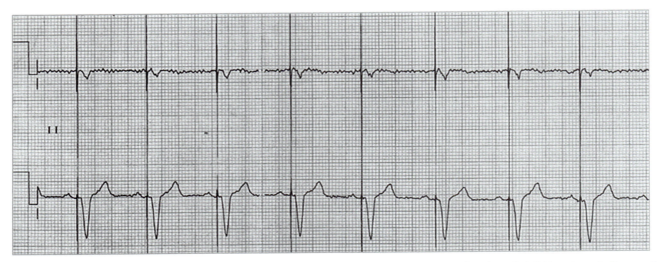

Figura 23.5 – Marca-passo atrioventricular (DDD) operando em modo VAT. A estimulação atrial está sendo inibida pela onda P espontânea que, por sua vez, "triga" a estimulação ventricular.

A frequência de estimulação do MP, e consequentemente os intervalos entre as espículas, pode ser fixa ou variável. Embora algumas anormalidades possam resultar em variações da frequência de estimulação, habitualmente tal comportamento não corresponde à disfunção. Em MPs unicamerais, essas oscilações geralmente se devem ao acionamento do sensor de frequência (Figura 23.6). Esse recurso, quando ativado, busca incrementar a frequência cardíaca de forma semelhante às adaptações fisiológicas (por exemplo, atividade física, taquipneia, variação da temperatura corporal), até um limite máximo programável (*maximum sensor rate*).[6,7]

Por outro lado, nos sistemas atrioventriculares, a oscilação da FC deve ser interpretada à luz do distúrbio elétrico que está sendo tratado. Nos casos em que há bradicardia sinusal, por exemplo, em que os átrios serão estimulados na maior parte do tempo, o incremento da FC será

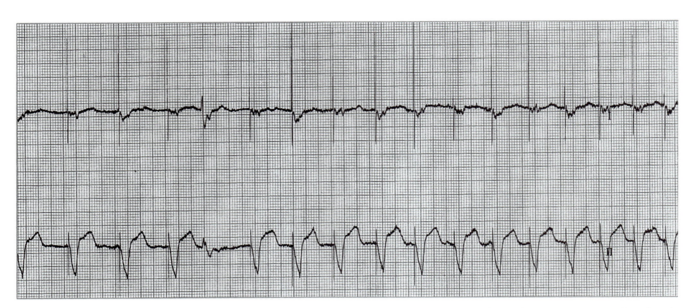

Figura 23.6 – Cinco capturas ventriculares com intervalos de tempo progressivamente menores (estimulação responsiva em frequência).

determinado pelo sensor. Já nos casos com função sinusal normal e doença infra-hissiana (bloqueios atrioventriculares), a própria frequência atrial determinará a modulação da FC, já que a onda P será responsável pela estimulação ventricular (função *trigger* – modo VAT). Contudo, nessa situação, em que a frequência sinusal determina a frequência ventricular, existe um limite máximo de frequência acima do qual o MP não acompanha a onda P. Esse limite, *maximum tracking rate*, programável, ao ser alcançado, ocasionará a limitação da frequência de estimulação ventricular de uma das seguintes maneiras: ocasionando bloqueio 2:1 ou prolongando progressivamente o intervalo AV até que a onda P caia dentro do PVARP e seja ignorada, resultando no bloqueio dessa onda, semelhante ao que ocorre no bloqueio atrioventricular de 2º grau, Mobitz I[8-10] (pseudo-Wenckebach – Figura 23.7).

Eventualmente, algumas bradiarritmias sintomáticas, tratadas com o implante de MP permanente, podem se manifestar de forma intermitente (por exemplo, BAVT intermitente, FA de baixa resposta ventricular). Nesses casos, é desejável que o MP busque sempre preservar o ritmo próprio do paciente, ao invés de estimular artificialmente o coração o tempo todo, principalmente em razão dos possíveis efeitos deletérios da estimulação artificial sobre a função ventricular. Esse princípio, além de propiciar menos desgaste da bateria, privilegia a propagação do estímulo elétrico pelo sistema de condução próprio do paciente, com importante benefício fisiológico na maioria das vezes. Nesse sentido, o recurso denominado histerese objetiva prolongar o intervalo básico sempre que houver despolarização intrínseca, dando a oportunidade de o ritmo espontâneo assumir as despolarizações subsequentes, inibindo o MP. O intervalo de histerese, considerado após um batimento espontâneo, frequentemente é responsável pela variação súbita da frequência de estimulação do MP[8-10] (Figura 23.8).

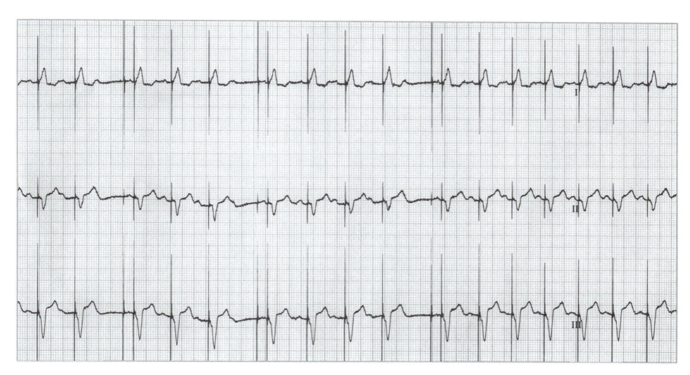

Figura 23.7 – Uma estimulação atrioventricular é seguida por capturas ventriculares sincronizadas com onda P sinusal (VAT) a intervalos progressivamente maiores. Na sequência, um batimento sinusal não é sentido porque ocorre durante o PVARP, caracterizando sequências de pseudo-Wenckebach.

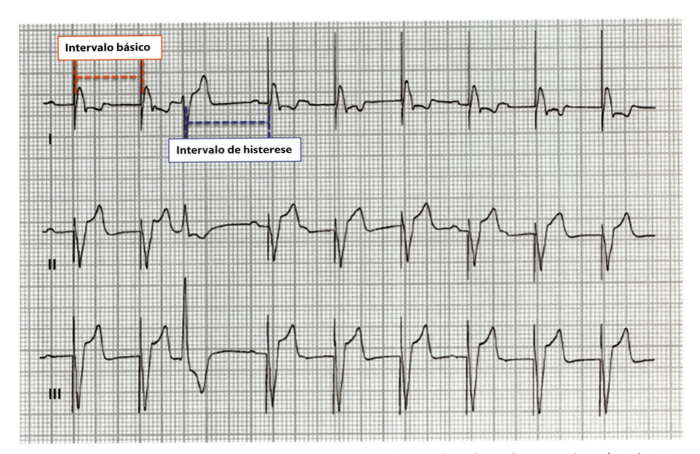

Figura 23.8 – Duas capturas ventriculares são seguidas por uma extrassístole ventricular, após a qual ocorre um intervalo, maior que o intervalo básico, chamado de intervalo de histerese.

Além do algoritmo de histerese de frequência, outros dois algoritmos que privilegiam o ritmo espontâneo do paciente estão disponíveis na maioria dos dispositivos modernos. Um deles é a histerese de busca, que tem como conceito a redução da frequência cardíaca nos marca-passos unicamerais, ou o prolongamento do Intervalo Atrioventricular (IAV), nos marca-passos dupla câmara que, periódica e independentemente da presença de batimento espontâneo, buscam o ritmo próprio do paciente. O outro algoritmo, disponível em alguns modelos de marca-passos dupla-câmara, pode ser programado de forma que o modo de estimulação migre automaticamente do modo AAI/R para o modo DDD/R e vice-versa, na presença ou não, respectivamente, da condução espontânea atrioventricular[8-10] (Figuras 23.9A e 23.9B).

Ressincronizador atriobiventricular é um marca-passo que tem capacidade funcional especializada em sincronizar os ventrículos. A estimulação biventricular, feita por um dispositivo com todas as características de um marca-passo convencional, representa uma opção a mais no tratamento da dissincronia ventricular provocada por bloqueios intraventriculares em pacientes com insuficiência cardíaca refratária ao tratamento medicamentoso otimizado.[10-12]

É importante salientar a melhora clínica e a redução da classe funcional de insuficiência cardíaca nos pacientes respondedores à terapêutica de ressincronização ventricular. Do ponto de vista eletrocardiográfico pode-se observar um estreitamento do QRS pós-implante, o que impacta diretamente na melhora da sequência de ativação da despolarização ventricular e, consequentemente, na contração dessas câmaras. Essa diferença elétrica pode ser observada na largura do QRS, quando se estimula somente o ventrículo direito (BRE induzido) comparado à estimulação biventricular[10-12] (Figura 23.10A e B).

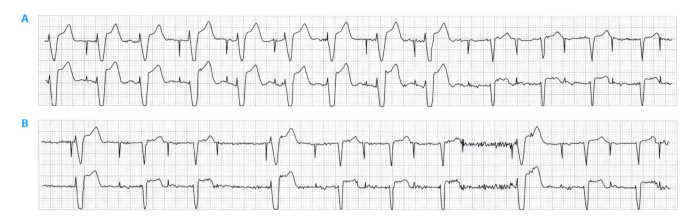

Figura 23.9 – **(A)** Modo DDD com algoritmo de busca da condução intrínseca através do prolongamento do IAV, inibindo a estimulação ventricular. **(B)** Modo AAI⇔DDD com operação em modo ADI, ocorrendo a maior parte do tempo estimulação atrial, condução atrioventricular espontânea; intermitentemente, após um evento atrial sem despolarização ventricular correspondente, observam-se estimulações atrioventriculares com IAV curto, que representam pulsos de backup em modo DDD (seta).

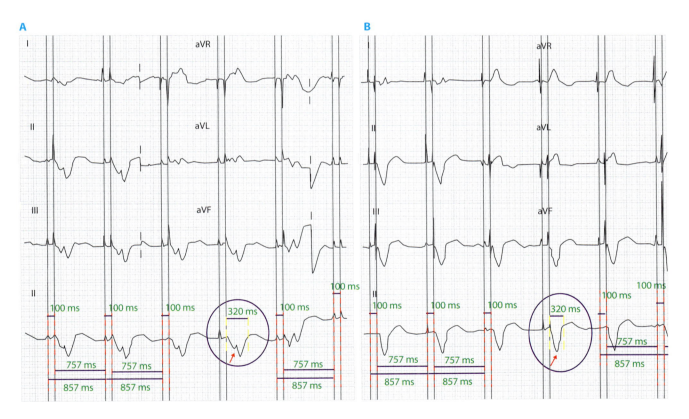

Figura 23.10 – Ressincronizador atriobiventricular (modo DDDOV): **(A)** estimulação atrial e do ventrículo direito (duração do QRS = 320 ms); **(B)** estimulação atrial e biventricular (duração do QRS = 220 ms).

Em decorrência das diversas possibilidades de programação, convencionou-se adotar um código reconhecido internacionalmente (composto por cinco letras) que sumariza os modos de estimulação (ME)[3] (Tabela 23.1). Assim, designa-se com a primeira letra qual a câmara estimulada (A: átrio; V: ventrículo; D: átrio e ventrículo). A segunda letra diz respeito às câmaras que são "sentidas" pelo marca-passo (da mesma forma, A: átrio; V: ventrículo; D: átrio e ventrículo). A terceira letra indica qual o comportamento do MP frente à sensibilidade (I: inibe-se; T: "triga"; D: tanto se inibe quanto "triga"). A quarta letra se refere ao acionamento de sensor de frequência (R: acionado; O: desligado). E a quinta letra identifica a presença de estimulação multissítio, ou seja, em mais de um ponto (A: atrial; V: ventricular; O: nenhuma. A Tabela 23.2 traz alguns exemplos de modos de estimulação.[11,12]

Sempre tenha em mãos, ao interpretar um eletrocardiograma de marca-passo, uma régua e um compasso.

Tabela 23.1
Modos de estimulação cardíaca artificial.

Código NASPE/BPEG	Descrição
VOO, VOOO, VOOOO	Estimulação unicameral ventricular, assíncrono, frequência fixa.
VVIRV	Estimulação inibitória multissítio ventricular (biventricular), com resposta de frequência (sensor).
AAI, AAIO, AAIOO	Estimulação unicameral atrial, assíncrono, frequência fixa.
AAT, AATO, AATOO	Estimulação atrial deflagrada pela sensibilidade da despolarização espontânea.
AATOA	Estimulação multissítio atrial deflagrada pela sensibilidade da despolarização espontânea.
DDD, DDDO, DDDOO	Estimulação inibitória atrioventricular, com a estimulação ventricular deflagrada a partir da sensibilidade de despolarização atrial.
DDI, DDIO, DDIOO	Estimulação inibitória atrioventricular, sem estimulação ventricular sincronizada pela onda P.
DDDR, DDDRO	Estimulação inibitória atrioventricular, com a estimulação ventricular deflagrada a partir da sensibilidade de despolarização atrial e resposta de frequência (sensor).
DDDRA	Estimulação inibitória atrioventricular, com a estimulação ventricular deflagrada a partir da sensibilidade de despolarização atrial, resposta de frequência (sensor) e estimulação multissítio atrial.
DDDOV	Estimulação inibitória atrioventricular, com a estimulação ventricular deflagrada a partir da sensibilidade de despolarização atrial, sem resposta de frequência (sensor) e estimulação multissítio ventricular (biventricular).
DDDRD	Estimulação inibitória atrioventricular, com a estimulação ventricular deflagrada a partir da sensibilidade de despolarização atrial, com resposta de frequência (sensor) e estimulação multissítio ventricular (biventricular).

NASPE/BPEG – Bernstein AD, Daubert JC, Fletcher RD, *et al.* PACE 2002; 25:260-4.

Tabela 23.2
Exemplos de ME classificados de acordo com o código de cinco letras.

V	V	I	O	O
Estimula só o ventrículo	Sente só o ventrículo	Ao sentir o ventrículo, se inibe	Sensor de frequência inativado	Estimulação de apenas um sítio ventricular
D	**D**	**D**	**R**	**O**
Estimula átrio e ventrículo	Sente átrio e ventrículo	Átrio e ventrículo se inibem ao sentir despolarização espontânea; o ventrículo é estimulado a partir do evento atrial	Sensor de frequência acionado	Estimulação em apenas um sítio ventricular
D	**D**	**I**	**O**	**V**
Estimula átrio e ventrículo	Sente átrio e ventrículo	Átrio e ventrículo se inibem ao sentir despolarização espontânea; o ventrículo é estimulado a partir do intervalo básico	Sensor de frequência inativado	Estimulação ventricular em dois sítios diferentes (habitualmente um no VD e um no VE)

REFERÊNCIAS BIBLIOGRÁFICAS

1. Diretrizes para avaliação e tratamento de pacientes com arritmias cardíacas. Arq Bras Cardiol 2007; 89 (6): e210-e238.
2. Hayes DL. Pacemaker timing cycles and pacemaker electrocardiography. In: Cardiac pacing and defibrillation: a clinical approach. Rayes MA, Lloyd PA, Friedman AA (eds). Futura Publishing Company, 2000. p. 201-46.
3. Bernstein AD, Daubert JC, Fletcher RD, et al. PACE 2002; 25:260-4.
4. Barold SS, Stroobandt RX, Sinnaeve AF. Cardiac pacemakers step by step: an illustrated guide. New York: Futura Publishing Company, 2004.
5. Furman S, Hayes DL, Holmes DR. A Practice of Cardiac Pacing. New York: Futura Publishing Company, 1993.
6. Ellenbogen KA. Clinical Cardiac Pacing, Defibrillation, and Resynchronization Therapy. Philadelphia: W.B. Saunders Elsevier, 2007.
7. Moses WH, Miller BD, Moulton KP, Schneider JA. A practical guide to cardiac pacing. New York: Lippincott Williams & Wilkins; 2000.
8. Kenny T. The Nuts and Bolts of Cardiac Pacing. Wiley-Blackwell; 2008.
9. Kenny T. The Nuts and Bolts of Cardiac Resynchronization Therapy. Blackwell-Futura, 2007.
10. Martinelli Fº M, Nishioka SAD, Siqueira SF. Atlas de Marca-passo: A Função Através do Eletrocardiograma. São Paulo: Atheneu, 2012.
11. Hayes DL, Asirvatham SJ, Lloyd PA, Friedman PA. Cardiac Pacing, Defibrillation, and Resynchronization: A Clinical Approach. New York: Futura Publishing Company, 2013.
12. Ellenbogen KA, Kaszala K. Cardiac Pacing and ICDs. Oxford: Wiley- Blackwell, 2014.

24

O ECG no Marca-passo Artificial – Disfunções

Ricardo Alkmim Teixeira
Silvana Angelina D'Orio Nishioka
Martino Martinelli Filho

INTRODUÇÃO

O princípio fundamental de funcionamento do Marca-Passo (MP) artificial é baseado na contagem do tempo (intervalo básico) e na emissão do estímulo (espícula) que deve preceder a despolarização da câmara na qual o cabo-eletrodo está implantado (átrio ou ventrículo). Os algoritmos básicos empregados nesses sistemas baseiam-se na sequência de despolarização do coração normal. Portanto, para a correta interpretação do ECG do portador de MP, deve-se considerar a lógica da ativação elétrica cardíaca.

Neste capítulo abordaremos as disfunções do MP que podem ser identificadas ao ECG de superfície.[1-6]

Basicamente, são três os principais tipos de disfunção de MP:

- Disfunções de sensibilidade [perda de sensibilidade (*undersensing*) ou sensibilidade exacerbada (*oversensing*).
- Falha de captura (presença de espícula com perda de comando).
- Ausência de emissão de espícula (sem *output*).

DISFUNÇÕES DE SENSIBILIDADE

Como o MP "sente" um batimento cardíaco espontâneo?

Por meio do circuito de sensibilidade, o MP detecta o sinal elétrico proveniente do coração e mede a diferença de potencial (tensão expressa em *Volts*) entre dois sinais captados (polo positivo e polo negativo). Na configuração *unipolar*, os sinais são captados pela ponta do cabo-eletrodo (-) e pela caixa do gerador de pulsos (+); na configuração *bipolar*, o polo positivo está localizado em um anel posicionado próximo à ponta (Figura 24.1). Embora ainda estejam disponíveis cabos-eletrodos endocárdicos exclusivamente unipolares (sem o

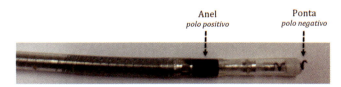

Figura 24.1 – Extremidade distal de um cabo-eletrodo endocárdico bipolar de fixação ativa. Estão demonstrados os polos negativo (ponta) e positivo (anel).

anel distal), a imensa maioria é bipolar e permite que o sistema seja programado para operar em configuração unipolar ou bipolar. Em relação aos sistemas epicárdicos, a maioria dos cabos-eletrodos é unipolar (os cabos epicárdicos bipolares são bifurcados para que o polo positivo também seja fixado na superfície epicárdica – não há anel).

O cabo-eletrodo é o componente mais vulnerável dos sistemas de estimulação cardíaca artificial e o mais frequente sítio de falência desses sistemas. Os cabos mais utilizados (bipolares) com desenho coaxial são mais suscetíveis a problemas de sensibilidade, em relação aos modelos unipolares.

A ruptura do revestimento isolante (silicone e/ou poliuretano) ou do fio condutor pode se manifestar por disfunções de sensibilidade. Algumas vezes, a programação da sensibilidade (por telemetria) em unipolar restaura a sensibilidade adequada; essa medida, contudo, deve ser temporária e a troca do cabo-eletrodo deve ser indicada, especialmente se o problema ocorre com o cabo ventricular em paciente dependente da estimulação artificial (p. ex.: bloqueio atrioventricular total).

Assim como a sensibilidade pode ser programada em unipolar ou bipolar, a estimulação também pode. A identificação eletrocardiográfica da polaridade de estimulação se faz pelo tamanho da espícula ao ECG: em sistemas unipolares a espícula tem grande amplitude e em sistemas bipolares tem pequena amplitude (Figura 24.2).

UNDERSENSING E OVERSENSING

Undersensing

Consiste na incapacidade de o MP reconhecer, de forma permanente ou intermitente, a despolarização espontânea (atrial e/ou ventricular), podendo ocorrer por programação inadequada da sensibilidade, desposicionamento de cabo-eletrodo, fratura de cabo-eletrodo (quebra do isolante e/ou do fio condutor), modificações do sinal intrínseco (ondas P e QRS) ou devido a desgaste do sistema relacionado ao tempo de implante.

Nos traçados das Figuras 24.3 e 24.4 observamos batimentos espontâneos não sentidos pelo MP. A espícula que ocorre durante a repolarização ventricular ou atrial (sem captura porque ocorre no período refratário), caracteriza o fenômeno de *undersensing* ventricular.

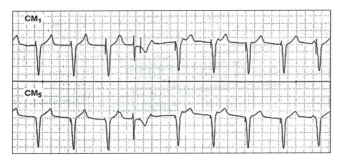

Figura 24.3 – Espícula de marca-passo ventricular (seta) após QRS espontâneo e dentro do período refratário ventricular, não respeitando batimento ventricular do paciente (*undersensing* ventricular): MP câmara única ventricular com *undersensing*.

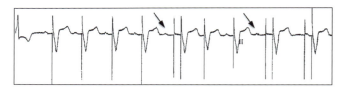

Figura 24.4 – Ritmo de marca-passo atrioventricular operando em modo VAT até que a onda P não é sentida (setas) resultando em emissão de espícula atrial após a onda P espontânea. Essas espículas não são capazes de provocar novas onda P (dentro do período refratário atrial): MP câmara dupla atrioventricular com *undersensing* atrial.

Oversensing

Fenômeno caracterizado por exagerada sensibilidade atrial ou ventricular. Também pode ocorrer por má programação da sensibilidade ou defeito no cabo-eletrodo, ou ainda por má conexão ao bloco conector do gerador e exposição a interferências eletromagnéticas. O *oversensing* resulta em *reset* do

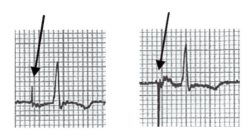

Figura 24.2 – A amplitude da espícula indica a presença de sistemas unipolares (espícula ampla) ou bipolares (espícula diminuta) ao ECG de superfície.

contador de tempo (o contador de tempo é zerado), determinando intervalos de estimulação superiores ao intervalo básico.

Na Figura 24.5 nota-se um MP atrioventricular operando em modo VAT até que a ocorrência de *oversensing* no canal atrial resulta em estimulação ventricular em frequência máxima, como se uma arritmia atrial fosse "conduzida" eletronicamente aos ventrículos.

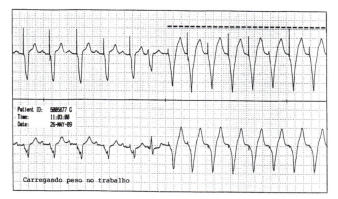

Figura 24.5 – Ritmo de marca-passo atrioventricular operando em modo VAT que apresenta um episódio de estimulação ventricular rápida (linha tracejada) motivada por *oversensing* no canal atrial.

Na Figura 24.6 observamos um fenômeno de *oversensing* ventricular. Um MP atrioventricular operando em modo VAT apresenta dois batimentos

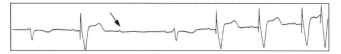

Figura 24.6 – Ritmo de marca-passo atrioventricular operando em modo VAT que apresenta um episódio de inibição inadequada do canal ventricular (seta) motivada por *oversensing*.

ventriculares espontâneos corretamente identificados pelo MP; entretanto, em um dado momento apresenta uma onda P que não é seguida de um QRS estimulado. Tal ocorrência se explica pela sensibilidade inadequada pelo canal ventricular que resulta na inibição da estimulação ventricular.

Outra situação em que pode ocorrer aumento do intervalo básico é o *oversensing* causado pela presença de Falsos Sinais (FS), reconhecidos como se fossem QRS espontâneos, ou seja, como batimento ventricular espontâneo sentido pelo marca-passo, como demonstrado no canal de marcas da Figura 24.7.

Outro mecanismo responsável pela interpretação de falsos sinais pode estar relacionado com disfunção do circuito do marca-passo, que "resetam" o *timer* (contador do intervalo básico), provocando pausas indesejáveis no funcionamento do sistema de estimulação. O esquema da Figura 24.8 mostra essa disfunção.

A existência de cabos-eletrodos abandonados também pode gerar, de forma intermitente, falsos sinais, pelo contato indevido entre eles.

No ECG demonstrado na Figura 24.9 observamos uma captura ventricular seguida de uma fusão ventricular (2ª espícula). Esse fenômeno não deve ser considerado disfunção (*undersensing*) porque a despolarização espontânea ocorreu simultaneamente à emissão da espícula, sem "dar tempo" para que o MP sentisse e inibisse a estimulação. Nota-se, neste caso, que a morfologia do QRS é híbrida, já que parte de seu desenho se origina espontaneamente, e parte resulta da estimulação artificial.

Seguem-se duas capturas ventriculares com intervalo básico de 800 ms e surge uma pseudofusão ventricular. Assim como na fusão, a pseudofusão não deve ser considerada *undersensing* pelos mesmos

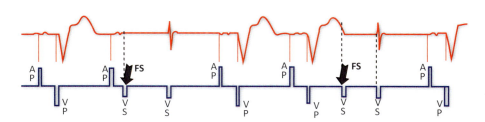

Figura 24.7 – Falsos sinais (setas) reconhecidos como batimento Ventricular Sentido (VS), observados no canal de marcas do marca-passo.

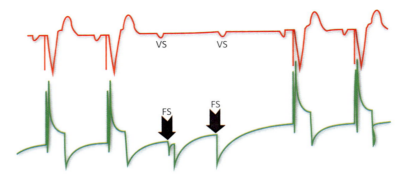

Figura 24.8 – Falsos sinais (setas) reconhecidos como batimento Ventricular Sentido (VS). Observe que os sinais 1 e 3 são contados e "resetam" o contador; porém, o falso sinal 2 cai dentro do período refratário do marca-passo e, por isso, não é sentido.

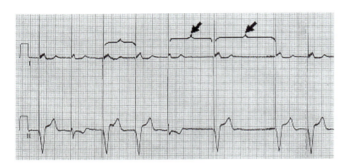

Figura 24.9 – Intervalos entre espículas (setas) maiores que o intervalo básico (neste caso, *oversensing* ventricular por microfratura de cabo-eletrodo.

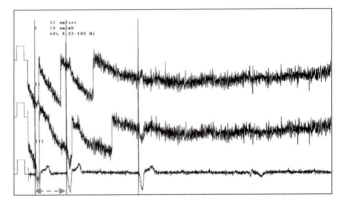

Figura 24.10 – Sistema de estimulação de Câmara Única Ventricular (VVI) unipolar, com inibição por ação de miopotenciais.

motivos descritos. Ressalta-se que, neste caso, a despolarização ocorre integralmente pelo sistema excito-condutor nativo, motivo pelo qual o QRS não sofre deformação pelo estímulo artificial. A seguir, ocorrem duas capturas ventriculares com intervalos superiores ao básico (respectivamente de 1120 e 1520 ms) por *oversensing* ventricular.

A inibição da estimulação em consequência da ação de miopotenciais era relativamente comum em sistemas unipolares. Atualmente esse tipo de *oversensing raramente é identificado, uma vez que a configuração* bipolar dos eletrodos modernos restringe a antena para um campo bastante pequeno (ponta-anel), longe da musculatura estriada esquelética. O ECG da Figura 24.10 demonstra um exemplo de variação do intervalo básico em decorrência de inibição por ação de miopotenciais (note a irregularidade da linha de base).

Perda de captura

Consiste na incapacidade de uma espícula de MP, sob condições eletrofisiológicas favoráveis, provocar despolarização tecidual do átrio ou do ventrículo. As principais alterações relacionadas a um sistema de estimulação que acarretam perda de captura estão relacionadas ao gerador e seus componentes, à conexão eletrodo-gerador, ao cabo--eletrodo (isolante e/ou fio condutor) e à interface eletrodo-endocárdio. Essas alterações podem decorrer de desposicionamento de cabo-eletrodo, baixa energia de estimulação, má conexão do cabo--eletrodo ao bloco conector do gerador, defeito do cabo-eletrodo, ou ainda estar relacionadas ao tempo de implante do cabo-eletrodo (fase aguda do implante – reação inflamatória do tecido junto à ponta do cabo-eletrodo), ou presença de ar na loja do marca-passo em sistemas unipolares (mau contato do anodo).

Uma das situações mais comumente encontradas na prática clínica, e que se manifesta com perda de captura, é a ocorrência de desposicionamento de cabo-eletrodo (mais frequentemente o cabo-eletrodo atrial – Figura 24.11).

Nos casos de desposicionamento, em que ocorre perda completa do contato do cabo-eletrodo com o endocárdio, a perda de captura ocorre mesmo na presença de estimulação com alta energia (por exemplo, amplitude de pulso = 10 V).

Dentre as situações menos comuns que podem levar à perda de comando, estão a síndrome de Twiddler (giro do gerador na loja com torção e retração do cabo-eletrodo – Figura 24.12), tração dos cabos-eletrodos secundários ao crescimento (principalmente em implantes femorais em crianças – Figura 24.13), distúrbios eletrolíticos (hipercalemia, acidose, hipotireoidismo), infarto do miocárdio, dano ao tecido miocárdico (desfibrilação, eletrocautério, radioterapia), uso de fármacos (antiarrítmicos) e desgaste da bateria do gerador.

Situações menos comuns, que também cursam com perda de captura, estão relacionadas à hipóxia que se apresenta nos quadros de isquemia ou infarto. Elevação do limiar de estimulação consequente à desfibrilação usualmente é transitória quando o sistema é protegido com reprogramação e/ou aposição de ímã sobre o gerador de pulsos (geralmen-

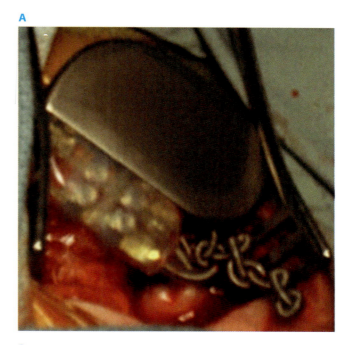

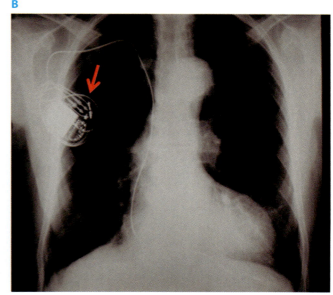

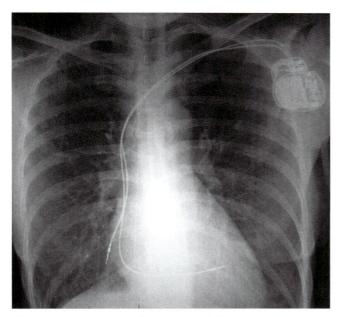

Figura 24.11 – Radiografia de tórax (PA) mostrando desposicionamento de eletrodo atrial com provável perfuração cardíaca (cabo-eletrodo caído e com a ponta além da silhueta cardíaca).

Figura 24.12 – Síndrome de Twiddler. Observe a torsão do eletrodo provocada pelo giro do gerador **(A)** e a retração do cabo-eletrodo com a ponta tracionada até a loja do gerador de pulsos **(B)**.

te com duração de minutos). Da mesma forma, a elevação do limiar de estimulação, decorrente de reação aguda do tecido miocárdico ao redor do cabo-eletrodo (implante recente), também pode ser transitória (dias). Isso já não ocorre na elevação do limiar decorrente de reação crônica do tecido miocárdico e/ou desgaste dos componentes (implante antigo); nesses casos, o aumento do limiar de estimulação pode ser irreversível.

Na ruptura do isolante do cabo-eletrodo o estímulo está sempre presente, porém nem sempre ocorre captura. A impedância está diminuída e a perda excessiva de corrente pode acarretar o desgaste precoce da bateria. Com a ruptura do isolante, o fio condutor entra em contato com o sangue, que é um bom condutor de eletricidade. Por isso, frequentemente observamos ao ECG a presença de espícula sem captura (Figura 24.14).

A fratura completa do fio condutor, tanto no eletrodo unipolar quanto no eletrodo bipolar, ocasiona ausência de emissão de espícula se o isolante estiver íntegro. Quando ocorre fratura do fio condutor de um dos polos no eletrodo bipolar, podem-se observar vários tipos de alterações, que dependem diretamente do polo fraturado, da programação da polaridade de estimulação e sensibilidade, e da capacidade de o gerador reconhecer a integridade do eletrodo.

Na Tabela 24.1 estão descritas as principais alterações referentes à estimulação e à sensibilidade nos sistemas bipolares quando se tem fratura de um dos polos:

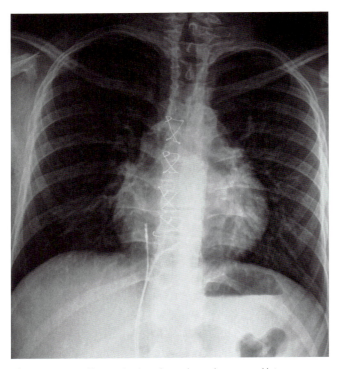

Figura 24.13 – Retração de cabos-eletrodos secundários ao crescimento (implante femoral).

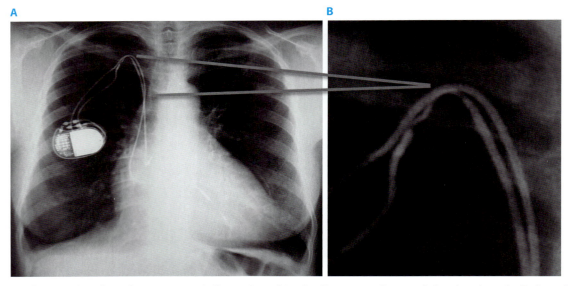

Figura 24.14 – Ruptura do isolante (revestimento do fio condutor feito de silicone ou poliuretano) do cabo-eletrodo. Radiografia de tórax mostrando ruptura do isolante **(A)**, com detalhe ampliado **(B)**.

Tabela 24.1
Alterações decorrentes de fratura em um dos polos de sistemas bipolares.

Fratura do fio condutor	Programação do gerador	Resultado
Polo (+)	*Pace* bipolar *Sense* bipolar	• Perde *sense*, *pace* e espícula • *Sense*, *pace* e espícula presentes se reversão automática da polaridade (unipolar)
Polo (+)	*Pace* unipolar *Sense* bipolar	• Perde *sense* e faz *pace* (unipolar) • *Sense* presente para reversão automática da polaridade (unipolar)
Polo (-)	*Pace* bipolar *Sense* bipolar	• Perde *sense*, *pace* e espícula (independentemente de reversão automática de polaridade)
Polo (-)	*Pace* unipolar *Sense* bipolar	• Perde *sense*, *pace* e espícula (independentemente de reversão automática de polaridade)

No ECG da Figura 24.15 pode-se observar *undersensing* e falhas de captura ventricular. As espículas ocorrem a intervalos regulares de 833 ms (intervalo básico) e não respeitam o ritmo próprio.

Um dos pontos de maior estresse físico sobre o cabo-eletrodo é a região infraclavicular. A síndrome do esmagamento da subclávia ocorre devido à compressão do cabo-eletrodo dentro da veia subclávia, que está localizada entre a primeira costela e a clavícula (Figura 24.16). Isso geralmente ocorre quando o cabo-eletrodo é implantado por punção medial da veia subclávia, podendo ser evitado pela punção mais lateral ou pela punção da veia axilar ou dissecção da veia cefálica.

A radiografia de tórax é uma ferramenta valiosa na avaliação dos sistemas de estimulação, principalmente no que se refere ao cabo-eletrodo

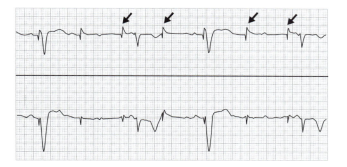

Figura 24.15 – Espículas (setas) que não promovem despolarização ventricular (perda de captura) e intermitentemente não sentem batimento espontâneo (seta vermelha – *undersensing* ventricular).

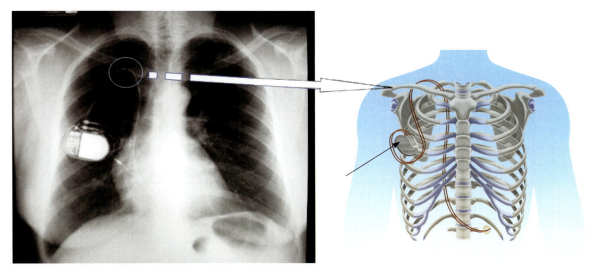

Figura 24.16 – Radiografia de tórax mostrando fratura de eletrodo atrial em decorrência da síndrome de esmagamento da subclávia (seta).

propriamente dito e suas interfaces (conexão eletrodo-gerador e interface eletrodo-miocárdio).

Ausência de emissão de espícula

Também conhecida como ausência de *output*, pode ocorrer por má conexão do cabo-eletrodo ao bloco conector do gerador, falência do cabo-eletrodo ou por bloqueio de saída (exaustão da bateria ou defeito do circuito). Note que, no ECG da Figura 24.17, ocorrem três capturas ventriculares com intervalos de 923 ms, seguidas por período de bloqueio de saída do gerador (5.380 ms), durante o qual ocorre ritmo sinusal com assistolia. Finalmente, ocorrem três capturas ventriculares também com intervalo de 923 ms. Neste caso, o MP era dupla-câmara (atrioventricular), e reverteu espontaneamente para modo VVI (comportamento de fim de vida). O bloqueio de saída (ausência de emissão de espícula) foi causado por exaustão da bateria.

A ausência de emissão da espícula também pode estar relacionada a problemas internos do gerador, como nos casos de curto-circuito e defeito da lógica do sistema.

Deve-se estar alerta para mudanças da frequência cardíaca (operação magnética, frequência máxima, resposta ao sensor de variação de frequência, *rate drop response*, função de sono, função antitaquicardia mediada pelo marca-passo, sobre-estimulação atrial) e as variações dos intervalos e da refratariedade atrial e/ou ventricular (intervalos AA, AV e VV, *blanking*, *safety pace*, extensão da refratariedade atrial pós-extrassístole ventricular, autocaptura, IAV adaptativo, PVARP adaptativo), assim como às mudanças no modo de estimulação (programação de *backup*, reversão por ruído, *mode-switching*, *fallback response* etc.), que podem caracterizar erroneamente um mau funcionamento do marca-passo (pseudo--mau funcionamento).

Relembramos, abaixo, o roteiro básico para auxiliar na interpretação de um ECG de MP:

- Informações sobre o dispositivo;
- Identificar a presença de atividade atrial e ventricular (espontânea ou artificial);
- Identificar o ritmo espontâneo;
- Identificar espícula atrial e ventricular;
- Verificar se existe captura (atrial e/ou ventricular);
- Identificar e medir os intervalos;
- Verificar se existe sincronismo atrioventricular;
- Verificar se a sensibilidade está normal (atrial e/ou ventricular);
- Verificar se a sequência de despolarização está normal;
- Tentar identificar quais funções especiais estão ativadas.

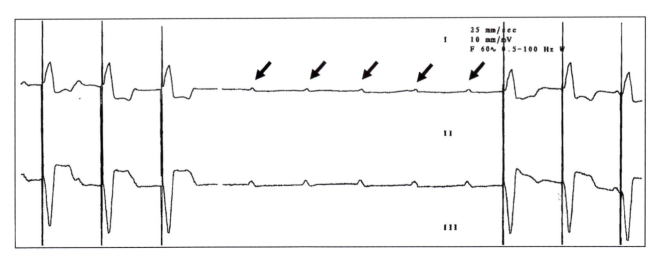

Figura 24.17 – Após três capturas ventriculares observa-se período de assistolia com ausência de emissão de espículas (setas), que ocorre por bloqueio de saída.

BIBIOGRAFIA CONSULTADA

1. Barold SS, Stroobandt RX, Sinnaeve AF. Cardiac pacemakers step by step: an illustrated guide. Futura Publishing Company, 2004.
2. Furman S, Hayes DL, Holmes DR. A practice of cardiac pacing. Futura Publishing Company, 1993.
3. Ellenbogen KA. Cardiology clinics: cardiac pacing. Philadelphia: WB Saunders Company, 2000.
4. Hayes DL, Lloyd MA, Friedman PA. Cardiac pacing and defibrillation: a clinical approach. Futura Publishing Company, 2000.
5. Moses WH, Miller BD, Moulton KP, Schneider JA. A practical guide to cardiac pacing. Philadelphia: Lippincott Williams & Wilkins, 2000.
6. Martinelli Filho M, Siqueira SF, Nishióka SAD. Atlas de Marca-passo: a função através do eletrocardiograma. 2ª ed. São Paulo: Atheneu, 2012.

25

O ECG nas Arritmias Relacionadas ao Marca-passo Artificial

Anisio A. A. Pedrosa
Julio César Oliveira

INTRODUÇÃO

Na década de 1980 surgiram os marca-passos dupla-câmara (atrioventriculares), e, ao mesmo tempo, as arritmias relacionadas ao marca-passo (conduzidas, mediadas e induzidas), frequentemente associadas ao desenvolvimento de sintomas.[1]

Na sua grande maioria, os pacientes que estão em ritmo sinusal são portadores de marca-passo cardíaco atrioventricular (DDD), seja por doença do nó sinusal ou bloqueio AV total. Esses pacientes, quando desenvolvem algum tipo de arritmia, apresentam aumento da frequência cardíaca e tornam-se bastante sintomáticos, com desenvolvimento de palpitações taquicárdicas, pré-síncopes, tonturas, e principalmente descompensação de quadros de insuficiência cardíaca e/ou coronariana (congestão pulmonar, edema agudo de pulmão, angina instável).[2]

As arritmias relacionadas ao portador de marca-passo definitivo são as mais constantes causas de atendimento dos portadores de marca-passo cardíaco nas unidades de emergência, e, na sua grande maioria, frequentemente mal diagnosticadas, ocasionando demora na terapêutica correta desses pacientes.[3,4]

O objetivo deste capítulo é analisar os mecanismos envolvidos no desenvolvimento, assim como na perpetuação dessas arritmias quando da presença de um marca-passo atrioventricular (DDD), compreendendo este um circuito eletrônico (gerador) e dois eletrodos (atrial e ventricular). Essas arritmias são classificadas de acordo com seu mecanismo de perpetuação ou de indução, como veremos a seguir.

ARRITMIAS CONDUZIDAS PELO MARCA-PASSO

O grande benefício do marca-passo atrioventricular (DDD) é propiciar a correção do assincronismo existente entre átrio e ventrículo nos portadores de bloqueios AV avançado e/ou total.

Na presença de arritmias atriais, entre elas o *flutter* atrial, a taquicardia atrial e, mais frequentemente, a fibrilação atrial, os portadores de marca-passo atrioventricular evoluem com sintomatologia importante, pois essas arritmias, que apresentam frequência atrial na sua grande maioria superior a 170 bpm, são sentidas pelo eletrodo atrial e conduzidas para o ventrículo até a frequência máxima permitida pela programação do marca-passo, que, neste caso, corresponde à frequência máxima de sincronismo atrioventricular (F_{max}) programada de acordo com a idade ou as características clínicas de cada paciente[4,5] (Figura 25.1).

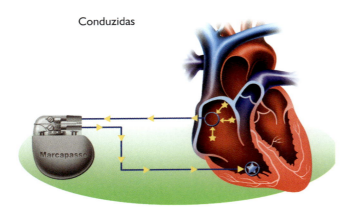

Tabela 25.1
Causas de reprogramação do marca-passo AV.

Causa	n	%
Arritmias conduzidas pelo marca-passo	38	37,6
Perda de captura atrial	21	20,8
Undersensing atrial	18	17,8
Microfratura do eletrodo atrial	5	4,9
Aumento do limiar ventricular	8	7,9
Estimulação de loja	6	5,9
Undersensing ventricular	5	4,9

Figura 25.1 – Esquema demonstrando o mecanismo de manutenção das arritmias conduzidas pelo marca-passo. Arritmia originada no átrio e conduzida ao ventrículo pelo gerador de pulsos.

Martinelli Filho e col. analisaram retrospectivamente as causas de reprogramação em 657 portadores de marca-passo em seguimento a longo prazo (81 meses) e observaram 82 reprogramações (12,4%), sendo a causa mais frequente a arritmia conduzida pelo marca-passo (38 pacientes – 37,6%), conforme demonstrado na Tabela 25.1.[6]

Em decorrência desse aumento súbito da frequência cardíaca, em pacientes com disfunção ventricular ou insuficiência coronária, esta é uma das principais causas de descompensação e instabilidade hemodinâmica.

Nos pacientes que se apresentam com esses sintomas na emergência, é muito comum observarmos no eletrocardiograma de repouso frequências ventriculares elevadas, regulares ou mesmo irregulares, estimuladas pelo marca-passo (> 100 bpm), ou seja, presença de espículas artificiais, estimulando o ventrículo, o que não é esperado naquele momento. Em alguns casos é possível observarmos que a frequência de estimulação ventricular não se apresenta regular, sendo altamente sugestiva da presença de fibrilação atrial, devido à variação na amplitude das ondas F, que não são sentidas adequadamente (Figura 25.2).

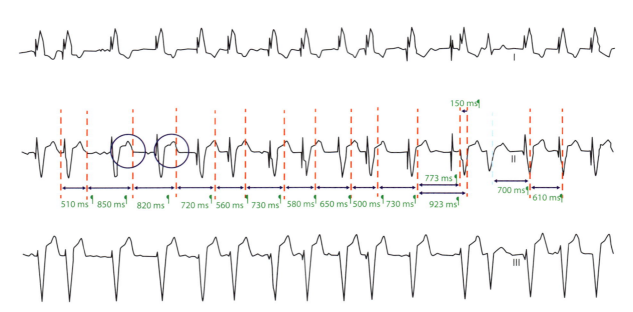

Figura 25.2 – Eletrocardiograma demonstrando arritmia atrial (FA) conduzida pelo marca-passo atrioventricular, com variação da frequência de estimulação ventricular típica de FA.

Ao analisarmos o eletrocardiograma na presença de elevada resposta ventricular, é frequente não identificarmos a linha de base que corresponde ao ritmo atrial, dificultando o diagnóstico correto da arritmia. Nesse momento, na emergência, é muito útil a colocação de um ímã sobre a loja do marca-passo, o que provoca a mudança para modo assíncrono (DOO), com frequência de estimulação mais lenta (correspondente à frequência magnética – F-Mag), não ocorrendo a partir disso o sincronismo atrioventricular, o que permite a observação da arritmia atrial, que, nesse caso, está sendo conduzida pelo marca-passo.

Atualmente, os marca-passos dupla-câmara são dotados de mecanismo de proteção contra a condução de arritmias atriais rápidas. Um desses mecanismos mais conhecidos é o *automatic mode switch* – AMS, que proporciona a mudança automática do modo de estimulação de atrioventricular (DDD) para ventricular puro (VVI) na presença de arritmias atriais (Figura 25.3). Essa função está disponível na maioria dos marca-passos atuais, sendo recomendado ativá-la, estabelecendo, para isto, um limite superior para a frequência atrial, acima da qual é considerada como arritmia atrial, ocorrendo nesse momento a mudança do modo de estimulação para VVI ou DVI.[7]

A partir daí, o marca-passo permanece monitorando o ritmo atrial, mantendo a estimulação ventricular na frequência básica programada, ou na frequência determinada pelo sensor (VVIR ou DVIR), caso este esteja operando. Quando a arritmia atrial é revertida e a frequência atrial retorna para um valor abaixo da frequência de corte estabelecida, o marca-passo retorna ao sincronismo atrioventricular[7,8] (Figura 25.4).

A partir do momento em que se identifica a arritmia que está sendo conduzida pelo marca-passo (taquicardia atrial, *flutter* atrial ou fibrilação atrial), o correto é indicar a reprogramação definitiva do marca-passo, desligando o canal atrial (DVI ou VVI), e proceder à reversão ou não da arritmia atrial, de acordo com as recomendações atuais do Consenso Brasileiro de Arritmias Cardíacas[9] (Figura 25.3).

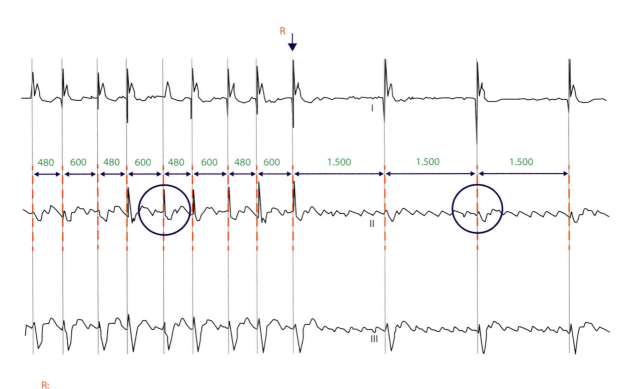

Figura 25.3 – Traçado eletrocardiográfico demonstrando que nos nove primeiros batimentos ocorreu condução AV na frequência máxima programada pelo marca-passo (sincronismo AV), e após reprogramação eletrônica para modo VVI, demonstrando ritmo de base de *flutter* atrial (ondas F típicas).

ELETROCARDIOLOGIA ATUAL

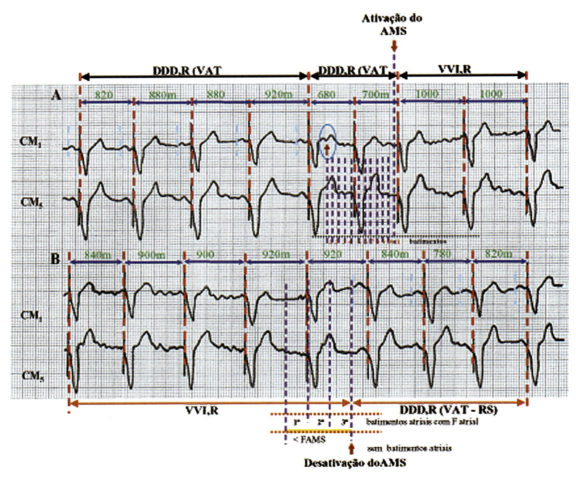

Figura 25.4 – Arritmia conduzida pelo marca-passo. Os primeiros cinco batimentos estão em ritmo sinusal, tendo iniciado após esse período com fibrilação atrial, sentida pelo eletrodo atrial, como demonstrado pelas marcações no traçado; foi ativado, nesse momento, o mecanismo de MAS, que se manteve durante o período de FA, retornando ao sincronismo atrioventricular (VAT) após reversão da arritmia.

ARRITMIA MEDIADA PELO MARCA-PASSO

As arritmias mediadas pelo marca-passo são muito menos frequentes que as conduzidas, mas são as de mais difícil diagnóstico se analisarmos apenas o eletrocardiograma, visto que não observamos variação na linha de base e são extremamente regulares. Entretanto, essa arritmia está presente apenas em portadores de marca-passo atrioventricular, pois o dispositivo (marca-passo) é parte indispensável no desenvolvimento e na manutenção dessa arritmia[10] (Figura 25.5).

Na grande maioria, é necessário que o paciente apresente condução ventriculoatrial retrógrada (VA) íntegra, uma vez que na presença de uma extrassístole ventricular ou um período de perda de comando atrial resulte em condução retrógrada a partir

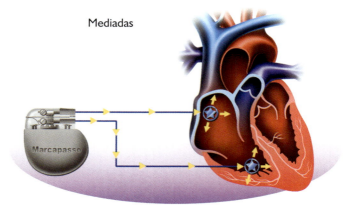

Figura 25.5 – Esquema demonstrando o mecanismo de manutenção da arritmia mediada pelo marca-passo. O gerador de pulso funciona como parte integrante do circuito de reentrada, estimulando o ventrículo após sentir onda P originada pela ativação retrógrada do ventrículo atrial (VA).

da despolarização ventricular artificial ou própria e, consequentemente, captura atrial. Nesse momento, a despolarização atrial retrógrada será sentida pelo eletrodo atrial, pois estará fora do período refratário atrial programado do marca-passo e se seguirá de nova estimulação ventricular. Esse evento ventricular estimulado perpetuará a condução retrógrada VA, resultando em um circuito fechado que depende exclusivamente da presença do marca-passo atrioventricular (DDD) (Figuras 25.6 e 25.7).

Na unidade de emergência, quando da chegada do paciente com queixa de palpitações taquicárdicas, é muito difícil, a princípio, afirmarmos que a arritmia seja conduzida ou mediada pelo marca-

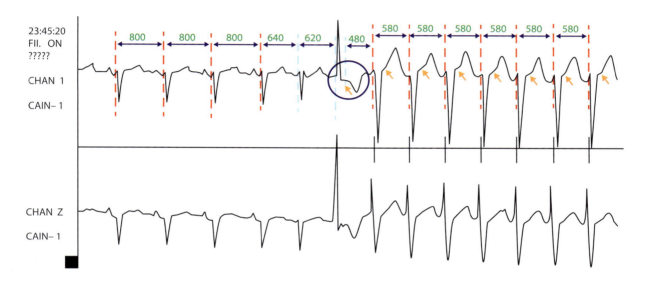

Figura 25.6 – Arritmia mediada pelo marca-passo. Após extrassístole ventricular, o átrio é despolarizado por condução retrógrada. A despolarização atrial originada pela condução retrógrada é sentida pelo canal atrial do marca-passo, iniciando a estimulação ventricular, que fecha o circuito pela reativação retrógrada do átrio.

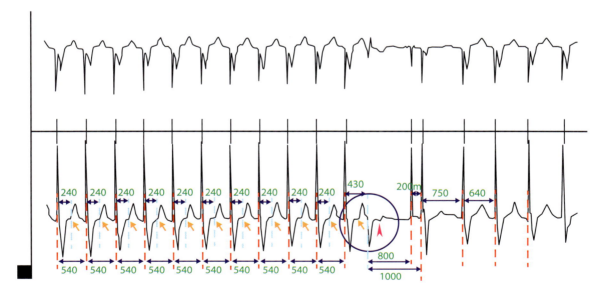

Figura 25.7 – Arritmia mediada pelo marca-passo. Após sequência de estimulação ventricular rápida (taquicardia mediada pelo marca-passo), uma nova extrassístole ventricular interrompe o circuito fechado do qual participa o marca-passo, com interrupção da taquicardia e retorno ao sincronismo atrioventricular.

-passo, entretanto, como visto anteriormente, se colocarmos um ímã sobre a loja do marca-passo é possível identificarmos a taquiarritmia conduzida pelo marca-passo.[10]

No caso da arritmia mediada pelo marca-passo, quando submetido à colocação do ímã sobre o gerador de pulsos, observamos a reversão imediata da arritmia ao ritmo sinusal, decorrente da mudança do modo de estimulação para assíncrono (DOO), interrompendo a sensibilidade da despolarização atrial retrógrada (onda P retrógrada) (Figura 25.8).

Nessa situação, também é possível a reversão da arritmia com a utilização de drogas que agem bloqueando o nó atrioventricular, como os bloqueadores de canal de cálcio, betabloqueadores ou adenosina, interrompendo, assim, a condução retrógrada ventriculoatrial.[11]

A perda de captura atrial pelo marca-passo, ocasionada principalmente pelo aumento de limiar de estimulação atrial, é uma situação muito frequente, que também causa taquicardia mediada pelo marca-passo, pois provoca condução VA retrógrada e, consequentemente, curto-circuito fechado pela presença do marca-passo atrioventricular (DDD).[10]

Outras situações que podem permitir o desenvolvimento e mesmo a perpetuação da taquicardia mediada pelo MP são:

- extrassístole ventricular;
- perda da sensibilidade;
- ruídos (interferência);
- algoritmo de *rate smoothing*;
- mudança no modo de programação.

A taquicardia mediada pelo marca-passo pode ser corrigida ou prevenida reprogramando o Período Refratário Atrial Pós-Ventricular (PRAPV) com intervalo maior que o tempo de condução VA. Entretanto, se o intervalo VA for muito longo, o PRAPV será estendido demasiadamente, limitando a frequência máxima (F_{max}) de sincronismo atrioventricular do marca-passo.[10]

Os marca-passos atuais possuem várias opções para prevenir ou interromper uma taquicardia mediada:

1. a solução mais conhecida e mais utilizada é a extensão do PRAPV por meio de reprogramação;
2. extensão automática do PRAPV após uma extrassístole ventricular, impedindo que a ativação ventricular provoque onda P retrógrada;
3. programação de intervalo AV diferencial: o intervalo AV é maior depois de uma onda P estimulada do que após onda P sentida, permitindo, assim, a extensão do PRAPV com o intuito de evitar que a onda P retrógrada ative o ventrículo.

ARRITMIA VENTRICULAR INDUZIDA PELO MARCA-PASSO

Existem relatos de arritmias ventriculares induzidas pela estimulação ventricular em período vulnerável da repolarização ventricular (fenômeno R sobre T). Esse fenômeno ocorre quando o

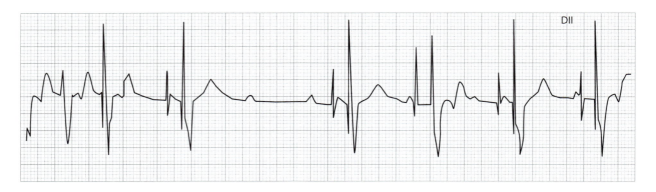

Figura 25.8 – Traçado eletrocardiográfico demonstrando arritmia atrial mediada pelo marca-passo, com interrupção após mudança do modo de estimulação para modo assíncrono, após colocação de ímã sobre o gerador ou reprogramação.

marca-passo apresenta disfunção, principalmente alterações de sensibilidade (*undersensing* ventricular), provocando a estimulação ventricular ao final do período refratário (intervalo QT), e permanecendo vulnerável ao desencadeamento de taquicardias ventriculares graves[12-15] (Figura 25.9).

É um fenômeno raro, e normalmente necessita que uma combinação de fatores adversos ocorra, como o *undersensing* ventricular associado a um miocárdio extremamente excitável (isquemia miocardite) e/ou alterações eletrolíticas graves[13] (Figura 25.10).

RUNAWAY

Runaway é uma incomum, mas potencialmente letal disfunção do circuito interno do marca-passo, caracterizada por início súbito de estimulação ventricular inadequada, em uma frequência de estimulação muito rápida e não fisiológica (Figura 25.11). Esse fenômeno foi descrito pela primeira vez há trinta anos por Harper e col.,[16] que relataram um caso de estimulação ventricular a uma frequência de 280 bpm, tendo sido o paciente salvo por um dos coautores da descrição, que imediatamente realizou a desconexão cirúrgica do eletrodo.

Esse fenômeno pode ocorrer pela disfunção da bateria do marca-passo, devido à falência de algum componente ou depleção da bateria. *Runaway* permanece sendo rara, mas séria complicação e, se um paciente desenvolve uma taquiarritmia induzida por essa estimulação rápida, o aparelho deve ser imediatamente desabilitado, incluindo a troca do dispositivo em caráter de emergência.[16]

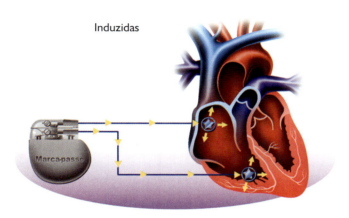

Figura 25.9 – Arritmia induzida pelo marca-passo. Estimulação atrial ou ventricular muito rápida pode gerar despolarizações com frequências muito elevadas, induzindo taquiarritmia atrial ou ventricular.

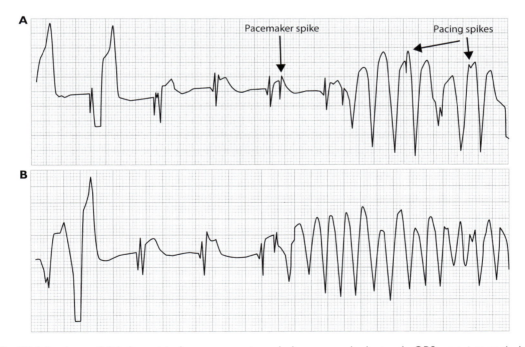

Figura 25.10 – **(A)** falha de sensibilidade ventricular com a quarta espícula aparecendo dentro do QRS e a quinta espícula sobre a onda T induzindo TV polimórfica. **(B)** Espícula de marca-passo induzindo novo episódio de TV polimórfica.

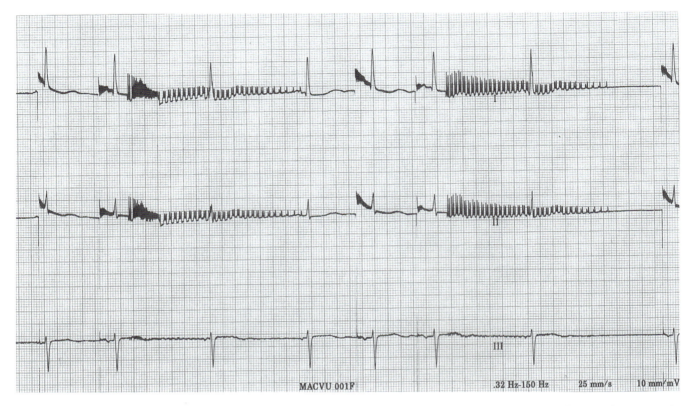

Figura 25.11 – Fenômeno de *runaway*, normalmente ocasionado por geradores de marca-passo em final de vida (exaustão), provocando despolarizações intracavitárias rápidas com risco de desenvolver arritmias fatais. Nesse caso, observam-se despolarizações artificiais rápidas, mas sem condições de despolarização intracavitária.

REFERÊNCIAS BIBLIOGRÁFICAS

1. McCabe JB. Pacemaker-mediated tachycardia: tracking of atrial fibrillation during DDD pacing. Ann Emerg Med 1986; 15:83-5.
2. Sarko JA, Tiffany BR. Cardiac pacemakers: evaluation and management of malfunctions. Am J of Emerg Med 2000; 18(4):435-40.
3. Cardall TY, Chan TC, Brady WJ, et al (eds). Permanent cardiac pacemakers: issues relevant to the emergency physician. Part 1. J Emerg Med 1999; 17:479-89.
4. Kamalvand K, Kotsakis A, Tan K, et al. Is mode switching beneficial? A randomized study in patients with paroxysmal tachyarrhythmias (abstract). PACE 1996; 19:568.
5. Nowak B, Voigtlander T, Rosocha S, et al. Paroxysmal atrial fibrillation and high degree AV block: use of single-lead VDDR pacing with mode switching. PACE 1998; 21:1927-33.
6. Martinelli Filho M, Melo SA, Nishioka SAD, Pedrosa AAA. Marca-passo atrioventricular. Incidência e causas de reprogramação em seguimento a longo prazo. Arq Bras Cardiol 2001; 76:7-10.
7. Lau CP, Leung SK, Tse HF, et al. Automatic mode switching of implantable pacemakers: I. Principles of instrumentation, clinical and hemodynamic considerations. PACE 2002; 25:967-85.
8. Lau CP, Leung SK, Tse HF, et al. Automatic mode switching of implantable pacemakers: II. Clinical performance of current algorithms and their programming. Pacing Clin Electrophysiol 2002; 25:1094-113.
9. http://publicacoes.cardiol.br/consenso/2002/7906/default.asp.
10. Calfee RV. Pacemaker-mediated tachycardia: engineering solutions. PACE 1988; 11:1917-28.
11. Conti JB, Curtis AB, Hill JA, et al (ed.). Termination of pacemaker-mediated tachycardia by adenosine. Clin Cardiol 1994; 17:47-8.
12. Mickley H, Andersen D, Nielsen LH. Runaway pacemaker. A still existing complication and therapeutic guidelines. Clin Cardiol 1989; 12:412-4.

13. Chen PS, Weiss JN. Runaway pacemakers in ventricular fibrillation. Circulation 2005; 112:148-50.
14. Griffin J, Smithline H, Cook J. Runaway pacemaker: a case report and review. J Emerg Med 2000; 19(2):177-81.
15. McLeod AA, Jokhi PP. Pacemaker induced ventricular fibrillation in coronary care units. BMJ 2000; 328:1249-50.
16. Harper R, Peter T, Hunt D, et al. Runaway pacemaker rhythm after 36 hours of electrical inactivity. Br Heart J 1974; 36:610-2.

26

O ECG na Informática

Marcos Sleiman Molina
Carlos Alberto Pastore

INTRODUÇÃO

Gordon E. Moore, diretor de P&D da Fairchild em 1965 e presidente da Intel em 1968, profetizou que dobraria o número de transístores dos *chips*, pelo mesmo custo, a cada 18 meses. Essa profecia tornou-se realidade e acabou ganhando o nome de Lei de Moore.[1] Esse padrão persiste até 2016.[2] Segundo Carl Anderson, da IBM, a Lei de Moore pode estar chegando ao fim por causa do desenvolvimento de novos sistemas (*nanotubos de carbono*) que exigem menos recursos do processador.[3]

A experiência em cardiologia e eletrocardiologia é, ainda hoje, a principal ferramenta na avaliação de um ECG. Por esta razão, o padrão-ouro em eletrocardiografia é o cardiologista.[4-15] Seu domínio e arbítrio sobre esse tema é consenso entre as principais publicações internacionais, médicos e demais profissionais da saúde;[16] porém, o reconhecimento, como controle, é questionado por alguns autores.[11,13-15,17]

A aferição manual, nos segmentos do ECG, também é controversa e desperta argumentos favoráveis[6,18-21] e desfavoráveis.[17] Solucionar a precisão na aferição manual com perspectivas para criação de sistemas de interpretação computadorizados confiáveis[21-23] parece ser um caminho próximo e consistente. Outro aspecto previsto, e já em curso, é a utilização de outros dados antropométri-

cos além da idade para diferenciações mais precisas nos padrões de normalidade, o que permite um aprimoramento dos algoritmos através da técnica de correlação múltipla que a informática permite.[19]

Atualmente, a informática colabora progressivamente para a precisão e a sofisticação diagnósticas, especialmente na análise de registros complexos.[7,9] Porém, esse instrumento não prescinde da experiência de quem vive o método diariamente, comparando as informações clínicas com os achados eletrocardiográficos.[4,24] A ausência de algoritmos padrão-ouro[4,8] e a imprecisão na aferição automática[6,18-20,25-28] dos segmentos limitam o uso de *software* para fins diagnósticos. Os resultados obtidos em estudos comparativos entre *software* e médicos, cardiologistas ou não, na análise interpretativa do ECG não fornecem evidências suficientemente confiáveis para decidir qual método é melhor.[5,7-10]

Os benefícios do ECG são proporcionais ao conhecimento e à disciplina de quem os analisa. Contudo, um programa que sistematize a interpretação pontual dos segmentos no ECG, complementado pela cultura e experiência do cardiologista, pode conferir maior consistência ao laudo final do exame, além de agilidade e segurança.

Publicações da *Computing in Cardiology Challenge* (CinC), uma conferência científica internacional realizada anualmente desde 1974, forneceram dados atualizados a este capítulo. A CinC proporciona um fórum para cientistas e profissionais das áreas de medicina, física, engenharia e ciência da computação para discutir sobre projetos em temas relacionados à computação em cardiologia clínica e fisiologia cardiovascular. A Physionet, como parte da CinC, reúne uma série de desafios, convidando os participantes a solucionar os problemas clinicamente interessantes não resolvidos ou não bem-resolvidos. O encontro de 2013 destinou-se ao tema ECG Fetal Não Invasivo.

INFORMÁTICA NO ECG FETAL

Desde o final do século XIX, as alterações na frequência cardíaca do feto são associadas à ocorrência de sofrimento fetal. Relativamente poucos métodos estão disponíveis e são confiáveis para avaliar o bem-estar do feto no útero.

A monitorização do ritmo cardíaco fetal, cardiotocografia (CTG), é essencial para a prática obstétrica diária, mas a sensibilidade e especificidade do método estão ainda aquém do necessário. A fluxometria sanguínea por ultrassom avalia a condição intrauterina do feto, mas, assim como a CTG, através de sinais indiretos que carecem de significativa sensibilidade e especificidade. A pH-metria do couro cabeludo intraparto é um método que, além de invasivo na avaliação de arritmia cardíaca fetal e tecnicamente difícil de realizar, os resultados normais e anormais não são preditivos da situação cardíaca fetal e que acaba por motivar cesarianas desnecessárias em muitos casos. A oximetria de pulso fetal durante o parto foi aprovada pelo FDA em 2000 e suspensa em 2005 em virtude dos resultados insatisfatórios. A ressonância magnética do coração oferece resultados promissores, mas o alto custo limita em muito sua utilização em larga escala.[29]

A ideia de Eletrocardiograma fetal (ECGf) foi formulada por M. Cremer em 1906,[30] mas a aplicação prática se mantém, ainda hoje, limitada por dificuldades técnicas. Desde 1947 são publicados estudos sobre ECGf,[31,32] porém o uso incipiente da informática só foi possível a partir de 1963.[33] Em 1970 observou-se que a indução à hipóxia foi associada a uma significativa elevação da onda T no ECGf.[34] Esse fenômeno foi acompanhado de aumento da glicogenólise miocárdica e liberação de potássio. As elevações da amplitude da onda T foram acompanhadas de elevação nas concentrações regionais de catecolaminas e associadas a progressiva hipoxemia.[35] O aumento na amplitude da onda T em relação à amplitude do complexo QRS foi identificado quando houve transição no metabolismo fetal aeróbico para anaeróbico em uma condição de maior liberação beta-adrenérgica. Subsequentemente, uma confiável medida da condição metabólica do miocárdio, a razão T: QRS (Figura 26.1) foi estabelecida e associada a um diagnóstico precoce do estresse fetal. Também foi observado segmento ST bifásico e infradesnivelado.[36]

Esses achados motivaram a busca por maior acurácia na detecção de complexos QRS (QRSf) e da frequência cardíaca fetal (FCf). Os usos de metodologias que combinam melhor captação[37] e filtragem[38] dos registros fetais foram paralelamente aplicados e associados ao processamento computadorizado de registros em gestantes,[39-42] propor-

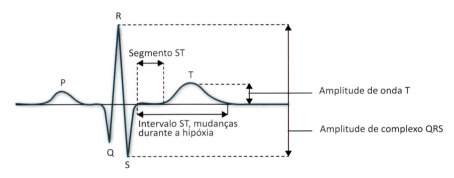

Figura 26.1 – Razão T: QRS.

cionando um grande e constantemente atualizado banco de dados.[43]

É particularmente difícil gravar um ECG "fiel" através do abdome da mãe de uma forma não invasiva (ECGfñi), embora o ECGf direto, durante o parto, seja considerado um método invasivo (ECGfi), ao utilizar um eletrodo no couro cabeludo da criança, já está disponível para prática cotidiana.[44]

Na atualidade, muitas pesquisas objetivam acelerar o desenvolvimento de algoritmos precisos para localizar complexos QRS fetais (QRSf) e estimar intervalos QT fetais (QTf) em ECGfñi através de eletrodos instalados no abdome gravídico. Ao contrário de ECGfi, o ECGfñi pode ser registrado a partir da segunda metade da gravidez, e com risco insignificante, mas muitas vezes com dificuldade na detecção dos QRSf, menores em amplitude se comparados aos QRS maternos. A FCf, sua variabilidade e QTf podem ser indicadores independentes da saúde fetal. No entanto, não há consenso na utilização desses dados a partir de ECGfñi. Vários fóruns, entre eles a PhisioNet/CinC, foram concebidos para avaliar a precisão desses segmentos no ECGf.[39]

Há muitas áreas no campo da análise ECGf que requerem atenção antes que possamos confiar nos resultados que estão sendo produzidos pelos algoritmos de pesquisa e dispositivos comerciais. No entanto, os recentes avanços em processamento de sinais são encorajadores e novos desenvolvimentos neste setor têm o potencial de impactar positivamente na assistência ao paciente.[45] As perspectivas são promissoras, e em curto prazo.

INFORMÁTICA NO ECG PEDIÁTRICO

Os principais critérios diagnósticos na interpretação de um ECG pediátrico são idade-dependentes, o que traz dificuldades maiores que a análise de ECG realizado em adultos.[11,46,47]

O cardiopediatra e/ou o cardiologista são o "padrão-ouro" na análise do ECG pediátrico[16] e a aferição manual é mais precisa que a automatizada.[17] O cardiopediatra apresenta maior consistência na avaliação interobservador,[14] mas a sensibilidade diagnóstica foi superior com o uso de um software[15] nas avaliações intraobservador.

O risco de ocorrer prejuízo na condução de pacientes por residentes não cardiologistas, através do uso de softwares para análise de ECGs pediátricos, foi confirmado em vários estudos.[5,7,9,10] Isso foi mais evidente em situações que envolvem ECGs mais complexos e com maior relevância clínica, mas reduz significativamente em situações menos graves.[13]

Algoritmos com diferentes técnicas são utilizados para registro, aferição dos segmentos, análise pontual dos resultados e confronto desses resultados com bancos de dados para sugestão diagnóstica.

Entre os mais utilizados estão programas de computador com o uso da vetocardiografia, presentes em equipamentos acessíveis e com uso bastante difundido.[8,12] Outros dispositivos envolvem escaneamento e registro digital de ECGs já impressos, associados a um software para aferição de intervalos e amplitudes.[21-23,48] Em ambas situações, com frequência, as imprecisões originam-se na aferição automatizada o que, consequentemente, prejudica o diagnóstico do ECG pediátrico.

Um projeto desenvolvido no serviço de eletrocardiologia do Instituto do Coração (InCor) da FMUSP[49] classifica quanto à normalidade de cada segmento do ECG, segundo a idade da criança, através de dados obtidos por aferição manual dos segmentos e fornecidos a um software. Em posse das anormalidades exibidas, o cardiologista define o diagnóstico, com significativa melhora na sensibilidade e especificidade, quando comparado a cardiopediatras e eletrocardiologistas da mesma instituição que não utilizaram esse recurso.

O aprimoramento na aferição dos segmentos eletrocardiográficos proporcionaria softwares mais confiáveis, o desenvolvimento de estudos mais precisos em diferentes grupos populacionais, e novos limites de normalidade seriam estabelecidos, diferentes daqueles frequentemente utilizados. Essa visão, entenda-se necessidade, é lugar-comum na discussão de vários estudos[11,50] sobre ECG pediátrico e permitiria maior acurácia diagnóstica[46] a um método simples, de baixo custo, rápido e, apesar de amplamente difundido, com modesta utilização em crianças e adolescentes. Por conta disto, metodologias mais complexas, onerosas e menos acessíveis são ainda muito utilizadas.

INFORMÁTICA NO ECG DE ADULTOS

O uso de um *software* sistematiza aferições mais objetivas na análise do ECG convencional em adultos, além de reduzir erros e tendências viciosas a que o cardiologista estaria sujeito.[51]

Muitos dos programas de computador aplicados na análise de ECG pediátrico também o são para adultos, mas alguns aplicam-se a patologias mais frequentes, em idade mais avançada.

Para o diagnóstico precoce na Doença Arterial Coronariana (DAC), alguns *softwares* se destacam para interpretação automatizada de ECG em repouso que, quando confrontados ao controle (cardiologista), demonstram satisfatória sensibilidade na triagem dos pacientes e na alta hospitalar, com pequena diferença na especificidade, porém não significativa.[52] Outros, também para DAC, dedicam-se a estimar o tamanho e a localização do infarto miocárdico com análise da onda Q, duração da onda R, as razões da amplitude de R/Q e R/S, podendo ser utilizados em situações clínicas e de investigação.[53-55] Ainda assim, a exemplo do que ocorre em *softwares* desenvolvidos para análise automatizada em ECG pediátrico, estudos demonstram que há necessidade de melhorias nos algoritmos e deve haver correção na leitura automatizada através da aferição manual.[4,6]

Alguns dispositivos, já em uso no mercado, apresentam discordância na análise do ritmo no ECG de repouso entre *software* de interpretação e cardiologistas, com significativas falhas diagnósticas do *software*, incluindo falsos-positivos para fibrilação atrial, com consequente promoção do tratamento dos pacientes, incluindo o uso de drogas antiarrítmicas e anticoagulantes, e falsos-negativos. Os estudiosos alertam para a necessidade de reanálise do ECG pelo cardiologista, e sobre a necessidade de melhor preparo dos médicos no reconhecimento de arritmias e artefatos.[26-28]

A eletrocardiografia dinâmica apresenta resultados bastante favoráveis ao uso da informática. Ao comparar o uso de ECG convencional e um *software* de análise de Holter por apenas uma hora em pacientes com antecedentes para fibrilação atrial paroxística constatou-se melhor resultado no uso do sofware, o que encurtaria o tempo entre o início das medidas de prevenção para acidente vascular cerebral.[56] Com relação à análise automatizada do intervalo QT, observa-se maior precisão quando todos os registros são aferidos do que em sistemas convencionais, que utilizam registros intermitentes de apenas 10 segundos.[57]

A técnica de rastreamento ocular na análise do ECG (*eye tracking technology*) capta como os olhos do observador interpreta o ECG. Isso poderia ser usado para fins de treinamento ao fornecer um retorno especialmente adaptado e objetivo sobre a técnica de interpretação de cada indivíduo.[58]

TELEMEDICINA

Na assistência

Desenvolvedores de programas de computador na área da saúde buscam agilizar a oferta de serviços mais adequados e eficazes para todos os pacientes. Entre esses serviços, algoritmos para informática e equipamentos portáteis podem dinamizar a relação entre usuários e médicos, aprimorando sistemas de telemonitorização.

A falta de especialistas em áreas remotas pode atrasar o diagnóstico e o manejo adequado das emergências cardiovasculares. A transmissão eletrônica de dados eletrocardiográficos para interpretação remota, por um cardiologista, para análise via telefone fixo ou celular utilizando um *software*, permitiu que o tempo entre a transmissão de dados e a análise ocorresse em 9 minutos, com baixo custo, o que tornaria útil e adequado para as pequenas cidades de países em desenvolvimento, onde os cardiologistas não estão disponíveis para consulta no local, promovendo uma melhora significativa na gestão aguda de pacientes e com a consequente redução das taxas de morbidade e mortalidade por doenças cardiovasculares.[59]

Em outro projeto, com o objetivo de melhorar a precisão e a eficiência no diagnóstico de taquicardia ventricular entre os pacientes de alto risco e consequente indicação para o implante de Dispositivo Intracardíaco (DIC) para prevenção da morte súbita, foi implantada uma plataforma dedicada à detecção de arritmias cardíacas e monitoramento remoto contínuo, e em tempo real. Com isso, o novo método permitiria que o paciente levasse uma vida normal ao ser monitorado remotamente, em tempo real, através de um sensor de ECG sem fio. Quando uma arritmia cardíaca é detectada, uma mensagem que inclui uma sequência de sinais de ECG é enviada para um servidor remoto. De acordo com a gravidade do sintoma, o cardiologista pode intervir em tempo real, ou mais tarde. O sistema foi avaliado e os resultados são semelhantes aos oferecidos por outros sistemas de telemetria já em uso cotidiano.[60]

Na busca por soluções economicamente mais acessíveis, sistemas utilizando Holter e televisão interativa (Smart TV) permitem motorização remota a pacientes de risco cardiovascular e com baixa renda.[61]

Além do ECG, a oximetria de pulso e a pressão arterial sem fio nãoinvasivos podem ser supervisionados em tempo real melhorando remotamente os cuidados em situações de risco.[62]

No ensino

A telemedicina tem sido utilizada há alguns anos nas principais instituições de ensino médico no mundo. O Curso Anual de Eletrocardiografia do Instituto do Coração (Incor) do Hospital das Clínicas da FMUSP, dirigido a profissionais e estudantes de medicina de qualquer especialidade e localidade do Brasil, apresenta aulas que no formato presencial ou a distância. O curso utiliza o moderno recurso didático do Homem Virtual em 3D, criado e desenvolvido pela Disciplina de Telemedicina da FMUSP. Esse método de ensino consiste na reprodução do corpo humano com computação gráfica, de maneira a gerar uma imagem fidedigna da constituição e do funcionamento do organismo humano. Além desse recurso, ocorrem discussões de casos clínicos com traçados de eletrocardiograma em rede social educacional, restrita a professores e alunos.

SMARTFONES

A utilização desses dispositivos permite, através da portabilidade, redução no tempo da aferição manual de cada segmento eletrocardiográfico, redução no tempo de análise segmentar,

sugestão diagnóstica, arquivamento de dados e compartilhamento destes via internet. A simulação da transmissão de sinais biomédicos (ECG, por exemplo), em redes sem fio,[63] confere oportunidade inédita para a saúde pública.[64] Porém, alguns autores enfatizam a necessidade de um médico para validar os resultados obtidos com a análise automatizada do ECG[7,9,65] prevendo que, de maneira contrária, muitos "falsos alarmes" ocorrerão. A precisão na aferição automatizada com perspectivas para a criação de sistemas de interpretação computadorizada mais confiáveis está cada vez mais próxima.[25]

Como monitor

O telefone celular é uma parte onipresente na vida da maioria das pessoas nos dias de hoje. Alguns dispositivos podem ser fisicamente acoplados ao celular com potencial para registrar facilmente as doze derivações de um ECG, com reprodução dos registros na tela do celular, do tablet, do computador, e envio dos registros em diferentes formatos. PDF inclusive.[66] Outros, permitem ainda associar um aplicativo de reconhecimento para fibrilação atrial, com possibilidade de acesso e envio do registro imediato ao médico cadastrado no próprio aplicativo,[67] oferecendo um poderoso avanço na detecção precoce para situações de risco cardiovascular. Outras arritmias podem ser detectadas[68] através desses dispositivos acoplados ao celular, inclusive em crianças.

Porém, nem todos os estudos recomendam a utilização desses dispositivos como único meio de detecção na rotina, especialmente em crianças com arritmia cardíaca, uma vez que ainda carecem da mesma precisão obtida com equipamentos já homologados.[69]

No uso de aplicativos

Em virtude de questões autorais, serão omitidos nomes e imagens dos ícones correspondentes ao aplicativos disponíveis no mercado.

São vários os aplicativos disponíveis nas plataformas iOS e Android para uso em celulares e tablets. Em geral atendem às seguintes finalidades:

análise de ECG, armazenamento de registros, compartilhamento de registros eletrocardiográficos, banco de dados para critérios diagnósticos e treinamento.

Nos aplicativos para análise, as medidas dos pontos de observação eletrocardiográfica são digitadas (e/ou escaneadas, e/ou fotografadas) e o aplicativo apresenta a(s) possibilidade(s) diagnóstica(s).

Nos de armazenamento, a imagem (fotografada e/ou escaneada) do ECG pode ser arquivada integralmente ou apenas a parte de interesse do médico, permitindo incluir comentários e compartilhamento das imagens.

Os aplicativos de critérios eletrocardiográficos nos permitem acessos às normas diagnósticas estabelecidas nas diretrizes e nos consensos, geralmente internacionais.

Aplicativos de treinamento permitem ao usuário testar seus conhecimentos através de questões para diagnóstico eletrocardiográfico.

REFERÊNCIAS BIBLIOGRÁFICAS

1. Simonite T. IBM: Commercial Nanotube Transistors Are Coming Soon. MIT Technology Review July 1, 2014.
2. Cornelius D, et al. Getting new technologies together. [S.l.]: Walter de Gruyter, 1998; 206-207.
3. Johnson RC. IBM Fellow: Moore's Law defunct. EE Times. News & Analysis July 7, 2009.
4. Guglin ME, Thatai D, et al. Common errors in computer electrocardiogram interpretation. Int Journal of Cardiology 2006; 106(2):232-37.
5. Tsai TL, Fridsma DB, Gatti G. J Am Med Inform Assoc 2003 Sep-Oct; 10(5):478-83.
6. Eskola MJ, Nikus KC, Voipio-Pulkki LM, Huhtala H, Parviainen T, Lund J, et al. Comparative accuracy of manual versus computerized electrocardiographic measurement of J, ST- and T-wave deviations in patients with acute coronary syndrome. Am J Cardiol 2005 Dec 1; 96(11):1584-8.
7. Wathen JE, Rewers AB, Yetman AT, Schaffer MS. Accuracy of ECG interpretation in the pediatric emergency department. Ann Emerg Med 2005 Dec; 46(6):507-11. Epub 2005 Jun 13.
8. Zhou SH, Liebman J, Dubin AM, et al. Using 12-lead ECG and synthesized VCG in detection of right ventricular hypertrophy with terminal right conduction delay versus partial right bundle branch block in the pediatric population. J Electrocardiol 2001; 34(4 Part 2): 249-57.
9. Snyder CS, Fenrich AL, Friedman RA, et al. The emergency department versus the computer: which is the better electrocardiographer? Pediatr Cardiol 2003; 24(4):364-68.
10. Horton LA, Mosee S, Brenner J. Use of the electrocardiogram in a pediatric emergency department. Arch Pediatr Adolesc Med 1994 Feb; 148(2):184-8.
11. Rijnbeek PR, Witsenburg M, Szatmari A, Hess J, Kors JA. PEDMEANS: a computer program for the interpretation of pediatric electrocardiograms. J Electrocardiol 2001; 34 Suppl:85-91.
12. Brohet CR, Robert A, Derwael C, Fesler R, Stijns M, Vliers A, et al. Computer interpretation of pediatric orthogonal electrocardiograms: statistical and deterministic classification methods. Circulation 1984 Aug; 70(2):255-62.
13. Chiu CC, Hamilton RM, Gow RM, Kirsh JA, McCrindle BW. Evaluation of computerized interpretation of the pediatric electrocardiogram. J Electrocardiol 2006 Sep 1.
14. Hamilton RM, McLeod K, Houston AB, Macfarlane PW. Inter- and intraobserver variability in LVH and RVH reporting in pediatric ECGs. Ann Noninvasive Electrocardiol 2005 Jul; 10(3):330-3.
15. Hamilton RM, Houston AB, McLeod K, Macfarlane PW. Evaluation of pediatric electrocardiogram diagnosis of ventricular hypertrophy by computer program compared with cardiologists. Pediatr Cardiol 2005 Jul-Aug; 26(4):373-8.
16. Zeigler VL. Pediatric cardiac arrhythmias resulting in hemodynamic compromise. Crit Care Nurs Clin North Am. 2005 Mar; 17(1):77-95, xi. Review.
17. Rijnbeek PR, Witsenburg M, Schrama E, Hess J, Kors JA. New normal limits for the paediatric electrocardiogram. Eur Heart J. 2001 Apr; 22(8):702-11.
18. Allan WC, Anglim M. Long QT Syndrome. Pediatrics 1998 Nov; 102(5):1220-1.
19. Yoshinaga M, Kamimura J, Fukushige T, Kusubae R, Shimago A, Nishi J, et al. Face immersion in cold water induces prolongation of the QT interval and T-wave changes in children with nonfamilial long QT syndrome. Am J Cardiol 1999 May 15; 83(10):1494-7, A8.
20. Macfarlane PW, Coleman EN, Pomphrey EO, McLaughlin S, Houston A, Aitchison T. Normal limits of the high-fidelity pediatric ECG. Prelimi-

nary observations. J Electrocardiol 1989; 22 Suppl:162-8.

21. Badilini F, Erdem T, Zareba W, Moss AJ. ECGScan: a method for conversion of paper electrocardiographic printouts to digital electrocardiographic files. J Electrocardiol 2005 Oct; 38(4):310-8.

22. Mitra S, Mitra M. An automated data extraction system from 12 lead ECG images. Comput Methods Programs Biomed 2003 May; 71(1):33-8.

23. Mitra S, Mitra M, Chaudhuri BB. Generation of digital time database from paper ECG records and Fourier transform-based analysis for disease identification. Comput Biol Med 2004 Oct; 34(7):551-60.

24. Pastore CA. Rev Soc Cardiol Estado de São Paulo 1999; 3, editorial.

25. Schwartz PJ, Garson A Jr, Paul T, Stramba-Badiale M, Vetter VL, Wren C. European Society of Cardiology. Guidelines for the interpretation of the neonatal electrocardiogram. A task force of the European Society of Cardiology. Eur Heart J 2002 Sep; 23(17):1329-44.

26. Poon K, Okin PM, Kligfield P. Diagnostic performance of a computer-based ECG rhythm algorithm. J Electrocardiol 2005 Jul; 38(3):235-8.

27. Anh D, Krishnan S, Bogun F. Accuracy of electrocardiogram interpretation by cardiologists in the setting of incorrect computer analysis. J Electrocardio. 2006 Jul; 39(3):343-5.

28. Bogun F, Anh D, Kalahasty G, Wissner E, Bou Serhal C, Bazzi R, et al. Misdiagnosis of atrial fibrillation and its clinical consequences. Am J Med 2004 Nov 1; 117(9):636-42.

29. Istvan Peterfi, et al. Noninvasive Recording of True-to-Form Fetal ECG during the Third Trimester of Pregnancy. Obstet Gynecol Int. Obstet Gynecol Int 2014; 2014:285636. doi: 10.1155/2014/285636. Epub 2014 Oct 8.

30. Cremer M. Über die Direkte Ableitung der Aktionstrome des Menschlichen Herzens vom Oesophagus und Über das Elektrokardiogramm des Fetus. Münchener Medizinische Wochenschrift. April 1906; 53:811-13.

31. Blondheim SH. The technique of fetal electrocardiography. Am Heart J 1947 Jul; 34(1):35-49.

32. Jordan FC, Randolph H. Congenital complete heart block diagnosed in utero with sound tracings and simultaneous electro-cardiograph of the mother. Am Heart J 1947 Jan; 33(1):109-11.

33. Favret AG, Caputo AF. Application of computer techniques to the fetal electrocardiogram. Biomed Sci Instrum 1963; 1:317-23.

34. Rosen KG, Dagbjartsson A, Henriksson BA, et al. The relationship between circulating catecholamines and ST-waveform in the fetal lamb electrocardiogram during hypoxia. Am J Obstet Gynecol 1984; 149:190-95.

35. Widmark C, et al. ECG waveform changes, short term heart rate variability and plasma catecholamine concentrations in intrauterine growth-retarded guinea pig fetuses in response to hypoxia. J Dev Physiol 1991; 15:161-68.

36. Devoe L. Clin Obst Gynec 2011; 54(1): 56-65. Lippincott Williams & Wilkins.

37. Sameni R. 2008 Extraction of fetal cardiac signals from an array of maternal abdominal recordings PhD Thesis Sharif University of Technology, Institut National Polytechnique de Grenoble (www.sameni.info/Publications/Thesis/PhDThesis.pdf)

38. Ungureanu M, Wolf W. Basic aspects concerning the event-synchronous interference canceller IEEE Trans. Biomed Eng 2006; 53: 2240-7.

39. Silva I, et al. Noninvasive fetal ECG: the PhysioNet/Computing in Cardiology Challenge 2013 Computing in Cardiology Conf. (CinC) (Zaragoza, Sept. 2013) p. 149-52.

40. Clifford G, et al. Non-invasive fetal ECG analysis Physiol Meas 2014; 35: 1521-35.

41. Andreotti F, et al. Maternal signal estimation by Kalman filtering and template adaptation for fetal heart rate extraction. Computing in Cardiology (Zaragoza, Sept. 2013) p. 193-6.

42. Zaunseder S, et al. Fetal QRS detection by means of Kalman filtering and using the event synchronous canceller Int. J. Bioelectromagn 2013; 15: 83-9.

43. Andreotti F, et al. Robust fetal ECG extraction and detection from abdominal leads. Physiol Meas 2014 Aug; 35(8):1551-67.

44. Neilson JP. Fetal electrocardiogram (ECG) for fetal monitoring during labour. Cochrane Database of Systematic Reviews 2006; (3)CD000116.

45. Sameni R, et al. A Review of Fetal ECG Signal Processing; Issues and Promising Directions. Open Pacing Electrophysiol Ther J 2010 January 1; 3: 4-20.

46. Rijnbeek PR, Kors JA, Witsenburg M. Minimum bandwidth requirements for recording of pediatric electrocardiograms. Circulation 2001 Dec 18; 104(25):3087-90.

47. Davignon A, Rautaharju P, Barselle E. Normal ECG standards for infants and children. Pediatr Cardiol 1979/80; 1:123-34.

48. Mitra S, Mitra M, Chaudhuri BB. Frequency-plane analysis of normal and pathological ECG signals for disease identification. J Med Eng Technol 2005 Sep-Oct; 29(5):219-27.

49. Molina MS, Benjo AM, Molina AI, Favarato D, Tobias N, Garcia EV, et al. Computer-aided Systematized Approach to Pediatric ECG Analisis. ANE 2007; 12(3):1-9.

50. BaileyJJ, Berson AS, Garson A, Horan Jr LG, Macfarlane PW, Mortara DW, et al. AHA Recommendations for Standardization and Specifications in Automated Electrocardiography: Bandwidth and Digital Signal Processing. Circulation 1990; 81;730-39.

51. Augustyniak P. Pursuit for the knowledge of a cardiology expert - a hidden poll methodology. Conf Proc IEEE Eng Med Biol Soc 2008; 4333-6.

52. Clark EN, et al. Automated electrocardiogram interpretation programs versus cardiologists' triage decision making based on teletransmitted data in patients with suspected acute coronary syndrome. Am J Cardiol 2010 Dec 15; 106(12):1696-702.

53. Wagner G, et al. Evaluation of a QRS scoring system for estimating myocardial infarct size. I. Specificity and observer agreement. Circulation 1982; 65:342-47.

54. Carey M, et al. The Selvester QRS Score is More Accurate than Q Waves and Fragmented QRS Complexes Using the Mason-Likar Configuration in Estimating Infarct Volume in Patients with Ischemic Cardiomyopathy. J Electrocardiol 2010 Jul-Aug; 43(4): 318-25.

55. Horácek BM, et al. Development of an automated Selvester Scoring System for estimating the size of myocardial infarction from the electrocardiogram. J Electrocardiol 2006 Apr; 39(2):162-8.

56. Schaefer JR, et al. Improved detection of paroxysmal atrial fibrillation utilizing a software-assisted electrocardiogram approach. PLoS One 2014 Feb 28; 9(2):e89328.

57. Strachan IG, et al. Automated QT analysis that learns from cardiologist annotations. Ann Noninvasive Electrocardiol 2009 Jan; 14 Suppl 1:S9-21.

58. Breen CJ. An evaluation of eye tracking technology in the assessment of 12 lead electrocardiography interpretation. J Electrocardiol 2014 Aug 13; pii: S0022-0736(14)00314-8.

59. Sparenberg AL, et al. Transmission of digital electrocardiogram via modem connection in southern Brazil. Conf Proc IEEE Eng Med Biol Soc 2004; 5:3396-9

60. Zhou H, et al. Remote continuous cardiac arrhythmias detection and monitoring. Stud Health Technol Inform 2004; 105:112-20.

61. Villarrubia G, et al. Monitoring and detection platform to prevent anomalous situations in home care. Sensors (Basel). 2014 Jun 5; 14(6):9900-21.

62. Salman OH, et al. Multi-sources data fusion framework for remote triage prioritization in telehealth. J Med Syst. 2014 Sep; 38(9):103.

63. Shakhatreh W, et al. Statistical performance evaluation of ECG transmission using wireless networks. J Med Eng Technol. 2013 Jul; 37(5):348-54.

64. Silvano Raia. Folha de São Paulo. 27/10/2013. http://www1.folha.uol.com.br/opiniao/2013/10/1362475-silvano-raia-oportunidade-inedita.shtm

65. Kristi L, Koenig, MD, FACEP, FIFEM (editorial NEJM-JW 17/12/2010).

66. Baquero GA, et al. Surface 12 lead electrocardiogram recordings using smart phone technology. J Electrocardiol 2015 Jan-Feb; 48(1):1-7.

67. Orchard J, et al. iPhone ECG screening by practice nurses and receptionists for atrial fibrillation in general practice: the GP-SEARCH qualitative pilot study. Aust Fam Physician 2014 May; 43(5):315-9.

68. Wackel P, et al. Tachycardia detection using smartphone applications in pediatric patients. J Pediatr. 2014 May; 164(5):1133-5.

69. Ho CL et al. Smartphone applications (apps) for heart rate measurement in children: comparison with electrocardiography monitor. Pediatr Cardiol 2014 Apr; 35(4):726-31.

27

O ECG na Telemedicina

Rosângela Simões Gundim
Carlos Alberto Pastore

CONCEITOS E DEFINIÇÕES

O desenvolvimento tecnológico vem apresentando muitos avanços e trazendo contribuições aos projetos da área da saúde, que se multiplicam e favorecem as perspectivas de compartilhamento de conhecimentos e melhor qualificação da assistência prestada. A Organização Mundial da Saúde recomenda a utilização da telemática como instrumento político e estratégico no planejamento e na execução de ações em saúde, considerando-a para o século XXI, como a principal ferramenta para a melhoria do acesso aos recursos disponíveis na área da saúde para a maior parte da população mundial.[1]

Quanto à definição dos conceitos utilizados pode-se encontrar na literatura: telemedicina, telessaúde e e-saúde. Craig e Patterson afirmam que, talvez, a primeira forma de comunicação em rede abordando a saúde pública teria ocorrido na Idade Média, com o uso de fogueiras a céu aberto para informar sobre o avanço da peste bubônica sobre a Europa.[1]

Encontra-se em Melo e Silva[2] um breve apanhado sobre a evolução das telecomunicações e do desenvolvimento de serviços ou práticas médicas a distância, onde citam o exemplo do final dos anos 1950, como a chegada da televisão influenciou fortemente o desenvolvimento da telemedicina, sendo possível a transmissão de imagens radiológicas e a realização de consultas psiquiátricas a distância, como foi o serviço pioneiro em telerradiologia desenvolvido no Canadá em 1957, pelo dr. Albert Jutras, prestando atendimento e suporte às comunidades rurais. Nesse mesmo período, um trabalho realizado em parceria entre a NASA e o serviço de saúde pública dos Estados Unidos transmitia eletrocardiogramas e radiografias de uma comunidade indígena no estado do Arizona, para que fossem avaliados por especialistas. Uma década depois, uma nova modalidade de telemedicina passou a ser utilizada entre o Hospital Geral de Massachusetts e o aeroporto de Boston, onde viajantes eram atendidos por meio de transmissão televisiva, inclusive com consultas a especialistas. Nas décadas de 1970 e 1980, o desenvolvimento da telemedicina ficou um pouco estagnado nos EUA, mas o programa espacial daquele país continuou desenvolvendo tecnologias para controlar os dados vitais dos astronautas, a distância.

Do ponto de vista global, a inauguração da transmissão de comunicações via satélite mostrou aos médicos um vasto campo de expansão para a atuação clínica. Deste modo, a partir de 1990, os investimentos em telemedicina receberam grande incremento, simultaneamente ao desenvolvimento dos serviços médicos que utilizavam a captura de imagens e transmissão eletrônica de dados. Considerando o contexto mundial, pode-se observar que as telecomunicações também passavam por importantes transformações, e por uma grande expansão naquele momento histórico. As videoconferências começaram a ser realizadas com transmissão de imagens digitais, em radiologia e outras áreas. Deste modo, ao final dos anos 1990, a definição de telemedicina – transmissão de conhecimento e cuidados em saúde a distância, utilizando sistemas de comunicação – embora nebulosa, envolvia um conteúdo rico e diverso, incluindo processos de educação, compartilhamento do conhecimento clínico e o uso da diversidade de ferramentas tecnológicas, objetivando melhorar a qualidade e diminuir os custos de assistência em saúde.

No século XXI, a medicina e outras áreas da saúde vêm incorporando importantes mudanças sejam nos aspectos relativos às práticas profissionais, sejam no ensino e na pesquisa, sob a égide dos avanços nas telecomunicações. Neste aspecto, pode-se destacar a internet – resultante de avanço tecnológico em telecomunicações ocorrido nos últimos quarenta anos, em vários países do mundo. No Brasil, de modo semelhante aos países mais desenvolvidos, o setor de telecomunicações também avançou consideravelmente a partir do final da década de 1990, com a privatização de subsidiárias Telebrás.[1]

Segundo esses mesmos autores, o termo telemedicina foi o primeiro a ser utilizado nas práticas de assistência à saúde a distância. Sua definição inicial a caracterizava como o "tratamento do paciente pelo médico, a distância". Posteriormente, a ampliação conceitual no sentido da "transferência de dados médicos por meio eletrônico de um local para outro", embora tenha tido melhor aceitação, ainda não foi capaz de expressar a amplitude das práticas adotadas.

Muitos autores propuseram várias definições. Durante os últimos anos, com o maior envolvimento dos sistemas de comunicação eletrônicos, as principais organizações internacionais como a Organização Mundial da Saúde, União Europeia, União Internacional de Telecomunicações e Agência Espacial Europeia – adotam a terminologia e-Health ou e-saúde.[3] Para Bashshur e Shannon[4] a proliferação de nomenclaturas, como as mencionadas, atestam a vitalidade da área, seu crescimento, assim como a versatilidade tecnológica. Mas ao mesmo tempo, ponderam que essa falta de especificidade no uso de tais termos e a ausência de um consenso sobre seus conteúdos e limites tem interferido nas pesquisas e avaliações sobre os efeitos da telemedicina. Na visão desses autores, o termo telemedicina está mais focado no cuidado ao paciente, enquanto telessaúde, um termo mais amplo, incorpora outros aspectos além do cuidado ao paciente, como estilo de vida, conhecimento, crenças de consumidores, além de qualidade ambiental. E o e-saúde incorpora todos os elementos da telemedicina e telessaúde juntamente com processamento, troca, armazenamento e recuperação eletrônicos de todas as informações relacionadas ao processo de saúde.[4]

Istepanian *et al.*[5] apresentaram também o termo *m-health* como '*emerging mobile communications and network technologies for healthcare*'. Matéria na revista *The Economist* (abril, 2009) informa que *m-health* significa a integração das informações de prontuários eletrônicos e *softwares* de decisão clínica com equipamentos móveis como telefones celulares, e é algo que vem sendo usado por pesquisadores e profissionais da saúde em iniciativas que envolvem pacientes com tuberculose e HIV, em países como Tailândia, África do Sul, Uganda, Quênia Ocidental e Ruanda.

No Brasil, o termo telessaúde começa a ganhar espaço, mas telemedicina é ainda o mais disseminado. Em 2002, o Conselho Federal de Medicina, por meio da Resolução nº 1643 define-a como: "o exercício da medicina através da utilização de metodologias interativas de comunicação audiovisual e de dados, com o objetivo de assistência, educação e pesquisa em Saúde".[6]

Modalidades de serviços

Em 1999, a Declaração de Tel-Aviv (Anexo 1) apresentou os seguintes processos e definições:

1. Interação entre o médico e o paciente geograficamente isolado ou que se encontre em um meio e que não tem acesso a um médico local. Chamada às vezes **teleassistência**, este tipo está em geral restrito a circunstâncias muito específicas, como por exemplo, emergências.

2. Interação entre o médico e o paciente, onde se transmite informação médica eletronicamente (ex.: pressão arterial) ao médico, o

que permite vigiar regularmente o estado do paciente. Chamada às vezes **televigilância**, esta se utiliza com mais frequência aos pacientes com enfermidades crônicas, como: diabetes, hipertensão, deficiências físicas ou gravidezes difíceis. Porém, esta prática não é autorizada no Brasil. Em alguns casos, pode-se proporcionar uma formação ao paciente ou a um familiar para que receba e transmita a informação necessária. Em outros casos, uma enfermeira, tecnólogo médico ou outra pessoa especialmente qualificada pode fazê-lo para obter resultados seguros.

3. Interação em que o paciente consulta diretamente o médico, utilizando qualquer forma de telecomunicação, incluindo a internet. A **teleconsulta** ou consulta em conexão direta, onde não há uma presente relação médico-paciente nem exames clínicos, e onde não há um segundo médico no mesmo lugar, cria certos riscos. Por exemplo, incerteza relativa à confiança, confidencialidade e segurança da informação intercambiada, assim como a identidade e credenciais do médico. Prática no Brasil também não autorizada pelo CFM.

4. Interação entre dois médicos: um fisicamente presente com o paciente e outro reconhecido por ser muito competente naquele problema médico. A informação médica se transmite eletronicamente ao médico que consulta, quem deve decidir se pode oferecer de forma segura sua opinião, baseada na qualidade e quantidade de informação recebida. **Interconsulta ou Segunda Opinião**.

No entanto, os processos na telemedicina e telessaúde vêm se modificando conforme as necessidades e o avanço das ferramentas tecnológicas. Os processos atuais (2014) mais comuns são: teleconsultorias, telediagnóstico, segunda opinião, telecirurgia, telemonitoramento e tele-educação. Para essas aplicações alguns outros recursos da Tecnologia da Informação e Comunicação (TIC), como prontuário eletrônico, formação e recuperação de banco de dados, biblioteca virtual de dados, imagens e outros também são acessados.[3]

Ruiz, Zuluaga e Trujillo[7] apresentam descrição detalhada de algumas aplicações médicas, por exemplo, a Telerradiologia: é a aplicação de maior desenvolvimento, tendo começado em 1929. Atualmente aplica diversos padrões e guias, como DICOM, e transmite diversos tipos de imagens de radiografia convencional, tomografia computadorizada, ressonância magnética, ultrassom e mamografias, entre as mais importantes. Telecardiologia: a cardiologia é uma das especialidades que faz uso de diversas aplicações para sua atuação a distância, as quais são mais bem detalhadas a seguir.

Telecardiologia

Na Cardiologia decorreram mais de cem anos desde a introdução clínica da eletrocardiografia, graças aos estudos realizados pelo cientista holandês Einthoven. Em 1905, Einthoven estabeleceu o primeiro sistema de transmissão de eletrocardiogramas, via cabo telefônico, interligando o Hospital de Leiden, na Holanda, com o seu laboratório de pesquisas, distantes cerca de 1,5 quilômetro, recebendo a denominação de "telecardiograma". Esta foi a primeira aplicação descrita de telemedicina na área da eletrocardiografia. A digitalização do sinal eletrocardiográfico trouxe a possibilidade de utilização dos recursos de informática integrados a este exame, permitindo a gravação, o arquivamento e a recuperação dos dados eletrocardiográficos, bem como abriu a possibilidade de transmissão do traçado para análise remota em tempo real.[8]

Os sistemas de Tele-ECG, os quais registram o traçado eletrocardiográfico feito a distância, por diferentes meios e tecnologias de transferência de dados, capazes de reproduzir com precisão o exame feito com doze derivações simultâneas a partir de diretrizes nacionais e internacionais, são parte integrante da Telecardiologia, que também comporta outros exames da especialidade que são executados, registrados e transmitidos de um ponto a outro para interpretação ou discussão a distância, como por exemplo, monitoração de marca-passo, Holter e Looper.[9]

Existem, em vigor, diferentes aplicações do tele-ECG, como, por exemplo, monitoramento em ambulâncias, cuidados em casa, segunda opinião médica, entre outros. As duas aplicações mais comuns em tele-ECG abrangem o laudo a distância, e a Segunda Opinião Médica, para discussão de casos raros e de difícil diagnóstico.[10] Mas também tem crescido a sua utilidade para os casos de emergências, no atendimento pré-hospitalar.[11]

De modo geral, o eletrocardiograma é o exame de diagnóstico mais utilizado na prática cardiológica por ser seguro, de baixo custo e eficaz. Dentre outras vantagens, o ECG é um método indolor, não invasivo, reprodutível e de fácil manuseio quando comparado a outros métodos.[12] Para ampliar a capilaridade de seu atendimento na geração de laudos qualificados, desde 1995, o Instituto do Coração do Hospital das Clínicas da Universidade de São Paulo (InCor), começou um serviço de tele-ECG voltado para clínicas e hospitais com carência de profissionais em sua localidade. Esse serviço começou com a utilização da tecnologia de fac-símile – ECG-FAX[13] e ainda tem usuários até os dias de hoje. Naturalmente, com o avanço das tecnologias da informação e comunicação, a partir de 1998, o serviço de laudos a distância passou a ser trafegado também pela internet, via e-mail. E, desde 2000, diretamente em plataforma especificamente desenvolvida para trafegar, gerenciar e monitorar todo o fluxo da demanda, via web, pela rede mundial de computadores.

MECANISMO DE FUNCIONAMENTO

Podemos dividir o mecanismo em três módulos: Módulo de captura, Módulo de transmissão e Módulo de recepção, conforme o exemplo na ilustração (Figura 27.1).

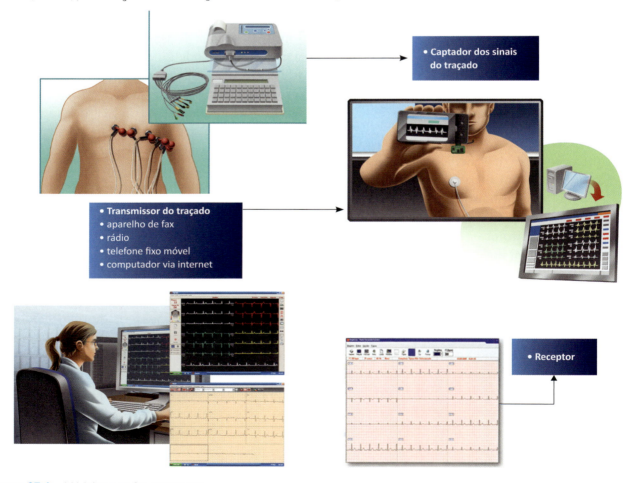

Figura 27.1 – Módulos para funcionamento.

O método do módulo receptor deve ser compatível com o módulo transmissor, para que possa haver a adequada recepção do traçado, possibilitando a leitura, interpretação e devolução do laudo, dentro do prazo combinado entre as partes, conforme o tipo de comunicação e a finalidade de atenção.

Tipos de comunicação

Store-and-forward (assíncrono), com a finalidade de:

- envio do traçado para análise remota com devolução posterior do laudo;
- envio do traçado para 2ª opinião diagnóstica sem urgência;
- teleconsultoria – interação médica para consultoria clínica/manejo terapêutico.

Real time (síncrona)

- envio do traçado para análise remota e devolução imediata do laudo;
- envio sonoro da ausculta para análise remota em tempo real;
- envio do traçado para de 2ª opinião diagnóstica de urgência;
- teleconsultoria – interação médica para consultoria clínica/manejo terapêutico.

Essas atividades podem acontecer em três níveis de cuidado:

Pré-hospitalar – diagnóstico

- Anormalidades cardíacas
  - Detecção de infarto do miocárdio.
  - Emergências – preparatória para chegada do paciente.
- Hospitalar – intra ou inter
- interatividade equipes médicas.
- Pós-hospitalar
- Teleconsultoria
- Monitoração de pacientes em casa.

BENEFÍCIOS

O Tele-ECG, assim como os demais exames e informações do paciente que sejam transmitidos a distância, via tecnologia da informação e comunicação, como Holter, Looper, oxímetro, espirometria, monitoração de marca-passo, entre outros, que compõem a prática da telecardiologia, trazem benefícios, tais como:

- Atendimento (pré) ao paciente em seu local de origem.
- Redução do tempo e custo dispendido pelo paciente.
- Agilização da triagem por especialistas.
- Acesso a especialistas em acidentes e emergências.
- Facilita gerenciamento dos recursos de saúde.
- Na reabilitação, aumenta a segurança do paciente pós-cirúrgico.
- Cooperação e integração de pesquisadores para compartilhamento de registros clínicos.
- Acesso a programas educacionais de formação e qualificação.

VANTAGEM ECONÔMICA

Segundo vários autores, a produção de evidência sobre custo-efetividade das práticas de telemedicina em geral ainda está aquém do suficiente, mas algumas das atividades específicas como a telecardiologia já foram identificadas como uma atividade social e economicamente vantajosa para os prestadores de serviço, pagadores e pacientes.[14, 15, 16]

Em artigo recente, Bashshur e cols.[4] publicaram uma revisão a respeito da relação custo-efetividade do telemonitoramento em pacientes portadores de doenças crônicas, como Insuficiência Cardíaca, Acidente Vascular Cerebral e Doença Pulmonar Obstrutiva Crônica. Em suas palavras:

"Findings about Costs:[.....], *the evidence supports the economic benefits of telemonitoring compared with usual care among patients with CHF, stroke, and COPD. Conclusions: There is an ever-growing and complex body of empirical evidence, that attests to the potential of telemedicine for addressing problems of access to care, quality of care, and healthcare costs in the management of the three chronic diseases chosen for this review. Despite of some inconsistencies in methodologies, the preponderance of the evidence produced by telemonitoring studies points to significant trends in reducing hospitalization and emergency department visits and preventing and/or limiting illness severity and episodes, resulting in improved health outcomes. It is hoped that this evidence would be useful for policymakers, researchers, program developers, providers, payers, and the public at large."*

CONSIDERAÇÕES FINAIS

A despeito de todos os benefícios e das vantagens mencionadas é preciso observar que, como mencionado por Botelho[17] "[...] *para que o ECG possa alcançar o máximo de sua capacidade diagnóstica há que se atentar para critérios da aquisição do sinal elétrico, do processamento computadorizado desse sinal, e de sua compressão. A troca de cabos ou o seu posicionamento inadequado podem simular o diagnóstico de zona eletricamente inativa. Na maioria das vezes, esse posicionamento dos eletrodos e cabos é realizado por paramédicos. O médico recebe o traçado já adquirido e processado, podendo interpretar erroneamente o eletrocardiograma".* Por esta razão. vale a pena salientarmos o cuidado na observância dos seguintes pontos:

Do ponto de vista de quem gera o exame:

- a competência do profissional técnico (paramédico) que executa o eletrocardiograma, sua capacidade de gerar a melhor captura de traçado possível, sem inversões de eletrodos e checagem das derivações;
- a qualidade do sistema adotado: precisão de captura, facilidade de manuseio, envio, guarda e recuperação dos exames.

Do ponto de vista de quem emite o laudo:

- A confiabilidade na qualidade do traçado gerado e sua recepção pelo sistema, que serão a base para interpretação e emissão do laudo ou segunda opinião. E a rapidez da rede de internet local.

Do ponto de vista de quem receberá o laudo:

- Rapidez de devolução do laudo é muitas vezes determinante para a decisão da melhor conduta e/ou encaminhamento do caso, evitando até mesmo a morte, com infarto do miocárdio. Mas, aliado a esse requisito, é tão ou ainda mais determinante a qualidade e a procedência dos profissionais alocados na central de emissão de laudos.

Há que se comentar, ainda, das questões como Consentimento Informado e Esclarecido do paciente para práticas de telemedicina, observação dos preceitos de Confidencialidade, Privacidade e Segurança da informação do paciente, os quais o sistema adotado deve contemplar do ponto de vista tecnológico; o severo cumprimento do Código de Ética Médica convencionado à ocasião, bem como

seguir as resoluções do Conselho Federal de Medicina e recomendações da Sociedade Brasileira de Informática Médica, que nos orientam e resguardam. (Anexo 27.2).

ANEXOS

Anexo 27.1

DECLARAÇÃO DE TEL-AVIV SOBRE RESPONSABILIDADES E NORMAS ÉTICAS NA UTILIZAÇÃO DA TELEMEDICINA

(Adotada pela 51ª Assembleia Geral da Associação Médica Mundial em Tel-Aviv, Israel, em outubro de 1999).

Introdução

1. Durante muitos anos, os médicos têm utilizado a tecnologia das comunicações, como o telefone e o fax, em benefício de seus pacientes. Constantemente se desenvolvem novas técnicas de informação e comunicação que facilitam o intercâmbio de informação entre médicos e também entre médicos e pacientes. A telemedicina é o exercício da medicina a distância, cujas intervenções, diagnósticos, decisões de tratamentos e recomendações estão baseadas em dados, documentos e outra informação transmitida através de sistemas de telecomunicação.

2. A utilização da telemedicina tem muitas vantagens potenciais e sua demanda aumenta cada vez mais. Os pacientes que não têm acesso a especialistas, ou inclusive à atenção básica, podem beneficiar-se muito com esta utilização. Por exemplo, a telemedicina permite a transmissão de imagens médicas para realizar uma avaliação a distância em especialidades tais como radiologia, patologia, oftalmologia, cardiologia, dermatologia e ortopedia. Isto pode facilitar muito os serviços do especialista, ao mesmo tempo em que diminui os possíveis riscos e custos relativos ao transporte do paciente e/ou a imagem de diagnóstico. Os sistemas de comunicações como a videoconferência e o correio eletrônico permitem aos médicos de diversas especialidades consultar colegas e pacientes com

maior frequência, e manter excelentes resultados dessas consultas. A telecirurgia, ou a colaboração eletrônica entre locais sobre telecirurgia, faz com que cirurgiões com menos experiência realizem operações de urgência com o assessoramento e a ajuda de cirurgiões experientes. Os contínuos avanços da tecnologia criam novos sistemas de assistência a pacientes que ampliarão a margem dos benefícios que a telemedicina oferece, muito mais do que existe agora. Ademais, a telemedicina oferece um maior acesso à educação e à pesquisa médica, em especial para os estudantes e os médicos que se encontram em regiões distantes.

3. A Associação Médica Mundial reconhece que, a despeito das consequências positivas da telemedicina, existem muitos problemas éticos e legais que se apresentam com sua utilização. Em especial, ao eliminar uma consulta em um lugar comum e o intercâmbio pessoal, a telemedicina altera alguns princípios tradicionais que regulam a relação médico-paciente. Portanto, há certas normas e princípios éticos que devem aplicar os médicos que utilizam a telemedicina.

4. Posto que este campo da medicina está crescendo tão rapidamente, esta declaração deve ser revisada periodicamente, a fim de assegurar que se trate dos problemas mais recentes e mais importantes.

Tipos de telemedicina

5. A possibilidade de que os médicos utilizem a telemedicina depende do acesso à tecnologia e este não é o mesmo em todas as partes do mundo. Sem ser exaustiva, a seguinte lista descreve os usos mais comuns da telemedicina no mundo de hoje.

5.1 Uma interação entre o médico e o paciente geograficamente isolado ou que se encontre em um meio e que não tem acesso a um médico local. Chamada às vezes teleassistência, este tipo está em geral restrito a circunstâncias muito específicas (por exemplo, emergências).

5.2 Uma interação entre o médico e o paciente, onde se transmite informação médica eletronicamente (pressão arterial, eletrocardiogramas etc.) ao médico, o que permite vigiar regularmente o estado do paciente. Chamada às vezes televigilância, esta se utiliza com mais frequência aos pacientes com enfermidades crônicas, como o diabetes, hipertensão, deficiências físicas ou gravidezes difíceis. Em alguns casos, pode-se proporcionar uma formação ao paciente ou a um familiar para que receba e transmita a informação necessária. Em outros casos, uma enfermeira, tecnólogo médico ou outra pessoa especialmente qualificada pode fazê-lo para obter resultados seguros.

5.3 Uma interação em que o paciente consulta diretamente o médico, utilizando qualquer forma de telecomunicação, incluindo a internet. A teleconsulta ou consulta em conexão direta, onde não há uma presente relação médico-paciente nem exames clínicos, e onde não há um segundo médico no mesmo lugar, cria certos riscos. Por exemplo, incerteza relativa à confiança, confidencialidade e segurança da informação intercambiada, assim como a identidade e credenciais do médico.

5.4 Uma interação entre dois médicos: um fisicamente presente com o paciente e outro reconhecido por ser muito competente naquele problema médico. A informação médica se transmite eletronicamente ao médico que consulta, quem deve decidir se pode oferecer de forma segura sua opinião, baseada na qualidade e quantidade de informação recebida.

6. Independentemente do sistema de telemedicina que o médico utiliza, os princípios da ética médica, a que está sujeita mundialmente a profissão médica, nunca devem ser comprometidos.

PRINCÍPIOS

Relação médico-paciente

7. A telemedicina não deve afetar adversamente a relação individual médico-paciente.

Quando é utilizada de maneira correta, a telemedicina tem o potencial de melhorar esta relação através de mais oportunidades para comunicar-se e um acesso mais fácil de ambas as partes. Como em todos os campos da medicina, a relação médico-paciente deve basear-se no respeito mútuo, na independência de opinião do médico, na autonomia do paciente e na confidencialidade profissional. É essencial que o médico e o paciente possam se identificar com confiança quando se utiliza a telemedicina.

8. A principal aplicação da telemedicina é na situação em que o médico assistente necessita da opinião ou do conselho de outro colega, desde que tenha a permissão do paciente. Sem dúvida, em alguns casos, o único contato do paciente com o médico é através da telemedicina. Idealmente, todos os pacientes que necessitam ajuda médica devem ver seu médico na consulta pessoal e a telemedicina deve limitar-se a situações onde o médico não pode estar fisicamente presente num tempo aceitável e seguro.

9. Quando o paciente pede uma consulta direta de orientação só se deve dar quando o médico já tenha uma relação com o paciente ou tenha um conhecimento adequado do problema que se apresenta, de modo que o médico possa ter uma ideia clara e justificável. Sem dúvida, deve-se reconhecer que muitos serviços de saúde que não contam com relações preexistentes (como centros de orientação por telefone e certos tipos de serviços) em regiões afastadas são considerados como serviços valiosos e, em geral, funcionam bem dentro de suas estruturas próprias.

10. Numa emergência, em que se utilize a telemedicina, a opinião do médico pode se basear em informação incompleta, porém, nesses casos, a urgência clínica da situação será o fator determinante para se empregar uma opinião ou um tratamento. Nesta situação excepcional, o médico é responsável legalmente de suas decisões.

Responsabilidades do médico

11. O médico tem liberdade e completa independência de decidir se utiliza ou recomenda a telemedicina para seu paciente. A decisão de utilizar ou recusar a telemedicina deve basear-se somente no benefício do paciente.

12. Quando se utiliza a telemedicina diretamente com o paciente, o médico assume a responsabilidade do caso em questão. Isto inclui o diagnóstico, opinião, tratamento e intervenções médicas diretas.

13. O médico que pede a opinião de outro colega é responsável pelo tratamento e por outras decisões e recomendações dadas ao paciente. Sem dúvida, o teleconsultado é responsável ante o médico que trata pela qualidade da opinião que der, e deve especificar as condições em que a opinião é válida. Não está obrigado a participar se não tem o conhecimento, competência ou suficiente informação do paciente para dar uma opinião bem-fundamentada.

14. É essencial que o médico que não tem contato direto com o paciente (como o tele-especialista ou um médico que participa na televigilância) possa participar em procedimentos de seguimento, se for necessário.

15. Quando pessoas que não são médicas participam da telemedicina, por exemplo, na recepção ou transmissão de dados, vigilância ou qualquer outro propósito, o médico deve assegurar-se de que a formação e a competência desses outros profissionais de saúde seja adequada, a fim de garantir uma utilização apropriada e ética da telemedicina.

Responsabilidade do paciente

16. Em algumas situações, o paciente assume a responsabilidade da coleta e transmissão de dados ao médico, como nos casos de televigilância. É obrigação do médico assegurar-se de que o paciente tenha uma formação apropriada dos procedimentos necessários, que é fisicamente capaz, e que entende bem a importância de sua responsabilidade

no processo. O mesmo princípio se deve aplicar a um membro da família ou a outra pessoa que ajude o paciente a utilizar a telemedicina.

O Consentimento e a confidencialidade do paciente

17. As regras correntes do consentimento e da confidencialidade do paciente também se aplicam às situações da telemedicina. A informação sobre o paciente só pode ser transmitida ao médico ou a outro profissional de saúde se isso for permitido pelo paciente, com seu consentimento esclarecido. A informação transmitida deve ser pertinente ao problema em questão. Devido aos riscos de filtração de informações inerentes a certos tipos de comunicação eletrônica, o médico tem a obrigação de assegurar-se de que sejam aplicadas todas as normas de medidas de segurança estabelecidas para proteger a confidencialidade do paciente.

Qualidade da atenção e segurança na telemedicina

18. O médico que utiliza a telemedicina é responsável pela qualidade da atenção que recebe o paciente e não deve optar pela consulta de telemedicina, a menos que considere que é a melhor opção disponível. Para esta decisão o médico deve levar em conta a qualidade, o acesso e o custo.
19. Deve-se usar regularmente medidas de avaliação da qualidade, a fim de assegurar o melhor diagnóstico e tratamento possíveis na telemedicina. O médico não deve utilizar a telemedicina sem assegurar-se de que a equipe encarregada do procedimento seja de um nível de qualidade suficientemente alto, que funcione de forma adequada, e que cumpra com as normas recomendadas. Deve-se dispor de sistemas de suporte em casos de emergência. Devem-se utilizar controles de qualidade e procedimentos de avaliação para vigiar a precisão e a qualidade da informação coletada e transmitida.

Para todas as comunicações da telemedicina deve-se contar com um protocolo estabelecido que inclua os assuntos relacionados com as medidas apropriadas que se devem tomar em casos de falta da equipe ou se um paciente tem problemas durante a utilização da telemedicina.

Qualidade da informação

20. O médico que exerce a medicina a distância, sem ver o paciente, deve avaliar cuidadosamente a informação que recebe. O médico só pode dar opiniões e recomendações ou tomar decisões médicas se a qualidade da informação recebida é suficiente e pertinente para o cerne da questão.

Autorização e competência para utilizar a telemedicina

21. A telemedicina oferece a oportunidade de aumentar o uso eficaz dos recursos humanos médicos no mundo inteiro, e deve estar aberta a todos os médicos, inclusive através das fronteiras nacionais.
22. O médico que utiliza a telemedicina deve estar autorizado a exercer a medicina no país ou estado onde reside, e deve ser competente na sua especialidade. Quando utilizar a telemedicina diretamente a um paciente localizado em outro país ou estado, o médico deve estar autorizado a exercer no referido estado ou país, ou deve ser um serviço aprovado internacionalmente.

História clínica do paciente

23. Todos os médicos que utilizam a telemedicina devem manter prontuários clínicos adequados dos pacientes e todos os aspectos de cada caso devem estar documentados devidamente. Deve-se registrar o método de identificação do paciente e também a quantidade e qualidade da informação recebida. Devem-se registrar adequadamente os achados, as recomendações e os serviços de telemedicina utilizados, e se deve fazer todo

o possível para assegurar a durabilidade e a exatidão da informação arquivada.

24. O especialista que é consultado através da telemedicina também deve manter um prontuário clínico detalhado das opiniões que oferece, e também da informação em que se baseou.

25. Os métodos eletrônicos de arquivamento e transmissão da informação do paciente só podem ser utilizados quando se tenham tomado medidas suficientes para proteger a confidencialidade e a segurança da informação registrada ou intercambiada.

Formação em telemedicina

26. A telemedicina é um campo promissor para o exercício da medicina, e a formação neste campo deve ser parte da educação médica básica e continuada. Devem-se oferecer oportunidades a todos os médicos e outros profissionais de saúde interessados na telemedicina.

Recomendações

27. A Associação Médica Mundial recomenda que as associações médicas nacionais:

27.1 Adotem a Declaração da Associação Médica Mundial sobre as Responsabilidades e Normas Éticas na Utilização da Telemedicina.

27.2 Promovam programas de formação e de avaliação das técnicas de telemedicina, no que concerne à qualidade da atenção relação médico-paciente e eficácia quanto a custos.

27.3 Elaborem e implementem, junto com as organizações especializadas, normas de exercício que devem ser usadas como um instrumento na formação de médicos e outros profissionais de saúde que possam utilizar a telemedicina.

27.4 Fomentem a criação de protocolos padronizados para aplicação nacional e internacional que incluam os problemas médicos e legais, como a inscrição e responsabilidade do médico, e o estado legal dos prontuários médicos eletrônicos.

27.5 Estabeleçam normas para o funcionamento adequado das teleconsultas, e que incluam também os problemas da comercialização e da exploração generalizadas.

28. A Associação Médica Mundial segue observando a utilização da telemedicina em suas distintas formas.

ANEXO 27.2

RESOLUÇÃO CFM nº 1.643/2002

Define e disciplina a prestação de serviços através da Telemedicina.

O Conselho Federal de Medicina, no uso das atribuições conferidas pela Lei nº 3.268, de 30 de setembro de 1957, regulamentada pelo Decreto nº 44.045, de 19 de julho de 1958, e

CONSIDERANDO que cabe ao Conselho Federal de Medicina disciplinar o exercício profissional médico e zelar pela boa prática médica no país.

CONSIDERANDO o constante desenvolvimento de novas técnicas de informação e comunicação que facilitam o intercâmbio de informação entre médicos e entre estes e os pacientes.

CONSIDERANDO que a despeito das consequências positivas da Telemedicina existem muitos problemas éticos e legais decorrentes de sua utilização.

CONSIDERANDO que a Telemedicina deve contribuir para favorecer a relação individual médico-paciente.

CONSIDERANDO que as informações sobre o paciente identificado só podem ser transmitidas a outro profissional com prévia permissão do paciente, mediante seu consentimento livre e esclarecido e sob rígidas normas de segurança capazes de garantir a confidencialidade e integridade das informações.

CONSIDERANDO que o médico tem liberdade e completa independência para decidir se utiliza ou não recomenda o uso da Telemedicina para seu paciente, e que tal decisão deve basear-se apenas no benefício do paciente.

CONSIDERANDO que o médico que exerce a Medicina a distância, sem ver o paciente, deve avaliar cuidadosamente a informação que recebe, só pode emitir opiniões e recomendações ou tomar decisões médicas se a qualidade da informação recebida for suficiente e pertinente para o cerne da questão.

CONSIDERANDO o teor da "Declaração de Tel-Aviv sobre responsabilidades e normas éticas na utilização da Telemedicina", adotada pela 51ª Assembleia Geral da Associação Médica Mundial, em Tel-Aviv, Israel, em outubro de 1999.

CONSIDERANDO o disposto nas resoluções CFM nº 1.638/2002 e nº 1.639/2002, principalmente no tocante às normas para transmissão de dados identificados.

CONSIDERANDO o disposto na Resolução CFM nº 1.627/2001, que define e regulamenta o Ato Médico.

CONSIDERANDO o decidido na sessão plenária de 7 de agosto de 2002, realizada em Brasília, com supedâneo no Parecer CFM nº 36/2002,

RESOLVE:

Art. 1º – Definir a Telemedicina como o exercício da Medicina através da utilização de metodologias interativas de comunicação audiovisual e de dados, com o objetivo de assistência, educação e pesquisa em Saúde.

Art. 2º – Os serviços prestados através da Telemedicina deverão ter a infra-estrutura tecnológica apropriada, pertinentes e obedecer às normas técnicas do CFM pertinentes à guarda, manuseio, transmissão de dados, confidencialidade, privacidade e garantia do sigilo profissional.

Art. 3º – Em caso de emergência, ou quando solicitado pelo médico responsável, o médico que emitir o laudo a distância poderá prestar o devido suporte diagnóstico e terapêutico.

Art. 4º – A responsabilidade profissional do atendimento cabe ao médico assistente do paciente. Os demais envolvidos responderão solidariamente na proporção em que contribuírem por eventual dano ao mesmo.

Art. 5º – As pessoas jurídicas que prestarem serviços de Telemedicina deverão inscrever-se no Cadastro de Pessoa Jurídica do Conselho Regional de Medicina do estado onde estão situadas, com a respectiva responsabilidade técnica de um médico regularmente inscrito no Conselho e a apresentação da relação dos médicos componentes de seus quadros funcionais.

Parágrafo único – No caso de o prestador ser pessoa física, o mesmo deverá ser médico e devidamente inscrito no Conselho Regional de Medicina.

Art. 6º – O Conselho Regional de Medicina deverá estabelecer constante vigilância e avaliação das técnicas de Telemedicina no que concerne à qualidade da atenção, relação médico-paciente e preservação do sigilo profissional.

Art. 7º – Esta resolução entra em vigor a partir da data de sua publicação.

Brasília-DF, 7 de agosto de 2002

Edson de Oliveira Andrade **Rubens dos Santos Silva**
Presidente Secretário-Geral

RESOLUÇÃO CFM Nº 1.639/2002

Revogada pela Resolução CFM nº 1821/2007

Aprova as "Normas Técnicas para o Uso de Sistemas Informatizados para a Guarda e Manuseio do Prontuário Médico", dispõe sobre tempo de guarda dos prontuários, estabelece critérios para certificação dos sistemas de informação e dá outras providências.

O CONSELHO FEDERAL DE MEDICINA, no uso das atribuições que lhe confere a Lei nº 3.268, de 30 de setembro de 1957, regulamentada pelo Decreto nº 44.045, de 19 de julho de 1958, e

CONSIDERANDO que o médico tem o dever de elaborar o prontuário para cada paciente a que assiste, conforme previsto no art. 69 do Código de Ética Médica.

CONSIDERANDO que os dados que compõem o prontuário pertencem ao paciente e devem estar permanentemente disponíveis, de modo que, quando solicitado por ele ou seu representante legal, permitam o fornecimento de cópias autênticas das informações a ele pertinentes.

CONSIDERANDO o teor da Resolução CFM nº 1.605/2000, que dispõe sobre o fornecimento das informações do prontuário à autoridade judiciária requisitante.

CONSIDERANDO que o sigilo profissional, que visa a preservar a privacidade do indivíduo, deve estar sujeito às normas estabelecidas na legislação e no Código de Ética Médica, independentemente do meio utilizado para o armazenamento dos dados no prontuário, seja eletrônico ou em papel.

CONSIDERANDO o volume de documentos armazenados pelos estabelecimentos de saúde e consultórios médicos em decorrência da necessidade de manutenção dos prontuários.

CONSIDERANDO os avanços da tecnologia da informação e de telecomunicações, que oferecem novos métodos de armazenamento e de transmissão de dados.

CONSIDERANDO a legislação arquivística brasileira, que normatiza a guarda, a temporalidade e a classificação dos documentos, inclusive dos prontuários médicos.

CONSIDERANDO o disposto na Resolução CFM nº 1.638/2002, de 10 de julho de 2002, que define prontuário médico e cria as Comissões de Revisão de Prontuários nos estabelecimentos e/ou instituições de saúde.

CONSIDERANDO o teor do Parecer CFM nº 30/2002, aprovado na Sessão Plenária de 10 de julho de 2002.

CONSIDERANDO, finalmente, o decidido em Sessão Plenária de 10 de julho de 2002.

RESOLVE:

Art. 1º – Aprovar as "Normas Técnicas para o Uso de Sistemas Informatizados para a Guarda e Manuseio do Prontuário Médico", anexas a esta resolução, possibilitando a elaboração e o arquivamento do prontuário em meio eletrônico.

Art. 2º – Estabelecer a guarda permanente para os prontuários médicos arquivados eletronicamente em meio óptico ou magnético, e microfilmados.

Art. 3º – Recomendar a implantação da Comissão Permanente de Avaliação de Documentos em todas as unidades que prestam assistência médica e são detentoras de arquivos de prontuários médicos, tomando como base as atribuições estabelecidas na legislação arquivística brasileira (a Resolução CONARQ nº 7/97, a NBR nº 10.519/88, da ABNT, e

o Decreto nº 4.073/2002, que regulamenta a Lei de Arquivos – Lei nº 8.159/91).

Art. 4º – Estabelecer o prazo mínimo de 20 (vinte) anos, a partir do último registro, para a preservação dos prontuários médicos em suporte de papel.

Parágrafo único – Findo o prazo estabelecido no *caput*, e considerando o valor secundário dos prontuários, a Comissão Permanente de Avaliação de Documentos, após consulta à Comissão de Revisão de Prontuários, deverá elaborar e aplicar critérios de amostragem para a preservação definitiva dos documentos em papel que apresentem informações relevantes do ponto de vista médico-científico, histórico e social.

Art. 5º – Autorizar, no caso de emprego da microfilmagem, a eliminação do suporte de papel dos prontuários microfilmados, de acordo com os procedimentos previstos na legislação arquivística em vigor (Lei nº 5.433/68 e Decreto nº 1.799/96), após análise obrigatória da Comissão Permanente de Avaliação de Documentos da unidade médico-hospitalar geradora do arquivo.

Art. 6º – Autorizar, no caso de digitalização dos prontuários, a eliminação do suporte de papel dos mesmos, desde que a forma de armazenamento dos documentos digitalizados obedeça à norma específica de digitalização contida no anexo desta resolução e após análise obrigatória da Comissão Permanente de Avaliação de Documentos da unidade médico-hospitalar geradora do arquivo.

Art. 7º – O Conselho Federal de Medicina e a Sociedade Brasileira de Informática em Saúde (SBIS), mediante convênio específico, expedirão, quando solicitados, a certificação dos sistemas para guarda e manuseio de prontuários eletrônicos que estejam de acordo com as normas técnicas especificadas no anexo a esta resolução.

Art. 8º – Esta resolução entra em vigor na data de sua publicação.

Art. 9º – Fica revogada a Resolução CFM nº 1.331/89 e demais disposições em contrário.

Brasília-DF, 10 de julho de 2002

Edson de Oliveira Andrade **Rubens dos Santos Silva**
Presidente   Secretário-Geral

NORMAS TÉCNICAS PARA O USO DE SISTEMAS INFORMATIZADOS PARA A GUARDA E O MANUSEIO DO PRONTUÁRIO MÉDICO

I. **Integridade da informação e qualidade do serviço:** o sistema de informações deverá manter a integridade da informação através do controle de vulnerabilidades, de métodos fortes de autenticação, do controle de acesso e métodos de processamento dos sistemas operacionais conforme a norma ISO/IEC 15.408, para segurança dos processos de sistema.

II. **Cópia de segurança:** deverá ser feita cópia de segurança dos dados do prontuário pelo menos a cada 24 horas. Recomenda-se que o sistema de informação utilizado possua a funcionalidade de forçar a realização do processo de cópia de segurança diariamente. O procedimento de *back-up* deve seguir as recomendações da norma ISO/IEC 17.799, através da adoção dos seguintes controles:

   a. Documentação do processo de *backup/restore*.

   b. As cópias devem ser mantidas em local distante o suficiente para livrá-las de danos que possam ocorrer nas instalações principais.

   c. Mínimo de três cópias para aplicações críticas.

   d. Proteções físicas adequadas de modo a impedir acesso não autorizado.

   e. Possibilitar a realização de testes periódicos de restauração.

I. **Bancos de dados:** os dados do prontuário deverão ser armazenados em sistema que assegure, pelo menos, as seguintes características:

   a. Compartilhamento dos dados.

   b. Independência entre dados e programas.

   c. Mecanismos para garantir a integridade, o controle de conformidade e a validação dos dados.

   d. Controle da estrutura física e lógica.

   e. Linguagem para a definição e manipulação de dados (SQL – *Standard Query Language*).

   f. Funções de auditoria e recuperação dos dados.

II. **Privacidade e confidencialidade:** com o objetivo de garantir a privacidade, a confidencialidade dos dados do paciente e o sigilo profissional, faz-se necessário que o sistema de informações possua mecanismos de acesso restrito e limitado a cada perfil de usuário, de acordo com a sua função no processo assistencial:

   a. Recomenda-se que o profissional entre pessoalmente com os dados assistenciais do prontuário no sistema de informação.

   b. A delegação da tarefa de digitação dos dados assistenciais coletados a um profissional administrativo não exime o médico, fornecedor das informações, da sua responsabilidade, desde que o profissional administrativo esteja inserindo estes dados por intermédio de sua senha de acesso.

   c. A senha de acesso será delegada e controlada pela senha do médico a quem o profissional administrativo está subordinado.

   d. Deve constar da trilha de auditoria quem entrou com a informação.

   e. Todos os funcionários de áreas administrativas e técnicas que, de alguma forma, tiverem acesso aos dados do prontuário deverão assinar um termo de confidencialidade e não divulgação, em conformidade com a norma ISO/IEC 17799.

I. **Autenticação:** o sistema de informação deverá ser capaz de identificar cada usuário através de algum método de autenticação. Em se tratando de sistemas de uso local, no qual não haverá transmissão da informação para outra instituição, é obrigatória a utilização de senhas. As senhas deverão ser de no mínimo 5 caracteres, compostos por letras e números. Trocas periódicas das senhas deverão ser exigidas pelo sistema no período máximo de 60 (sessenta) dias. Em hipótese alguma o profissional poderá fornecer a sua senha a outro usuário, conforme preconiza a norma ISO/IEC 17.799. O sistema de informações deve possibilitar a criação de perfis de usuários que permita o controle de processos do sistema.

II. **Auditoria:** o sistema de informações deverá possuir registro (*log*) de eventos, conforme prevê a norma ISO/IEC 17.799. Estes registros devem conter:

a. A identificação dos usuários do sistema.

b. Datas e horários de entrada (*log-on*) e saída (*log-off*) no sistema.

c. Identidade do terminal e, quando possível, a sua localização.

d. Registro das tentativas de acesso ao sistema, aceitas e rejeitadas.

e. Registro das tentativas de acesso a outros recursos e dados, aceitas e rejeitadas.

f. Registro das exceções e de outros eventos de segurança relevantes devem ser mantidos por um período de tempo não inferior a 10 (dez) anos, para auxiliar em investigações futuras e na monitoração do controle de acesso.

I. **Transmissão de dados:** para a transmissão remota de dados identificados do prontuário, os sistemas deverão possuir um certificado digital de aplicação única emitido por uma AC (Autoridade Certificadora) credenciada pelo ITI responsável pela AC Raiz da estrutura do ICP-Brasil, a fim de garantir a identidade do sistema.

II. **Certificação do *software*:** a verificação do atendimento destas normas poderá ser feita através de processo de certificação do *software* junto ao CFM, conforme especificado a seguir.

III. **Digitalização de prontuários:** os arquivos digitais oriundos da digitalização do prontuário médico deverão ser controlados por módulo do sistema especializado que possua as seguintes características:

a. Mecanismo próprio de captura de imagem em preto e branco e colorida independente do equipamento *scanner*.

b. Base de dados própria para o armazenamento dos arquivos digitalizados.

c. Método de indexação que permita criar um arquivamento organizado, possibilitando a pesquisa futura de maneira simples e eficiente.

d. Mecanismo de pesquisa utilizando informações sobre os documentos, incluindo os campos de indexação e o texto contido nos documentos digitalizados, para encontrar imagens armazenadas na base de dados.

e. Mecanismos de controle de acesso que garantam o acesso a documentos digitalizados somente por pessoas autorizadas.

CERTIFICAÇÃO DOS SISTEMAS INFORMATIZADOS PARA A GUARDA E O MANUSEIO DO PRONTUÁRIO MÉDICO

Todas as pessoas físicas, organizações ou empresas desenvolvedoras de sistemas informatizados para a guarda e manuseio do prontuário médico que desejarem obter a certificação do CFM e da SBIS deverão cumprir os seguintes passos:

1. Responder e enviar, via internet, o questionário básico, disponível na página do CFM: http://www.cfm.org.br/certificacao.

2. O questionário remetido será analisado pelo CFM/SBIS, que emitirá um parecer inicial aprovando ou não o sistema proposto. Este parecer será enviado, via internet, ao postulante.

3. Caso aprovado, os sistemas de gestão de consultórios e pequenas clínicas (sistemas de menor complexidade) deverão ser encaminhados à sede do CFM para análise. Os sistemas de gestão hospitalar ou de redes de atenção à saúde (sistemas de maior complexidade) que não possam ser enviados serão analisados *"in loco"* (sob a responsabilidade do CFM/SBIS).

4. O processo de avaliação consistirá na análise do cumprimento das normas técnicas acima elencadas. A aprovação do sistema estará condicionada ao cumprimento de todas as normas estabelecidas.

5. Em caso de não aprovação do sistema, serão especificados os motivos para que as reformulações necessárias sejam encaminhadas.

6. Uma vez aprovado o sistema na versão analisada, além do documento de certificação o CFM e a SBIS emitirão um selo digital de qualidade que poderá ser incorporado na tela de abertura do sistema.

7. A tabela de custos para o processo de certificação dos sistemas de informação de prontuário eletrônico encontra-se disponível no site http://www.cfm.org.br/certificacao.

8. A certificação deverá ser revalidada a cada nova versão do sistema, seguindo os mesmos trâmites anteriormente descritos.

BIBLIOGRAFIA CONSULTADA

1. Craig J, Patterson.V. Introduction to the practice of telemedicine. In: Wooton R, Craig J, Patterson V. Introduction to telemedicine. 2nd ed. London: Royal Society of Medicine Press, 2006. p. 3-13.

2. Melo MCB, Silva EMS. Aspectos conceituais em telessaúde. In: Santos AF, Souza C, Alves HJ, Santos SF. Telessaúde: um instrumento de suporte assistencial e educação permanente. Belo Horizonte: Ed. UFMG, 2006. p.17-31.

3. Santos AF, Souza C, Alves HJ, Santos SF. (org.) Telessaúde: um instrumento de suporte assistencial e educação permanente. Belo Horizonte. Ed. UFMG, 2006.

4. Bashshur RL, Shannon GW. History of telemedicine: evolution, context, and transformation. USA: Mary Ann Liebert, Inc. Publisher; 2009.

5. Istepanian R, Laxminarayan S, Pattichis CS. (ed.) M-Health: Emerging Mobile Health Systems. Springer: 2005.

6. Gundim RS. Gestão dos fatores determinantes para sustentabilidade de centros de Telemedicina. [Tese] Faculdade de Medicina da Universidade de São Paulo. São Paulo, 2009.

7. Ruiz Ibanez C, Zuluaga de Cadena A, Trujillo Zea A. Telemedicina: introducción, aplicación y princípios de desarollo. CES Med 2007; 21(1): 77- 93.

8. Sparenberg A, e cols. Estabelecimento de Serviço de Tele-Eletrocardiografia Digital no Sul do Brasil. Scientia Medica. Porto Alegre: PUC-RS, Jul/Set 2005. v.15, n.3, p.163-171,. Disponível em: <http://www.pucrs.br/feng/microg/papers/2005pub05.htm> Acesso 20/10/14.

9. Pastore CA, Grupi, CJ, Moffa, PJ. 2ªed. Eletrocardiologia Atual. São Paulo: Atheneu, 2008.

10. Monteiro LF e cols. Segunda Opinião Formativa via Eletrocardiografia Digital e Informações Clínicas de um Sistema de Registro Eletrônico em Saúde. Periódicos UNESC, 2010. Acesso em: 20/10/14: Disponível em <http://periodicos.unesc.net/index.php/sulcomp/article/viewFile/265/271>

11. Nobuhito Yagi, et al. Initial experience of the novel mobile telemedicine system in real-time transmission of prehospital 12-lead ecg for cardiac emergency. J. Am Coll Cardiol 2010; 55:A13. E123. doi:10.1016/S0735-1097(10)60124-6. Acesso em 20.10.2014. Disponível em: http://content.onlinejacc.org

12. Neto CMC e cols. Tele-ECG :Tele-eletrocardiografia a distância via celular. Prêmio Mario Covas. São Paulo: 2008. Acesso em 20/10/2014. Disponível em: <http://www.premiomariocovas.sp.gov.br/2008/2007/TIC/TIC_77.DOC>

13. Pastore CA, e cols. FAX-ECG. Transmission of Electrocardiogram Through the Fac-simile. Brazilian National Experience. International Society of Electrocardiology. Cleveland, Ohio, July1996.

14. Shu-Hsia Lin, et al. A Business Model Analysis of Telecardiology Service. DOI: 10.1089/tmj.2010.0059. Mary Ann Liebert, INC. Vol. 16 Nº. 10. December 2010, Telemedicine and e-Health; 1067-73.

15. Andrade MV, e cols. Custo-Benefício do Serviço de Telecardiologia no Estado de Minas Gerais: Projeto Minas Telecardio. Arq Bras Cardiol 2011; 97(4):307-16.

16. Alkmin M, e cols. Improving patient access to specialized health care: The telehealth network of Minas Gerais, Brasil. Bull World Health Organ 2012; 90:373-78.

17. Botelho RV. Valor preditivo da tele-eletrocardiografia no infarto agudo do miocárdio. [Tese]. Faculdade de Medicina da Universidade de São Paulo. São Paulo, 2008.

28

Mapeamento Eletrocardiográfico de Superfície – Técnica e Contribuição para a Prática Clínica (*Body Surface Potential Mapping*)

Carlos Alberto Pastore

INTRODUÇÃO

Há cerca de cem anos são desenvolvidos mapas que registram os potenciais elétricos do coração, tentando representar a distribuição desses eventos elétricos internos na superfície do tórax. No entanto, no seu início, com Waller,[1] os registros tentaram definir um vetor resultante de uma fonte bipolar, o "vetor do coração", assumindo que essa distribuição de potenciais ocorreria como se um bipolo elétrico estivesse colocado dentro do tórax e aplicado à superfície corporal. Um terceiro eletrodo adicionaria o componente sagital do vetor, e os três seriam suficientes para fornecer toda a informação do ECG a ser extraída das medições realizadas na superfície corporal.[2] Somente nas décadas de 1930 e 1940 se procurou aumentar o número de eletrodos no tórax, para detectar eventos ocorrendo em regiões cardíacas próximas aos eletrodos precordiais. Após 1950, finalmente, estudos demonstraram a complexidade das informações elétricas geradas no interior do coração, muito maior que as geradas por um bipolo único, com múltiplas frentes de ondas nos ventrículos criando correntes que fluem para fora e para dentro do coração em locais diversos; a distribuição dos potenciais exibiria, portanto, máximas e mínimas, variando no tempo, localizadas geralmente em áreas não exploradas pelo eletrocardiograma convencional.

Novos métodos complementando o ECG e o VCG, com a adição de novos eletrodos (dorso e precordial direito), foram tentados. A partir de Wilson, o ECG de 12 derivações passou a contar com três eletrodos bipolares e três unipolares modificados no plano frontal, além de seis unipolares no tórax anterior (precordiais). Esses são suficientes para registrar a maior parte das informações sobre os eventos elétricos no coração, porém a expressão global da atividade elétrica miocárdica não pode ser captada sem que haja um número maior de derivações registradas simultaneamente.

O Mapeamento Eletrocardiográfico de Superfície (MES), no entanto, tem a possibilidade de detalhar espacialmente, de forma não invasiva, os componentes elétricos não bipolares, além do componente bipolar da atividade elétrica do coração.[3,4] É sensível aos eventos regionais do coração,[5,6] pois capta a distribuição potencial na superfície corpórea e permite avaliar os vários aspectos do campo cardíaco.

Avaliar manualmente um grande número de eletrodos registrados ao mesmo tempo exige processamento computadorizado, razão pela qual somente a partir da década de 1960, com a evolução da informática, a técnica de mapeamento eletrocardiográfico de superfície se tornou utilizável na prática. Nas décadas de 1970 e 1980, vários sistemas de colocação de eletrodos torácicos foram desenvolvidos, resolvendo outro problema da aplicação prática do método, ou seja, o grande número de derivações utilizadas. Desde aí, diversos pesquisadores têm utilizado clinicamente o método e colhido informações fundamentais sobre os tipos mais importantes de doenças cardíacas, como aquelas que resultam de anomalias genéticas, cardiomiopatias, doença coronariana, defeitos de condução, arritmias atriais e ventriculares focais e reentrantes, sobrecargas, pré-excitação, síndrome do QT longo, entre outras.

As diversas técnicas de registro do MES podem ter número e localização de eletrodos diferentes, além de vários métodos de filtragem e exibição,[5] porém seguem todas o mesmo princípio. As informações fornecidas por essas diversas técnicas podem ser convertidas entre diferentes sistemas.[6,7]

Têm sido estudados e produzidos diferentes tipos de mapas, além dos mapas de potenciais: mapas de gradiente, de Laplace, pseudoisócronos, mapas de intervalo de recuperação da ativação etc. Todos se baseiam nos mapas isopotenciais, nos quais as áreas de potenciais iguais, num dado momento, são ligadas por uma linha. Os mapas isopotenciais são normalmente compostos por linhas registradas a cada 1 ou 2 ms durante o intervalo selecionado.

A análise desses mapas tem tido diversas abordagens, para finalidades também diversas. Alguns métodos privilegiam o reconhecimento, por inspeção visual, de padrões típicos numa série de doenças cardíacas. Outros analisam a diferença (*departure map*) entre o mapa registrado de um paciente cardíaco e uma média de mapas- padrão registrados de uma população normal, inclusive enfatizando as regiões e os intervalos em que esse afastamento da média normal é superior a dois desvios-padrão. Os mapas de estimulação cardíaca visam a identificar irregularidades localizadas, comparando mapas obtidos a partir da estimulação de locais específicos da atividade elétrica do coração com um mapa de QRS integral.

A força diagnóstica desses vários tipos de mapas eletrocardiográficos de superfície tem sido bem superior à do ECG tradicional de 12 derivações para grande parte dos distúrbios do coração. A técnica do MES teve aperfeiçoamentos que possibilitaram a ampliação do diagnóstico por meio dos métodos gráficos convencionais (ECG, VCG e outros), o que incrementou sua aplicação na clínica cardiológica.

O eletrocardiograma unipolar é válido para detectar o fenômeno local elétrico do coração, porém o pequeno número de eletrodos limita a obtenção de todas as informações elétricas.

O vetorcardiograma, utilizando um sistema de derivações, expressa igualmente os fenômenos elétricos do coração, mas está baseado na suposição de que a força cardíaca eletromotiva é um dipolo elétrico fixo, não sendo suficiente para expressar globalmente a atividade elétrica miocárdica.

Assim, foram desenvolvidos novos métodos capazes de complementar esses métodos clássicos, principalmente no que tange a novos eletrodos (dorso e precórdio direito) e à avaliação pormenorizada do fenômeno elétrico. Foi desenvolvido um método para definir os potenciais cardíacos simultâneos na superfície do corpo, por meio de linhas isopotenciais, as quais podem ser reunidas por um computador, gerando um mapeamento gráfico de superfície.

Os sistemas computadorizados para o auxílio diagnóstico das cardiopatias tiveram desenvolvimento muito grande nos últimos dez anos, concomitantes ao crescimento da informática. Computadores com processamento cada vez mais rápido, resolução de imagens em cores e aquisição de informações mais adequadas às necessidades dos métodos diagnósticos cardiológicos, principalmente os que envolvem o eletrocardiograma, trouxeram novos conhecimentos e facilitaram a utilização de métodos já utilizados.

A técnica do mapeamento eletrocardiográfico de superfície, o qual é conhecido internacionalmente como *Body Surface Electrocardiographic Mapping* ou *Body Surface Potential Mapping*, tem sido aplicada para investigações clínicas, incrementando sua utilização no diagnóstico cardiológico.

ASPECTOS TÉCNICOS

A distribuição de grande número de eletrodos na superfície do tórax visa a conseguir informações adicionais às obtidas por outros sistemas convencionais. Particularmente, são exploradas regiões laterais e posteriores do tórax, bem como o precórdio direito. Tradicionalmente, são colocados mais eletrodos na parte anterior que na posterior do tórax. Isso está de acordo com a excentricidade anterior do coração dentro do tórax, produzindo grandes potenciais e gradientes elétricos em sua parede anterior.

O número ótimo de eletrodos a serem distribuídos no tórax é desconhecido. Aumentar o número de eletrodos detalha melhor o mapa e elimina as interferências elétricas ocasionais. Entretanto, o aumento exagerado de eletrodos pode reduzir a acurácia, pois a qualidade do traçado diminui com o número de eletrodos.

A nossa experiência vem sendo desenvolvida com um dos sistemas disponíveis no mercado, que trabalha com 87 eletrodos, com qualidade muito boa, o qual será descrito a seguir:

- sistema de marca Fukuda-Denshi, modelo 7100, constituído por três componentes:
  - caixa de entrada formada por 96 amplificadores A – C e o mesmo número de circuitos *Sample-Hold* (SH), ordenadores de sinais;
  - unidade principal com multiplexadores, conversor analógico-digital em 12 bits, microprocessador com memória interna e externa (*floppy disk*) e monitor colorido de alta resolução;
  - impressora térmica.

Técnica de obtenção dos registros

Sistema de derivações

Os 87 pontos que constituem as derivações unipolares são arranjados sobre 13 linhas verticais, 11 delas contendo, cada uma, sete eletrodos, e duas contendo cinco eletrodos (colunas A e I), cobrindo totalmente a superfície torácica (59 derivações na face anterior e 28 na face posterior do tórax). Os eletrodos nas tiras adesivas são identificados por números de um a sete, dispostos no sentido inferossuperior. Existem nove tiras na face anterior do tórax, identificadas por letras de A até I, a partir da linha médio-axilar direita até sua homônima à esquerda. Deste ponto, e em continuação no sentido anti-horário, são colocadas outras quatro colunas de eletrodos verticais (fitas adesivas), identificadas por letras de J a M, e com a seguinte disposição anatômica: linha axilar posterior esquerda (J) e direita (M), e linhas paravertebrais esquerda (K) e direita (L) (Figura 28.1).

Para o correto posicionamento dos eletrodos, especialmente na face anterior do tórax, toma-se

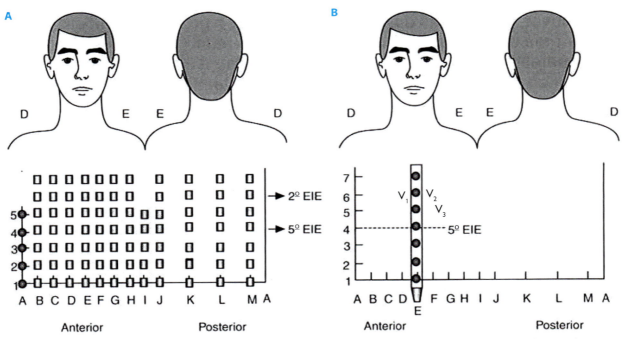

Figura 28.1 – Representação esquemática da matriz de 87 eletrodos na superfície torácica **(A)**. As letras identificam colunas verticais: parede anterior do tórax (A até I), e parede posterior (J até M). As linhas horizontais são identificadas por números de 1 a 7. A interseção das letras com os números identifica nominalmente cada uma das 87 derivações (59 na parede anterior e 28 na parede posterior). O ponto anatômico de referência, que corresponde à interseção da linha vertical médio-esternal (E) com o quinto espaço intercostal, configura a derivação E4 **(B)**. D = direita; E = esquerda; EIE = espaço intercostal esquerdo.

como ponto anatômico de referência a interseção da linha vertical médio-esternal, representada pela letra E, com o quinto espaço intercostal, correspondente ao eletrodo número quatro, configurando o ponto da derivação E4 (Figura 28.1). A interseção das linhas (letras), com os respectivos eletrodos (números), constituirá a matriz representativa das 87 derivações.

O espaço entre as colunas e entre os eletrodos é de cerca de 5 centímetros. Ao lado dos 87 pontos do MES, a seguinte disposição de outros eletrodos permite que se adquiram as 12 derivações do ECG: eletrodos precordiais nas posições clássicas V_1, V_2, V_3, e os correspondentes às derivações V_4, V_5, V_6 já representados, respectivamente, pelos pontos G_4, H_4, I_4 do MES. As outras seis derivações clássicas são obtidas com os eletrodos colocados nas posições padronizadas.[8]

As derivações vetorcardiográficas, utilizando-se o sistema Frank,[9] são obtidas de maneira habitual em relação aos pontos H (base posterior do pescoço) e M (linha médio-espinal, na altura do quinto espaço intercostal), ao passo que as posições A,C, E e I são obtidas respectivamente pelos pontos I_4, G_4, E_4 e A_4 do MES.[9]

Aquisição dos sinais

Os sinais elétricos adquiridos pela matriz constituída de 87 eletrodos são amplificados e filtrados, restritos a faixas de frequência de 0,05 a 100 Hz, com a finalidade de evitar captação de ruídos, tanto externos como do próprio paciente. A seguir são ordenados por circuitos SH,[10] com uma frequência de amostragem de 1.000 Hz, indicando que as componentes de frequência relevantes estejam representadas, isto é, garantam a fidelidade dos sinais da fonte geradora.[11] Os sinais são "multiplexados", digitalizados, e assim ordenados para permitir o melhor processamento de cada canal. O sistema utiliza um conversor analógico-digital de 12 bits.[12]

Registro dos mapas

Em cada mapa, as duas áreas retangulares representam a superfície do tronco: a metade esquerda representa a região anterior, limitada pelas linhas A até I, e desta região até a linha M (situada à direita)

está representada a face posterior do tórax. Portanto, os extremos direito e esquerdo são representados pela linha médio-axilar direita (Figura 28.1). Os potenciais elétricos, depois de adquiridos por meio das derivações, quer do Plano Frontal (PF), Horizontal (PH), ou Ortogonais (X, Y, Z), são digitalizados, processados e visibilizados na matriz do MES, sob a forma de registro eletrocardiográfico ou em diferentes configurações de mapas. Esta forma de apresentação do método, além de acentuar as relações espaciais, é sem dúvida a mais adequada, pois facilita a análise quando comparada ao formato escalar do ECG convencional, sendo uma das grandes vantagens do MES.[13]

Desta forma podem-se constituir as seguintes configurações:

1. Mapa representativo das 87 derivações na forma de complexos PQRST, distribuídos conforme orientação do sistema de eletrodos e definidos por letras com seus respectivos indexadores numéricos (Figura 28.2).

2. Mapa isócrono, também chamado de tempo da ativação ventricular (*ventricular activation time* – VAT-MAP), que fornece informações sobre a sequência de tempo de ativação ventricular, por meio de linhas isócronas que representam em milissegundos (ms) as regiões que estão sendo ativadas, conforme intervalo escolhido pelo observador por meio de cursores. O VAT-MAP também apresenta linhas coloridas de acordo com a maior negatividade ou positividade, mostrando o máximo (+) ou mínimo (-), em ms, aproximando ou distanciando, conforme a condução se dê de forma mais vagarosa ou mais rápida, respectivamente. Para cada derivação, o VAT-MAP é medido do tempo do início da despolarização ventricular para a derivada dV/dT no QRS ou no pico da onda R.

Podemos observar, na Figura 28.3, o mapa de linhas isócronas gerado a partir das 87 derivações, identificando em milissegundos, sequencialmente, a duração dos complexos QRS em cada uma das derivações descritas (parte inferior da Figura 28.3).

MAPEAMENTO ELETROCARDIOGRÁFICO DE SUPERFÍCIE – TÉCNICA E CONTRIBUIÇÃO PARA A PRÁTICA CLÍNICA

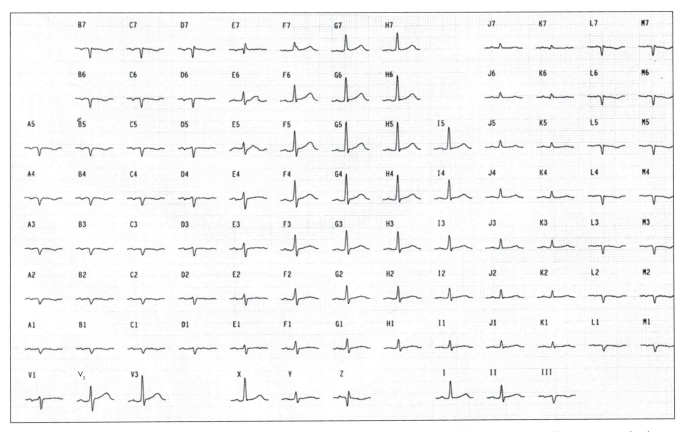

Figura 28.2 – Mapa representativo das 87 derivações descritas na forma de complexos PQRST, distribuídas conforme sistema de eletrodos e definidos por letras e números.

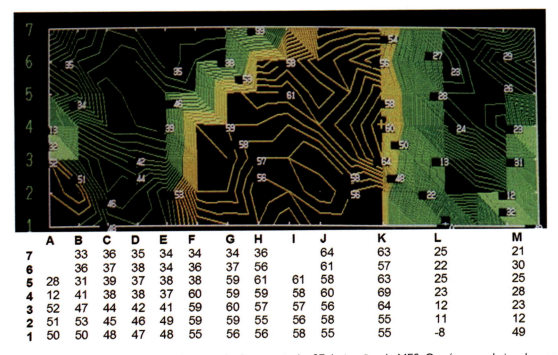

Figura 28.3 – Mapa representativo das linhas isócronas obtidas a partir das 87 derivações do MES. Os números abaixo do mapa representam a duração em milissegundos da ativação em cada derivação.

3. Mapa isointegral, também conhecido como isoárea, que descreve a distribuição dos potenciais instantâneos na superfície do tórax, numa soma algébrica por meio de um intervalo (PQRS, QRS, ST-T, ST etc.). O mapa isopotencial pode ser entendido como a média de distribuição dos potenciais para o intervalo no qual a integração foi programada. Os mapas isointegrais QRS, ST-T e QRS-T são considerados o reflexo da distribuição da sequência de ativação, e da sequência e das propriedades da repolarização, respectivamente. Como o mapa isointegral QRS-T reflete a disparidade das propriedades da repolarização, sendo quase independente da sequência de ativação e das propriedades da repolarização, pode ser usado para o diagnóstico do infarto do miocárdio em presença de distúrbios de condução ou para avaliação da vulnerabilidade para arritmias ventriculares.

4. *Departure areas* – a observação dos mapas, em geral, é feita visualmente, comparando-se as posições dos máximos e mínimos potenciais esquerdos e direitos e as suas magnitudes. Existem outras formas de observação das modificações dos potenciais, através de dois outros processos:

   a) Mapa de diferença ou de subtração, no qual realizamos exames pré e pós determinado evento, e assim podemos comparar as diferenças dos dois momentos, avaliando as modificações nos potenciais das diversas regiões do coração;

   b) *Departure maps* é a segunda forma de observar as anormalidades no MES, no qual se compara o exame do paciente em questão com um grupo-controle de indivíduos normais, cujos mapeamentos foram realizados e as médias e desvios-padrão calculados. Assim, é possível comparar-se os potenciais positivos e negativos do paciente com as médias dos indivíduos sadios e com um limite de confiança de dois desvios-padrão (positivo e negativo). As diferenças obtidas são mostradas por meio de mapas isopotenciais, também chamados *departure maps*. Esses mapas delimitam áreas isopotenciais (isoáreas), positivas ou negativas, as quais podem ser medidas em cm^2, caracterizando as diferenças mostradas na comparação entre o paciente e a população sadia. A maior vantagem dos *departure maps* é a capacidade de detectar as diferenças entre a população sadia e os casos estudados, conseguindo avaliar essa diferença em cm^2. As referidas diferenças podem ser medidas por meio de um *software*, desenvolvido pelo Serviço de Informática do InCor-HC-FMUSP, e de uma mesa computadorizada, sendo chamadas de *departure areas*. Como veremos nas indicações do MES, as referidas *departure areas* podem ser utilizadas para acompanhamento de vários procedimentos clínico-cirúrgicos.

APLICAÇÕES CLÍNICAS

Nessa discussão, comentamos a utilização do MES como ferramenta de auxílio não invasivo no desenvolvimento de estudos clínicos.

Determinação da localização da inserção ventricular de vias acessórias na síndrome de pré-excitação (Wolff-Parkinson-White)

A primeira experiência com este novo equipamento no Serviço de Eletrocardiologia do InCor-HC-FMUSP foi na determinação da localização da inserção ventricular de vias acessórias na síndrome de pré-excitação (Wolff-Parkinson-White) (Figura 28.4). Com o MES foi possível localizar a inserção ventricular das vias acessórias em pacientes portadores da síndrome de pré-excitação ventricular manifesta (Wolff-Parkinson-White), nos quais essas vias foram interrompidas com sucesso por procedimento cirúrgico ou ablação por cateter. Por mapeamento eletrofisiológico (complementado por mapeamento intraoperatório nos casos cirúrgicos), foi determinado o local de inserção das vias acessórias utilizado como referência, cuja precisão foi confirmada pelo sucesso dos procedimentos ablativos.

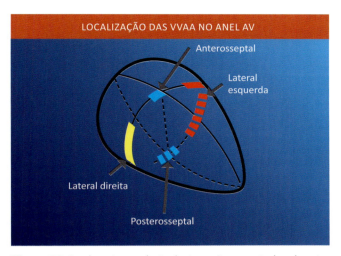

Figura 28.4 – Locais possíveis de inserção ventricular das vias acessórias na síndrome de Wolff-Parkinson-White divididos em regiões: anterosseptal, lateral direita, posterosseptal e lateral esquerda.

Os locais possíveis de inserção ventricular das vias acessórias foram divididos nas seguintes regiões: anterosseptal, lateral direita, posterosseptal e lateral esquerda. A determinação dos potenciais positivo (máximo) e negativo (mínimo) definiu a orientação e a localização das vias acessórias, respectivamente. O tempo, em ms, de ativação ventricular durante a inscrição da onda delta, a voltagem da onda delta e os potenciais mínimo (negativo) e máximo (positivo) foram as variáveis do MES utilizadas (Figura 28.5).

A análise dos resultados permitiu concluir que o mapeamento eletrocardiográfico de superfície corpórea é capaz de mostrar as localizações das vias acessórias de forma concordante com os métodos invasivos de referência em 92,5% dos pacientes,

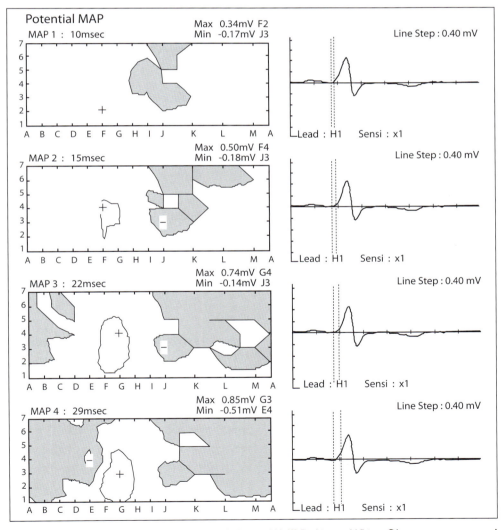

Figura 28.5 – Mapa isopotencial de quatro momentos na síndrome Wolff-Parkinson-White. Observar a presença dos potenciais mínimo (negativo) e máximo (positivo).

com altas sensibilidade, especificidade e acurácia (Figura 28.6). A precisão do método contribui significantemente para antecipar riscos e dificuldades na aplicação das terapêuticas invasivas, tornando-as mais rápidas, precisas e seguras.

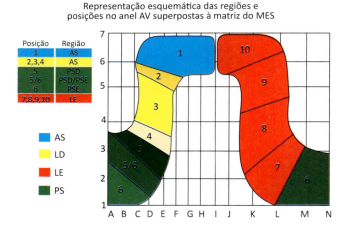

Figura 28.6 – Representação esquemática das regiões e posições no anel atrioventricular, superpostas à matriz do MES.

Análise da dispersão do intervalo QT

Outra experiência importante do MES foi no estudo da repolarização ventricular e a análise da dispersão do intervalo QT. Esta é uma aplicação clínica importante do MES, sendo um dos parâmetros atuais de avaliação dos fenômenos da repolarização ventricular e podendo ser utilizada na comparação entre os períodos pré e pós a realização de procedimentos invasivos. A medida da dispersão do intervalo QT (DQT) é a diferença entre o maior e o menor intervalo QT encontrados nas 12 derivações do eletrocardiograma (ECG) convencional, e tem sido valorizada como um marcador de vulnerabilidade aumentada para ocorrência de arritmias cardíacas (Figura 28.7).

A DQT revela a falta de homogeneidade da repolarização ventricular, a qual favorece o aparecimento das arritmias cardíacas. Foi avaliada a DQT em pacientes submetidos à Ventriculectomia Parcial Esquerda (VPE) ou cirurgia de Batista, uma técnica cirúrgica paliativa usada em pacientes aguardando na fila de transplante cardíaco e que consiste na ressecção de parte da parede lateral do Ventrículo Esquerdo (VE) com a finalidade de remodelar o

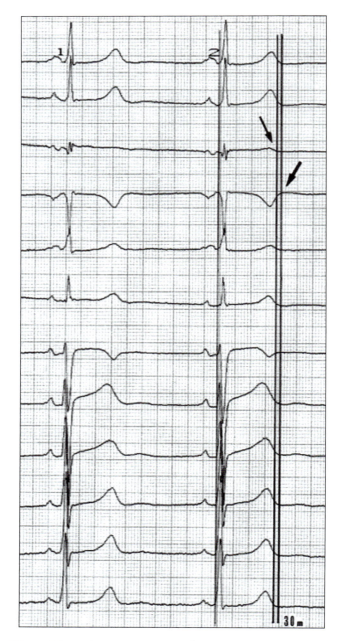

Figura 28.7 – Dispersão do QT – É definida como a diferença entre o maior e o menor intervalo QT no eletrocardiograma.
Fonte: Day e Campbell – Br Heart J 1992;63:342-4.

ventrículo e melhorar sua função. Desenvolvida para portadores de miocardiopatia dilatada severa, este procedimento cirúrgico frequentemente é associado ao desenvolvimento de arritmias complexas e morte por Taquiarritmia Ventricular Sustentada (TVS). Pelo MES, mediram-se os intervalos R-R, QT, QTc, JT (do QT até o QRS) e aT (do ápice ao final da onda T) no pré e pós-operatório da VPE dos pacientes, e foram calculadas as dispersões dos intervalos QT, QTc, JT e aT (Figura 28.8). Comparando-se subgrupos de pacientes que sobreviveram com aqueles que foram a óbito após a cirurgia, foram notadas diferenças significativas entre os valores pré e pós- operatórios de QTd e QTcD, o que permitiu obter um valor de corte da DQT com valor prognóstico para a ventriculectomia parcial esquerda. A análise da DQT pode ser uma forma muito elegante de avaliar a repolarização ventricular, tendo valor prognóstico para arritmias e morte súbita.

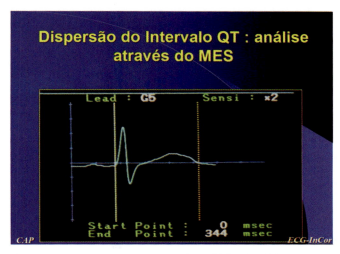

Figura 28.8 – Medição de um complexo QRS pelo MES, por meio de dois cursores, o primeiro ajustado para o começo do intervalo QT, e o segundo cursor colocado no final da onda T.

Mapeamento eletrocardiográfico de superfície na terapia de ressincronização cardíaca

Finalmente, uma das experiências mais modernas com o MES foi na terapia de ressincronização cardíaca. A utilização da Ressincronização Cardíaca (RC) nos pacientes portadores de Insuficiência Cardíaca (IC) e Bloqueio de Ramo Esquerdo (BRE) estimulou o estudo das modificações da ativação elétrica pré e pós-implante de marca-passo biventricular, desafiando o desenvolvimento de técnicas capazes de quantificar o grau de assincronia intra e interventricular no pré e pós-implante, além de definir seus reais benefícios, dado que cerca de 30% dos pacientes não respondem à RC. Os mapas de linhas isócronas gerados pelo MES reproduzem em tempo o caminho da ativação elétrica, permitindo medir a duração do QRS em cada derivação do sistema (Figura 28.9).

Mapa de linhas isócronas (duração) regiões

	A	B	C	D	E	F	G	H	I	J	K	L	M
7		33	36	35	34	34	34	36		64	63	25	21
6		36	37	38	34	36	37	56		61	57	22	30
5	28	31	39	37	38	37	59	61	61	58	63	25	25
4	12	41	38	38	37	60	59	59	58	60	65	23	23
3	52	47	44	42	41	59	60	57	57	56	64	12	23
2	51	53	45	46	49	59	59	55	56	58	55	11	12
1	50	50	48	47	48	55	56	56	58	55	55	−8	49
	A	B	C	D	E	F	G	H	I	J	K	L	M

☐ VD ☐ SEPTO ☐ VE

Figura 28.9 – Distribuição das derivações que compuseram as regiões (VD, AS, VE) com as suas respectivas durações dos QRS em milissegundos.

Foram avaliados pacientes com insuficiência cardíaca congestiva em classe NYHA III-IV, fração de ejeção 40%, bloqueio de ramo esquerdo (BRE) com QRS médio de 180,17 milissegundos (ms), nos períodos pré e pós-implante de marca-passo biventricular para terapia de ressincronização cardíaca (RC) cujos dados foram comparados a um Grupo-Controle Normal (GNL), nas seguintes situações: 1) BRE nativo, no qual as ativações do VD e AS tiveram tempos médios semelhantes, o VE se atrasou e perdeu o sincronismo com as outras duas regiões (Figura 28.10); 2) com ativação somente do eletrodo do VD, na qual o tempo médio de ativação do VD foi maior que no grupo-controle normal, e houve maior diferença entre o VE e a região anterosseptal (Figura 28.11); e 3) ativação biventricular, na qual os tempos de ativação do VD e VE foram bastante similares, os tempos do VD foram maiores que os do grupo-controle e da situação de BRE nativo, e a região anterosseptal teve valores próximos aos dessas outras duas situações (Figura 28.12).

Assim, o MES demonstrou que tempos semelhantes de ativação elétrica nos ventrículos esquerdo e direito e próximos dos valores obtidos na região anterosseptal, durante ativação biventricular, sugerem um padrão de ativação ventricular sincronizado em pacientes com ICC/BRE (Figura 28.13).

Frontal

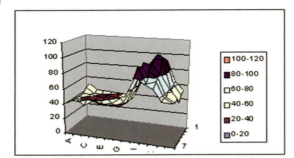

Horizontal

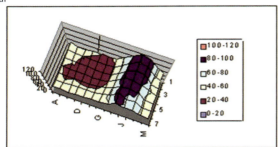

Figura 28.10 – BRE nativo (visão tridimensional). Representação gráfica tridimensional nos planos frontal e horizontal, da matriz dos valores médios das durações do QRS nas regiões dos ventrículos e anterosseptal, nos mapas de linhas isócronas dos pacientes com bloqueio de ramo esquerdo (BRE) nativo.

Frontal

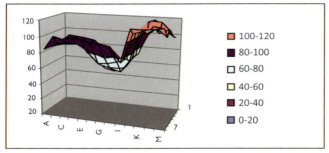

Horizontal

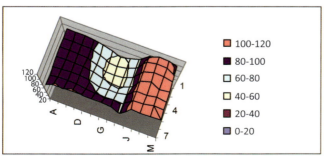

Figura 28.11 – BRE induzido pelo marca-passo estimulando o VD (visão tridimensional). Representação gráfica tridimensional, no plano frontal e horizontal, da matriz dos valores médios das durações do QRS nas regiões dos ventrículos e anterosseptal, nos mapas de linhas isócronas dos pacientes com bloqueio de ramo esquerdo (BRE) induzido pelo marca-passo estimulando o ventrículo direito (VD).

Frontal

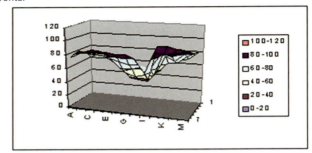

Horizontal

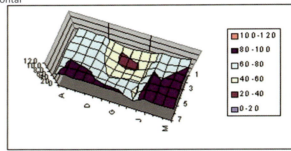

Figura 28.12 – Estimulação biventricular (visão tridimensional). Representação gráfica tridimensional no plano frontal e horizontal, da matriz dos valores médios das durações do QRS nas regiões dos ventrículos e anterosseptal, nos mapas de linhas isócronas dos pacientes com estimulação biventricular.

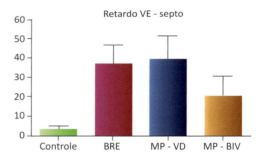

Figura 28.13 – Comparação entre a região anterosseptal e o ventrículo esquerdo nas três situações definidas e com o grupo-controle (normal). Observa-se maior diferença da duração, em milissegundos, entre as duas regiões, na situação do Bloqueio de Ramo Esquerdo (BRE) induzido pelo marca-passo no ventrículo direito (MP-VD), diminuindo com o Marca-passo biventricular (MP-BIV) e quase não existindo no grupo-controle (normal).

Pode-se conjeturar se a duração aumentada da ativação do VD e VE, com um retardo maior em relação à região anterosseptal quando somente o eletrodo do VD é estimulado (BRE induzido), seria a explicação para a piora da função ventricular. Com a estimulação biventricular, a duração aumentada da atividade elétrica do VD, inaparente em presença do BRE nativo, parece ser um instrumento importante para selecionar candidatos à RC.

Mapeamento eletrocardiográfico de superfície no diagnóstico da síndrome de Brugada

A síndrome de Brugada, descrita em 1992, é caracterizada pela presença de taquicardia ventricular polimórfica e/ou fibrilação ventricular com alterações características do ECG — elevação do segmento ST e do ponto J criando uma onda J nas derivações precordiais direitas.

Embora as publicações anteriores relatem três padrões ECG, atualmente consideramos, no último consenso, a existência de apenas dois padrões ECG bem definidos, com imagens características em V_1-V_3 (Figura 28.14) (Bayés de Luna 2012).[14]

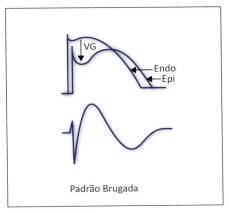

Figura 28.14 – Na síndrome de Brugada a dispersão da repolarização acontece entre o endocárdio e o epicárdio do VD, no início da fase 2 (gradiente de voltagem).

- Padrão eletrocardiográfico Brugada tipo 1 (de convexidade superior): apresenta, ao fim do QRS e início do ST (QRS-ST), uma elevação do ponto J e do segmento ST ≥ 2 mm de convexidade superior ou retilínea descendente seguida de T negativa simétrica. Pode parecer uma imagem de SCAEST, porém o paciente não costuma apresentar dor. Esse padrão eletrocardiográfico tipo 1 possui maior risco de aparecimento de eventos TVP/FV.

- Padrão eletrocardiográfico Brugada tipo 2 ("em sela de montaria"): apresenta uma r' final (considerada por alguns como onda J) ≥ 2 mm de ângulo arredondado, seguida de uma rampa descendente de pendente suave, que leva a uma ascensão do segmento ST de pelo menos 0,5 mm. O segmento ST é seguido de uma T positiva em V_2 e de morfologia variável em V_1.

O nosso objetivo foi estudar a ativação elétrica cardíaca de indivíduos com síndrome de Brugada utilizando o mapeamento eletrocardiográfico de superfície (MES). Desta forma, reunimos um grupo de pacientes com as características eletrocardiográficas típicas e foram submetidos ao seguinte protocolo: ECG convencional (12 derivações) e ECG modificado (V_1 e V_2 no 3º, 2º e 1º espaços intercostais).

Os pacientes também foram submetidos ao mapeamento eletrocardiográfico de superfície (MES) que analisa 87 derivações eletrocardiográficas, 59 anteriores e 28 posteriores, permitindo uma visualização espacial do fenômeno elétrico cardíaco, sendo possível identificar alterações regionais da ativação ventricular.

Desta forma, nós observamos que o MES analisou 87 derivações eletrocardiográficas, 59 anteriores e 28 posteriores, permitindo uma visualização espacial do fenômeno elétrico cardíaco principalmente no precórdio direito, sendo possível identificar alterações regionais da ativação ventricular.

O mapeamento eletrocardiográfico de superfície permite identificar e localizar, com mais exatidão, as alterações eletrocardiográficas da síndrome de Brugada, mesmo nos indivíduos com pouca ou nenhuma expressão dessa síndrome ao ECG de 12 derivações (Figura 28.15).

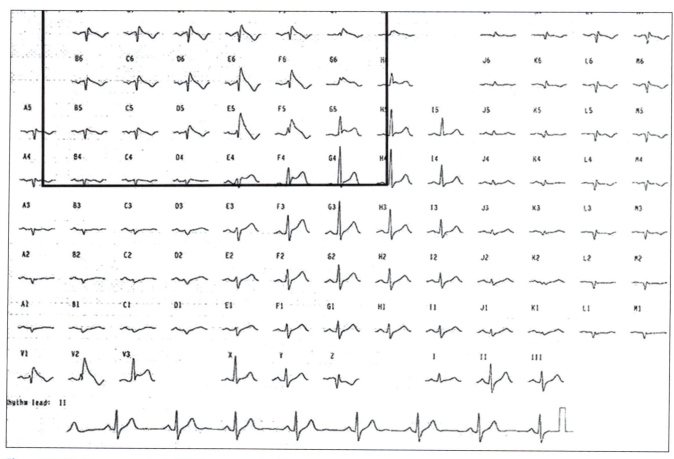

Figura 28.15 – Nesse exemplo de BSPM vemos no detalhe a região superior direita da expressão eletrocardiográfica do padrão Brugada.

REFERÊNCIAS BIBLIOGRÁFICAS

1. Waller AD. On the electromotive changes connected with the bear of the mammalian heart and of the human heart in particular. Philos Trans R Soc 1889; B180:169-94.
2. Rautaharju PM. A hundred years of progress in electrocardiography. Early contributions from Walker to Wilson. Can J Cardiol 1987; 3:362-74.
3. Préda I, Shakin VV, Bukosza I, et al. Quantitative comparison of the dipolar and multipolar content of isopotential surface maps. Adv Cardiol 1977; 21:73-6.
4. Medvegy M, Antalóczy Z, Cserjés ZS. New possibility in the studying of the heart activation: the nondipolar body surface map. Can J Cardiol 1993; 9:215-18.
5. Flowers NC, Horan LG. Body surface potential mapping. In: Zipes DP, Jalife J (ed.). Cardiac electrophysiology from cell to bedside. Philadelphia: Saunders Co. 1955. p.1049-67.
6. Green LS, Lux RL, Stilli D, et al. Fine detail in body surface potential maps: accuracy of maps using a limited lead array and spatial and temporal data representation. J Electrocardiol 1987; 20:21-6.
7. Sándor GY, Kozmann GY, Cserjés ZS et al. Body surface potential field representation fidelity: Analysis of map estimation procedures. J Electrocardiol 1999; 32:253-61.
8. Pastore CA. Mapeamento eletrocardiográfico de superfície na localização de vias acessórias na síndrome de Wolff-Parkinson-White. Tese de doutorado, Faculdade de Medicina da Universidade de São Paulo, 1992.
9. Frank E. An accurate, clinically practical system for spatial vectorcardiography. Circulation 1956; 13(5):737-49.
10. Wyatt RC, Lux RL. Applications of multiplexing techniques in the collection of BSPM from single complexes. Adv Cardiol 1974; 10:26-32.

11. Barr RC, Spach MS. Sampling rates required for digital recording of intracellular and extracellular cardiac potentials. Circulation 1977; 55(1):40-8.

12. Watanabe T, Toyama J, Toyoshima H, Oguri H, Ohno M, Ohta T, et al. A practical microcomputer-based mapping system for body surface, precordium, and epicardium. Comput Biomed Res 1981; 14(4):341-54.

13. Mirvis DM. Body surface electrocardiographic mapping. Boston: Academic Publishers; 1988.

14. Bayés de Luna A, Brugada J, Baranchuk A, Borggrefe M, Breithardt G, Goldwasser D, et al. J Electrocardiol 2012 Sep; 45(5):433-42. Current electrocardiographic criteria for diagnosis of Brugada pattern: a consensus report.

29

O ECG nas Cardiopatias Induzidas Geneticamente e Outros Padrões de ECG de Mau Prognóstico*

Antoni Bayés de Luna

CONCEITO

Trata-se de indivíduos cujos ECG mostram padrões que, quando presentes, mesmo nos assintomáticos, permitem suspeitar ou diagnosticar uma cardiopatia subjacente de mau prognóstico por seu potencial de arritmias graves. Naturalmente, a presença no ECG de arritmias ativas ou passivas, especialmente bloqueios AV de terceiro grau ou Taquicardias Ventriculares (TV), são *per se* um fator de risco e serão objeto de análise neste capítulo.

Os padrões eletrocardiográficos podem ser divididos em dois grupos: A) padrões ECG de mau prognóstico induzidos geneticamente; e B) padrões ECG de mau prognóstico não induzidos geneticamente (Tabela 29.1). Vamos descrever os mais frequentes.

Tabela 29.1
Padrões eletrocardiográficos de mau prognóstico.

A. Induzidos geneticamente
Alteração dos canais iônicos sem cardiopatia estrutural aparente (canalopatias cardíacas)
1. Síndrome do QT prolongado ou longo 2. Síndrome do QT curto 3. Síndrome de Brugada 4. Outras: Taquicardia Ventricular Catecolaminérgica; TV polimórfica tipo *torsades de pointes* sem QT longo familiar etc.
Cardiomiopatias genéticas
1. Cardiomiopatia Hipertrófica (CMH) 2. Displasia Arritmogênica do Ventrículo Direito (DAVD) 3. Miocárdio não compactado 4. Algumas cardiomiopatias dilatadas
B. Não induzidas geneticamente
1. Disfunção sinusal severa 2. Bloqueio interatrial avançado ou síndrome de Bayés 3. Bloqueio AV de segundo grau de risco (Mobitz tipo II) 4. Padrão de sobrecarga ventricular de mau prognóstico 5. Bloqueios ventriculares de risco 6. Síndrome de WPW 7. ECG de risco nos pacientes com cardiopatia isquêmica aguda e crônica 8. Hipotermia. Pode incluir as síndromes da onda J com repolarização precoce e a síndrome de Brugada (Antzelevitch, 2010). 9. Alterações eletrolíticas 10. Síndrome do QT prolongado adquirido 11. Portadores de marca-passo.

*Este capítulo foi originalmente publicado em espanhol na obra *ECGS for beginners*, pela editora Wiley Blackwell, em 2014, Espanha.
 Título original: *"El ECG en las cardiopatías inducidas genéticamente y otros patrones ecg de mal pronóstico"*

PADRÕES ECG INDUZIDOS GENETICAMENTE

Todos eles são marcadores não invasivos de eventos arrítmicos potencialmente fatais, como surtos de TV/FV, nos quais pode ser necessária a implantação de um Cardiodesfibrilador Automático Implantável (CDI) (Bayés de Luna, 2011).

Síndrome do QT longo ou prolongado congênita

Trata-se de uma canalopatia (Tabela 29.1) consequência de uma lenta ativação dos canais retificadores de K$^+$ ou incompleta inativação dos canais de Na+ em fase 2 (Variante LQT3). Essas alterações geneticamente condicionadas de troca catiônica transmembrana explicam o intervalo QT prolongado ou longo resultante (Figura 29.1), assim como explicam parcialmente a tendência ao aparecimento de arritmias ventriculares malignas como a taquicardia ventricular polimórfica com torsão de pontas ou "*torsade de pointes*" e morte súbita (MS) por um fenômeno de reentrada em fase 2 (Moss, 2005; Schwartz, 1993; Antzelevitch, 2010) (Figura 10.9 B).

A Tabela 18.2, no capítulo 18, mostra quais são os limites do intervalo QT normal, corrigido pela frequência cardíaca (QTc), segundo idade e sexo. É muito importante aferir a duração do intervalo QT num registro de várias derivações (média de cinco batimentos) para determinar quando começa e quando termina o mencionado intervalo. É necessário realizar a correção do intervalo QT segundo a frequência cardíaca. Em geral, um QTc > 460 ms é sempre patológico (Capítulo 18).

Na Figura 29.1 podemos ver as morfologias ECG mais típicas (correlacionando genótipo-fenótipo). As três principais variantes de QT longo congênito são: LQT1, LQT2 e LQT3 (Zareba, 2003, 2008).

É muito característica a presença da alternância do ST-T tal como se observa na Figura 29.3.

A arritmia maligna ventricular costuma ser uma TV polimórfica tipo TdP, que com frequência está precedida de ondas T/U largas e negativas.

Síndrome de QT curto congênita

Trata-se de uma canalopatia muito pouco frequente (Tabela 29.1) caracterizada por apresentar um intervalo QT muito curto (< 300 ms) e ondas T altas de base estreita e pseudossimétricas que lembram a T da hiperpotassemia. O intervalo ponto J-ápice de T é menor entre os sintomáticos quando comparados com os assintomáticos portadores da síndrome do QT curto (Figura 29.3). Se apresenta com elevada frequência associada a fibrilação atrial paroxística em jovens, padrão de repolarização precoce, e elevada tendência a surtos de TV/FV. O escore de Gollob mostra a probabilidade da presença da síndrome (Villafane, 2013).

Síndrome de Brugada

Trata-se de uma canalopatia (Tabela 29.1) (Brugada, 1992) devida à *inativação* dos canais rápidos de sódio em fase 0 e concomitante predomínio transitório da corrente de saída inicial de K em fase 1 (Ito) na Via de Saída do Ventrículo Direito (VSVD).

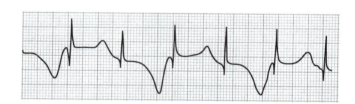

Figura 29.2. – Macroalternância da onda T na síndrome de QT longo. Sua simples presença é um marcador de risco para surtos de *torsade de pointes* (TdP).

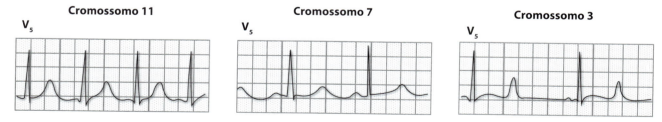

Figura 29.1 – Três exemplos de padrões ECG na síndrome do QT longo congênita, que se associam claramente a diferentes alterações cromossômicas: LQT1 (1), LQT2 (2) e LQT3 (3).

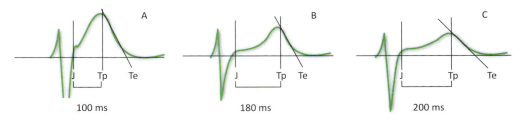

Figura 29.3 – **(A)** Síndrome do QT curto sintomática. Padrão ECG típico com QT < 300 ms e ondas T altas e apiculadas. A distância ponto J- e o ápice da T (J-Tp) costuma ser < 100 ms. **(B)** Padrão do QT curto assintomático (distância ponto J-Tp < 180 ms.), e **(C)** QT normal (J-Tp >200 ms).

Essa disfunção dos canais iônicos do sarcolema origina um gradiente de voltagem entre o epicárdio e o endocárdio da VSVD, que propicia o aparecimento — via de reentrada funcional em fase 2 — de surtos de Taquicardia Ventricular Polimórfica (TVP) muito rápida, que pode degenerar em FV ocasionando síncope ou MS (TVP/FV) ver original Bayés.

Padrões eletrocardiográficos

A. Apesar de as publicações afirmarem que haveriam três padrões de ECG, atualmente consideramos, no último consenso, a existência de apenas dois padrões ECG bem definidos, com imagens características em V_1-V_3 (Bayés de Luna, 2012 b).

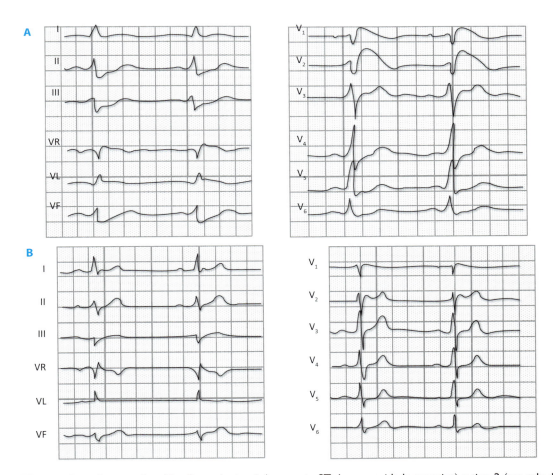

Figura 29.4. – Típico padrão eletrocardiográfico Brugada tipo 1 (segmento ST de convexidade superior) e tipo 2 (em sela de montaria) da síndrome de Brugada (ver texto).

- **Padrão eletrocardiográfico Brugada tipo 1** (de convexidade superior): apresenta ao fim do QRS e início do ST (QRS-ST) uma elevação do ponto J e do segmento ST ≥ 2 mm de convexidade superior ou retilínea descendente seguida T negativa simétrica. Pode parecer uma imagem de SCAEST, porém o paciente não costuma apresentar dor. Esse padrão eletrocardiográfico tipo 1 possui maior risco de aparecimento de eventos TVP/FV.
- **Padrão eletrocardiográfico Brugada tipo 2** ("em sela de montaria"): apresenta uma r' final (considerada por alguns como onda J) ≥ 2 mm de ângulo arredondado, seguida de uma rampa descendente de pendente suave que dá lugar a uma ascensão do segmento ST de pelo menos 0,5 mm. O segmento ST é seguido de uma T positiva em V_2 e de morfologia variável em V_1.

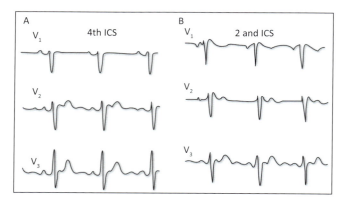

Figura 29.5 – Paciente sintomático (episódios sincopais) e ECG atípico. O padrão eletrocardiográfico é muito mais sugestivo de Brugada tipo 2 quando o eletrodo explorador precordial é colocado no segundo espaço intercostal em relação à colocação habitual no quarto espaço intercostal. Porém, o padrão de V_2 no 4º EIE sugere a presença da entidade pelo aspecto da rampa descendente da onda r em V_2 (ver a base do triângulo, Figura 29.7). Com o eletrodo explorador no quarto espaço intercostal, não aparece r' em V_1.

Caracteristicamente, a morfologia do QRS pode variar de um espaço intercostal a outro. Consequentemente, é necessário, perante suspeita, registrar sempre V_1-V_2 no 2º e 4º espaço intercostal (Figura 29.5).

Tem sido demonstrado que a duração do QRS em precordiais direitas (V_1-V_2-V_3) tanto altas quanto na posição convencional é maior do que a duração do QRS nas precordiais esquerdas V_4-V_5 e V_6 (ver Figura 29.5). Esse fenômeno característico da cardiomiopatia/displasia arritmogênica do VD e na hiperpotassemia obedece a bloqueio parietal. Essa diferença não se observa em outros casos que originam r' final em V_1, como o *pectus excavatum*, o coração de atleta, e no bloqueio incompleto do ramo direito ou parcial. (Atraso final de condução.)

O padrão ECG tipo 1 Brugada é dinâmico, existindo diversos fatores que propiciam seu aparecimento, tais como a febre e o efeito de certas drogas.

Em caso de se registrar o padrão tipo 2, e na existência de suspeita clínica da presença da síndrome, está indicada a administração de drogas que atuem bloqueando os canais de sódio (ajmalina ou similares) com o intuito de evidenciar o padrão tipo 1.

Um padrão eletrocardiográfico semelhante (fenocopia) pode registrar-se em forma transitória em condições adquiridas que afetem a VSVD (infarto do VD, embolia pulmonar, compressão do VD por tumores ou hemopericárdio, e em alguns distúrbios iônicos (hiperpotassemia) (Baranchuk, 2012).

Diagnóstico diferencial do padrão eletrocardiográfico Brugada

A Figura 29.6 mostra a diferença entre distintas morfologias que apresentam padrão trifásico do tipo rSr' em V_1 que podem originar diagnóstico diferencial com padrão Brugada por serem semelhantes ("Brugada-like patterns").

As quatro primeiras morfologias da Figura 29.6 são patológicas; as duas primeiras são de pacientes Brugada, e a terceira e quarta correspondem a pacientes portadores de C/DAVD e hiperpotassemia. As quatro últimas são variantes normais (ver ao pé da Figura 29.6).

- O diagnóstico diferencial entre o padrão Brugada tipo 2 e as outras morfologias "Brugada-like", podem ser diferenciadas facilmente se analisarmos as características da onda r'. No verdadeiro padrão eletrocardiográfico Brugada tipo 2 o ângulo formado pela rampa ascendente da S e descendente da r' em V_2 é mais largo

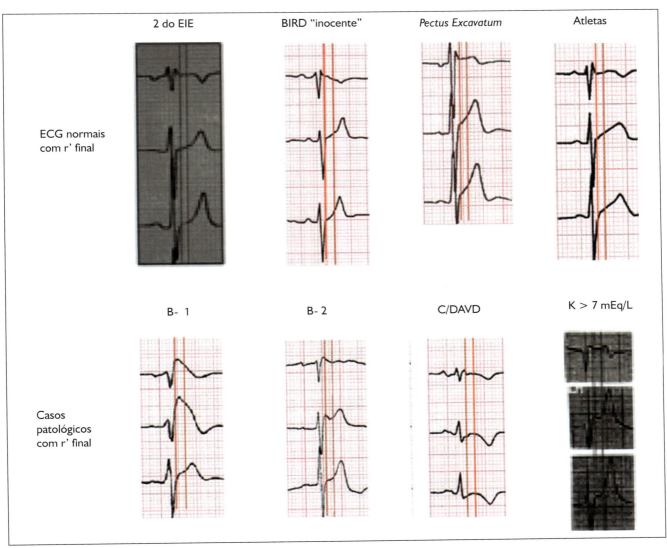

Figura 29.6. – Na parte superior encontram-se quatro padrões ECG benignos com r' e, abaixo, quatro patológicos, inclusive os de Brugada tipo 1 e 2. A primeira linha vertical em cada caso coincide com o ponto J (final do QRS na derivação V_3 na qual se observa claramente), e na segunda linha vertical a C/DAVD e hiperpotassemia, situada 80 ms após, e serve para medir o índice de Corrado (ver texto). 1) Observa-se que os quatro padrões "Brugada-like" normais possuem uma duração do QRS igual a V_1-V_3. Contrariamente, nos padrões Brugada genuínos e na hiperpotassemia é evidente que a duração do QRS em V_1-V_2 é maior do que em V_3; 2) O índice de Corrado ($\frac{\text{altura do pico QRS-ST em } V_1}{\text{altura do ST 80 ms após}}$) é >1 no padrão Brugada tipo 1 genuíno, e frequentemente na hiperpotassemia, e < 1 nos quatro "ECGs Brugada-like" sem cardiopatia subjacente; e 3) As características da r' (ângulo beta e base do triângulo são muito diferentes nos casos normais em relação aos patológicos) (Figura 29.7).

(≥ 58°) (Chevalier, 2011). A medição da base da r' (Figura 29.7) a 5 mm do vértice costuma ser ≥ 4 mm. Contrariamente, em atletas, no bloqueio incompleto do ramo direito "inocente" (BRD parcial) e no *pectus excavatum* é < 4 mm.

(Bayés de Luna c; Serra, 2013). Esta medição é, ademais, muito mais simples do que a do ângulo β.

- A C/DAVD pode apresentar oscilações no fim do ponto J e início do ST em 30% dos casos nas precordiais direitas, denominadas por Fontaine

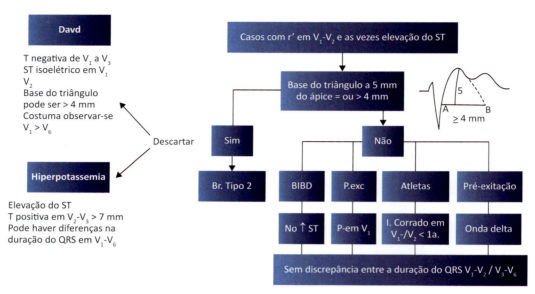

Figura 29.7 – Se a base do triângulo formado pela rampa ascendente e a descendente da r' a 5 mm da cúspide for ≥ 4 mm trata-se de um padrão eletrocardiográfico Brugada tipo 2, uma vez afastada a possibilidade de a C/DAVD e hiperpotassemia com os critérios expostos na figura.

como onda ε. Essa onda tem sido descrita, infelizmente, também na síndrome de Brugada.
- No *pectus excavatum*, a onda P costuma ser negativa em V_1, e a onda r' final tem um ângulo estreito; este último ocorre também nos atletas e no BIRD inocente ou BRD parcial.
- Na hiperpotassemia, a onda T de V_2-V_3 costuma ser ≥ 7 mm, coisa que não ocorre no padrão Brugada tipo 2 (ver Figura 29.6).

A Figura 29.7 mostra um algoritmo para o diagnóstico diferencial dos casos com r' em V_1.

Cardiomiopatia Hipertrófica (CMH)

- É uma enfermidade genética caracterizada por uma alteração das proteínas do sarcômero, que origina um desarranjo das fibras (*disarray*), hipertrofia ventricular (SVE/SVD) e risco aumentado de TV/FV (Maron, 2003; McKenna, 2002).
- O ECG é anormal em 95% dos casos e pode estar alterado antes de que a hipertrofia possa ser detectada pela ecocardiografia. Não existe uma clara correlação genótipo/fenótipo tal como ocorre na síndrome do QT longo.

- Existe frequentemente um padrão de SVE de grande voltagem com repolarização SVE tipo sistólico (*strain pattern*) com frequência difícil de diferenciar de SVE de outras causas. Mesmo assim, existem duas imagens características: A) R de grande voltagem seguida de onda T profundamente negativa e apiculada (hipertrofia apical); e B) presença de ondas Q estreitas e com frequência profundas (QR ou até QS) por hipertrofia septal, com voltagem da R por vezes reduzida (ver Figura 29.8).

Cardiomiopatia/Displasia Arritmogênica do Ventrículo Direito (C/DAVD)

É uma enfermidade de origem genética, caracterizada por infiltração fibrogordurosa do VD que pode originar uma TV/FV. O ECG está alterado em 80% dos casos. As alterações ao ECG mais características são: (Marcus, 2010)

- Imagem de BRD atípico com duração do QRS em $V_1 > V_6$ (Figura 29.9).
- Às vezes (~10% dos casos) há uma ativação tão atrasada do VD que se registram oscilações separadas do QRS (onda ε) que podem aparecer

O ECG NAS CARDIOPATIAS INDUZIDAS GENETICAMENTE E OUTROS PADRÕES DE ECG DE MAU PROGNÓSTICO

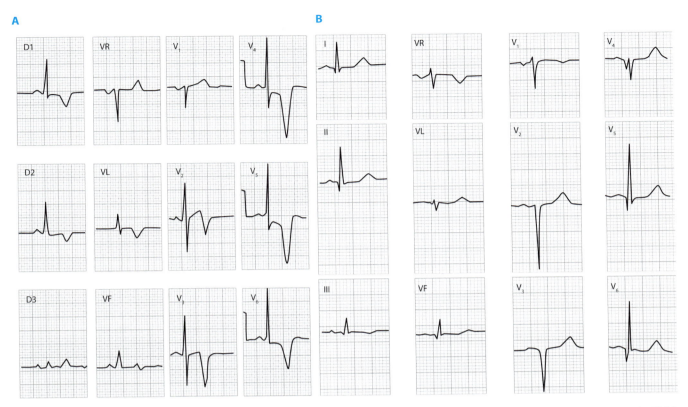

Figura 29.8 – Duas imagens características ECG da CMH: **(A)** com ondas T profundamente negativas, sugestivas da forma apical de CMH; e **(B)** com "q" estreitas e profundas nas derivações esquerdas (ver texto).

semelhantes a um BIRD ou BRD parcial. Os potenciais tardios que expressam ativação atrasada são positivos (Figura 29.9).

- Frequentes extrassístoles do VD que podem originar uma TV com morfologia de BCRE e, mais frequentemente, com eixo superior, esquerdo.
- O segmento ST é isoelétrico ou discretamente elevado em V_1-V_2.
- Ondas T negativas simétricas de V_1 a V_3 na ausência de BRD em indivíduos maiores de 14 anos de idade.

Cardiomiopatia não compactada

- É uma enfermidade genética, atualmente diagnosticada graças à RM, caracterizada por um aumento da massa trabeculada do VE, e que pode apresentar no seguimento uma TV/FV.

O ECG é anormal em 95% dos casos, e a alteração do ECG mais característica (70%), é a presença de ondas T negativas simétricas em precordiais além de V_2 (V_1 a V_3-V_5) (Figura 29.9) em indivíduos maiores de 14 anos de idade. (Jovens menores de 14 anos podem ter ondas negativas nas precordiais direitas, mas estas costumam ser assimétricas e não vão além de V_2) (ver Figura 29.10).

- Também são frequentes os transtornos de condução intraventriculares, crescimento de cavidades, prolongamento do intervalo QT e na evolução a presença de fibrilação atrial, e padrão de SVE.

Outras cardiopatias que originam TV induzidas geneticamente são muito raras e não serão aqui descritas (consultar Bayés de Luna, 2011 e 2012 a).

395

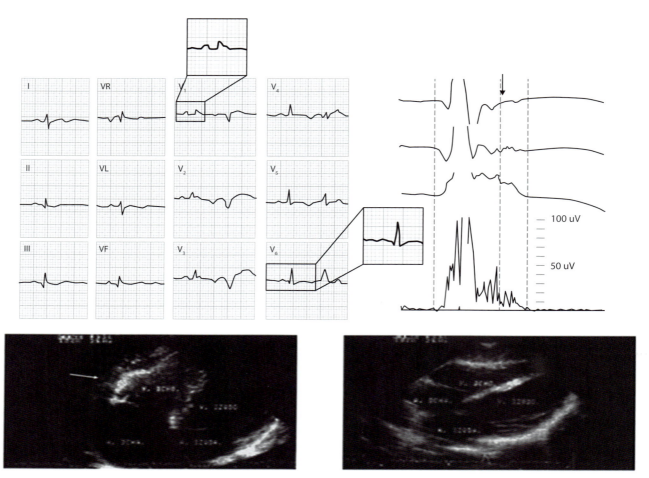

Figura 29.9 – ECG, ecocardiograma (veja seta) e potenciais tardios em um caso típico de C/DAVD. Veja-se a imagem do BRD atípico, as ondas T negativas de V_1 a V_3, as extrassístoles ventriculares do VD, assim como a presença de potenciais tardios e a típica imagem ecocardiográfica (ver seta).

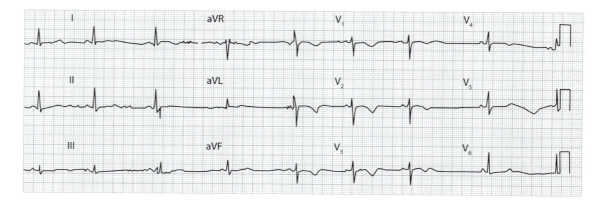

Figura 29.10. – ECG de um paciente jovem, portador de cardiomiopatia não compactada. Observe-se as ondas T negativas de V_1 a V_4 que poderiam ser confundidas com uma variante normal. A simetria das T e a presença de T negativas até V_3 levantam a suspeita de patologia subjacente.

PADRÕES DE ECG DE ALTO RISCO NÃO INDUZIDOS GENETICAMENTE

Disfunção sinusal severa

Mesmo que possa ser de origem genética, na grande maioria dos casos é observada em idosos como consequência de degeneração do Nó SA, e com frequência piora pela ação de drogas.

O ECG se caracteriza pela presença de bradicardia significativa inapropriada por depressão do automatismo e/ou bloqueio sinoatrial. Constitui a assim chamada síndrome do Nó SA doente "Sick Sinus Syndrome", que se manifestada pela associação frequente de depressão do automatismo também no Nó AV e surtos de taquibradiarritmias supraventriculares repetitivas que dão origem às manifestações clínicas como palpitações e até síncopes, consequência de extremas bradiarritmias (síndrome bradicardia-taquicardia). É necessário o implante de marca-passo para evitar frequências cardíacas muito lentas e, concomitantemente, o tratamento rápido da arritmia.

A Figura 29.11 mostra um exemplo de um registro de Holter onde se verifica coincidência de surtos de taquiarritmias com pausas sinusais acentuadas.

Bloqueio interatrial de terceiro grau ou avançado

Encontra-se especialmente em valvulares avançados e em pacientes portadores de cardiomiopatias ou cardiopatia isquêmica frequentemente em insuficiência cardíaca.

Já comentamos que o diagnóstico é feito pela presença de ondas P de maior duração, (>120 ms) associado a padrão morfológico "plus-minus" (±) em II, III e VF e em V_1-V_2, e frequente associação com taquiarritmias supraventriculares rápidas (especialmente flutter não comum e FA) (Bayés de Luna, 1988) (Figura 29.12).

Bloqueio AV de segundo grau avançado

Ocorre quando se bloqueiam várias ondas P seguidas, de forma inesperada, e abruptamente. Na Figura 29.12 se observa um exemplo desse tipo de bloqueio que obrigou ao implante de marca-passo em caráter de urgência.

Padrão ECG de sobrecarga ventricular de mau prognóstico

Tanto do lado direito (SVD) como no esquerdo (SVI), a presença de um padrão com ondas R de grande voltagem associado a repolarização ventricular do tipo "strain" é indicativo de sobrecarga ventricular severa e avançada.

Na SVD o padrão trifásico do tipo rsR' <120 ms em V_1 pode ser expressão de maior patologia do que simplesmente a imagem de um BRD avançado (rSR' >120 ms em V_1).

A presença de fibrilação atrial adiciona ao quadro mais um fator de risco, assim como a presença de frequentes extrassístoles ventriculares.

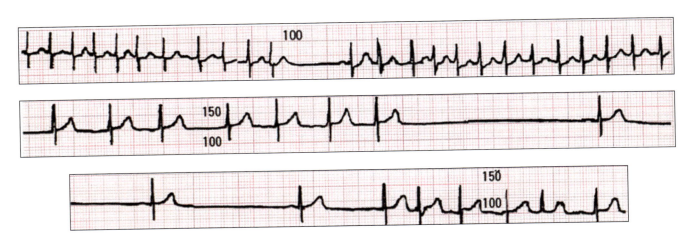

Figura 29.11 – Típica imagem da síndrome braditaquicardia (ver texto).

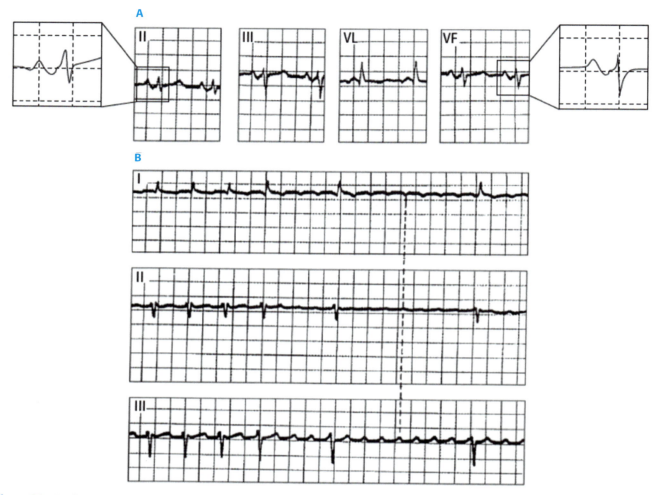

Figura 29.12 – Exemplo de bloqueio interatrial avançado com ativação do átrio esquerdo por condução retrógrada (onda P "*plus-minus*" (+-) em II, III e VF).

Bloqueio de ramo de risco

Nesse grupo, se incluem:

a) O aparecimento de um BCRD ou avançado num paciente com dispneia súbita (possível embolia pulmonar), ou dor anginosa com elevação do segmento ST nas precordiais (possível oclusão proximal da DA), ou oclusão completa do Tronco da Coronária Esquerda (TCE). Neste último caso, a situação hemodinâmica será muito grave.

b) Bloqueio de ramo alternante, que pode se manifestar por alternância de BRD e BRE, BRD e BDASE, ou BRD e BDPIE (síndrome de Rosenbaum-Elizari).

É necessário o implante urgente de um marca-passo.

c) Bloqueios mascarados. Caracterizados pela presença de BRD no PH (R ou padrão trifásico em V_1), com eixo elétrico no PF apresentando extremo desvio à esquerda (BDSAE associado) e ausência de onda S em I e VL. ("bloqueio de ramo direito mascarado *standard*"). Trata-se de um bloqueio bifascicular (BCRD+BDASE) com significativa SVE, que dominam sobre as forças finais em atraso do BCRD, as que mesmo dirigidas para a frente (R em V_1) não se deslocam para a direita, o que explica a ausência de S final empastada em I e aVL, como seria de esperar num genuíno BCRD (Figura 29.13). Este último transtorno dromotrópico está mascarado no PF.

d) Em geral, na cardiopatia isquêmica aguda e crônica, e nas cardiomiopatias com insuficiência cardíaca, a presença de bloqueio de ramo, em especial o BCRE, constitui um marcador de mau prognóstico.

Na presença de um paciente portador do padrão de BCRE ou BARE (Bloqueio Avançado do Ramo Esquerdo), os seguintes dados são indicativos de mau prognóstico: duração do QRS ≥ 140 ms, baixa voltagem no PF, entalhes médio-finais no QRS, desvio do eixo do QRS para a direita ou extremo desvio para a esquerda. A presença de um eixo do QRS com extremo desvio para a esquerda associado a onda R final em aVR sugere dilatação do VD (Van Bommel, 2011).

A síndrome de WPW de risco

Os pacientes portadores da síndrome de WPW e crise de FA muito rápidas, com intervalos RR muito curtos, e os que apresentam certas características de risco (pré-excitação fixa na prova de esforço ou período refratário muito curto no EEI), representam um risco de FV e devem ser submetidos a procedimento de ablação da via anômala.

Imagens ECG de risco na cardiopatia isquêmica aguda e crônica

A. Cardiopatia isquêmica aguda

SCA de risco em relação à imagem do ECG

1. Imagem de isquemia severa e extensa: onda S elevada como que empurrada para cima pela elevação do segmento, e a somatória dos desníveis do ST ≥ 15 mm.
2. Imagem de SCAEST por oclusão completa da DA proximal ou do tronco da coronária esquerda (TCE). Às vezes é coincidente com o aparecimento de um BCRD com ou sem BDASE associado.
3. Persistência de elevação do segmento ST (por vários dias). Esse padrão constitui um marcador de ruptura cardíaca.
4. Imagem de suboclusão do TCE: SCASEST com depressão de ST em ≥ 7 ou mais derivações, e elevação do ST em aVR ≥ 1 mm.
5. Presença de extrassístoles ventriculares frequentes, fibrilação atrial ou bloqueio AV.
6. Presença de "fatores de erro" (SVE com padrão de repolarização tipo sistólica de Cabrera ou *"strain"*, bloqueios de ramo, marca-passo etc.).

Espasmo coronariano com ECG, elevação do ST com aspecto que lembra um potencial de ação transmembrana (PAT) de fibra rápida, acompanhado de arritmias ventriculares e/ou alternância do ST/T.

B. Cardiopatia isquêmica crônica

1. Presença de extrassístoles ventriculares frequentes em pacientes com fração de ejeção do VE deprimida (35%).
2. Presença de taquicardia sinusal.
3. Presença de elevação do segmento ST residual (afastar aneurisma ventricular).
4. Presença de transtornos de condução intraventricular, especialmente de aparecimento novo ou necessidade de implante de um marca-passo.
5. Presença de fibrilação atrial.

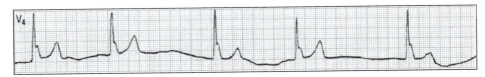

Figura 29.13 – Típica imagem da hipotermia. Veja-se a onda J de Osborn evidente, a instabilidade da linha de base e a bradicardia sem atividade sinusal aparente (ver texto).

A presença dessas imagens, como marcadores de risco, deve mascarar no conjunto global dos fatores de risco de pacientes com cardiopatia isquêmica aguda e crônica. Na fase crônica é especialmente importante o comprometimento da contratilidade e a demonstração de instabilidade elétrica e, na fase aguda, o quadro clínico e hemodinâmico junto à valoração dos marcadores de necrose.

Hipotermia e outras imagens ECG com onda J

1. A hipotermia ocasiona mudanças ECG características que incluem (Figura 29.14):
   a) Irregularidade da linha de base (pelo tremor muscular devido ao frio na fase inicial).
   b) Bradicardia. Às vezes sem onda P aparente (atividade atrial não detectável, denominada condução sinoventricular ou ritmo de escape).
   c) Perda do ritmo sinusal: fibrilação atrial.
   d) Prolongamento dos intervalos PR e QT.
   e) Aparecimento de uma onda J de Osborne evidente em muitas derivações sem elevação do segmento ST. A onda J e não a elevação do segmento ST é o marcador de dispersão transmural da repolarização na espessura da parede ventricular.
   f) Risco de arritmias malignas tanto maior quanto maior for a voltagem da onda J, e não aparece na ausência da elevação do ST (Figura 29.13).
   g) Risco de arritmias graves.
2. **Repolarização Precoce (RP)**: caracterizada pela presença de onda J de V_3-V_6 e eventualmente em II, III, aVF, I e aVL. Na grande maioria dos casos trata-se de um padrão benigno. Pode ser considerada de risco, isto é, associada a surtos de TV/FV, se se registra nas derivações da parede inferior, o segmento ST está retificado e não ascendente (Figura 16.14). O padrão de repolarização precoce benigna é observado nas precordiais médias/esquerdas em muitos esportistas e vagotônicos (Figura 29.14A). Na Figura 29.14B mostramos um exemplo do padrão potencialmente maligno de repolarização precoce (RP) caracterizado por apresentar um segmento ST retificado ou de convexidade superior e localizado na parede inferior. O padrão da RP tem revelado mutações genéticas relacionadas. Por último, está a onda J da hipotermia (Figura 29.14C).

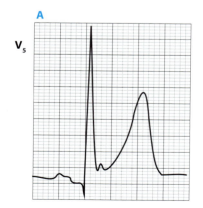
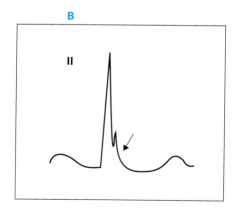
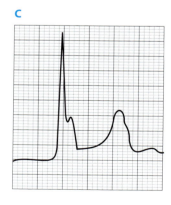

Figura 29.14 – Três exemplos de pacientes que apresentam uma onda J evidente: A: Repolarização Precoce (RP) benigna, que é vista em muitas derivações. Consideramos que o ponto J está no final do QRS e a onda J é a que aparece depois. Nos 3 casos se vê claramente o ponto J (mais negativo que a cúspide da onda J). A amplitude da onda J é medida a partir da cúspide da onda J até a linha isoelétrica. A onda J é mais potencialmente grave quando 1) é maior (> 0,2 ms) e, sobretudo, aumenta de tamanho de forma dinâmica; 2) é seguida de ST horizontal ou descendente; e 3) é vista em derivações inferiores. Pode-se pensar que a localização inferior é mais grave, porque na parede inferior existem (da mesma forma que no VD com a síndrome de Brugada) mais fibras vagais que na parede anterolateral, e isto favorece a presença das correntes I_{to} e o perigo de FV e MS.

3. **Onda J anormal de origem genética:** para Antzelevitch (2010) a r' da síndrome de Brugada visível em V_1-V_2 é, do ponto de vista eletrofisiológico, uma onda J, porém, não existe unanimidade neste particular. Ao ECG, o diagnóstico diferencial com a RP é fácil, uma vez que o padrão Brugada tipo 1 se observa apenas em V_1-V_2-V_3, porém ambos os padrões possam coexistir. O risco de uma morfologia de RP é muito pequeno se comparado com o risco do padrão ECG Brugada tipo 1. O risco de possuir um padrão de RP potencialmente maligno (B da Figura 29.14) é muito menor (0,25% a 1-2% ao ano) (relação 1:40).

Alterações eletrolíticas

Nos referiremos especialmente às alterações do potássio sérico, que são as que ocasionam as mudanças ECG mais evidentes e potencialmente mais perigosas (Surawicz, 1967). Em geral, e com frequência, se associam com outras alterações iônicas (consultar Bayés de Luna, 2012a).

Se observam, entre outras situações, após a ingestão de certos fármacos como os diuréticos (hipopotassemia) e na insuficiência renal (hiperpotassemia).

1. *Hiperpotassemia (Figura 29.15)*. As manifestações do ECG aparecem progressivamente relacionadas ao nível de K sérico.

    a) Onda T alta e apiculada "em tenda no deserto", eventualmente acompanhada de elevação do segmento ST, e frequentemente com r' final que deve ser diferenciada do padrão Brugada tipo 2 (Figura 29.7). Em raras ocasiões pode originar uma fenocópia.

    b) Em fases mais avançados, o complexo QRS se alarga e desaparece a onda P.

    c) O ritmo fica progressivamente mais lento (ritmo de escape).

Na Figura 29.15 pode-se observar o ECG de um paciente com insuficiência renal severa, no qual as alterações que regressaram com a melhora do quadro pela diálise.

2) *Hipopotassemia (Figura 29.16)*. Se observa uma depressão do segmento ST e prolongamento do intervalo QT, parcialmente, porque se une o fim da onda T aplanada com a onda U subsequente.

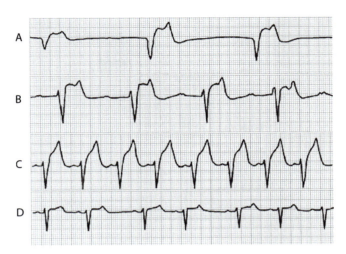

Figura 29.15 – Paciente em insuficiência renal grave e hiperpotassemia severa (A). A figura demonstra toda a evolução do ECG até a normalização da hiperpotassemia após a diálise.

A síndrome QT prolongada adquirida

O prolongamento do intervalo QT adquirido é um quadro de risco, por seu potencial de provocar arritmias graves (efeito pró-arrítmico). A causa da síndrome do QT longo adquirido é multifatorial, como desequilíbrios eletrolíticos, metabólicos, intoxicações e o efeito de certos fármacos. O risco de desencadear um evento de *torsade de pointes* TVP/FV é elevado quando o intervalo QT aumenta > 60 ms de seu valor basal ou o intervalo QT é > 500 ms.

Os fármacos que com mais frequência podem se associar a um prolongamento do intervalo QT são:

1) Antiarrítmicos: especialmente os de tipo quinidínico.
2) Antibióticos: eritromicina etc.
3) Fluoroquinolonas.
4) Antidepressivos: amitriptilina, fluoxetina etc.
5) Anti-histamínicos: terfenedina (retirado do mercado).
6) Tubo digestivo: cisapride (retirado).

Porém, com essas drogas em doses baixas é pouco provável que ocorram arritmias graves, mas mesmo assim é conveniente realizar o monitoramento do intervalo QT quando se administram fármacos com potencial de produzir um prolongamento do intervalo QT. Para saber a lista completa desses fármacos consultar www.qtdrugs.com

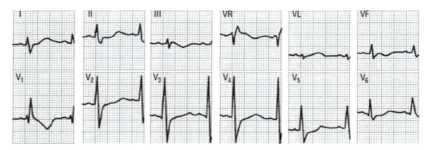

Figura 29.16 – Paciente em insuficiência cardíaca, que usava diuréticos em excesso. Veja-se a típica morfologia da repolarização na hipopotassemia (ver texto).

Alternância elétrica do QRS/ ST-T

A alternância elétrica do QRS ou do ST-T se explica por uma alteração intrínseca da ativação do coração, sendo um sinal geralmente de mau prognóstico. Estão incluídos neste conceito:

1. A alternância do QRS que se observa nos pacientes com tamponamento cardíaco.
2. A alternância do segmento ST que pode registrar-se nos casos de isquemia muito severa e de fase hiperaguda.
3. A alternância da onda T em casos da síndrome do QT longo congênita (Figura 29.2) ou alterações eletrolíticas severas.
4. Por último, em aproximadamente 20% dos casos das taquicardias *reentrantes da união pela via anômala* (TRU-VA) se observa uma alternância dos QRS (Figura 11.6 abaixo) que é útil do ponto de vista diagnóstico, porém sem que represente por si mesmo um mau prognóstico.

Os casos de pseudoalternância (por ex.: bloqueio de ramo, pré-excitação 2×1 ou bigeminismo ventricular não são fatores independentes de prognóstico.

Portador de marca-passo. Mesmo que esses dispositivos possam salvar vidas, a implantação de um marca-passo no VD pode, a longo prazo, conduzir a quadro de ICC consequência da assíncrona contração dos ventrículos, especialmente em cardiopatas ou em idosos. Essa complicação pode nos obrigar à colocação de um marca-passo no VE VI – marca-passo *multisite* de ressincronização.

AUTOAVALIAÇÃO

A. Quais as alterações eletrocardiográficas típicas da síndrome do QT longo congênita?
B. Quais as alterações eletrocardiográficas típicas da síndrome do QT curto congênita?
C. Descreva os padrões eletrocardiográficos tipo 1 e tipo 2 Brugada.
D. Quais são os principais diagnósticos diferenciais dos padrões eletrocardiográficos Brugada?
E. Quais são as características eletrocardiográficas da CMH?
F. Quais são as características eletrocardiográficas da C/DAVD?
G. Quais são as características eletrocardiográficas da Cardiomiopatia não compactada?
H. Qual o significado de disfunção sinusal severa?
I. Quais arritmias estão associadas ao bloqueio interatrial de terceiro grau ou avançado?
J. Quais são os padrões eletrocardiográficos da sobrecarga ventricular de mau prognóstico?
K. Quais são os bloqueios intraventriculares de mau prognóstico?
L. Quais são as características do WPW que assinalam mau prognóstico?
M. Quais são os padrões eletrocardiográficos de risco na SCA?
N. Quais são os padrões eletrocardiográficos de risco na cardiopatia crônica isquêmica?
O. Quais as características eletrocardiográficas típicas da hipotermia?
P. Qual padrão de R precoce pode ser de risco?
Q. Quais são os padrões de hiperpotassemia?
R. Quais são os padrões de hipopotassemia?
S. Em que circunstâncias um intervalo QT longo adquirido possui risco?
T. Descreva a alternância elétrica do QRS/ ST-T e seus tipos.

REFERÊNCIAS CONSULTADAS

1 Antzelevitch C, Yan GX. J wave syndromes. Heart Rhythm 2010;78:549

2 Bayés de Luna A. Clinical Arrhythmology. Wiley-Blackwell, 2011.

3 Moss AJ, Windle JR, Hall WJ, et al. Safety and efficacy of flecainide in subjects with Long QT-3 syndrome (DeltaKPQ mutation): a randomized, double-blind, placebo-controlled clinical trial. Ann Noninvasive Electrocardiol. 2005;10(4 Suppl):59-66.

4 Schwartz PJ, Moss AJ, Vincent GM, Crampton RS. Diagonstic criteria for the long QT syndrome. An update. Circulation 1993;88:782

5 Zareba W, Moss AJ, SchwartzPJ, et al. Influence of genotype of long-QT syndrome Registry Research Group. N Engl J Med 1998;339:960.

6 Zareba W, Cygankiewicz I. Long QT syndrome and short QT syndrome. Prog Cardiovasc Dis. 2008;51(3):264-78.

7 Villafane J, Atalla F. GolobM et al. Longterm follow-up of a pediatric cohort of short QT syndromes. J Am Coll Cardiol 2013 (in press).

8 Brugada P, Brugada J. Right bundle branch block, persistent ST segment elevation and sudden cardiac death: a distinct clinical and electrocardiographic syndrome. A multicenter report. J Am Coll Cardiol 1992;20:1391.

9 Bayés de Luna A, Baranchuck A, Brugada J et al. New ECG Consensus document on Brugada Syndrome. J. Electrocardiology. 2012b; 45: 437.

10 Baranchuk A, Nguyen T, Ryu MH, et al. Brugada phenocopy: new terminology and proposed classification. Ann Noninvasive Electrocardiol. 2012;17(4):299-314.

11 Bayés de Luna A, Platonov P, Cosio FG, et al. Interatrial blocks. A separate entity from left atrial enlargement: a consensus paper. J Electrocardiology 2012c;45:454.

12 Maron BJ, Estes NA 3rd, Maron MS, et al. Primary prevention of sudden death as a novel treatment strategy in hypertrophic cardiomyopathy. Circulation. 2003;107(23):2872-5.

13 McKenna WJ, Behr ER. Hypertrophic cardiomyopathy: management, risk stratification, and prevention of sudden death. Heart 2002;87:169.

14 Marcus FI, McKena WJ, SherrillD, et al. Diagnosis of arrhythmogenic right ventricular cardiomyopathy/dysplasia. Proposed modification of the task force criteria. Circulation 2010;415:213.

15 Bayés de Luna A, et al. Clinical Electrocardiography. A textbook, 4th ed. Wiley-Blackwell, 2012a.

16 Bayés de Luna A, Cladellas M, Oter R, et al. Interatrial conduction block and paroxysmal arrhythmias. Eur Heart J 1988;9:1112.

17 Surawicz B. Relationship between electrocardiogram and electrolytes. Am Heart J 1967;73.814.

Índice Remissivo

A

Acidente vascular cerebral, 105
Alberens junctions, 138
Alça
  da QRS no plano horizontal,
    análise sequencial, 6
  de P, 7
  vetorcardiográfica, 5
    do QRS, 5
    no plano horizontal, 5
    típica da ativação ventricular
      no plano
        frontal, 10
        horizontal, 9
Alternância elétrica do QRS/ST-T,
  402
Anel
  atrioventricular, regiões e
    posições no, 382
  tricúspide, 170
Aneurisma
  dissecante da aorta, 110
  ventricular, 127
  verdadeiro do ventrículo
    esquerdo, 129
Angina
  de Prinzmetal,
    eletrocardiograma de paciente
      com episódio de, 111
  pectoris, 107
Área (s)
  eletricamente inativas, 11
  juncinal atrioventricular, 56
Arritmia (s)
  atrial, eletrocardiograma
    demonstrando, 342

cardíaca, 163
conduzidas pelo marca-passo,
  341
de origem sinusal, 163
mediada pelo marca-passo, 344,
  345
que envolvem o nódulo
  atrioventricular, 175
que envolvem os átrios, 167
relacionadas ao marca-passo
  artificial, ECG nas, 341-349
sinusal, 165, 166
supraventriculares, ECG nas,
  163-182
ventricular induzida pelo
  marca-passo, 346
Artérias coronarianas
  direita e esquerda, 99
  epicárdicas, 100
  regiões miocárdicas irrigadas,
    101
Associação de bloqueios, 80
Ativação
  das porções basais, 9
  septal, 8
  ventricular, 8, 36
Atividade elétrica, registro da, 1
Atleta (s)
  alterações
  cardiovasculares estruturais e
    elétricas em, 279
  eletrocardiográficas nos,
    classificação, 280
  ECG no, 279-288
  hipertrofia ventricular esquerda
    em, 280
  morte súbita em, 285

Atraso de condução pelo ramo
  esquerdo do feixe de His,
  padrão clássico, 124
Átrio (s)
  arritmias que envolvem os, 167
  ativação dos, 21
  direito, 17
  esquerdo, 17
Automatismo, 168

B

Batimento de escape juncional,
  166
Bazett, fórmula de, 39, 236
Blanking ventricular, 323
Bloqueio (s)
  associação de, 80
  atrioventriculares
    do primeiro grau, 94
    do segundo grau, 94, 95
    do terceiro grau, 96
    ECG nos, 93-97
  completo, 55
  da divisão
    anteromedial esquerda, 75,
      127
      traçado de, 77
    anterossuperior esquerda, 70
    inferior
      direita, 78
      do ramo direito, 79
      posteroinferior esquerda,
        73, 127
    superior direita, 78
  "de entrada", 223
  de lesão, 267
  de ramo, 55

ELETROCARDIOLOGIA ATUAL

direito, 64-67
  ECG revelando, 81
esquerdo, 60, 61
  clássico, 62
  -critérios para o diagnóstico
    eletrocardiográfico, 64
  eletrocardiograma de, 62
    induzido pelo marca-passo, 384
    mapeamento endocárdico em caso de, 63
    nativo, 384, 11
  fasciculares, 90
  incompleto, 55
    de ramo direito, 282
  Mobitz I, 94
  tipo Wenckebach, 94
Body Surface Potential Mapping, 375
Bomba Na+/K+, 136
Bradicardia sinusal, 35, 165, 165
  ECG de atleta, 281
Brugada tipos 1 e 2, padrões eletrocardiográficos, 238

C

Cabo-eletrodo
  endocárdico, 331
  retração de, 336
Cálcio, influxo de, 136
Canal (is)
  iônicos, 133
    alterações genéticas e adquiridas dos, 138
    ativação e inativação dos, 135
    desenho esquemático, 134
  Ito, 270
Canalopatias
  cardíacas, 235
  eletrocardiograma nas, 235-244
Caos elétrico atrial, 168
Captura, perda de, 334
Cardiomiopatia
  hipertrófica, 267, 270, 394
  não compactada, 395
    ECG, 396
Cardiomiopatia/displasia arritmogênica
do ventrículo direito, 109

Cardiomiopatias, 90
Cardiopatia (s)
  chagásica, 90
    ECG de paciente portador de, 82
  congênitas, 90
Cardiotocografia, 352
Cardioversão elétrica, 160
Célula (s)
  de nodo sinusal, 18
  marca-passo, 18
  muscular cardíaca, 19
    polarizadas, 19
Cicatrização de um infarto agudo do miocárdio, 127
Circulação
  coronariana, 100
    epicárdica, 101
    intramiocárdica, 101
    subendocárdica, 101
  fetal para neonatal, 33
Classificação de Lown, para extrassístoles ventriculares, 223
Coarctação aórtica, 45
Complexo
  PQRST, 379
  QR, 113
  QRS, 112, 250
    alterações do, 110
    características, 26
    eixo do, determinação do, 28
    formado pelas ondas, 26, 27
    morfologia dos, 148
    surgimento da, 22
Comunicação interventricular, 45
Condução
  atrioventricular, 147
  intraventricular, atrasos da, 55
  retrógrada, 197
Connexina, 138
Cor pulmonale, 105
Coração, 2
  ativação normal estudada pelo vetorcardiograma, 5
  corte transversal do tórax na alatura do, 17
  "de atleta", 280
  verticalizado, 69

Cornell, critérios de, 50
Corpo, eixos ortogonais do, 2
Corrente(s)
  de lesão, 108
    sistólica, teoria da, 109
  iônicas, 250
Criança (s)
  eletrocardiograma em, interpretração, 33-43
  padrão eletrocardiográfico nas, 34
Critério(s)
  de Brugada, 202-207
  de Cornell, 50
  de Romhilt-Estes, 50
  de Sgarbossa, eletrocardiograma que ilustra, 125
  de Sokolow-Lyon, 48
  de Steuner, 210
  de Veneckei, 207
  de voltagem, 50

D

Dados eletrocardiográficos, valores normais do nascimento aos 16 anos de idade, 35
Declaração de Tel-Aviv, 364
Deflexão intribsecoide, 281
"Delirium cordis", 145
Depressão do segmento PTa, 122
Derivação (ões)
  aVR, 207
  bipolares, 25
  clássicas, 28
  de eletrocardigrama, mostrando presença de pré-excitação ventricular, 225
  eletrocardiográficas, 24
  precordiais, 29
  unipolares, 25
Desidratação, 36
Despolarização, 19
  atrial, 7
  dos átrios, 20, 26
  rápida, 135
  ventricular, 21
Dipolo, 2
Disfunção ventricular, 104

SOBRE OS COLABORADORES

Displasia arritmogênica do ventrículo direito, 138, 276
eletrocardioagrama com o padrão típico da, 139
Dissociação atrioventricular, 96
Distrofia muscular(es)
    de Duchenne, ECG, 301
    ECG nas, 300
Distúrbio (s)
    da condução intraventricular, 55, 266
    eletrolíticos, ECG nos, 289
    metabólicos, ECG nos, 303-315
Doença (s)
    arterial coronariana, 266
    coronariana aguda e crônica, ECG na, 99-131
    das artérias coronárias, 90, 99
    de Chagas, 81
    de Lev-Lenegre, 90
    de Parkinson, 300
    difusas do tecido conectivo, 300
    não cardíacas, ECG nas, 289-302
    neuromusculares hereditárias, 300
    pulmonar obstrutiva crônica, ECG na 296, 298
DPOC, ver doença pulmonar obstrutiva crônica

E

ECG (v.tb. Eletrocardiograma)
    associação de bloqueio da divisão nterossuperior esquerda ao bloqueio da divisão posteroinferior esquerda, registro, 83
    associação de bloqueio de ramo esquerdo e bloqueio da divisão posteroinferior esquerda, registro, 87
    de 12 derivações, 28
    cardiopatias induzidas geneticamente e outros padrões de ECG de mau prognóstico, 389403

de paciente portador de cardiopatia chagásica, 82
e as extrassístoles, 213-224
em adultos, informática no, 354
em doenças não cardíacas, 289-302
    distrofias musculares, 300
    distúrbios eletrolíticos, 289
    doenças pulmonares, 296
    hipotermia, 294
    hipotireoidismo, 295
    lesões agudas do sistema nervoso central, 298
fetal, infomática no, 352
imagens com onda J, 400
incomum, 284
moderadamente alterado, 284
muito alterado, 284
na doença coronariana aguda e crônica, 99-131
na eletrofisiologia celular, 133-142
na fibrilação atrial, 143-152
na informática, 351-357
na morte súbida cardíaca, 265-278
na pré-excitação ventricular, 225-234
nas arritmias relacionadas ao marca-passo artificial, 341-349
nas arritmias supraventriculares, 163-182
nas sobrecargas atriais e ventriculares, 45-53
nas taquicardias ventriculares, 183-200
no atleta, 279-288
no *flutter* atrial, 153-161
    típico, 154, 155
    reverso, 158
normal, 17-32
    exemplo, 29
nos bloqueios
    atrioventriculares, 93-97
    fasciculares, 55
    tronculares, 55
nos distúrbios metabólicos, alterações

do sistema nervoso central, 313
    eletrolíticas, 303
    hipotermia, 311
padrão (ões)
    clássico de bloqueio da divisão posteroinferior esquerda, 75
    induzidos geneticamente, 390
pediátrico, informática no, 353
registro de bloqueio do ramo direito, 81
Edema miocárdio, 104
Efeito
    "janela", 104
    supradesnível do ST, janela de Wilson, 112
Einthoven, postulados de, 2
Eixos ortogonais do corpo, 2
Eletrocardiografia atual, 1
Eletrocardiograma (v.tb. ECG)
    adquirido com o dobro do tamanho normal, 23
    adquirido com o metade do tamanho normal, 24
    antes e após reperfusão coronariana, 130
    com episódio de fibrilação atrial, 228
    com padrão típico da síndrome de Brugada, 139
    com regressão de supradesnível ST, 128
    com sinais de área eletricamente inativa das regiões septal e inferior, 126
    com sinais de infarto
        agudo do miocárdio inferior, 119, 120, 123, 124
        anterosseptal, 118
        do miocárdio da região lateral, 119
    com supradesnível, ST, 129
    correlação com com as manifestações clínicas, 130
    da síndrome de Brugada, 140
    de atleta, 284

407

considerado muito alterado, 286

de bloqueio do esquerdo, 62

de fibrilação atrial, 147

de paciente

  admitido na unidade após síncope na enfermaria, 141

  com episódio de angina de Prinzmetal, 111

  com infarto do miocárdio, 68

  padrão clássico de bloqueios da divisão anteriossuperior esqueda, 71

de padrão típico dadisplasia arritmogênica do ventrículo, 139

demostrnado arritmia atrial, 342

em crianças, interpretração, 33-43

em ritmo sinusal

  com alternância entre complexos QRS, 233

  com pré-excitação ventricular, 232

mostrando ritmo sinusal com pré-excitação, 231

na síndrome de Brugada, 238

nas canalopatias, 235-244

nas síndromes da onda J, 245-247

normal, 26

  das crianças, 34

paciente em ritmo sinusal, 229

pós-reperfusão do miocárdio, 130

pré-reperfusão do miocárdio, 130

que ilustra os critérios do Sgarbossa, 125

Eletrodo (s)

atrial desposicionamento de, radiografia de tórax, 335

do sistema de Frank, 2

na superfície torácica, 377

nas derivações direitas altas, 239

ortogonais de Frank, 256

posição no sistema de derivações ortogonais, 2

precordiais, posicionamento dos, 25

  incorreto do, 69

Eletrofisiologia celular, ECG na, 133-142

Embolia pulmonar, 90

Epicárdio, 99

Escape juncional, batimento de, 166

Escore

de probabilidade diagnóstica de síndrome do QT longo, 237

de Schwartz, 242

Espaço

extracelular, 134

intracelular, 133

Espícula

ausência de emissão de, 338

de marca-passo, 332

que não promovem despolarização ventricular, 337

Estenose

aórtica, 45

pulmonar, 90

Estimulação

artificial controlada, 256

biventricular, 384

Exame de Holter

em 3 canais, 217

presença de transição entre ritmo sisual e ritmo idioventricular acelerado, 222

Extensão da refrateriedade atrial, 323

Extrassístole (s)

atrial (is), 215

  de caráter repetitivo, 216

  isoladas, 216

definição, 213

forma de apresentação, 215

juncionais, 217

manifestações clínicas, 215

mecanismos, 214

supraventricular, 215

  pareada, 216, 7

ventricular (es), 218

com origem tardia dentro do ciclo cardíaco, 223

isoladas, 218, 221

F

Falha de sensibilidade ventricular, 347

Falsos sinais, 333

Fascículo do ramo esquerdo do feixe de His, 59

Febre tifoide, 36

Feixe (s)

de Bachmann, 18

de His, 6, 18, 56

  divisão do, 214

de Kent, 178

internodais, 18, 213

Fenômeno (s)

de Ashman, 149

de Raynaud, 110

de *runaway*, 348

tromboembólicos, 144

Fibra

de Mahaim, 225

de Purkinje, 56

Fibrilação

atrial, 96, 168, 169

  associada a bloqueio atrioventricular total, 96

  classificação, 143

  com pré-excitação ventricular, eletrocardiograma de, 148

  ECG na, 143-152

  eletrocardiograma de, 147

  pré-excitada, 268

  regular, 97

  tratamento, 149

ventricular, 191, 235

  idiopática, 247

Fibrose artrial, gênese e manutenção da, 146

Flutter

atrial, 169

anti-horário, 170

  típico, 154

classificação, 154

com respostas ventriculares
regular e irregular, 172
ECG no, 153-161
estruturas utilizadas, 170
horário, 154, 170
mecanismo, 153
ondas F serrilhadas, 171
reverso, 173
exemplo de, 159
típico
ECG no, 154
reverso, ECG, 158
traçado de uma gravação de
Holter 2h, 155
tratamento, 159
do anel mitral, 154
do seio coronário, 154
do septo atrial esquerdo, 154
relacionado
à cicatriz, 154
às veias pulmonares, 154
ventricular, 187
Forças elétricas, 72
Fórmula
de Bazett, 39, 236
para obtenção do QT corrigido,
252
Frank, método de, 2
Fratura
de eletrodo atrial, 337
em um dos polos de sistemas
bipolares, 337
Frequência
de sono, 322
máxima, 322
Função PMT, 323

G

Galvanômetro de fio, 33
Gap junction, 138
Gene
da calsequestrina 2, mutação do,
240
SCN5A, mutação do, 270

H

Hemorragia cerebral, ECG, 299

Hipercalcemia, ECG na, 294,
308, 309
Hiperestimulação parassimpática,
110
Hiperpotassemia, ECG na, 303,
304
Hiperpotassemia
acentuada, ECG, 291
aumento do intervalo Pr, 305
ECG na, 289, 303
leve, ECG, 290
Hiperpotassemia e hipocalcemia,
associação entre, 310
Hipertensão
arterial sistêmica, 45
pulmonar, 90
ECG, 296
Hipertireoidismo
alterações eletrocardiográficas
no, 311
neonatal, 36
Hipertrofia ventricular esquerda
fisiológica em atletas, 280
Hipocalcemia, ECG na, 292, 293,
308, 309
Hipopituitarismo, 36
Hipopotassemia, ECG na, 291,
292, 306, 307
ritmo sinoventricular, 306
Hipotereoidismo, ECG no, 295
Hipotermia, 36
ECG na, 294, 295, 311, 312
típica imagem, 399
Hipotireoidismo, 36
alterações no ECG por, 310
baixa voltagem dos complexos
QRS, 310
Hipovolemia, 36
Holter
de 14 h, trecho de gravação de,
141
de 24h, traçado com três canais,
146

I

Icterícia obstrutiva, 36
Imagem em espelho de Wilson,
104

Impulso, propagação do, 138
Índice de repolarização, 151
ventricular, 249
Infarto
agudo do miocárdio, 99, 266
anterior, subdivações, 117
associado a bloqueio do ramo
direito, 122
cicatrização de um, 127
diagnóstico
eletrocardiográfico, 121
do ventrículo direito, 118
em evolução, 127
inferior, eletrocardiograma
com sinais de, 119
lateral, 118
localização pelo ECG, 117
posterior, 118
posterolateral, 118
atrial, 121, 122
anterosseptal, eletrocardiograma
com sinais de, 118
do miocárdio
eletrocardiograma de paciente
com, 68
posterior, 68
subendocárdico, 102
transmural, 102
zonas de necrose, lesão e
isquemia que caracterizam,
102
Informática, ECG na, 351-357
Infradesnível do segmento ST,
107
padrões, 108
Inserção ventricular das vias
acessórias, locais, 381
Insuficiência
cardíaca, 402
congestiva, 143
mitral, 45
renal crônica, ECG na, 293
Intervalo, 27
entre espículas, 334
PR, 27
Pr, 93
QT, 27, 28, 39, 242
aferição, 252

aumento do, 309
dispersão do, 253
duração do, 251
ECG no, 249
encurtamento do, 308, 309
prolongado, 275
prolongamento do, 300
RP/PR, mecanismo dos, 180
RR, 148
Intoxicação por aminofilina/
teofilina, 173
Isolante do cabo-eletrodo,
ruptura do, 336
Isquemia, 02
efeito eletrofisiológico da, 103
miocárdica, 102
alterações eletrofisiológicas e
metabólcias da, 103
subendocárdica, 103
trasmural, 103
Istmo cavo tricuspídeo, 170

L

Lei de Laplace, 100
Leque de fibras, 58
Lesão (ões), 102
agudas do sistema nervoso
central, ECG nas, 298
Linhas sócronas, 379
Loop recorder, 240
Lown, classificaação de, 223

M

Magnesemia, alterações da, 294
Magnésio, altrações do, 310
Mahaim, fibras de, 225
Mapeamento
eletrocardiográfico de
superfície, 1, 375
endocárdico em caso de
bloqueio do ramo esquerdo,
63
Marca-passo
AAI, 318
arritmia
mediada pelo, 344
ventricular induzida pelo, 346
artificial, ECG no, 331-339
atrioventricular, 324

causas de reprogramação, 342
ritmo de, 332
DDD, 319
eletrocardiograma de
portadores de, bases para
interpretação, 317-329
espícula de, 332
natural, atividade de, 213
VVI, 318
Mau prognóstico
ECG de, 389
padrões eletrocardiográficos de,
389
Mecanismo
eletrofisiológico
com uma macrorreentrada,
168
da taquicardia paroxísticas
supraventriculares, 175
da taquicardia atrioventricular,
181
da taquicardia por
reentrada atrioventricular
ortodrômica, 180
"R sobre T", 224
Média
de análise espectal, 256, 260
móvel modificada, 257, 260
Meio intracelular, 134
Membrana celular, 133
Método
de análise espectral, 260
de Frank, 2
de mensuração do intervalo QT,
236
Microalternância da onda T
análise, 257
bases eletrofisiológicas da, 256
frequência, 256
medida da, 255
série que evidência, 255
técnicas de avaliação de,
protocolos descritos
validados, 260
Miocárdio
"atordoado", 104
atrial internodal, 56

sistema de condução elétrica
do, 6
ventricular com cicatriz, 184
Miocardiopatia hipertrófica, 285
Miocardite, 36
Mode switching, 323
Modo
DDD com algoritmo de busca
de condução, 327
DDDOV, 327
de estimulação cardíaca
artificial, 328
Morte súbita
cardíaca, 235
alterações no ECG
relacionadas a, 265
definição, 265
ECG na, 265-278
epidemiologia, 265
genética, 265
em atletas, 285
Músculo cardíaco, 101

N

Nanotubos de carbono, 351
Necrose, 102
miocárdica, 110
Nó
atrioventricular, 56
A-V, 6
sinusal, 6
Nódulo
atrioventricular, 5, 18, 163
arritmias que envolvem o, 175
sinusal, 18
Normas técnicas para o uso
de sistemas informatizados
para guarda e manuseio do
prontuário médico, 371

O

Oclusão aguda da coronária,
vetores que surgem após, 113
Onda (s)
atrais, 145
de Osborn, 245
épsilon, 277
J, 309

anormal de origem genética, 401

de Osborn, 109

evidências iônicas e celulares, 245

evidente, 400

gênese da, mecanismos iônicos e celulares, 247

P, 213

retrógradas, 175

surgimento da, 22

Q, anormal, critérios para caracterização da, 116

R, 114

T

"em tenda", 293

achatamento da, 307

alterações da, 104

alternância da, 254

alternante, 254

apiculada e simétrica, 304

características, 27

cerebrais, 298, 313

"coronariana", 127

evolução da inversão da, 106

imagem em espelho de, 104

microalternância de, 255, 256

morfologia gene-específica do, 237

negativas, 299

U, 307

Operação magnética, 322

Overdrive suppression, 18

Oversensing, 332

P

Pacing, 256

Padrão (ões)

"apiculado", 303

de "atraso de condução", 281

de ECG

de alto risco não induzidos geneticamente, 397

de sobrecarga ventricular de mau prognóstico, 397

induzidos geneticamente, 390

de infradesnível do segmento ST, 108

de necrose miocárdica, 114, 115

de sobrecarga de ventrículo esquerdo, 281

de Wellens, 106

eletrocardiográfico

Brugada tipos 1 e 2, 247

nas crianças, 34

"em tenda", 303

plus-minus, 106

QS em D3 em bevilíneos, 113

repetitivos, 220

-S1Q3T3, 297

"*strain*", 108, 281

Palpitações taquicárdicas, tiras de Holter em paciente com quadro de, 222

Papel milimetrado, 24

Parassístole, 223

Pausa

extrassisólica, 219

sinusal, 165, 166

Perda de captura, 334

Persistência do canal arterial, 45

Plano

frontal, 25

horizontal, 25

sagital e frontal, forma de representação dos, 3

Plexo arterial subendocárdico, 101

Pneumotórax esquerdo, 110

Ponto J, 281

Pós-potenciais tardios, 145

Postulado de Einthoven, 2

Potássio

aumento da concentração sérica de, 306

concentração sérica de, 308

efluxo de, 136

Potencial de ação, 249

cardíaco, 134

de célula automática, 137

das células lentas ou automáticas, 137

das células rápidas, 135

de uma fibra rápida, 136

Potencial de membrana, repouso do, 137

Precordiais ao nascer, sequência normal das, 37

Pré-excitação ventricular, 268

ECG na, 225-234

epidemiologia, 228

Prontuário médico

certificação dos sistemas informatizados para guarda e manuseio do, 372

normas técnicas para o uso de sistemas informatizados para a guarda e manuseio do, 371

Pseudoaneurisma, 129

Pseudo-onda s, 177

Pseudo-Wenckebach, sequência de, 325

Q

QT

corrigido, 251

fórmulas para obtenção do, 252

valores segundo sexo e faixa etária, 253

curto, 277

dispersão do, 382

R

Rate drop response, 322

Razão

alternância, 257

T: QRS, 352

Receptor de Rianodina, 240

Reentrada, circuito de, 153

Região posteroinferior, 73

Registro eletrocardiográfico, 22

Repolarização, 20

lenta, 136

precoce, 110, 271

rápida final, 137

rápida inicial, 136

ventricular, 21, 38, 249

alteração da, 283

avaliando a, 251

bases eletrofisiológicas da, 249

eletrocardiograma de repouso na análise da, 251

Resolução

CFM 1639/2002, 369

CFM 1643/2002, 368
Ressincronizador atrioventricular, 327
Reversão assíncrona, 323
Ritmo
  atrial, mutável, 168
  ectópico atrial, 167, 168
Romhilt-Estes, 50
Runaway, 347

S

Safety pace, 323
Schwartz, escore de, 242
Score
CHA$_2$DSs-VASC, 144
CHADS$_2$, 144
HAS-BLED, 144, 145
  K, 257
Segmento
  ST, 27
    alterações primárias, 105
    ascensão assimétrica do, 105
    infradesnível do, 107
    infradesnivelamento do, 307
    morfologia gene-específica do, 237
    na vigência de lesão, alterações, 108
    supradesnível do, 108
    aspectos evolutivos do, 112
Seguimento sanguíneo coronariano, 99
Septo
  interventricular, 17
  interatrial, 170
Sequência, de pseudo-Wenckebach, 325
Sinal
  da mesquita, 36
  de Kartz-Wachtel, 40, 52
  de Peñaloza e Tranchesi, 46
  de Sodi-Pallares, 46
Síncope, 240
Síndrome
  braditaquicárdica, típica imagem, 397
  da onda J, eletrocardiograma nas, 245-247

de Brugada, 109, 138, 237, 246, 270
  eletrocardiograma da, 140
  exemplo padrão de, 246
  mapeamento eletrocardiográfico de superfície no diagnóstico de, 385
  tipo 1, padrão eletrocardiográfico de, 272
  tipo 2, padrão eletrocardiográfico de, 273
de elevação do ponto J, 110
de Jervell e Lange-Nielsen, 235
de Lown-Ganong-Levine, 226
de ondas J, 246
de QT longo congênita, 390
de QT curta congênita, 390
de repolarização precoce, 247
de Romano-Ward, 235
de Takotsubo, 104
de Twiddler, 335
de Wellens, 104
de Wolff-Parkinson-White, 12, 148, 225, 267
  incidência familiar, 228
  mapa isopotencial de quatro momentos na, 381
do intervalo QT curto, 276
do ponto J, 283
do QT curto, 240
  traçado eletrocardiográfico de indivíduo com, 242
do QT longo, 36, 39, 235, 274
  escore de probabilidade diagnóstica de, 237
Sistema
de condução, 213
  cardíaco, 18, 55, 56
    aspecto macroscópico do, 57
  elétrica do miocárdio, 6
de derivações, 377
de estimulação de câmara única ventricular, 334
elétrico de condução, 18
His-Purkinje, 55

nervoso central, alterações do, 313
'Slopes", 253
Smartfones, 355
Sobrecarga (s)
  atriais, 45
  biatrial, 48
  biventricular, 42, 52
  das câmaras cardíacas, 45
  ventricular, 40, 48
  direita, 68
Sokolow-Lyon, critérios, 48

T

Tabela de Davignon, 34
Taquicardia
  atrial, 156, 173
    multifocal, 173, 174
  com 172 bpm, eletrocardiograma de, 157
  com complexo QRS, 156, 226
    alargados, 229
    largo,diagnóstico eletrocardiográfico, 201
    difereciação das, 201-212
  de Coumel, 178, 227
  paroxística supraventricular, 175
    mecanismo eletrofisiológico, 175
  por reentrada
    atrioventricular
      antidrômica, 178
      ortodrômica, 176, 227
    nodal, 175, 176, 177
      incomum, 178
  sinusal, 36, 163, 164
  ventricular
    bidirecional, 241
    catecolaminérgica, 197, 240
    da via de saída do ventrículo direito/esquerdo, 193
    fascicular, 193
    monomórfica, 183, 184, 223
    polimórfica, 188, 189, 223
    ramo a ramo, 197
"Taquissupra", 175
Técnica
  de obtenção de registros, 377

e contribuição para a prática clínica, 375

Telecardiologia, 361

Telemedicina, 354
ECG na, 359-373
responsabilidades e normas éticas na utilização da, declaração de Tel-Aviv, 364

Telemetria, 140

Tempo de ativação ventricualr, 74

Tendão de Todaro, 56

Teoria
da corrente de lesão sistólica, 109
do dipolo, 2

Teste ergométrico, 230

Torsade de pointes, 139, 189, 236, 276
em paciente com QT longo, telemetria, 140

Traçado em Holter de 3 canais, 219

Triângulo de Koch, 56

Trigger, 323

Tromboembolismo pulmonar, ECG no, 297

Trombólise, 130

Tronco de feixe de His, 57

U

Undersensing, 332

V

Valva pulmonar, 17

Valvopatias, 90

VCG *versus* ECG, comparação, 11

Veia cava, 170

Ventrículo direito, 17

Vetor, 8
cardíaco, estudo de, 25
de despolarização, 17
dos átrios e ventrículos, 20
de necrose, 113
de repolarização, 17
dos átrios e ventrículos, 20
que surgem após oclusão aguda da coronária, 113
resultantes da despolarização dos ventrículos, 113

Vetorcardiógrafo, 5

Vetorcardiograma
alças do, 5
ativação normal do coração estudada pelo, 5
em portador de pré-excitação ventricular, 14
normal, 1, 13

Vias
acessórias, 225
anômalas, 225

W

Williem Einthoven, 33

Impressão e Acabamento:

Geográfica editora